基因诊断
多重 PCR 和通用引物 PCR

Genetic Diagnosis
Multiple PCR and General Primer PCR

秦文斌　著
Author　Qin Wenbin

科学出版社
北　京

内 容 简 介

本书著者，于1992~1994年期间，以访问学者身份到美国Huisman教授的实验室研究血红蛋白病的基因诊断。1994年访美归来，在学校领导的建议下开展感染性疾病病原体的基因诊断。本书内容就是此项研究的成果：①创建一种提取DNA的通用裂解液，它能够处理各种不同的临床标本；②创建一种扩增DNA的通用反应液，它能够包容各种引物序列，达到有效扩增目的。联合使用这两个“通用”（通用裂解液、通用反应液），能够顺利完成各种PCR实验（普通PCR、多重PCR、通用引物PCR等）。多重PCR是为妇科感染等患者服务，它能够提高工作效率（一个扩增解决两个或更多基因），降低成本、减轻患者负担。通用引物PCR为脑炎、脑膜炎患儿服务，检测脑脊液里有无病原体，给病因诊断提供重要线索。

图书在版编目（CIP）数据

基因诊断：多重PCR和通用引物PCR / 秦文斌著. —北京：科学出版社，2016.6

ISBN 978-7-03-048529-8

Ⅰ. ①基… Ⅱ. ①秦… Ⅲ. ①聚合酶–链式反应–应用–人类基因–探针诊断 Ⅳ. ①R446.69

中国版本图书馆CIP数据核字（2016）第123188号

责任编辑：李　植 / 责任校对：张怡君

责任印制：徐晓晨 / 封面设计：陈　敬

科学出版社出版

北京东黄城根北街16号

邮政编码：100717

http://www.sciencep.com

北京建宏印刷有限公司印刷

科学出版社发行　各地新华书店经销

*

2016年6月第　一　版　　开本：787×1092　1/16

2017年1月第二次印刷　　印张：23　1/2

字数：536 000

定价：128.00元

著者简介

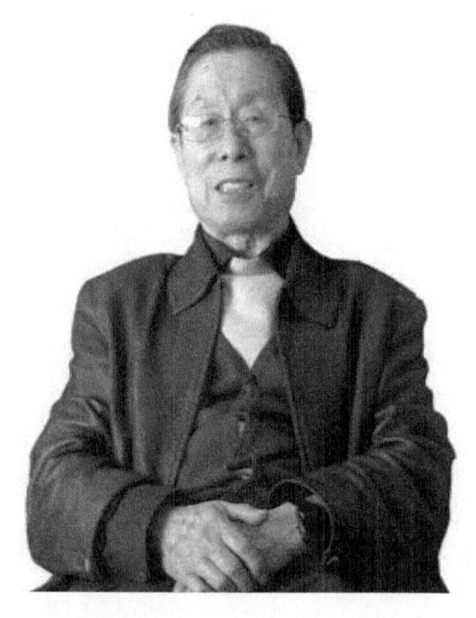

秦文斌，男，1928 年生，沈阳人，虽已离休，还在做实验研究。他是 1953 年中国医科大学研究生班毕业，留校任助教。1956 年支援边疆来到内蒙古，扎根边疆，直至今日。

本书著者一生的科研可分成三个阶段，第一阶段是研究血红蛋白，由 1964 年开始。第二阶段是研究红细胞电泳释放血红蛋白，由 1981 年开始。第三阶段是研究疾病的基因诊断，由 1992 年开始。第一阶段出版一本书，书名《血红蛋白病》，由人民卫生出版社出版。第二阶段出版一本书，书名《红细胞内血红蛋白的电泳释放》，由科学出版社出版。第三阶段出版的《基因诊断：多重 PCR 和通用引物 PCR》，还由科学出版社出版。

本书著者，于 1992~1994 年期间，以访问学者身份到美国 Huisman 教授的实验室研究血红蛋白病的基因诊断。

1994 年访美归来，学校领导提出“基础与临床结合”、“基础为临床服务”，要求开展创收性临床研究。研究什么呢？血红蛋白病少见，感染性疾病多见，著者决定开展感染性疾病病原体的基因诊断。由于没有经验，开始时使用市售的 PCR 试剂开展工作。

此时，中国出现“PCR 热”，各厂家竞争激烈，个别人报出虚假结果，媒体哗然。卫生部下令：“PCR 暂停”。

但是，著者还想开展 PCR 工作。PCR 暂停，厂家都没了，所有东西都需自己解决。首先要解决的问题是如何由临床标本提取 DNA。为此，经过多方比较研究，著者创建一种提取 DNA 的裂解液，它能够处理各种不同的临床标本，故称为“通用裂解液”。接着的问题是 PCR 扩增、需要扩增用的反应液。同样，经过一系列努力，著者创建一套配制反应液的方法，它能够包容各种引物序列，故称为“通用反应液”。

联合使用这两个“通用”（通用裂解液、通用反应液），能够顺利完成各种 PCR 实验（普通 PCR、 多重 PCR、通用引物 PCR 等）。

先说普通 PCR。利用两个“通用”，著者完成了大量普通 PCR 服务工作。许多研究单位，在 PCR 实验中遇到困难时找到这里，著者帮助解决，免费服务。特别是临床研究生，著者帮助他们设计毕业论文，帮助他们完成实验。

再说多重 PCR 和通用引物 PCR。利用两个“通用”，著者开展了多重 PCR。此项工作是为患者服务，多重 PCR 能够提高工作效率（一个扩增解决两个或更多基因），有时还能比较两个基因的相对含量（如 LB/GR）。 通用引物 PCR 的标本为脑脊液，可以给脑炎、脑膜炎患儿的病因诊断提供有用线索。

总之，著者建立了一套 PCR 系统，应用于普通 PCR、多重 PCR 和通用引物 PCR，都得到满意结果。但是，这些成果构不成原创，是对经典 PCR 技术的学习和延续，错误肯定不少，请同行和读者们批评指正。

主要参与者

第一篇参与者： 雎天林　岳秀兰　周立社　闫秀兰

第二篇参与者： 高丽君　周立社　苏　燕　韩丽红
秦良谊　邵　国　秦艳晶　王占黎
于　慧　王海龙　崔珊娜

第三篇参与者： 高丽君　周立社　苏　燕　韩丽红
闫　斌　邵　国　秦艳晶　闫秀兰
王占黎　于　慧　高雅琼　宝勿仁毕力格　秦良伟

第四篇参与者： 高丽君　周立社　苏　燕　韩丽红　闫　斌
邵　国　秦艳晶　闫秀兰　王占黎　于　慧
高雅琼　宝勿仁毕力格　秦良光

第五篇参与者： 雎天林　岳秀兰　闫秀兰　秦良谊

第六篇参与者： 周立社　苏　燕　韩丽红　闫　斌　雎天林
岳秀兰　闫秀兰　高丽君　韩丽莎　王彩丽
魏　枫　和姬苓　吴丽娥　闫春华　王媚媚
王冬梅　邢晓雁　折志刚　王大光　丁海涛
谢基明　王玉珍　刘　芬　王步云　李　琴
周俊红　杨文杰　董立慧　白利平　沈木生
王　程　于　玲　张永强　黄　颖　郝艳梅
高雅琼　赵喜君　霍晓静　杨　森　张巨峰
周俊红　苏丽娅　张　圆　张　坤　裴娟慧
刘　佳　孙洪英　王津京　张艳辉　南　蕾
贾妮亚　刘丽萍　田园青　贾　璐　李晓晶
冯秋萍　李俊峰　张永红　冯笑梅　云哲琳

序

秦文斌教授是我国著名的生物化学与分子生物学专家，在血红蛋白和基因诊断等方面的研究工作硕果累累，享誉海内外。包头医学院的老师和学生都习惯称呼他秦老师，我也一样。

1982年我大学毕业分配到包头医学院工作，我所在的教研室和秦老师所在的教研室在同一幢楼的同一楼层。当时正是“文化大革命”后恢复高考第一、第二届学生毕业季，学校师资短缺，留校的、分配来的青年教师较多，我也是其中一员。从学生到教师，不仅是身份的转变，更重要的是思维模式的转变和能力的提高。当时我们这些青年教师都是每天白天听课，不仅听教研室开设的课程，还听自己认为需要的相关学科的课程，晚上基本都在办公室学学外语、看看书、备备课等。晚上我经常能看到一位个子不高、戴着眼镜、清瘦的中年老师也常出现在楼里（秦老师显得比他实际年龄要年轻些，现在算来那时他已五十多岁了），我还纳闷，这么大岁数了还用加班备课？一问才知道原来秦老师是在做科研，当时的我们对于搞科研觉得很深奥和神秘，所以每当我路过秦老师的实验室时都会情不自禁地往里看看。

秦老师的科研大致分为三个阶段，每个阶段出一本书。第一阶段是研究血红蛋白，出版《血红蛋白病》一书；第二阶段是研究红细胞电泳释放血红蛋白，出版《红细胞内血红蛋白的电泳释放》一书；第三阶段是研究疾病的基因诊断，出版《基因诊断 多重PCR和通用引物PCR》一书。

1992～1994年期间，秦老师以访问学者身份到美国Huisman教授的实验室，研究血红蛋白病的基因诊断。1994年访美归来，学校提出科学研究要“基础研究与临床应用结合”、“基础为临床服务”，希望开展基础与临床对接的研究。研究什么呢？血红蛋白病少见，感染性疾病多见，秦老师决定开展感染性疾病病原体的基因诊断。由于没有经验，开始时使用市售的PCR试剂开展工作。当时，中国正出现“PCR热”，由于过度夸大其作用，出现了一些乱象，卫生部下令整顿PCR临床诊断。

不过，秦老师还是想开展PCR工作。供应试剂的厂家没了，所有东西都需自己解决，怎么办？秦老师通过夜以继日的实验研究，终于建立起自己的基因诊断系统，其中包括高效的普通PCR技术、多重PCR技术和通用引物PCR技术。

秦老师建立的普通PCR技术帮助了许多研究单位解决实验中遇到的困难，其中包括外地的、本地的研究单位，并为多名研究生完成相关课题提供了帮助。

秦老师建立的多重PCR技术和通用引物PCR技术，解决许多临床问题，给患者的病因诊断提供了重要依据。

三十多年过去了，现在秦老师在整理这些年科研工作的成果，我曾经问过秦老师，做实验挺辛苦的，是什么让他坚持，他说：“做实验是我最大的乐趣。”

在此，秦老师把这些成果写成此书，希望它能推动PCR技术继续发展，成为年轻学者学习PCR技术的重要参考。

和彦苓

2016年1月5日

序

前　言

本书著者一生的科研工作可分成三个阶段，第一阶段是研究蛋白质，主要是血红蛋白，由 1964 年开始。第二阶段是研究红细胞，主要是红细胞电泳释放血红蛋白，由 1981 年开始。第三阶段是研究基因（核酸），主要是疾病的基因诊断，由 1992 年开始。

第一阶段出版一本书，书名《血红蛋白病》，由人民卫生出版社出版。第二阶段出版一本书，书名《红细胞内血红蛋白的电泳释放》，由科学出版社出版。第三阶段出版的就是这本书，《基因诊断 多重 PCR 和通用引物 PCR》，还是由科学出版社出版。下边说这本书的事情。

本书著者，于 1992～1994 年期间，以访问学者的身份到美国 Huisman 教授（已经去世）的实验室研究血红蛋白病的基因诊断。1990 年，Huisman 教授曾经来访我们的实验室，我们一起游览了成吉思汗陵，他提出让我访美，当时我是包头医学院院长，无法脱身，故未能成行。1991 年，由于一些有趣的原因，我辞去了院长职务。这时候我产生了去美国一趟的想法，因为有一些血红蛋白病的诊断需要带到美国解决。

那是美国佐治亚州 Augusta 市，佐治亚医科大学所在地，美国血红蛋白权威 Huisman 教授就在这里工作，他主持着这里的生物化学与分子生物学实验室，专门研究异常血红蛋白和血红蛋白病的基因诊断。

这里的标本来自全世界，所以，我要研究我带去的标本，还要研究来自其他国家的标本。这里的主要实验手段是，由血液标本提取 DNA、PCR 扩增、基因测序（当时，这里是手工操作基因测序）。这段时间的研究成果参见第五篇。

1994 年访美归来，在研究生的毕业论文中开始增加了基因诊断或基因多态性内容（变成血红蛋白及基因多态性两个内容）。一些临床研究生来求助时，我也建议将基因多态性与临床疾病关系作为研究生课题内容，并帮助完成部分实验。这部分研究成果参见第六篇。

访美归来后学校领导提出“基础与临床结合”、“基础为临床服务”，要求开始创收性临床研究。研究什么呢？血红蛋白病少见，感染性疾病多见，我们决定开展感染性疾病病原体的基因诊断。由于没有经验，开始时使用市售的 PCR 试剂开展工作。

此时，中国出现“PCR 热”，各厂家竞争激烈，个别人报出虚假结果，媒体哗然。卫生部下令：“PCR 暂停”。

但是，我们还想开展 PCR 工作。PCR 暂停，厂家都没了，所有东西都需自己解决。首先要解决由临床标本提取 DNA 问题。为此，经过多方比较研究，我们创建一种裂解液，它能够处理各种临床标本，故称为“通用裂解液”。还有 PCR 扩增时的反应液配制问题。也是经过一系列努力，我们创建一套配制反应液的方法，它能够包容各种引物序列，故称为“通用反应液”。

本书为作者在不同时期发表或参与的论文和作品，在编辑形成本书时，为与原文保持一致，部分未进行统一处理，因此存在单位、体例等方面的不一致。

两个“通用”（通用裂解液、通用反应液），成为包医 PCR 系统的核心成分，两者联合使用或单独使用，都能帮助完成各种 PCR 实验（普通 PCR、多重 PCR、通用引物 PCR 等）。

普通 PCR：利用两个“通用”，我们完成了大量普通 PCR 服务工作。许多研究单位，在 PCR 实验中遇到困难时找到这里，我们帮助解决，免费服务，还要搭上 Taq 酶和各种消耗品。特别是临床研究生，我们帮助他们设计毕业论文，帮助他们完成实验，服务水平同上。他们的毕业论文多数属于基因多态性方面内容，参见本书第六篇。

多重 PCR 和通用引物 PCR：利用两个“通用”，我们开展了多重 PCR。此项工作是为患者服务，多重 PCR 能够提高工作效率（一个扩增解决两个或更多基因），降低成本、减轻患者负担。利用两个“通用”，我们还开展了通用引物 PCR，标本为脑脊液，可以给脑炎、脑膜炎患儿的病因诊断提供重要线索。

另外，为了一次鉴定多个 PCR 结果，我们扩大了琼脂糖凝胶的加样孔数量，最多时 70 孔，一次电泳可以解决多个标本的问题，效率明显提高。众所周知，琼脂糖凝胶制备起来很麻烦，而且溴乙啶又有毒性。为了减轻这方面的负担，我们摸索、试验了凝胶的重复使用，简称“重复胶”。制胶一次，最多可重复使用 6～7 次，工作效率明显提高。“重复胶”已经进入日常工作。由于可以随时使用，有些临床研究生拿来扩增产物直接上样，省去制胶和后处理的许多时间。

总之，我们建立了一套 PCR 系统，应用于普通 PCR、多重 PCR 和通用引物 PCR，都得到满意结果。但是，这些成果并非原创，是对经典 PCR 技术的学习和延续，有些内容可能属于杜撰，不妥之处再所难免，请同行和读者们批评指正。

秦文斌

2016 年 1月 于鹿城 包头

目　录

第一篇　PCR 概况

第二篇　包医基因所 PCR 系统

第三篇　多重 PCR

第四篇　通用引物 PCR

第五篇　血红蛋白病的基因诊断

第六篇　基因多态性研究

第一篇 PCR 概况

第一章 PCR 简史

随着分子生物学的进展，今天的科学家们已经可以离开生物体，在试管里用人工方法进行 DNA 的复制，这种技术称为聚合酶链式反应（PCR）。PCR 技术的原理并不复杂，首先用加热的方法使DNA双链拆开，加入设计好的两种寡核苷酸引物，分别与两条DNA链配对，然后由 DNA 聚合酶从这两种引物开始，合成出两条新 DNA 链来。重复这样的过程，每一次循环可以使这两种引物之间的 DNA 片段的数量按几何级数递增。这个过程，就像核裂变的链式反应一样，可以在短短几小时内把特定的 DNA 量提高 1000 万倍。

说来有趣，PCR 技术是美国生物化学家 Kary Mullis 偶然之中发现的。那是 1983 年 4 月的一个周末之夜，Mullis 正驾车急速行驶在通往加利福尼亚的山间公路上，望着公路两旁一排排树木从车窗外一晃而过，他突然如有神启，在他的脑海里迸发出 PCR 的最早想法（由 DNA 的半保留复制，联想到聚合酶催化下的 DNA 体外扩增）。第二天一早，他来到公司上班，第一件事就是在电脑中进行以“DNA 聚合酶”为关键词的文献检索，结果没有发现一篇关于 DNA 体外扩增的文章。此后，Mullis 花了一年时间，反复进行实验，终于发明了 PCR 技术。这一技术发明后，立即被广泛应用于分子生物学的研究中。利用这一技术，可以在数小时内使单个 DNA 片段扩增到数百万个，这对基础和临床基因研究都具有重大意义。

PCR 是 polymerase chain reaction 的简写，它的中文译名为“聚合酶链反应”，许多中文 PCR 书里都使用这个名称。但是，chain 有多种翻译，可以翻译成链条，也可翻译成连锁，笔者认为“聚合酶连锁反应”可能比“聚合酶链反应”更能反映实验过程。

PCR 是一种用于放大、扩增特定 DNA 片段的分子生物学技术，可以认为是生物体外的特殊 DNA 复制。PCR 的最大特点，是能将微量的 DNA 大幅增加，因此，无论是化石中的古生物、历史人物的残骸，还是几十年前凶杀案中凶手所遗留的毛发、皮肤或血液，只要能分离出微量的 DNA，就能用 PCR 加以放大，进行比对。

PCR 技术迅速渗透到生命科学的各个领域，成为当今最重要的分子生物学技术之一，正是 Mullis 的这项突出贡献，使得他当之无愧地获得了 1993 年诺贝尔化学奖，见图 1-1-1。

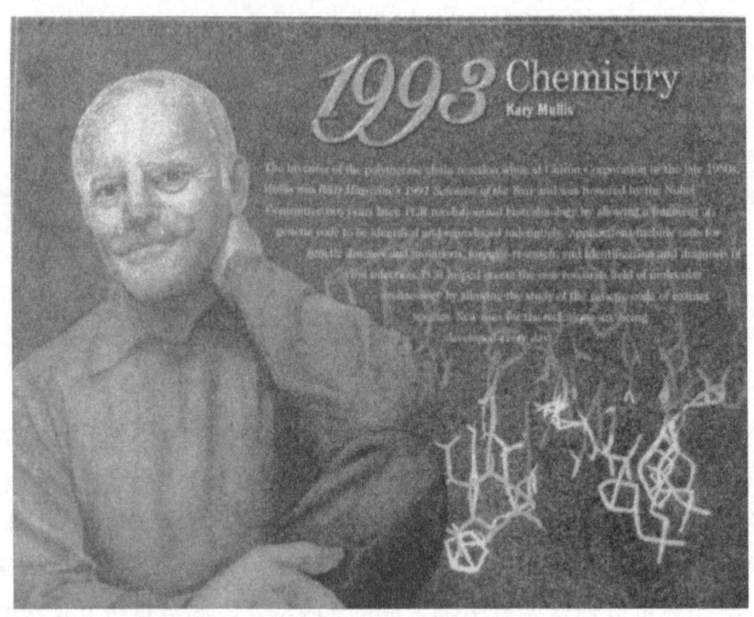

图 1-1-1　Kary Mullis 获得 1993 年诺贝尔化学奖

PCR 的出现可以说和 DNA 聚合酶的发现是分不开的。DNA 聚合酶 I 最早发现于 1955 年，但直到 20 世纪 70 年代 Klenow 等才从大肠杆菌得到 DNA 聚合酶活性 Klenow 片段，并发现其重要实验价值。就在这个基础上，Mullis 利用 Klenow 片段进行实验，终于发现了举世瞩目的 PCR 技术。但是，Klenow 片段不耐热，在 PCR 操作过程中需要反复加热变性和降温复性，此时 Klenow 片段失活，每个循环都需要添加新的聚合酶。这样一来，操作烦琐、价格昂贵，此时的 PCR 并没有显示明显的商业价值。这个时候 Mullis 提出对耐热性 DNA 聚合酶的需求，后来美国的一个研究所从黄石国家公园温泉的嗜热菌株（Thermus aquticus）提取出来耐热的 DNA 聚合酶，这就是现在我们每天用的 Taq DNA 聚合酶。Taq 酶具有以下特点：①特异性强。特别是延伸温度较高（通常 72℃），更提高了特异性、灵敏度和扩增效率。②耐高温。95℃两小时后，仍保留 40%活性；93℃两小时后，仍保留 60%活性；70℃两小时后，仍保留 90%活性。因此，在 PCR 过程中，不必每次循环后再加入新的聚合酶。

在 PCR 的早期，要有三个容器，分别保持变性、复性、延伸三种温度，把反应管放在这三种温度里来回倒，而且反复进行，很费劲。此时，产生了对自动化仪器的需求，PCR 仪就这样产生了。早期的 PCR 仪属于水浴式，它的特点是，受热均匀、升降温快，但机械臂容易出故障。后来出现半导体式、气流式、压缩机制冷式、金属模块式等；这些 PCR 仪，都采用微处理机控制，可储存多个循环程序和参数，多数仪器还具有断电保护装置和循环记录，自动化程度很高。

第二章 PCR 基本原理

PCR 是体外酶促合成特异性 DNA 的一种方法。它利用人工合成引物介导的 DNA 聚合酶酶促反应，扩增位于两段已知序列之间的 DNA 片段。其主要步骤是：人工合成一对寡核苷酸引物，与待扩增 DNA 片段两条链的两端序列分别互补，由高温变性、低温复性和适温延伸组成一个周期，循环进行，使目的 DNA 得以迅速扩增。由此可见，PCR 就是在引物介导下反复进行“热变性—复性—延伸”而扩增 DNA 的循环过程（图 1-2-1）。

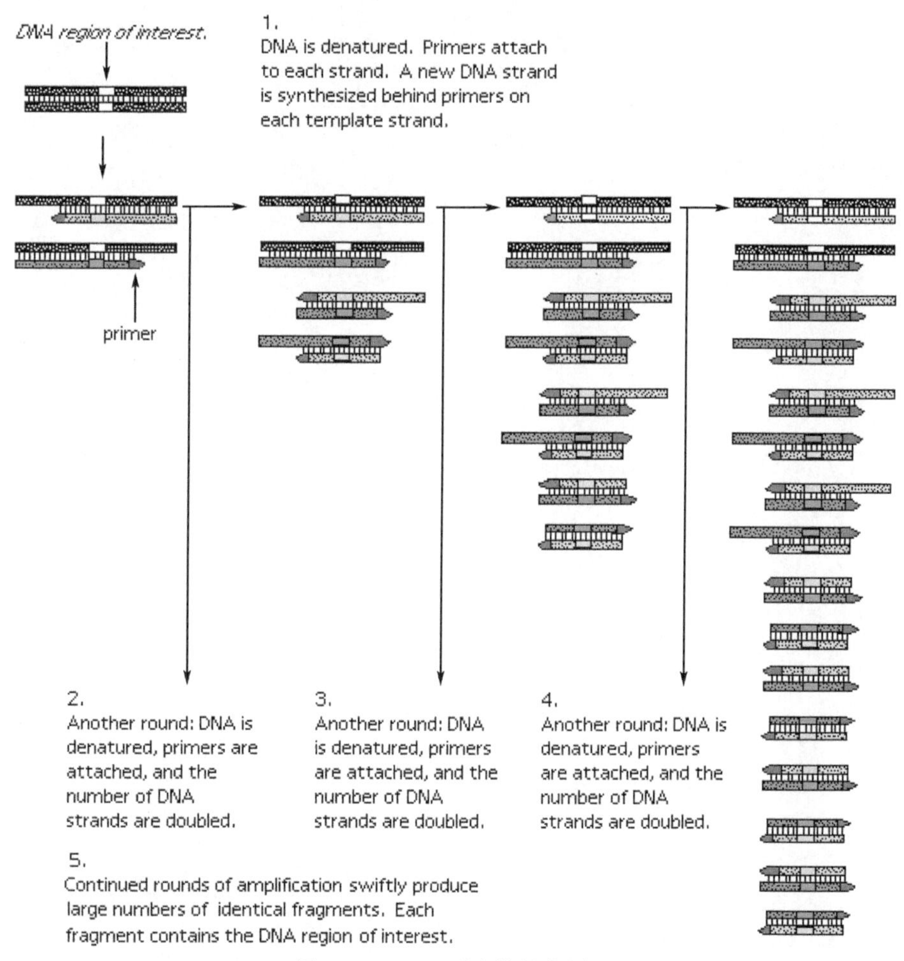

POLYMERASE CHAIN REACTION
DNA region of interest.
1.
DNA is denatured. Primers attach to each strand. A new DNA strand is synthesized behind primers on each template strand.
primer
2.
Another round: DNA is denatured, primers are attached, and the number of DNA strands are doubled.
3.
Another round: DNA is denatured, primers are attached, and the number of DNA strands are doubled.
4.
Another round: DNA is denatured, primers are attached, and the number of DNA strands are doubled.
5.
Continued rounds of amplification swiftly produce large numbers of identical fragments. Each fragment contains the DNA region of interest.

图 1-2-1 PCR 反应的基本原理

变性—复性—延伸三大步骤，各有自己的任务：变性是，模板 DNA 在 94℃下变性，双螺旋结构解开，成为单链。复性是，将反应化合物降温，引物与单链 DNA 模板上的互补序列复性，形成“模板□引物”复合物。延伸是，在 72℃条件下，由 Taq 酶催化，将单核苷酸从引物的 3′端开始掺入，沿模板的 5′→3′方向延伸，合成一条新的 DNA 链。

经过上述变 75 性□复性□延伸这样一个循环，模板 DNA 数量增加一倍。在以后进行的循环里，新合成的 DNA 都起到模板作用。每经过一个循环，DNA 拷贝数增加一倍，理论上，DNA 的产量是指数方式增加。即 n 次循环后 DNA 的拷贝数为 2^n。经过 25～30 个循环后，目标 DNA 可增加到 10^9 倍。但是必须指出，上述增长不是无限制进行的，在 PCR 反应后期，由于引物和底物的消耗、Taq 酶活力下降等因素的影响，扩增产物的增加逐渐由指数形式变为线性形式。所以，进行 30 个循环后，扩增倍数可达到 10^6～10^7。

第三章 PCR 特点

PCR 已经广泛应用于遗传学、法医学、临床医学等诸多领域，并获得丰硕成果。

PCR 以其巧妙的原理和与众不同的特点，成为基因诊断的首选技术。现将 PCR 在疾病诊断中的主要特点分述如下。

（一）特异性高

PCR 的特异性来自 Taq 酶的特异性。PCR 以检测基因为目的，属于病因诊断，针对性强。对多种感染性疾病，根据 PCR 检测结果就可以确诊。在感染性疾病的基因诊断中，不仅可以检出正在生长的病原体，也可以检出潜在的病原体，既能确定既往感染，也能明确现行感染。对于那些目前尚不能体外培养的或不容易培养的病原体，如结核、梅毒螺旋体等，PCR 是最有效的检测手段。PCR 的检测目标是病原体的核酸，与生物化学和免疫学相比，PCR 结果与病原体分离培养结果更为一致，直接反映病原体的存在与否。

（二）灵敏度高

在 PCR 扩增中，模板 DNA 以指数级形式迅速增长，标本中极其微量的 DNA 在数小时内即可增加到百万倍，一次检测的灵敏度极高。过去的一些微量检测法，如酶联免疫吸附试验（ELISA）和放射免疫分析（RIA），其灵敏度分别为 ng 级和 pg 级，而 PCR 的灵敏度可达到 fg 级，理论上可以检出一个细菌或一个真核细胞的单拷贝基因。用 PCR 可以发现临床标本中微量的病原体，从而提高临床诊断的阳性率和准确性。

（三）简便快速

自从出现耐热的 Taq 酶和自动化的 DNA 循环仪，PCR 的操作就变得非常简便和快捷。只要将反应管插入仪器里，PCR 反应就会按着预定程序进行。商品化试剂盒的出现，标本处理更为简单。一些试剂盒将各种反应成分预先混合成工作液并分装成单人份，操作者不用自配各种试剂，只需将标本做简单处理和加样即可进行扩增。许多 PCR 项目两小时左右即可做出报告。

（四）对标本要求不高

几乎所有的临床标本都能用于 PCR 扩增。不同标本的处理方法有所不同，但 PCR 检测的标本预处理都不复杂。PCR 检测，并不要求标本中有活的病原体，病原体死了也没关系，只要有完整的核酸，PCR 就能把它检测出来。因此，远距离运输临床标本，或者低温保存多年的陈旧标本，都可用于 PCR 扩增。

（五）PCR 中的一些问题

PCR 在临床应用中也有一些不足之处。由于 PCR 的高度敏感性，容易出现交叉扩增。在实验室交叉感染的情况下，有可能出现假阳性结果。在标本存在抑制物等情况下，有可能出现假阴性。因此，需要严格设置各种对照以排除干扰。同时，操作者还需不断积累观察和评定结果的经验，保证检验报告的准确性。

第四章　PCR 技术的新进展

PCR 一旦出现，就表现出它的无比的生命力，分子生物学文献里 PCR 的文章像雨后春笋般增多起来。不仅如此，随之而产生了许多由 PCR 衍生的新技术，如连接酶反应（LCR）、等温扩增系统（IAS）、循环探针反应（LPR）等。当然，这些新技术在实际应用中涉及特殊仪器、试剂等，需要逐步推广。目前，PCR 技术仍然是许多实验室基因扩增的常用技术，特别是医学实验室，更是如此，而且在不断改进和发展。PCR 技术的新进展很多，这里主要介绍以下几项。

第一节　改进标本制备

标本处理的经典方法是酚-氯仿-异戊醇反复提取法，但该法操作复杂、费时，不适于临床应用。近年来，在简化标本处理方面有一些进展，具体如下。

（一）表面活性剂处理标本

常用的表面活性剂有 SDS、Tween-20、TritonX-100、NP-40 等，其中 TritonX-100 和 NP-40 比较温和，为许多实验室所接受。

（二）固相吸附法处理标本

前边所说的 DNA 提取法，都是使用液体的提取液，固相吸附法不同，它是利用固体物质来解决这个问题。首先将临床标本里微量核酸吸附在固体物质上，洗涤去掉杂质，再用其他液体把 DNA 洗下来。常用的固体物质有玻璃粉、二氧化硅、硅藻颗粒等。

（三）免疫磁珠法处理

这是用免疫学方法处理标本，主要用于处理粪便类复杂标本。

第二节　多重 PCR

普通 PCR 是用一对引物、扩增出一个产物、得到一个结果。如果在一次扩增里同时加入两对引物、扩增出两个产物、得到两个结果，事半功倍，不是更好吗，这就是双重 PCR，引物再多，那就是多重 PCR。多重 PCR 也叫“复合 PCR”，它能降低临床检测成本，减少检验人员的重复劳动，临床医生通过一次标本检测就能获得更多的参考数据。此法操作不难，需要耐心摸索，发展潜力很大，本书第三篇就是我们研究所在这方面做的一些努力。

第三节　通用引物 PCR

普通 PCR 里，是用一对特异引物、扩增出特异的病原体，临床医生需要这样明确的结果，此时医生能够提出具体化验指标，化验室给出明确答复。但是，有时情况复杂，大夫不能提出具体的要求，需要全面检测才能弄清问题。脑脊液中病原体的检测就是一个例子。儿科脑炎、脑膜炎患者，医生要求检测有无病原体、哪类病原体、最后是哪种病原体。此时若全面检测、一次查清所有病原体，困难很大。为了操作方便，可以分两步，先用通用引物弄清存在哪类病原体，然后再用特异引物来明确具体是哪种病原体。本书的第四篇就是我们研究所在这方面做的一些努力。

第四节　荧光定量 PCR

普通 PCR、多重 PCR、通用引物 PCR 等都是定性检测手段，在控制条件下可以报告“阳性”、“弱阳性”、“微弱阳性”，也只能是提供粗略的定量关系。但是，在临床诊断和治疗过程中，医生还需要更加准确的定量结果，以判断病情。特别是乙型肝炎，医生需要了解乙肝病毒 DNA 的含量，从而更精确地判断干扰素的治疗效果。

荧光定量 PCR 就是应这方面的要求而产生的，目前已经得到广泛应用。它的重要用途之一就是检测乙肝患者的病毒含量，用患者的血清做实验，能做到准确取样，从而能得到准确的定量结果。

目前，荧光定量 PCR 也做其他标本，如拭子标本等。由于采集标本不能规范化，此时它也无法达到精准定量。

第五章　PCR 标本处理

待检标本中的 DNA 是 PCR 反应的模板。由于 PCR 具有高度的特异性和敏感性，一些标本甚至简单到不需要处理就能用于 PCR，借助 PCR 热变性中细胞释放出的 DNA 就能提供足量的模板来完成扩增。但是，在大多数情况下，还是需要对标本做适当的处理才能用于 PCR。处理标本的主要目的有三个：①纯化标本中的核酸，除去杂质，特别是除去干扰 Taq 酶活性的物质。②使待扩增的 DNA 暴露和浓缩，保证有足够量的启动 DNA，减少标本中的交叉污染。③有利于评价扩增体系的灵敏度，以及根据产物对靶 DNA 进行定量分析。

文献中已经积累了多种多样的准备 DNA 的方法，选择哪种方法能达到预期目的，这要根据各个实验室的具体情况和 PCR 扩增类型及产物的类型来考虑。在临床疾病诊断中，常常只做定性检测，并需要尽快获得检验报告，所以趋向于采用简便、快速的标本处理方法。

文献和各种书籍中，标本处理的方法很多，往往是一种标本一种处理方法，试剂不同、操作各异。例如，全血用一种方法，血清用另一种方法，痰的处理方法很费劲，组织则更不容易等。现在，我们研发出一种裂解液（标本处理液），可以比较简便的处理各种标本，并得到相当满意的结果。本裂解液正在申请专利中，暂命名为通用裂解液，详见下边相应专项。

第六章　PCR 基本操作

第一节　PCR 扩增体系

（一）引物

PCR 所扩增的靶序列在基因组中的位置和长度是由引物限定的，引物的特异性对扩增产物起决定性作用。位于高保守区互补的引物，可以特异性扩增某一目标 DNA 片段，用于目标基因的分离和鉴定。待扩增的目的 DNA 不同，使用的引物也不一样。引物的选择主要根据文献。一种办法是，文献作者已经使用过的引物，成功地扩增了某一特异性 DNA 片段，适合本实验的要求，直接引用、合成。第二种办法是自行设计引物，根据目标 DNA 的序列分析资料，参考引物设计软件进行合成。

（二）PCR 缓冲液成分

PCR 缓冲液中主要成分有：10mmol/L Tris-HCl（pH8.3）、50mmol/L KCl、1.5mmol/L $MgCl_2$，Tris-HCl 是一种双极性离子缓冲液，它在 72℃保温时 pH 下降到 7.3。反应液的 KCl，有利于引物退火。Mg^{2+} 浓度对扩增的特异性和产量有明显影响。Taq 酶是一种 Mg^{2+}依赖酶，Mg^{2+} 的合适浓度为 1.5mmol/L 左右。为了保护 Taq 酶，厂家还会加入一些保护剂，如明胶、小牛血清白蛋白、二巯基苏糖醇（DTT）、二甲基亚砜（DMSO）等。

（三）Taq 酶

Taq 酶是一种耐热性 DNA 聚合酶，92.5℃时的半衰期为 130min 以上。在不同的实验条件下，此酶的聚合活性为每秒 35～100 个碱基。在 70℃延伸时，链的延伸速度可达每秒 60 个碱基。在 100μl 标准体积的 PCR 反应液中，一般加 2.5U 的 Taq 酶，就足以达到每分钟延伸 1000～4000 个碱基。

（四）三磷酸脱氧核苷酸（dNTPs）

PCR 反应中每种 dNTPs 的（dATP、dGTP、dTTP、dCTP）浓度范围是 50～200μmol/L，在此范围内，扩增产物量、特异性与合成忠实性之间的平衡最佳。dNTPs 浓度过高会导致错误掺入，过低会影响产量。四种 dNTPs 的终浓度应该相同，任何一种浓度的明显偏高或偏低，都会导致延伸时错误掺入，从而造成过早终止合成反应。

（五）模版核酸

理论上 PCR 可以扩增极其微量的核酸标本，甚至是单个细胞的 DNA，但是为了保证反应的特异性，一般还应当是 ng 量级的克隆 DNA、μg 级的染色体 DNA 或 10^4 拷贝的待扩增片段来做起始材料。扩增原料可以是粗制品，或从各种临床标本中提取，但是不能混有任何蛋白酶、核酸酶、Taq 酶抑制剂及能结合 DNA 的蛋白质。

第二节　PCR 扩增 DNA 操作举例

（一）试剂

10×PCR 缓冲液

500mmol/L	KCl
100mmol/L	Tris-HCl（pH8.3）
15mmol/L	$MgCl_2$

dNTPs 溶液（各 1.25mmol/L）

引物（各 5mmol/L）

Taq DNA 聚合酶

液体石蜡

（二）仪器、设备

PCR 仪

微量高速离心机

微量可调加样器

塑料枪头

微量离心管（0.5 ml 体积）

（三）加样

模板 DNA	10μl
双蒸水	23μl
10×PCR 缓冲液	5μl
dNTPs	8μl
引物 1	2μl
引物 2	2μl
Taq 酶	0.2μl

（四）上机

混匀、离心，将微量离心管放入 PCR 仪，进行循环扩增。通常每个循环的程序是：94℃变性时间 30s、55℃复性时间 30s、72℃延伸时间 1min。一般做 25～30 个循环即可，经 30 个循环后，在最后一个循环时 72℃延伸时间增加到 5min。现在的 PCR 仪，多数都能自动降温到 4℃，然后再停机。下边就是扩增产物的检测和分析。

第三节　PCR 扩增产物的检测和分析

现在已经有很多检测和分析 PCR 产物的方法，如凝胶电泳、高压液相、核酸探针杂交、酶切图谱分析、单链构象多态性分析、核酸测序等。这里边的凝胶电泳、特别是琼脂糖凝胶电泳，是检测 PCR 产物的最常用和最简单的方法，比较适合于日常的临床应用。

第四节　琼脂糖凝胶电泳

（一）试剂

琼脂糖

10mg/ml 溴乙啶

TEB 电泳缓冲液　Tris 10.8g

0.5mol/L EDTA（pH8.0）4ml

硼酸 5.5g

（二）设备

电泳仪

电泳槽

微量加样器（1～10μl）

（三）制胶

（1）将凝胶托架两端用胶带封闭，水平放在工作台上，放上梳子。

（2）取琼脂糖 1g，放入三角瓶里，加入 100ml 0.5×TEB 缓冲液，加热溶解琼脂糖。

（3）待溶液冷却到 60℃左右时，加入溴乙啶 5μl（0.5μg/ml），混匀。将凝胶溶液倒入托架胶板上。

（4）将托架放入电泳槽中，准备加样。

（四）加样

将 PCR 产物加入加样孔中。

（五）电泳

通电，电势梯度 6V/cm。

（六）紫外光检测

在紫外光照射下，在标记物的指引下，结合各种对照，判定扩增结果。

第二篇　包医基因所PCR系统

第一章　简　　介

本书作者，于1992～1994年期间，以访问学者身份在美国研究血红蛋白病的基因诊断。访美归来，当时的学校领导提出“基础与临床结合”、“基础为临床服务”，要求开展临床PCR研究。现任校领导继续支持此项工作，鼓励我们不断前进。开始时使用市售的PCR试剂开展工作，此时，中国出现“PCR热”，各厂家竞争激烈，个别厂家出现失误。卫生部下令“PCR暂停”期间，我们还想开展PCR工作。PCR暂停，厂家都没了，所有东西都需自己解决。首先解决由临床标本提取DNA问题，我们创建一种裂解液，能够处理各种临床标本，故称为“通用裂解液”。还有PCR扩增时的反应液问题，我们创建一套配制反应液的方法，能够包容各种引物序列，故称为“通用反应液”。两个“通用”（通用裂解液、通用反应液），成为包医PCR的核心成分，两者联合使用或单独使用，都能帮助我们顺利完成PCR实验。为了一次鉴定多个PCR结果，我们扩大了琼脂糖凝胶的上样孔数量，最多时70孔，满足标本多时的需求。众所周知，琼脂糖凝胶制备起来很麻烦，而且溴乙啶又有毒性。为了减轻这方面的负担，我们摸索、试验了凝胶的重复使用。制胶一次，最多可重复使用6～7次，工作效率明显提高。“重复胶”已经进入日常工作。由于可以随时使用，有些临床研究生拿来扩增产物直接上样，省去制胶和后处理的许多时间。

第二章 通用裂解液的制备

（1）取一支 50ml 刻度塑料离心管。

（2）加入蒸馏水约 5ml。

（3）加入 1g 试剂 A ※。

（4）加入 0.4g 试剂 B※。

（5）用直径 8mm 粗的玻璃棒，在塑料管中进行研磨，直至达到微细粉末状。

（6）补蒸馏水到 40ml 刻度，混合备用。

（7）分管。

（8）准备 8 支大 EP 管（1.5ml）。

（9）每管中加入混匀的上述悬浮液 1ml。

（10）再加入 5×TEB 缓冲液 300μl。

（11）室温放置，用前混合使用。

注释：本研究所的裂解液主要有以下三个特点。

（1）用这种裂解液可以处理多种标本。文献或书籍中有很多关于裂解液的报道，各有特点，但往往是一种标本用一种裂解液，这样，为了应付各种不同标本，就必须随时准备多种裂解液才能完成任务。相比之下，我们的裂解液只有一种，什么标本都用它处理，只是其他步骤有所不同，所以称为“通用裂解液”。

（2）本裂解液另一个特点是，能够适当清除临床标本中的抑制物，这是许多其他 DNA 提取液不具备的。例如，标本带有少量血液不受影响，照样能提取到所需的 DNA，并得到满意的扩增结果。另外，众所周知，尿液标本中含有较多 DNA 酶抑制物，我们曾经用裂解液处理 6ml 尿液（通常用量为 1ml 以下），仍能扩出相应的病原体。

（3）本裂解液还有一个特点，那就是它的稳定性。它可以室温下长期放置，不用放冰箱。放置后上清乳白色，下部有白色沉淀。用前混匀，取悬浮液处理标本。

※ 此“通用裂解液”正在申请专利中。

第三章 通用裂解液的应用

第一节 由临床拭子（男、女拭子）提取DNA

（1）将采集好的棉拭子放入塑料软管中，加入生理盐水 1ml，反复挤压。

（2）将挤压好的液体倒入大 EP 管（1.5ml）。

（3）高速（12 000 转 / 分）离心，10min。

（4）弃上清，留沉淀及沉淀上部液体约 50μl。

（5）向管中加混匀的通用裂解液 60μl。

（6）漩涡振荡 1min。

（7）电磁炉上沸水中煮 10min。

（8）取出置冰箱冷冻室（–20℃）3min。

（9）再漩涡振荡 1min。

（10）高速（12 000 转 / 分）离心，4min。

（11）上清液供 PCR 扩增之用。

注释：这是我们研究所最常用的 DNA 提取方法，主要对象是感染性疾病，包括妇科感染和男科感染患者的标本。

妇科感染方面包括：阴道炎、宫颈炎、尖锐湿疣、各种程度的宫颈糜烂、生殖器疱疹、梅毒等。阴道炎还分淋菌性阴道炎和非淋菌性阴道炎，后者包括：霉菌性阴道炎、滴虫性阴道炎、衣原体性阴道炎、支原体性阴道炎，支原体还有解脲支原体、发酵支原体、生殖道支原体、肺炎支原体等，都需要提取 DNA，进行扩增和鉴定。

男科感染方面包括：尿道炎、尖锐湿疣、梅毒、生殖器疱疹、外阴溃疡、龟头炎、前列腺炎等。尿道炎也分淋菌性尿道炎和非淋菌性尿道炎，后者又涉及衣原体、支原体、白色念珠菌、滴虫等，后者再包括发酵支原体、人型支原体、生殖道支原体和肺炎支原体。

尖锐湿疣被打掉后，用棉拭子取原来患处标本，可以查明是否还有人乳头瘤病毒。

生殖器疱疹开始时有明显的水泡、疼痛和出血，治疗后症状消失，如果棉拭子有触痛和出血，应警惕，也许还有潜伏的单纯疱疹病毒，需要再提取 DNA 进行扩增和鉴定。

龟头炎时，龟头上出现红点，用棉拭子处理出现疼痛和出血，也应考虑单纯疱疹病毒，予以检测。人乳头瘤病毒和白色念珠菌，没有这种现象。

第二节 由组织标本提取DNA

（1）将采集的组织浸在盐水中。

（2）取小米粒大小组织，于 1.5ml EP 管中。

（3）加 120μl 稠的通用裂解液，用电钻（详见注释）连接研棒进行研磨，以看不见组织块为准。

（4）漩涡振荡 1min。

（5）电磁炉上沸水中煮 10min。

（6）取出置冰箱冷冻室（–20℃）3min。

（7）再漩涡振荡 1min。

（8）高速（12 000 转 / 分）离心，4min。

（9）上清液供 PCR 扩增之用。

注释：在由组织提取核酸的实验中，组织的研磨是十分重要的一步操作。但是，微量核酸提取，并不宜使用最常见的钵式陶瓷研磨器，因为它容量大，样品损失较多。现在通用的办法是使用研磨棒，直接插入 1.5ml 塑料离心管中进行研磨。市售研磨棒有两种，塑料研磨棒和玻璃研磨棒，本室使用的是自己研磨的玻璃研磨棒。研磨棒可以手工操作，但效率较低，我们将它与电钻连接使用，效果很好。我们使用的电钻是大岛电工的 JIZ-10A 正反转电钻，生产厂家是浙江省永康市中原工具有限公司。

我们所处理的组织，多数为尖锐湿疣标本，来自男、女患者，各个部位（阴道、外阴、肛门、阴茎、口腔等）。也有宫颈组织标本。

第三节　由尿液提取 DNA

（1）取 2 支大 EP 管（1.5ml），每管加入尿液 1ml 左右。

（2）高速（12 000 转 / 分）离心，10min。

（3）弃上清，留沉淀及沉淀上部液体约 50μl。

（4）向第一管加入 80μl 通用裂解液，混匀后，全部吸出，转入第二管。

（5）将第二管漩涡振荡 1min。

（6）电磁炉上沸水中煮 10min。

（7）取出置冰箱冷冻室（–20℃）3min。

（8）再漩涡振荡 1min。

（9）高速（12 000 转 / 分）离心，4min。

（10）上清液供 PCR 扩增之用。

注释：来自患者的尿液，低速离心去掉沉淀后，可取上清 1～5μl 直接上 PCR 仪。但是，由于尿里往往存在 DNA 酶抑制物，有可能出现假阴性。稀释尿液可减少抑制，但灵敏度下降也是问题。归根结底，还是适当处理再扩增为好。

我们这里的尿液标本，主要是查结核、肾结核、膀胱结核等，也有因膀胱炎来查其他病原体者。本法检测尿中结核杆菌效果良好，第一附属医院肾内科遇到可疑病例，都让我们帮助解决问题。

第四节　全血标本提取 DNA

（1）取全血 50μl（1.5ml EP 管中），放入–20℃冰箱，0.5h 后取出，室温放置 15min，自然融化。

（2）加双蒸水至 1ml 左右，混匀。

（3）室温放置 10min。

（4）低速（2000～3000 转/分）离心，2min。

（5）弃上清，留沉淀及沉淀上部少量粉红色液体（约 50μl）。

（6）加生理盐水 1ml 左右，混匀。

（7）低速（2000～3000 转/分）离心，2min。

（8）弃上清，留沉淀及沉淀上部少量粉红色液体（约 50μl）。

（9）加双蒸水至 1ml 左右，混匀。

（10）低速（2000～3000 转/分）离心，2min。

（11）弃上清，留沉淀及沉淀上部少量粉红色液体（约 50μl）。

（12）加混匀的通用裂解液液 60μl。

（13）漩涡振荡 1min。

（14）电磁炉上沸水中煮 10min。

（15）取出置冰箱冷冻室（–20℃）中 3min。

（16）再漩涡振荡 1min。

（17）高速（12 000 转 / 分）离心，4min。

（18）上清液供 PCR 扩增之用。

注释：由全血提取 DNA 的主要问题是抑制物。众所周知，血液中有抑制 PCR 反应的成分，其中，由血红素衍生的卟啉化合物的抑制作用最强。所以，从全血标本提取 DNA 时 必须考虑除去卟啉化合物。最常用的办法是，利用表面活性剂 TritonX-100 溶解红细胞，离心处理除去卟啉化合物，再用 SDS 裂解有核细胞而提取 DNA。本书使用通用裂解液，不用上述处理，就能由全血提取到足够量 DNA，满足扩增的要求。

第五节 由痰液标本提取 DNA

（1）取大 EP 管（1.5ml）1 支，加入痰液 0.5ml 左右。

（2）加等量 4%NaOH，强振荡，充分混匀。

（3）低速（2000～3000 转/分）离心，3min。

（4）取上清，高速（12 000 转 / 分）离心，10mim。

（5）弃上清，留沉淀，加生理盐水 1ml 左右，混匀。

（6）高速（12 000 转 / 分）离心，10min。

（7）弃上清，留沉淀，加双蒸水 1ml 左右，混匀。

（8）高速（12 000 转 / 分）离心，10min；弃上清，留沉淀。

（9）向沉淀物加入通用裂解液 80μl。

（10）漩涡振荡 1min。

（11）电磁炉上沸水中煮 10min。

（12）取出置冰箱冷冻室（–20℃）3min。

（13）再漩涡振荡 1min。

（14）高速（12 000 转 / 分）离心，4min。

（15）上清液供 PCR 扩增之用。

注释：痰液属于分泌物，临床上常用于检测结核杆菌。但是，它与一般分泌物不同，痰液中含有大量黏蛋白，需要经过液化处理、消化处理，才能提取到 DNA。痰液的处理方法多种，有的简单，有的复杂。简单方法效果不佳，复杂方法费时、费力。有的方法是，液化剂需加 *N*-乙酰-L-半胱氨酸，而且需要每次新配，液化过程需要 25℃保温振荡装置。为了痰液处理需要有配备一套东西。有的方法使用多种试剂，如盐酸胍、Sarkosyl、巯基乙醇、吐温 80、Chelex-100、Triton-X 100 等。本法试剂不多，操作容易，效果良好。除结核杆菌外，还查出来过肺炎支原体。

第六节　从前列腺液或精液标本提取DNA

（1）大 EP 管（1.5ml），加入前列腺液或精液，取 0.1ml 左右，加生理盐水 1ml，强振混匀。

（2）高速（12 000 转 / 分）离心，10min。

（3）弃上清，留沉淀及沉淀上部液体约 50μl。

（4）向管中加通用裂解液 60μl。

（5）漩涡振荡 1min。

（6）电磁炉上沸水中煮 10min。

（7）取出置冰箱冷冻室 3min。

（8）再漩涡振荡 1min。

（9）高速（12 000 转 / 分）离心，4min。

（10）上清液供 PCR 扩增之用。

注释：临床上，尿道炎治疗不及时，可以深入感染成为前列腺炎。前列腺炎有急性和慢性之分，我们这里常见的是慢性前列腺炎。有前列腺炎的患者，有时需要检测其前列腺液里有无病原体、什么病原体。有些患者，觉得取前列腺液难受，或者取不出来前列腺液，自己要求查精液。利用我们从前列腺提取 DNA 方法，查出过衣原体 CT、支原体 UU 等，后者出现机会更多一些。精液的检出效果不佳，可能尿道炎病原体并未进入精液。

第七节　由脑脊液或胸水提取DNA

（1）大 EP 管（1.5ml），脑脊液或胸水 1ml 左右。

（2）高速（12 000 转 / 分）离心，10min。

（3）弃上清，留沉淀及沉淀上部液体约 50μl。

（4）向管中加通用裂解液 60μl。

（5）漩涡振荡 1min。

（6）电磁炉上沸水中煮 10min。

（7）取出置冰箱冷冻室（–20℃）3min。

（8）再漩涡振荡 1min。

（9）高速（12 000 转 / 分）离心，4min。

（10）上清液供 PCR 扩增之用。

注释：我们的脑脊液标本主要是来自临床儿科的脑炎、脑膜炎患者，检测脑脊液里有无病原体、有何种病原体。脑脊液里可能存在的病原体种类很多，一次全测有困难，此时我们使用通用引物 PCR。先用各类病原体的通用引物扩增，如衣原体通用引物、支原体通用引物、细菌通用引物（还能区分革兰阳性和阴性）、霉菌通用引物及疱疹病毒通用引物。如果有阳性，再进一步细测。这里边有一个问题，那就是，迄今为止尚未发现病毒的通用引物。对此，我们只能做一部分工作，使用疱疹病毒通用引物，把它解决下来，其他病毒留给临床解决。利用本项提取 DNA 方法，我们从脑脊液扩增出来过真菌，还有一次查到金黄色葡萄球菌。疱疹病毒方面，查出过 VZV（水痘-带状疱疹病毒）和 HHV6（人疱疹病毒 6 型），还有过 CMV（巨细胞病毒）。有时候什么也没查出来，估计其他病毒的可能性比较大。胸水方面，做的不如脑脊液多，但也查出过肺炎链球菌，还有过 EBV（EB 病毒、人类疱疹病毒 4 型）。

第八节　由血清或血浆标本提取 DNA

（1）大 EP 管（1.5ml），取血清或血浆 30μl。

（2）加 60μl 通用裂解液（悬浮物）。

（3）漩涡振荡 1min。

（4）电磁炉上沸水中煮 10min。

（5）取出置冰箱冷冻室（–20℃）中 3min。

（6）再漩涡振荡 1min。

（7）高速（12 000 转 / 分）离心，4min。

（8）上清液供 PCR 扩增之用。

注释：本项操作主要针对乙肝病毒。多量标本证明，此法的 DNA 提取效果和扩增效果都很好。但是，我们使用的是普通 PCR 手段、琼脂糖凝胶-溴乙啶检测法，从定量角度来看，它不如荧光定量 PCR 效果好。所以，后来的标本都让给了荧光定量 PCR。

第四章　通用反应液的配制

第一节　通用反应液配制的基础操作

（一）引物序列

各种引物序列，长度在20～30个碱基左右，兼并引物也可；详见本书各篇中的引物序列。

（二）通用反应管的配制

（1）引物浓度为1.00D。

（2）引物的溶解：每管引物加蒸馏水200μl，充分振荡、混匀后备用。

（3）取出事先备好的10×Buffer小EP管（内含50μl 10×Buffer）。

（4）加入dNTPs 10μl。

（5）再加入正向引物和反向引物各 5μl。

（6）加入蒸馏水300μl。

（7）合计加入液体370μl。

（8）本法规定反应液总量为420μl。

（9）需要再加入蒸馏水420−370=50μl。

（10）再补加50%甘油20μl，称为“总反应管”。

（11）混匀，冷冻，备用。

（12）分管：由冰箱取出总反应管，室温融化，分成大约40个反应管，每管10μl，用于扩增反应。

第二节　通用反应液配制的活用操作

（1）通用反应液配制的活用操作，关键在于引物用量的变动。

（2）基础操作时引物用量为5μl，活用操作时的变动范围可达3～10μl，参见本书各篇，举例如下。

（3）人乳头瘤病毒HPV240反应液中引物用量为6μl。

（4）单纯疱疹病毒HSV1、2反应液中引物用量为7μl。

（5）通用引物PCR中MT6（支原体通用6）反应液中引物用量为10μl。

（6）双重引物PCR中淋球菌NG与衣原体CT反应液中引物用量为4μl和7μl。

（7）双重引物PCR中支原体UU与滴虫TV反应液中引物用量为10μl和7μl。

（8）双重引物PCR中白色念珠菌CA与加特纳菌GV反应液中引物用量为10μl和3μl。

（9）双重引物PCR中发酵支原体MF与人型支原体MH反应液中引物用量为7μl和7μl。

（10）双重引物 PCR 中乳酸杆菌 LB 与细菌 GR 反应液中引物用量为 5μl 和 5μl。

（11）以上各种引物用量，来自于反复实验和摸索，以达到最佳扩增效果为准。

（12）在双重 PCR 中两种引物的配对时遇到过各种情况，归纳起来有以下几种类型。①同种类型的引物，比较容易相互搭配，如 HPV42 与 HPV6/11。②不同种类型的引物，不容易相互搭配，但适当调整引物用量还能使用，NG 与 CT、CA 与 GV 等就是这种类型。③印象最深的是 UU，它与别的引物搭配很困难。让它与 NG 搭配，NG 扩不出来，与 CT 搭配，CT 也不行，最后找到 TV，它俩能行，引物用量比例是 10 比 7（UU10/TV7）。

第五章　基础型※通用反应液的应用

※活用型通用反应液的应用参见多重 PCR 篇。

第一节　各种 cDNA 的扩增（此时不用通用裂解液）

（1）这是某些研究单位交给的任务，对方将 RNA 反转录为 cDNA，让我们扩增出来 PCR 产物。

（2）进入基础型通用反应液常规。

1）对方提供的引物，浓度为 1.00D。

2）引物的溶解：每管引物加蒸馏水 200μl，充分振荡、混匀后备用。

3）取出事先备好的 10×Buffer 小 EP 管（内含 50μl 10×Buffer）。

4）加入 dNTP 10μl。

5）再加入正向引物和反向引物各 5μl。

6）加入蒸馏水 300μl。

7）合计加入液体 370μl。

8）本法规定反应液总量为 420μl。

9）需要再加入蒸馏水 420－370=50μl。

10）再补加 50%甘油 20μl，称为“总反应管”。

11）混匀，冷冻，备用。

12）分管：由冰箱取出总反应管，室温融化，加 20μl Taq 酶，混匀后再分管，每管 10.5μl，并加液体石蜡 12μl。

13）扩增前准：①标本管，向刚分好的反应管中加入对方提供的 cDNA 标本 2μl；②低速离心 1min。

14）PCR 扩增：①将上述预扩增的反应管放入 PCR 仪。②开动 PCR 仪，扩增条件按要求进行。

15）凝胶电泳：参见第一篇“凝胶电泳部分”。

16）结果：拍照留图，按设计要求定性或扫描报告结果。

第二节　大批量科研标本的扩增（此时需要通用裂解液）

（1）这是各处研究单位交给的任务，对方将标本和引物序列寄来，由我们负责联系引物合成，从而用我们的通用裂解液提取 DNA，最终完成扩增并得到满意结果。

（2）提取 DNA。根据寄来的标本，采取相应的提取方法，参见以上“通用裂解液的应用”。

（3）基础型反应液的配制

1）对方提供的引物，浓度为 1.00D。

2）引物的溶解：每管引物加蒸馏水 200μl，充分振荡、混匀后备用。

3）取出事先备好的 10×Buffer 小 EP 管（内含 50μl 10×Buffer）。

4）加入 dNTP 10μl。

5）再加入正向引物和反向引物各 5μl。

6）加入蒸馏水 300μl。

7）合计加入液体 370μl。

8）本法规定反应液总量为 420μl。

9）需要再加入蒸馏水 420－370=50μl。

10）再补加 50%甘油 20μl，称为“总反应管”。

11）混匀，冷冻，备用。

12）分管：由冰箱取出总反应管，室温融化，加 20μl Taq 酶，混匀后再分管，每管 10.5μl，并加液体石蜡 12μl。

（4）扩增前准备

1）标本管：向刚分好反应管中加入上面提取的 DNA 标本 2μl。

2）低速离心 1min。

（5）PCR 扩增

1）将上述预扩增的反应管放入 PCR 仪。

2）开动 PCR 仪，扩增条件按要求进行。

（6）凝胶电泳：参见第一篇“凝胶电泳部分”。

（7）结果：拍照留图，按设计要求定性或扫描报告结果。

第六章　多孔琼脂糖凝胶电泳

（一）5×TBE 缓冲液的配制

Tris 碱，54g

EDTA，1.46g

硼酸，27.5g

H_2O 至，1000ml

（其 pH 应为 8.0～8.2）

临用时用水稀释至 1×TBE（5 倍稀释），跑电泳时用的是 1×TBE。

（二）溴乙啶（EB）的配制

0.1g 溴乙啶加蒸馏水 10ml 使其充分溶解，于避光处保存。

（三）胶盒的制作

8cm×12cm 的胶板，两头用同质塑料封死，成制胶盒。

（四）2%琼脂糖凝胶的配制

（1）取 0.9g 的琼脂糖，加到盛有 45ml 的 1×TEB 缓冲液的锥形瓶中。

（2）充分摇匀后，在沸水中煮 6min，使琼脂糖完全溶解。

（3）室温冷至 60℃左右，加溴乙啶 30μl，摇匀。

（4）组装好制胶盒，插好梳子（图 2-6-1），并调至水平。

（5）将胶倒于胶盒中。待约 20min 胶冷却凝固后，放入冰箱冷藏室内备用。

（五）上样及电泳

（1）取出胶盒，新制的胶要拔掉梳子。

（2）取扩增好的反应液 10μl，按顺序加入上样孔中，如样孔不满以 1×TBE 缓冲液补满。

（3）电泳，将加好样的胶盒于电泳槽中，用纱布搭好桥。

（4）接通电源，以电势梯度 6mA 电泳 12min，用荧光灯随时观察 DNA 条带的位置。

（5）位置合适时，取下。紫外灯上拍照留图。

（六）判定结果

电脑上根据待测标本有无条带，结合阴性对照、阳性对照、Marker（标记物）等判定结果，必要时用相应软件分析。

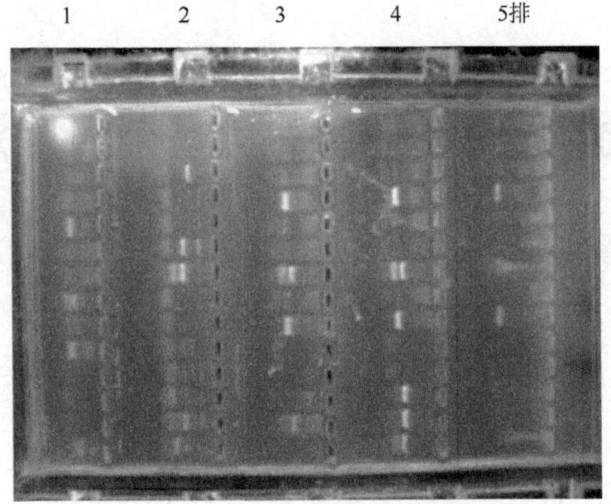

图 2-6-1　5 排 70 孔琼脂糖凝胶电泳

凝胶的左侧是阳极、右侧为阴极，电泳由右向左进行；全胶胶孔共 5 排，每排有纵列 14 孔，合计共 70 个孔；纵列 14 孔中安排各种反应，如被检标本反应、阴性对照、阳性对照、Marker（标记物）

第七章　凝胶的重复使用

众所周知，琼脂糖凝胶电泳的制胶过程比较复杂，特别是还要加入具有毒性的荧光染料溴乙啶（EB）更是需要小心操作。为了减少制胶机会，我们试验能否将制备好的凝胶重复使用，结果表明效果良好，具体如下。

（1）将用过的胶盒，底朝上翻转，放在饭盒中，置冰箱冷藏室内备用。

（2）第二次电泳时，由冰箱取出，直接加入扩增产物，倒极（上次的阳极变成阴极）进行电泳，不需每次补加溴乙啶。

（3）如上反复，一次制胶最多可重复使用 6～7 次，见图 2-7-1。

（4）一次制胶最多可用 1 个月。

（5）此项试验有文章发表，较详细探讨此问题，参见第五章。

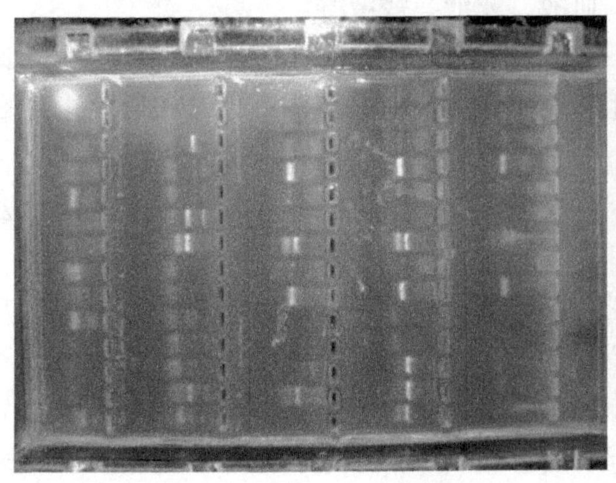

A

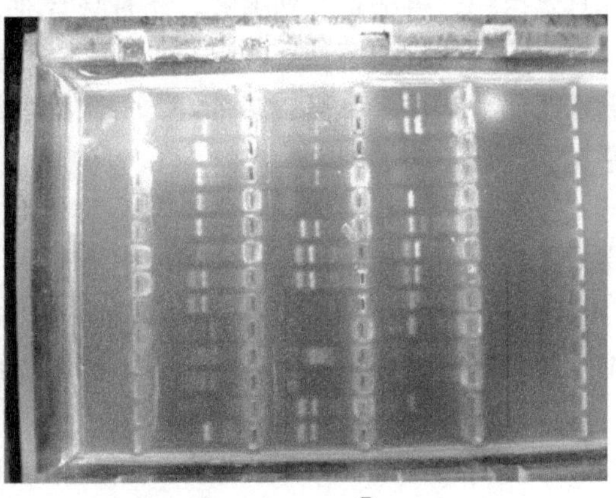

B

图 2-7-1　比较琼脂糖凝胶重复使用的效果

A. 是第一次制凝胶的电泳结果，B. 是重复使用第 6 次的电泳结果，凝胶的左侧是阳极、右侧为阴极，电泳由右向左进行；由此图可以看出，重复使用 6 次的电泳图像仍较清晰，区带界限明确，杂带很少

第八章　包医 PCR 系统小结

（1）开展 PCR 工作，首先是标本处理，提取 DNA。提取不到 DNA，或者 DNA 太少，“巧妇难为无米之炊”，再有本事也扩增不出来东西。

（2）由标本提取 DNA 的方法很多，不同时期、不同目的提取方法也不一样。1992 年我在美国访问时，用酚-氯仿法由全血提取 DNA，用量是 2～5ml 全血，要用冷冻高速离心机离心，甚至在冷库里进行操作、需要 1～2 天才能完成提取任务。

（3）用少量标本提取 DNA 的方法也有很多，但往往是不同类型的标本需要不同的提取方法，这对于每天面对多种类型标本的实验室来说，很不方便。面对这个现实问题，我们试验了各种方法，找到一种适用于不同类型标本的“通用性裂解液”。

（4）来到我们实验室的临床标本，最多的是男女拭子（分泌物），其次是尖锐湿疣组织或宫颈组织，再次是前列腺液，还有脑脊液、血液、尿液、痰液等。

有了“通用裂解液”，对付这些标本没有问题，特别是组织标本，我们还有“电钻-玻璃棒”研磨法，效率高、结果好，每次处理组织标本，多少有一点沾沾自喜和自我欣赏的感觉。

（5）当然，有了 DNA 并不等于万事大吉，没有一个良好的扩增系统，PCR 还是无法完成。为此，我们准备了“通用反应液”。

（6）“通用反应液”是“通用裂解液”的接力棒，它将“通用裂解液”提取的 DNA 扩增至百万倍，再在特异引物的指引下扩增出特异 PCR 产物。

（7）“通用反应液”的总体效果是良好的，这里要说说其中加入的甘油问题。此项操作并非原创，而是来自文献，但加入后效果明显，特异带清晰、杂带和拖尾减弱或消失。我们认为，这里的凝胶能够重复使用，也与“通用反应液”及其中所含 50%甘油有关，否则旧胶里杂带很多、拖尾明显，就无法重复使用。

（8）总之，这是一个系统，一套 PCR 操作，“通用裂解液”、“通用反应液”、“重复胶”…，互相配合，才能圆满完成任务。

第三篇　多重 PCR

第一章　简　介

（1）普通 PCR，仅使用一对引物，通过 PCR 扩增产生一个核酸片段，主要用于单一基因的鉴定。

（2）多重 PCR（multiplex PCR），又称多重引物 PCR 或复合 PCR，它是在同一 PCR 反应体系里加入两对以上引物，同时扩增出多个核酸片段。

（3）一般多重 PCR，指的是多种不同类型引物组合起来，一次扩增出多个基因产物。对于同种类型引物来说，情况比较简单，如三条引物（相当于一对半引物）就能扩增出来 HSV Ⅰ和Ⅱ。还有由一对 HPV 引物扩增出来六个基因产物（HPV 16 18 31 33 53 58），效率更高。我们把这类情况叫做“内生型多重 PCR”，也放在本篇里一并讨论。

（4）多重 PCR 的主要用途，是对多种病原体的同时检测。

多种病原体的同时检测或鉴定，是在同一 PCR 反应管中同时加上多种病原微生物的特异性引物，进行 PCR 扩增。可用于同时检测多种病原体或鉴定出是哪一型病原体感染。

（5）多重 PCR 可系统组合

1）肝炎病毒的感染，在同一患者或同一供血者体内，同时检测甲乙丙型肝炎。

2）肠道致病性细菌的检测，如同时检测伤寒、痢疾和霍乱。

3）性病的检测，如同时检测梅毒、淋病及艾滋病的诊断.。

4）战伤细菌及生物战剂细菌的检测，如同时检测破伤风杆菌、产气荚膜杆菌、炭疽杆菌、鼠疫杆菌等。

（6）我们的多重 PCR 包括以下内容。

1）白色念珠菌（CA）-加特纳菌（GV）。

2）滴虫（TV）-解脲支原体（UU）。

3）发酵支原体（MF）-人型支原体（MH）。

4）生殖道支原体（MG）-肺炎支原体（MP）。

5）淋球菌（NG）-沙眼衣原体（CT）。

6）人乳头瘤病毒（HPV）低危型引物的多重 PCR。

7）全面检测低危型人乳头瘤病毒，LR（低危）Ⅰ、Ⅱ。

8）一对引物扩增出六种高危型人乳头瘤病毒（16 18 31 33 53 58）。

9）全面检测高危型人乳头瘤病毒，HR（高危）Ⅰ、Ⅱ、Ⅲ。

10）单纯疱疹病毒 1 型、2 型（HSV Ⅰ、Ⅱ）。

11）一对引物检测四种疱疹病毒　HVS-4。

12）巨细胞病毒引物与弓形虫引物的双重 PCR。

13）乳酸杆菌与细菌通用引物的多重 PCR。

（7）多重 PCR 的特点如下。

1）高效性：在一个 PCR 反应管内同时检出多种病原体，效率明显提高。

2）系统性：多重 PCR 很适宜于成组病原体的检测，形成自己的系统。

3）经济简便性：多种病原体在一个反应管内同时检出，将大大的节省时间，节省试剂，节约经费开支，为临床提供更多更准确的诊断信息。

第二章　白色念珠菌引物与加特纳菌引物的双重 PCR

（一）目的

同时观察霉菌感染和加特纳菌感染。适用于判定有无这两种病原体的阴道炎、尿道炎、前列腺炎、龟头炎等；细菌性阴道病=加特纳菌＋菌群失调。

（二）引物序列

本章引物全部由上海生物工程公司合成，下同。

1. 白色念珠菌的引物序列

CA-F，5′-TAG CGA TGA GGT AGT GCA AGT-3′

CA-R，5′-GCT GCA GCT ACG AAT GTT AG-3′

扩增产物长度　684bp。

2. 加特纳菌的引物序列

GV-F，5′-TTA TCA ATT TCA ACC GGC T -3′

GV-R，5′-CCG TCA CAG GCT GAA CAG -3′

扩增产物长度 431bp。

（三）反应管的配制

（1）引物的溶解：每管引物加蒸馏水 200μl，充分手振混匀后备用。

（2）取出事先备好的 10×Buffer 的小 EP 管（内含 50μl）。

（3）加入 dNTPs 10μl。

（4）加入引物 CA-F 10μl、CA-R 10μl。

（5）加入引物 GV-F 3μl、GR-V 3μl。

（6）加入蒸馏水 300μl。

（7）再加入蒸馏水 420—386=34μl。

（8）加入 50%甘油 20μl。

（9）混匀，冷冻，备用。

（10）分管，每管 10μl，加液体石蜡 12μl，此为扩增用的反应管。

（四）标本处理

参见第一篇标本处理项。

（五）扩增前准备

（1）标本管：向 10μl 的反应管中加入标本 2μl、Taq 酶 0.5μl。

（2）阳性对照：向 10μl 的反应管中加入阳性模板 2μl、Taq 酶 0.5μl。

（3）阴性对照：向 10μl 的反应管中加入蒸馏水※2μl、Taq 酶 0.5μl。

※有时取 60μl 通用裂解液按常规提取 DNA 方法处理后的上清液作为阴性对照。

下文中不再赘述。

（六）PCR 扩增

（1）上述三管（标本管、阳性对照、阴性对照）并排放入 PCR 仪，阴性对照在上、标本居中、阳性对照在下。

（2）开动 PCR 仪，复性温度 55℃，扩增时间为 25 个循环。

（七）结果判定

（1）阳性对照，出现两个区带：684bp（白色念珠菌）和 431bp（加特纳菌）。

（2）阴性对照，没有区带。

（3）待测标本，有四种结果。

1）没有区带，即没有白色念珠菌和加特纳菌。

2）有两个区带，即同时有这两种病原体。

3）有白色念珠菌、没有加特纳菌。

4）有加特纳菌、没有白色念珠菌。

第三章 滴虫引物与解脲支原体引物的双重 PCR

（一）目的

同时观察滴虫感染和解脲支原体感染。适用于判定有无这两种病原体的阴道炎、尿道炎、前列腺炎、龟头炎等。

（二）引物序列

1. 滴虫的引物序列

TV-F，5′- GGA ACA ATC ACA GCC GTC AA-3′

TV-R，5′- TCG AAA ACA GCA CCA TCG TT-3′

扩增产物长度 295bp。

2. 解脲支原体的引物序列

UU-F，5′-CAA TCT GCT CGT GAA GTA TTA C-3′

UU-R，5′-ACG ACG TCC ATA AGC AAC T-3′

扩增产物长度 429bp。

（三）反应管的配制

（1）引物的溶解：每管引物加蒸馏水 200μl，充分手振，混匀后备用。

（2）取出事先备好的 10×Buffer 的小 EP 管（内含 50μl）。

（3）加入引物 TV-F 7μl、TV-R 7μl。

（4）加入引物 UU-F 10μl、UU-V 10μl。

（5）加入蒸馏水 300μl。

（6）再加入蒸馏水 420—394=26μl。

（7）加入 50%甘油 20μl。

（8）混匀，冷冻，备用。

（9）分管，每管 10μl，加液体石蜡 12μl，此为扩增用的反应管。

（四）标本处理

参见第一篇标本处理项。

（五）扩增前准备

（1）标本管：向 10μl 的反应管中加入标本 2μl、Taq 酶 0.5μl。

（2）阳性对照：向 10μl 的反应管中加入阳性模板 2μl、Taq 酶 0.5μl。

（3）阴性对照：向 10μl 的反应管中加入蒸馏水 2μl、Taq 酶 0.5μl。

（六）PCR 扩增

（1）将上述三管（标本管、阳性对照、阴性对照）并排放入 PCR 仪，阴性对照在上、

标本居中、阳性对照在下。

（2）开动 PCR 仪，复性温度 55℃，扩增时间为 30 个循环。

（七）结果判定

（1）阳性对照，出现两个区带：295bp（滴虫）和 429bp（解脲支原体）。

（2）阴性对照，没有区带。

（3）待测标本，有四种结果。

1）没有区带，即没有滴虫和解脲支原体。

2）有两个区带，即同时有这两种病原体。

3）有滴虫、没有解脲支原体。

4）有解脲支原体、没有滴虫。

第四章　淋球菌引物与沙眼衣原体引物的双重 PCR

（一）目的

同时观察淋球菌感染和沙眼衣原体感染。适用于判定有无这两种病原体的阴道炎、尿道炎、前列腺炎、龟头炎等。

（二）引物序列

1. 淋球菌的引物序列

NG-F，5′- GCT ACG CAT ACC CGC GTT GC -3′

NG-R，5′- CGA AGA CCT TCG AGC AGA CA -3′

扩增产物长度 391bp。

2. 沙眼衣原体的引物序列

CT-F，5′ -TCC GGA GCG ATT ACG AAG A-3′

CT-R，5′ -AAT CAA TGC CCG GGA TTG G-3′

扩增产物长度 241bP。

（三）反应管的配制

（1）引物的溶解：每管引物加蒸馏水 200μl，充分混匀后备用。

（2）取出事先备好的 10×Buffer 的小 EP 管（内含 50μl）。

（3）加入 dNTP 10μl。

（4）加入引物 NG-F 4μl、NG-R 4μl。

（5）加入引物 CT-F 7μl、CT-R 7μl。

（6）加入蒸馏水 300μl。

（7）再加入蒸馏水 420—382=38μl。

（8）加入 50%甘油 20μl。

（9）混匀，冷冻，备用。

（10）分管，每管 10μl，加液体石蜡 12μl，此为扩增用的反应管。

（四）标本处理

参见第一篇标本处理项。

（五）扩增前准备

（1）标本管：向 10μl 的反应管中加入标本 2μl、Taq 酶 0.5μl。

（2）阳性对照：向 10μl 的反应管中加入阳性模板 2μl、Taq 酶 0.5μl。

（3）阴性对照：向 10μl 的反应管中加入蒸馏水 2μl、Taq 酶 0.5μl。

（六）PCR 扩增

（1）将上述三管（标本管、阳性对照、阴性对照）并排放入 PCR 仪，阴性对照在上、标本居中、阳性对照在下。

（2）开动 PCR 仪，复性温度 55℃，扩增时间为 30 个循环。

（七）结果判定

（1）阳性对照，出现两个区带：391bp（淋球菌）和 241bp（沙眼衣原体）。

（2）阴性对照，没有区带。

（3）待测标本，有四种结果。

1）没有区带，即没有淋球菌和沙眼衣原体。

2）有两个区带，即同时有这两种病原体。

3）有淋球菌、没有沙眼衣原体。

4）有沙眼衣原体、没有淋球菌。

第五章　发酵支原体引物与人型支原体引物的双重 PCR

（一）目的

同时观察发酵支原体感染和人型支原体体感染。适用于判定有无这两种支原体的阴道炎、尿道炎、前列腺炎、龟头炎等。

（二）引物序列

1. 发酵支原体的引物序列

MF-F　5'-TAA TCC TGT TTG CTC CCC AC- 3'

MF-R　5'- AAG AAG CGT TTC TTC GCT GG -3'

扩增产物长度 579bp。

2. 人型支原体的引物序列

MH-F　5'-CAA TGG CTA ATG CCG GAT ACG C- 3'

MH-R　5'- GGT ACC GTC AGT CTG CAA T- 3'

扩增产物长度 334bp。

（三）反应管的配制

（1）引物的溶解：每管引物加蒸馏水 200μl，充分混匀后备用。

（2）取出事先备好的 10×Buffer 的小 EP 管（内含 50μl）。

（3）加入 dNTPs 10μl。

（4）加入引物 MF-F 7μl、MF-R 7μl。

（5）加入引物 MH-F 7μl、MH-R 7μl。

（6）加入蒸馏水 300μl。

（7）再加入蒸馏水 420—388=32μl。

（8）加入 50%甘油 20μl。

（9）混匀，冷冻，备用。

（10）分管，每管 10μl，加液体石蜡 12μl，此为扩增用的反应管。

（四）标本处理

参见第一篇标本处理项。

（五）扩增前准备

（1）标本管：向 10μl 的反应管中加入标本 2μl、Taq 酶 0.5μl。

（2）阳性对照：向 10μl 的反应管中加入阳性模板 2μl、Taq 酶 0.5μl。

（3）阴性对照：向 10μl 的反应管中加入蒸馏水 2μl、Taq 酶 0.5μl。

（六）PCR 扩增

（1）将上述三管（标本管、阳性对照、阴性对照）并排放入 PCR 仪，阴性对照在上、标本居中、阳性对照在下。

（2）开动 PCR 仪，复性温度 55℃，扩增时间为 30 个循环。

（七）结 果 判 定

（1）阳性对照，出现两个区带：579bp（发酵支原体）和 334bp（人型支原体）。

（2）阴性对照，没有区带。

（3）待测标本，有四种结果。

1）没有区带，即没有上述两种病原体。

2）有两个区带，即同时有这两种病原体。

3）有发酵支原体、没有人型支原体。

4）有人型支原体、没有发酵支原体。

第六章　生殖道支原体引物与肺炎支原体引物的双重 PCR

（一）目的

同时观察生殖道支原体感染和肺炎支原体体感染。适用于判定有无这两种支原体的阴道炎、尿道炎、前列腺炎、龟头炎等。

（二）引物序列

1. 生殖道支原体的引物序列

MG-F，5′ - GAG CCT TTC TAA CCG CTG C -3′

MG-R，5′ - GTT GTT ATC ATA CCT TCT GAT -3′

扩增产物长度 371bp。

2. 肺炎支原体的引物序列

MP-F，5′-TTA GCA GGT AAT GGC TAG AG-3′

MP-R，5′-CTC GGT TAA CCT CAA TTA TG-3′

扩增产物长度 583bp。

（三）反应管的配制

（1）引物的溶解：每管引物加蒸馏水 200μl，充分混匀后备用。

（2）取出事先备好的 10×Buffer 的小 EP 管（内含 50μl）。

（3）加入 dNTP 10μl。

（4）加入引物 MG-F 6μl、MG-R 6μl。

（5）加入引物 MP-F 6μl、MP-R 6μl。

（6）加入蒸馏水 300μl。

（7）再加入蒸馏水 420—384=36μl。

（8）加入 50%甘油 20μl。

（9）混匀，冷冻，备用。

（10）分管，每管 10μl，加液体石蜡 12μl，此为扩增用的反应管。

（四）标 本 处 理

参见第一篇标本处理项。

（五）扩增前准备

（1）标本管：向 10μl 的反应管中加入标本 2μl、Taq 酶 0.5μl。

（2）阳性对照：向 10μl 的反应管中加入阳性模板 2μl、Taq 酶 0.5μl。

（3）阴性对照：向 10μl 的反应管中加入蒸馏水 2μl、Taq 酶 0.5μl。

（六）PCR 扩增

（1）阳性对照，出现两个区带：371bp（生殖道支原体）和 583bp（肺炎支原体）；将上述三管（标本管、阳性对照、阴性对照）并排放入 PCR 仪，阴性对照在上、标本居中、阳性对照在下。

（2）开动 PCR 仪，复性温度 55℃，扩增时间为 30 个循环。

（七）结果判定

（1）阴性对照，没有区带。

（2）待测标本，有四种结果。

1）没有区带，即没有上述两种病原体。

2）有两个区带，即同时有这两种病原体。

3）有生殖道支原体、没有肺炎支原体。

4）有肺炎支原体、没有生殖道支原体。

第七章　人乳头瘤病毒常见低危型引物的多重 PCR

（一）目的

观察尖锐湿疣的基因类型。适用于判定有无尖锐湿疣。

（二）引物序列

1. HPV 6／11 引物序列

HPV6/11-F，5′-ATG CCT CCA CGT CTG CAA C- 3′

HPV6/11-R，5′-TAC GTG ACT GGT GGC CGT CTC- 3′

扩增产物长度 550bp。

2. HPV 42 引物序列

HPV42-F，5′-GGT GAC TGC CCA CCA TTA GA- 3′

HPV42-R，5′-CCT CAG CAG ACA TTT TTA AGT AAT CA- 3′

扩增产物长度 176bp。

3. HPV 43 引物序列

HPV43-F，5′-AAC TTA CCC AGT TTC CCT TAG G- 3′

HPV43-R，5′-ACA ACC CAT ACA GGT ACA AAA CA- 3′

扩增产物长度 177bp。

4. HPV44/55 引物序列

HPV44/55-F，5′- GGC CTA GTG AAA ACC AGG TAT ATG- 3′

HPV44/55-R 5′- AGT GTC TTG TTT GCT GGT CGT- 3′

扩增产物长度 165bp。

（三）反应管的配制

（1）引物的溶解：每管引物加蒸馏水 200μl，充分混匀后备用。

（2）取出事先备好的 10×Buffer 的小 EP 管（内含 50μl）。

（3）加入 dNTP 10μl。

（4）加入引物 HPV6/11-F 6μl、HPV6/11-R 6μl。

（5）加入引物 HPV42-F 7μl、HPV42-R 7μl。

（6）加入引物 HPV43-F 7μl、HPV43-R 7μl。

（7）加入引物 HPV44/45-F 7μl、HPV44/45-R 7μl。

（8）加入蒸馏水 300μl。

（9）再加入蒸馏水 420—414=6μl。

（10）加入 50%甘油 20μl。

（11）混匀，冷冻，备用。

（12）分管，每管 10μl，加液体石蜡 12μl，此为扩增用的反应管。

（四）标本处理

参见第一篇“标本处理项”。

（五）扩增前准备

（1）标本管：向 10μl 的反应管中加入标本 2μl、Taq 酶 0.5μl。

（2）阳性对照：向 10μl 的反应管中加入阳性模板 2μl、Taq 酶 0.5μl。

（3）阴性对照：向 10μl 的反应管中加入蒸馏水 2μl、Taq 酶 0.5μl。

（六）PCR 扩增

（1）将上述三管（标本管、阳性对照、阴性对照）并排放入 PCR 仪，阴性对照在上、标本居中、阳性对照在下。

（2）开动 PCR 仪，复性温度 55℃，扩增时间为 25 个循环。

（七）结果判定

（1）阳性对照，出现两个区带：550bp（HPV6/11）和 170bp 左右（HPV42…）。

（2）阴性对照，没有区带。

（3）待测标本，有四种结果。

1）没有区带，即没有上述两种病原体。

2）有两个区带，即同时有这两种病原体。

3）有 HPV6/11、没有 HPV42…。

4）有 HPV42…、没有 HPV6/11。

第八章　全面检测低危型人乳头瘤病毒（HPV-LR Ⅰ、Ⅱ）

（一）目的

观察所有低危型 HPV 的出现情况。适用于判定尖锐湿疣的各种基因类型。

（二）引物序列

这组引物统称为 HPV-LR（低危），再分两组（Ⅰ、Ⅱ）。

1. HPV-LRⅠ的引物序列

LR-I-F，5′-GTG CCA GGA WCA GTT GTT AG-3′

LR-I-R，5′-TCY TGY AAH GTC CAH GGY TC-3′

扩增产物长度 258bp。

扩增产物　HPV 6 7 11 13 32 40 42 44 55 74 91。

2. HPV-LRⅡ的引物序列

LR-Ⅱ-F，5′-GAA ATS VTT YTT YMR AAG GT-3′

LR-Ⅱ-R，5′-TCC TGG CAC RCA TCT AAA CG-3′

扩增产物长度 105-117bp。

扩增产物　HPV 2 3 10 27 28 29 54 57 61 71 72 77 83 84 86 87 89。

（三）反应管的配制

（1）引物的溶解：每管引物加蒸馏水 200μl，充分混匀后备用。

（2）取出事先备好的 10×Buffer 的小 EP 管（内含 50μl）。

（3）加入 dNTP 10μl。

（4）加入引物 LR-Ⅰ-F 8μl、LR-Ⅰ-R 8μl。

（5）加入引物 LR-Ⅱ-F 8μl、LR-Ⅱ-R 8μl。

（6）加入蒸馏水 300μl。

（7）再加入蒸馏水 420—392=28μl。

（8）加入 50%甘油 20μl。

（9）混匀，冷冻，备用。

（10）分管，每管 10μl，加液体石蜡 12μl，此为扩增用的反应管。

（四）标本处理

参见第一篇标本处理项。

（五）扩增前准备

（1）标本管：向 10μl 的反应管中加入标本 2μl、Taq 酶 0.5μl。

（2）阳性对照：向 10μl 的反应管中加入阳性模板 2μl、Taq 酶 0.5μl。

（3）阴性对照：向 10μl 的反应管中加入蒸馏水 2μl、Taq 酶 0.5μl。

（六）PCR 扩增

（1）将上述三管（标本管、阳性对照、阴性对照）并排放入 PCR 仪，阴性对照在上、标本居中、阳性对照在下。

（2）开动 PCR 仪，复性温度 55℃，扩增时间为 30 个循环。

（七）结果判定

（1）阳性对照，出现两个区带：258bp（HPV-LRⅠ）和 110bp 左右（HPV-LRⅡ）。

（2）阴性对照，没有区带。

（3）待测标本，有四种结果。

1）没有区带，即没有上述两种病原体。

2）有两个区带，即同时有这两种病原体。

3）有 HPV-LRⅠ、没有 HPV-LRⅡ。

4）有 HPV-LRⅡ、没有 HPV-LRⅠ。

第九章 一对引物扩增出六种常见高危型人乳头瘤病毒（16 18 31 33 52 58）

（一）目的

观察这些高危型 HPV 的出现情况。适用于判定尖锐湿疣有无高危型 HPV、妇女有无宫颈癌风险等。

（二）引物序列

（1）这组引物的扩增产物为 240bp，故简称为 HPV-240。

（2）HPV-240 的引物序列

HPV240-F，5′- TGT CAA AAA CCG TTG TGT CC- 3′

HPV240-R，5′- GAG CTG TCG CTT AAT TGC TC- 3′

扩增产物长度 240bp。

扩增产物 16 18 31 33 52 58。

（三）反应管的配制

（1）引物的溶解： 每管引物加蒸馏水 200μl，充分混匀后备用。

（2）取出事先备好的 10×Buffer 的小 EP 管（内含 50μl）。

（3）加入 dNTP 10μl。

（4）加入引物 HPV240-F 6μl、HPV240-R 6μl。

（5）加入蒸馏水 300μl。

（6）再加入蒸馏水 420—372=48μl。

（7）加入 50%甘油 20μl。

（8）混匀，冷冻，备用。

（9）分管，每管 10μl，加液体石蜡 12μl，此为扩增用的反应管。

（四）标本处理

参见第一篇标本处理项。

（五）扩增前准备

（1）标本管：向 10μl 的反应管中加入标本 2μl、Taq 酶 0.5μl。

（2）阳性对照：向 10μl 的反应管中加入阳性模板 2μl、Taq 酶 0.5μl。

（3）阴性对照：向 10μl 的反应管中加入蒸馏水 2μl、Taq 酶 0.5μl。

（六）PCR 扩增

（1）将上述三管（标本管、阳性对照、阴性对照）并排放入 PCR 仪，阴性对照在上、

标本居中、阳性对照在下。

（2）开动 PCR 仪，复性温度 55℃，扩增时间为 30 个循环。

（七）结果判定

（1）阳性对照，出现一个区带：240bp（HPV-240）。

（2）阴性对照，没有区带。

（3）待测标本，有两种结果。

1）没有区带，即没有上述 HPV。

2）有区带，即有这种 HPV，它包括的范围是 HPV 16 18 31 33 53 58。

第十章　全面检测高危型人乳头瘤病毒（HPV-HR Ⅰ、Ⅱ、Ⅲ）

（一）目的

观察各种高危型 HPV 的出现情况。适用于判定尖锐湿疣有无高危型 HPV、妇女有无宫颈癌风险等。

（二）引物序列

（1）这组引物统称为 HR（高危），再分三组（Ⅰ、Ⅱ、Ⅲ）。

（2）HPV-HR　Ⅰ的引物序列

HPV-HR　Ⅰ-F，5′-CCT TTT TCT CAA GGA CGT GG-3′

HPV-HR　Ⅰ-R，5′-GNH GGH ACC ACB TGG TGG-3′

扩增产物长度 245bp。

扩增产物　HPV 16 31 33 35 52 58 67。

（3）HPV-HR　Ⅱ的引物序列

HPV-HR　Ⅱ-F，5′-CDT GGT SCA RAT TAG AYT TG-3′

HPV-HR　Ⅱ-R，5′-GNH GGH ACC ACB TGG TGG-3′

扩增产物长度 232bp。

扩增产物　HPV 18 39 45 59 68 70 85。

（4）HPV-HR　Ⅲ的引物序列

HPV-HR　Ⅲ-F，5′-TTT BHA AAT VCA TTT CCA WTW GA-3′

HPV-HR　Ⅲ-R，5′-TAA ACG HTK RSA HAG NKT CTC CAT-3′

扩增产物长度 151-154bp（153＋－）。

扩增产物　HPV 26 30 34 51 53 56 66 69 73 82。

（三）反应管的配制

（1）引物的溶解：每管引物加蒸馏水 200μl，充分混匀后备用。

（2）取出事先备好的 10×Buffer 的小 EP 管（内含 50μl）。

（3）加入 dNTP 10μl。

（4）加入引物 HR-Ⅰ-F　7μl、HR-Ⅰ-R 7μl。

（5）加入引物 HR-Ⅱ-F　7μl、HR-Ⅱ-R 7μl。

（6）加入引物 HR-Ⅲ-F　7μl、HR-Ⅲ-R 7μl。

（7）加入蒸馏水 300μl。

（8）再加入蒸馏水 420—402=18μl。

（9）加入 50%甘油 20μl。

（10）混匀，冷冻，备用。

（11）分管，每管 10μl，加液体石蜡 12μl，此为扩增用的反应管。

（四）标本处理

参见第一篇标本处理项。

（五）扩增前准备

（1）标本管：向 10μl 的反应管中加入标本 2μl、Taq 酶 0.5μl。

（2）阳性对照：向 10μl 的反应管中加入阳性模板 2μl、Taq 酶 0.5μl。

（3）阴性对照：向 10μl 的反应管中加入蒸馏水 2μl、Taq 酶 0.5μl。

（六）PCR 扩增

（1）将上述三管（标本管、阳性对照、阴性对照）并排放入 PCR 仪，阴性对照在上、标本居中、阳性对照在下。

（2）开动 PCR 仪，复性温度 48℃，扩增时间为 30 个循环。

（七）结果判定

（1）阳性对照，出现三个区带：245bp（HPV-HR Ⅰ）、232bp（HPV-HR Ⅱ）和 150bp 左右（HPV-HR Ⅲ）。

（2）阴性对照，没有区带。

（3）待测标本，有八种结果。

1）没有区带，即没有上述三个区带。

2）有三个区带，即同时有这三类 HPV。

3）有 HPV-HR Ⅰ、没有 HPV-HR Ⅱ、HPV-HR Ⅲ。

4）有 HPV-HR Ⅱ、没有 HPV-HR Ⅰ、HPV-HR Ⅲ。

5）有 HPV-HR Ⅲ、没有 HPV-HR Ⅰ、HPV-HR Ⅱ。

6）有 HPV-HR Ⅰ和 HPV-HR Ⅱ、没有 HPV-HR Ⅲ。

7）有 HPV-HR Ⅰ和没有 HPV-HR Ⅲ、没有 HPV-HR Ⅱ。

8）有 HPV-HR Ⅱ和 HPV-HR Ⅲ、没有 HPV-HR Ⅰ。

第十一章 单纯疱疹病毒 1 型、2 型（HSV-Ⅰ、HSV-Ⅱ）

（一）目的

观察这些单纯疱疹病毒的出现情况。适用于判定有无单纯疱疹感染、属于哪种类型。

（二）引物序列

HSV-Ⅰ-F，5′- CAC GTG TAC GAC ATC CTG GAG- 3′
HSV-Ⅰ-R，5′- CTG GGC TAG CGT GTT GTT - 3′
扩增产物长度 543bp。
扩增产物 HSV-Ⅰ。
HSV-Ⅱ-F，5′- CAC GTG TAC GAC ATC CTG GAG- 3′
HSV-Ⅱ-R，5′- AGA CGC GGT AGT ACA GGG TC - 3′
扩增产物长度 372bp。
扩增产物 HSV-Ⅱ。

（三）反应管的配制

（1）引物的溶解：每管引物加蒸馏水 200μl，充分混匀后备用。
（2）取出事先备好的 10×Buffer 的小 EP 管（内含 50μl）。
（3）加入 dNTP 10μl。
（4）加入引物 HSV-Ⅰ-F 7μl、HSV-Ⅰ-R 7μl。
（5）加入引物 HSV-Ⅱ-F 7μl、HSV-Ⅱ-R 7μl。
（6）加入蒸馏水 300μl。
（7）再加入蒸馏水 420—388=32μl。
（8）加入 50%甘油 20μl。
（9）混匀，冷冻，备用。
（10）分管，每管 10μl，加液体石蜡 12μl，此为扩增用的反应管。

（四）标本处理

参见第一篇标本处理项。

（五）扩增前准备

（1）标本管：向 10μl 的反应管中加入标本 2μl、Taq 酶 0.5μl。
（2）阳性对照：向 10μl 的反应管中加入阳性模板 2μl、Taq 酶 0.5μl。
（3）阴性对照：向 10μl 的反应管中加入蒸馏水 2μl、Taq 酶 0.5μl。

（六）PCR 扩增

（1）将上述三管（标本管、阳性对照、阴性对照）并排放入 PCR 仪，阴性对照在上、

标本居中、阳性对照在下。

（2）开动 PCR 仪，复性温度 55℃，扩增时间为 30 个循环.

（七）结果判定

（1）阳性对照，出现两个区带：543bp（HSV-Ⅰ）和 372bp 左右（HSV-Ⅱ）。

（2）阴性对照，没有区带。

（3）待测标本，有四种可能结果。

1）没有区带，即没有上述两种区带。

2）有两个区带，即同时有这两型病毒。

3）有 HSV-Ⅰ、没有 HSV-Ⅱ。

4）有 HSV-Ⅱ、没有 HSV-Ⅰ，临床上 HSV-Ⅱ阳性者多见。

第十二章　一对引物扩增出四种疱疹病毒（HSV-Ⅰ HSV-Ⅱ CMV EBV，简称 HV-4）

（一）目的

观察四种疱疹病毒（单纯疱疹病毒 HSV-1 HSV-2 巨细胞病毒 CMV EB 病毒 EBV）的出现情况。适用于判定有无这些疱疹病毒，以及存在类型。必须指出，疱疹病毒（herpes virus）的英文符号与单纯疱疹病毒（herpes simplex virus）的英文符号相同，都是 HSV，为了便于区别，本文将疱疹病毒的英文符号改为 HV。

（二）引物序列

HV-4-F，5'-CGA CTT TGC CAG CCT GAC C-3'

HV-4-R，5'-AGT CCG TGT CCC CGT AGA TG-3'

扩增产物 HSV-Ⅰ　HSV-Ⅱ　CMV　EBV。

扩增产物长度 HSV-Ⅰ HSV-Ⅱ为 518bp　CMV 589bp　EBV 524bp。

（三）反应管的配制

（1）引物的溶解：每管引物加蒸馏水 200μl，充分混匀后备用。

（2）取出事先备好的 10×Buffer 的小 EP 管（内含 50μl）。

（3）加入 dNTP 10μl。

（4）加入引物 HVS-4-F 7μl、HVS-4-R 7μl。

（5）加入蒸馏水 300μl。

（6）再加入蒸馏水 420－374=46μl。

（7）加入 50%甘油 20μl。

（8）混匀，冷冻，备用。

（9）分管，每管 10μl，加液体石蜡 12μl，此为扩增用的反应管。

（四）标本处理

参见第一篇标本处理项。

（五）扩增前准备

（1）标本管：向 10μl 的反应管中加入标本 2μl、Taq 酶 0.5μl。

（2）阳性对照：向 10μl 的反应管中加入阳性模板 2μl、Taq 酶 0.5μl。

（3）阴性对照：向 10μl 的反应管中加入蒸馏水 2μl、Taq 酶 0.5μl。

（六）PCR 扩增

（1）将上述三管（标本管、阳性对照、阴性对照）并排放入 PCR 仪，阴性对照在上、

标本居中、阳性对照在下。

（2）开动 PCR 仪，复性温度 55℃，扩增时间为 30 个循环。

（七）结果判定

（1）阳性对照，出现三个区带：518bp（HSV-Ⅰ Ⅱ）、589bp（CMV）和 524bp（EBV）。

（2）阴性对照，没有区带。

（3）待测标本，有八种结果。

1）没有区带，即没有上述三个区带。

2）有三个区带，即同时有这三类病毒。

3）有 HSV-Ⅰ Ⅱ、没有 CMV 和 EBV。

4）有 CMV、没有 HSV-Ⅰ Ⅱ 和 EBV。

5）有 EBV、没有 HSV-Ⅰ Ⅱ和 CMV，EBV 与 HSV 的 bp 数接近，必要时用前边的 HSV-I II 进行鉴别。

6）有 CMV 和 HSV-Ⅰ Ⅱ、没有 EBV。

7）有 CMV 和 EBV，没有 HSV-Ⅰ Ⅱ。

8）有 HSV-Ⅰ Ⅱ 和 EBV，没有 CMV。

必要时用单个的 EBV、CMV 及 HSV-Ⅰ Ⅱ进行鉴别。

第十三章 巨细胞病毒引物与弓形虫引物的双重 PCR

（一）目的

同时观察巨细胞病毒感染和弓形虫感染。适用于判定有无这两种病原体的阴道炎、尿道炎、前列腺炎、龟头炎等。

（二）引物序列

1. 巨细胞病毒的引物序列

CMV-F，5′-CAC CTG TCA CCG CTG CTA TAT TTG C-3′

CMV-R，5′-CAC CTG TCA CCG CTG CTA TAT TTG C-3′

扩增产物为巨细胞病毒。

扩增产物长度 400bp。

2. 弓形虫的引物序列

TOX-F，5′-TTA GCA GGT AAT GGC TAG AG -3′

TOX-R，5′-CTC GGT TAA CCT CAA TTA TG -3′

扩增产物为弓形虫。

扩增产物长度 194bp。

（三）反应管的配制

（1）引物的溶解：每管引物加蒸馏水 200μl，充分混匀后备用。

（2）取出事先备好的 10×Buffer 的小 EP 管（内含 50μl）。

（3）加入 dNTP 10μl。

（4）加入引物 CMV-F 5μl、CMV-R 5μl。

（5）加入引物 TOX-F 5μl、TOX-R 5μl。

（6）加入蒸馏水 300μl。

（7）再加入蒸馏水 420－380=40μl。

（8）加入 50%甘油 20μl。

（9）混匀，冷冻，备用。

（10）分管，每管 10μl，加液体石蜡 12μl，此为扩增用的反应管。

（四）标本处理

参见第一篇标本处理项。

（五）扩增前准备

（1）标本管：向 10μl 的反应管中加入标本 2μl、Taq 酶 0.5μl。

（2）阳性对照：向 10μl 的反应管中加入阳性模板 2μl、Taq 酶 0.5μl。

（3）阴性对照：向 10μl 的反应管中加入蒸馏水 2μl、Taq 酶 0.5μl。

（六）PCR 扩增

（1）将上述三管（标本管、阳性对照、阴性对照）并排放入 PCR 仪，阴性对照在上、标本居中、阳性对照在下。

（2）开动 PCR 仪，复性温度 55℃，扩增时间为 30 个循环。

（七）结果判定

（1）阳性对照，出现两个区带：400bp（CMV）和 194bp 左右（TOX）。

（2）阴性对照，没有区带。

（3）待测标本，有四种可能结果。

1）没有区带，即没有上述两种区带。

2）有两个区带，即同时有这两种病原体。

3）有 CMV、没有 TOX。

4）有 TOX、没有 CMV。

第十四章　乳酸杆菌与细菌通用引物的多重 PCR

（一）目的

适用于妇科感染，观察妇女阴道分泌物内乳酸杆菌与其他菌群的分布情况，判定有否菌群失调。本篇中其他章节内容均适用于男女感染，唯有本章只适用于妇科感染。

（二）引物序列

1. 乳酸杆菌引物

LBF，5′-ATG GAA GAA CAC CAG TGG CG-3′

LBR，5′-CAG CAC TGA GAG GCG GAA AC-3′

扩增产物长度 150bp。

2. 细菌通用引物，能区分革兰阳性和阴性菌

GR-F 5′-GCG ATT TC（CT）GAA（CT）GGGG（AG）AACCC- 3′

GR-R 5′-TTC GCC TTT CCC TCA CGG TAC T- 3′

扩增产物长度 革兰阴性菌 350bp，革兰阳性菌 400bp。

（三）反应管的配制

（1）引物的溶解：每管引物加蒸馏水 200μl，充分混匀后备用。

（2）取出事先备好的 10×Buffer 的小 EP 管（内含 50μl）。

（3）加入 dNTP 10μl。

（4）加入引物 LB-F 5μl、LB-R 5μl。

（5）加入引物 GR-F 5μl、GR-R 5μl。

（6）加入蒸馏水 300μl。

（7）再加入蒸馏水 420—380=40μl。

（8）加入 50%甘油 20μl。

（9）混匀，冷冻，备用。

（10）分管，每管 10μl，加液体石蜡 12μl，此为扩增用的反应管。

（四）标本处理

参见第一篇标本处理项。

（五）扩增前准备

（1）标本管：向 10μl 的反应管中加入标本 2μl、Taq 酶 0.5μl。

（2）阳性对照：向 10μl 的反应管中加入阳性模板 2μl、Taq 酶 0.5μl。

（3）阴性对照：向 10μl 的反应管中加入蒸馏水 2μl、Taq 酶 0.5μl。

（六）PCR 扩增

（1）将上述三管（标本管、阳性对照、阴性对照）并排放入 PCR 仪，阴性对照在上、标本居中、阳性对照在下。

（2）开动 PCR 仪，复性温度 55℃，扩增时间为 30 个循环。

（七）结果判定

（1）本项检测的结果判定，不同于以前各项。上述各项结果判定，都是探讨某种病原体有或无（存在与否）；本项结果判定，不是有无，则是乳酸杆菌与细菌的定量关系。

（2）多数情况下，妇女阴道里的细菌大多为革兰阳性菌，只出现 GR+的 400bp 区带。

淋球菌为革兰阴性菌，它的出现增加了 GR−的 350bp 区带，这也是淋球菌感染的另一特点。

（3）这里是要观察乳酸杆菌（LB）与细菌（GR）的比值，即 LB/GR 值。

1）正常妇女的 LB/GR 值为 0.9±0.1。

2）轻度菌群失调为 0.6±0.1。

3）中度菌群失调为 0.3±0.1。

4）重度菌群失调为 0.0−0.1。

（4）日常判定主要是肉眼观察，必要时可以使用 BANDSCAN 软件进行扫描定量。

（5）关于菌群失调检测还有一篇文章，较详细地探讨了这个问题，参见第十五章。

第十五章　有关菌群失调的文章

妇女阴道分泌物乳酸杆菌与菌群比值的基因检测

高丽君　秦文斌
（包头医学院基因诊断研究所，内蒙古包头 014010）

【摘要】　**目的**　双重 PCR 检测妇女阴道乳酸杆菌与菌群比值方法的建立及应用。**方法**　取妇女阴道分泌物，简化法提取 DNA；采用阴道乳酸杆菌（LB）属特异性引物与细菌（GR）通用引物序列，进行双重 PCR；2%琼脂糖凝胶电泳，UV 灯下肉眼初步判定结果，估算比值；再用凝胶图像分析系统对特异带测灰度值，计算比值。**结果**　经 PCR 扩增得到与试验设计相符的特异带。正常体检的 1004 例妇女中 LB/GR 为 0.9±0.1，占 95.52%。2590 例患者中 LB/GR 为 0.9±0.1 的占 59.50%，0.6±0.1 的占 11.58%；0.3±0.1 的占 14.98%，0+0.1 的占 13.94%。**结论**　此双重 PCR 法能快速客观地反映妇女阴道菌群情况。可用于临床监测妇女阴道环境。

【关键词】　乳酸杆菌；阴道菌群；比值；基因；检测

The Ratio of the Lactobacilliin with Vaginal Folra be Detected by Gene Diagnosis

Gao Lijun　Qin Wenbin
（Baotou Medical College，Baotou 014010，China）

【Abstract】**Objective**　Found a new method that could detect accurately and quickly　the ratio of the　lactobacilliin with vaginal folra（LB/GR）. **Methods**　Collect the woman vagina secretion，DNA be extract by the short-cut method，To use the LB sequence specially and GR general sequence，carries on dual PCR，2% agarose gel electrophoresis，Finally the ratio be computated. **Results**　It obtains the special belt. In the normal physical 1004，LB/GR is 0.9±0.1，accounts for 95.52%. In the 2590 patients，LB/GR is 0.9±0.1，accounts for 59.50%；0.6±0.1 is 11.58%；0.3±0.1 is 14.98%；0+0.1 is 13.94%. **Conclusion** The dual PCR is a convenient method. Available　monitor woman vagina bacteria colony situation.

【Key words】　Lactobacilli；Vagina flora；Ratio；Gene；detection

妇女阴道是一个复杂的微生态系统，正常妇女阴道乳酸杆菌占主导地位，对维持阴道微生态环境的平衡起到了关键的作用。目前，国内外对于监测妇女阴道环境多采用测定分泌物中的乳酸杆菌，而乳酸杆菌的测定多采用稀释滴种分离计数法[1]。这种方法能够计数标本中的活菌数，但存在费时费力等缺陷。PCR 法已广泛应用于细菌定量的研究，它相对于活菌计数法具有简便、特异性强的优点，可以快速定性和半定量。但是，准确地反应妇女阴道环境只对阴道乳酸杆菌用 PCR 定量有其不足之处[2]，如它容易受标本量及抑制扩增诸多因素的影响，本研究在于排除上述影响因素，寻找一种更客观的反映妇女阴道环境的方法，—双重 PCR 测定乳酸杆菌与阴道菌群的比值（以下简称 LB/GR）。对阴道分泌物标本用简化法提取 DNA，经 PCR 扩增和琼脂糖电泳，即可快速准确检测妇女阴道分泌物中的 LB/GR，是一种切实可行地、能较客观地反应妇女阴道环境方法。适合于临床监测妇女阴道环境。

1. 材料与方法

1.1 材料

1.1.1 标本来源 2004 年包头市妇幼保健院健康体检并自愿检测阴道菌群失调者 1004 名和 2005～2008 年在包头市各医院妇科门诊就医的同样自愿做阴道菌群检测的 2590 例患者，年龄在 20～60 岁。

1.1.2 标本采集 用双份无菌女性阴道拭子分别采集宫颈和阴道的分泌物，加 1ml 生理盐水。在塑料软管中反复挤压备用。

1.1.3 引物名称和引物序列 F-LBF，5′-ATGGAAGAACACCAGTGGCG-3′；R-LBR，5′-CAGCACTGAGAGGCGGAAAC-3′[3]。GR-F，5′-GCGATTTC（CT）GAA（CT）GGGG（AG）AACCC- 3′，GR-R，5′-TTCGCCTTTCCCTCACGGTACT- 3′[4]；引物由上海生工合成。

1.1.4 试剂与仪器 PCR 试剂：dNTPs，TaqE 等购自普生瑞达科技有限公司。裂解液由包头医学院基因诊断研究所提供。基因扩增仪：杭州博日科技有限公司。电泳仪：北京六一厂。高速离心机：上海安亭科学仪器厂。凝胶成像分析系统：江苏省捷达科技发展有限公司。

1.2 方法

1.2.1 简化法提取 DNA 将上述分泌物稀释液倒入 1.5ml 的 EP 管中，12 000rpm 离心 10min，留沉淀，加裂解液 60μl 混匀，煮沸 10min，立即置冷水中 5min，再 12 000prm 离心 4min 即可。

1.2.2 PCR 反应体系及扩增条件 PCR 反应体系总量为 12.5μl；其中 DNA 模板 2μl，10.5μl 的 PCR 混合液中含 $MgCl_2$ 的 10×Buffer 1.25μl，dNTPs0.25μl，TaqDNA Polymorase 0.5μl，乳酸杆菌属特异性引物和细菌通用引物上下游各 0.1μl，dH_2O 8.1μl。扩增条件为预变性 94℃ 2min，变性 94℃ 25 s，退火 55℃ 35 s，延伸 72℃ 45 s，共 25 个循环，最后延伸 72℃ 10min。扩增后的产物，用 2%琼脂糖凝胶电泳 12min。紫外灯下肉眼初步判定结果，在 150bp、350bp 和 400bp 处有不同亮度的特异带，估算比值；再用凝胶成像分析系统采集图像并测定其灰度值，计算 LB/GR 的值。

1.2.3 结果分析 应用 SPSS 11.5 统计软件①检验标本检测结果的重复性；②健康体检与患者 LB/GR 不同级别比较分析；③肉眼估计的 LB/GR 值与凝胶分析软件测得的灰度值计算得 LB/GR 比值的一致性检验。

2. 结果

2.1　结果判定与报告　UV 灯下先肉眼观察判定。以 350bp 和 400bp 的 GR 为 1，按 LB 条带的亮度由弱到强分为 11 等级，从 0～1.0。再用凝胶分析软件测灰度值，计算比值。我们又将 LB/GR=0.9±0.1 报告为乳酸杆菌正常，0.6±0.1 的为乳酸杆菌轻度缺乏，0.3±0.1 的为乳酸杆菌中度缺乏，0 或 0.1 的为乳酸杆菌重度缺乏。如图 3-15-1 所示。

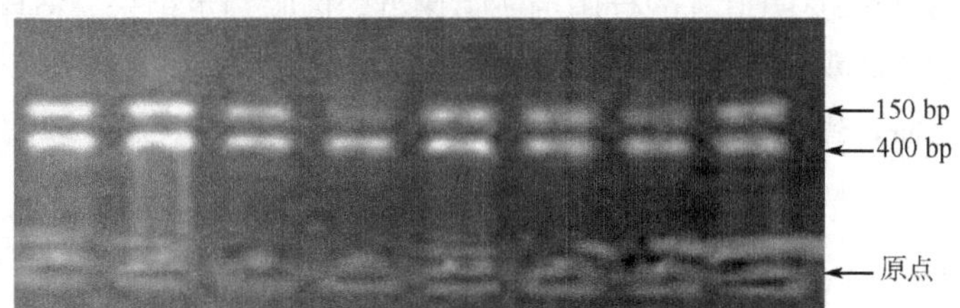

图 3-15-1　阴道乳酸杆菌与阴道菌群的比值判定

注：1、3、6、8 泳道 LB/GR 比值为 0.9±0.1，2、5 泳道比值为 0.6±0.1，7 泳道比值为 0.3±0.1、4 泳道比值为 0～0.1.

2.2　健康体检与患者 LB/GR 不同等级比较　见表 3-15-1，$P<0.05$ 差别有统计学意义。可认为健康体检者与门诊就诊的患者阴道分泌物中 LB/GR 的比值不同，缺乏乳酸杆菌的患者多于正常体检的。

表 3-15-1　1004 例正常体检与 2590 例就诊患者 LB/GR 结果比较

组别	LB/GR 级别检出率（%）				合计
	0.9±0.1	0.6±0.1	0.3±0.1	0.0+0.1	
体检人数	95.52	3.98	5	0	1004
就诊人数	1541	300	388	361	2590
合计	2500	340	393	361	3594

2.3　重复性测定　在 1004 例标本中随机抽取 50 份，每份标本一次扩 2 个平行管。2 次 LB/GR 结果，经统计学检验（t=0.581，P=0.564），P>0.05；管间差异无显著性。还对这 50 份标本的分泌物分两次提 DNA，得到的 LB/GR 的值，经统计学分析（t=1.219，P=0.229），P>0.05；差异无统计学意义。

3. 讨论

目前，国内外对于阴道分泌物标本中乳酸杆菌的定量多采用传统的细菌培养法，费时费力，结果误差大，容易受诸多因素的影响，不符合当今快速检测的要求。PCR 技术的应用，使得细菌鉴定及定量的研究发展到了基因水平，它可通过设计属特异性引物，不需要繁琐的培养富集[5]。但绝大多数文献都是采用传统的 DNA 提取方法，相对复杂烦琐费时，而且单纯使用阴道乳酸杆菌反应妇女的阴道环境，易受标本量多少及扩增等诸多因素的影响。

本实验经过反复摸索，采用简化法提取 DNA。用双重 PCR 同时检测阴道乳酸杆菌和阴道菌群，计算比值，全程只需 3 个多小时，就能客观准确的反映妇女阴道环境的真实情况。研究结果表明：此法既可以消除标本量多少的影响，GR 还可以作为内参，去除扩增中的某些抑制因素。需要说明的是，本实验采用 2%的琼脂糖凝胶，电泳时间为 12min，在 GR（350bp 和 400bp）处只看到的是一条亮带；若延长电泳时间，有些标本可以分成 350bp

的 G^- 菌和 400bp 的 G^+ 菌两条带。

研究结果显示，健康妇女阴道分泌物中的乳酸杆菌与阴道菌群的比值在 0.9±0.1 为 95.52%，与张彦等报道的基本一致[6]。而门诊就诊的妇科患者阴道分泌物中的乳酸杆菌与阴道菌群比值在 0.9±0.1 的为 59.50%，0.6±0.1 为 11.58%，0.3±0.1 为 14.98%，而 0.1～0 的有 13.94%。与文献报道的基本一致[2, 6]。由此，我们认为：利用简化法提取分泌物 DNA，双重 PCR 法同时检测妇女阴道乳酸杆菌与阴道菌群，肉眼判定结果，估算比值，是一种切实可行的、快速的、客观、准确的反应妇女阴道环境的方法，值得推广。上述结果表明：该方法不需贵重仪器，操作容易，重复性好，经济效益和社会效益兼顾。

【参考文献】

[1] Heilig H G，Zoetendal H J，Vaughan E E，et al. Molec-ular diversity ofLactobacillus spp. and other lactic acid bacteria inthe human intestine as determined by specific amplification of 16Sribosomal DNA[J].Appl Environ Microbiol，2002，68：114-12310.

[2] 汪艳，唐立，文姝，等. 用 PCR 法快速半定量阴道分泌物中的乳酸杆菌. 中国微生态学杂志，2006，18（6）：457-459.

[3] Beverly E. Sha，Hua Y. Chen，Qiong J. Wang，et al. Utility of Amsel Criteria，Nugent Score，and Quantitative PCR for *Gardnerella vaginalis*，*Mycoplasma hominis*，and *Lactobacillus* spp. for Diagnosis of Bacterial Vaginosis in Human Immunodeficiency Virus-Infected Women J Clin Microbiol. 2005，43（9）：4607-4612.

[4] Despina P. Kalogianni，Sophia Goura，Alexios J. Aletras，et al .Dry reagent dipstick test combined with 23S rRNA PCR for molecular diagnosis of bacterial infection in arthroplasty Analytical Biochemistry，2007，361（2），169-175.

[5] Hill G B. The microbiology of bacterial vaginosis.Am J Ob-stet Gynecol，1993，169：450-454.

[6] 张彦，黄英，宋磊. 健康妇女及 3 例细菌性阴道病患者阴道菌群的非培养分析. 微生物学通报，2008，35（1）：30-34.

第十六章　多重 PCR 小结

（1）多重 PCR 能够提高工作效率。

（2）如果医生要求给患者检测以下 10 项。

1）NG（淋球菌）。

2）CT（衣原体）。

3）UU（解脲支原体）。

4）MF（发酵支原体）。

5）MG（生殖道支原体）。

6）MH（人型支原体）。

7）MP（肺炎支原体）。

8）CA（白色念珠菌）。

9）GV（加特纳菌）。

10）TV（滴虫）。

我们做以下五个双重 PCR 就能完成任务。

1）NG/CT 双重 PCR。

2）UU/TV 双重 PCR。

3）MF/MH 双重 PCR。

4）MG/MP 双重 PCR。

5）CA/GV 双重 PCR。

（3）医生提出给患者检测全部疱疹病毒，怎么办？启动 HV4-PCR。一次扩增，解决四个疱疹病毒：HSV-I HSV-II CMV EBV。

（4）要想知道有没有低危型 HPV，使用 LR12-PCR，能够扩增出全部低危型 HPV，LR1（258bp）包括：HPV 6 7 11 13 32 40 42 44 55 74 91，LR2（106-117bp）包括：HPV 2 3 10 27 28 29 54 57 61 71 72 77 83 84 86 87 89。

（5）要想知道有最常见的低危型 HPV，使用双重-PCR　P42…与 6/11，此时能够扩增出低危型 HPV 6、11、42、44。

（6）在实际工作中，我们是“（4）”与“（5）”同时做，互相印证，使结果更为可靠。

（7）要了解全部高危型 HPV 时，

动用 HR123-PCR。

HR1（245）包括：HPV 16 31 33 35 52 58 67

UR2（232）包括：HPV 18 39 45 59 68 70 85

HR3（153）包括：HPV 26 30 34 51 53 56 66 69 73 82

（8）要了解最常见高危型 HPV 时，

动用 HR240-PCR。

它包括 HPV 16 18 31 33 53 58。

（9）在实际工作中，我们是“（7）”与“（8）”同时做，互相印证，使结果更为可靠。

（10）对于宫颈癌风险来说，主要检测高危型 HPV。对于尖锐湿疣来说，需要同时检测高危型和低危型 HPV。

（11）在尖锐湿疣标本里，几乎都能查到低危型 HPV，不一定有高危型 HPV。高危型 HPV 的出现，表示复发几率高，往下发展有可能成为“鲍文氏病”。

（12）鲍文氏病通常只有高危型 HPV，男性患者的鲍文氏病可以认为有阴茎癌风险，但阴茎癌的出现几率远低于女性的宫颈癌。

（13）为了检测妇科感染和男科感染，我们准备了多个检测项目，尽量全面。

（14）举例，妇科感染方面的检测项目如下。

1）CA（白色念珠菌）。

2）LB/GR（乳酸杆菌/细菌通用）（检测菌群失调）。

3）GV（加特纳菌）。

4）TV（滴虫）。

5）NG（淋球菌）。

6）CT（沙衣原体）。

7）UU（解脲支原体）。

8）MF（发酵支原体）。

9）MG（生殖道支原体）。

10）MH（人型支原体）。

11）MP（肺炎支原体）。

12）HPV LR12（低危型人乳头瘤病毒）。

13）HPV 42…：6/11（常见的低危型人乳头瘤病毒）。

14）HPV HR123（高危型人乳头瘤病毒）。

15）HPV 240（常见的高危型人乳头瘤病毒）。

16）HV4（疱疹病毒）。

17）HSV12（常见的疱疹病毒，单纯疱疹病毒）。

18）EBV。

19）CMV。

20）TOX。

（15）项目这么多，如果要求全测，一次电泳能完成吗？这就涉及多孔凝胶问题。这种制胶，最多可达 70 孔。每个项目要用 3 个孔（标本、阴性对照、阳性对照），3×20=60 孔，一次电泳可以鉴定 20 个项目，如果是双重 PCR 反应管，实际可以解决 40 个项目的问题。

（16）再加上“重复胶”（凝胶的重复使用），可使效率再提高。

（17）总之，“多重 PCR 技术”能够有效地处理大量临床标本，再加上“通用裂解液”、“通用反应液”、“多孔凝胶”、“重复胶”等一系列措施的配合，使效果更加明显。

第四篇　通用引物 PCR

第一章　简　　介

什么是通用引物？一般是指某基因外围保守序列。虽然这个基因可能是序列多变的，但两侧翼序列则是保守的。利用两侧翼保守序列设计出来的引物，称为通用引物。

（1）通用引物 PCR（general primers PCR），也称共同区 PCR（consensus PCR、C-PCR）。

（2）通用引物 PCR，是一种简单、快速、灵敏方法，目前广泛应用于病毒、细菌、支原体、衣原体、真菌的检测和鉴定。

（3）通用引物 PCR，可以单项进行，例如，脑脊液里有没有疱疹病毒，用疱疹病毒通用引物进行检测和鉴定。

（4）通用引物 PCR，也可以多项进行。还拿脑脊液为例，我们可以用多种通用引物进行检测和鉴定，全面了解各种病原体的存在情况。

（5）儿科临床常常遇到脑炎、脑膜炎患者，需要检测和鉴定脑脊液中有无病原体，如果有，是何种病原体。

（6）对于这种脑脊液标本，我们的检测策略是，先用各种通用引物进行分类研究，如果某一通用引物扩增阳性，就可进一步分析哪种具体病原体。

（7）这里有一个问题，那就是病毒没有通用引物。我们只能检测部分病毒（如疱疹病毒），剩余病毒的情况需要临床解决，包括白细胞计数、急性期反应等。

第二章　细菌通用引物 PCR

（一）目的

适用于各种无菌标本（血液、脑脊液等），检测其中有无细菌。

（二）引物序列

GR-F 5′-GCG ATT TC（CT）GAA（CT）GGGG（AG）AACCC- 3′

GR-R 5′-TTC GCC TTT CCC TCA CGG TAC T- 3′

扩增产物长度 革兰阳性菌 400bp，革兰阴性菌 350bp。

扩增产物 细菌。

（三）反应管的配制

（1）引物的溶解：每管引物加蒸馏水 200μl，充分混匀后备用。

（2）取出事先备好的 10×Buffer 的小 EP 管（内含 50μl）。

（3）加入 dNTPs 10μl。

（4）加入引物 GR-F 5μl、GR-R 5μl。

（5）加入蒸馏水 300μl。

（6）再加入蒸馏水 420—370=50μl。

（7）加入 50%甘油 20μl。

（8）混匀，冷冻，备用。

（9）分管，每管 10μl，加液体石蜡 12μl，此为扩增用的反应管。

（四）标本处理

参见第一篇“标本处理项”。

（五）扩增前准备

（1）标本管：向 10μl 的反应管中加入标本 2μl、Taq 酶 0.5μl。

（2）阳性对照：向 10μl 的反应管中加入阳性模板 2μl、Taq 酶 0.5μl。

（3）阴性对照：向 10μl 的反应管中加入蒸馏水 2μl、Taq 酶 0.5μl。

（六）PCR 扩增

（1）将上述三管（标本管、阳性对照、阴性对照）并排放入 PCR 仪，阴性对照在上、标本居中、阳性对照在下。

（2）开动 PCR 仪，复性温度 55℃，扩增时间为 30 个循环。

（七）凝胶电泳

参见第一篇“凝胶电泳部分”。

（八）结果判定

（1）阳性对照，出现 350bp 产物（革兰阴性菌）或/和 400bp 产物（革兰阳性菌）。

（2）阴性对照，没有区带。

（3）待测标本，有四种结果。

1）没有区带，即没有细菌。

2）有区带，出现 350bp，产物为革兰阴性菌。

3）有区带，出现 400bp，产物为革兰阳性菌。

4）有区带，同时出现 350bp（革兰阴性菌）、400bp（革兰阳性菌）。

第三章　真菌通用引物

（一）目的

适用于临床无菌标本（血液、脑脊液等），检测其中有无真菌。

（二）引物序列

ZT6-F，5′-GCA　TAT　CAA　TAA　GCG　GAG　GAA　AAG-3′

ZT6-R，5′-GGT　CCG　TGT　TTC　AAG　ACG -3′

扩增产物长度 620bp。

扩增产物 真菌。

（三）反应管的配制

（1）引物的溶解：每管引物加蒸馏水 200μl，充分混匀后备用。

（2）取出事先备好的 10×Buffer 的小 EP 管（内含 50μl）。

（3）加入 dNTPs 10μl。

（4）加入引物 ZT6-F 3μl、ZT6-R 3μl。

（5）加入蒸馏水 300μl。

（6）再加入蒸馏水 420—366=54μl。

（7）加入 50%甘油 20μl。

（8）混匀，冷冻，备用。

（9）分管，每管 10μl，加液体石蜡 12μl，此为扩增用的反应管。

（四）标本处理

参见第一篇“标本处理项”。

（五）扩增前准备

（1）标本管：向 10μl 的反应管中加入标本 2μl、Taq 酶 0.5μl。

（2）阳性对照：向 10μl 的反应管中加入阳性模板 2μl、Taq 酶 0.5μl。

（3）阴性对照：向 10μl 的反应管中加入蒸馏水 2μl、Taq 酶 0.5μl。

（六）PCR 扩增

（1）将上述三管（标本管、阳性对照、阴性对照）并排放入 PCR 仪，阴性对照在上、标本居中、阳性对照在下。

（2）开动 PCR 仪，复性温度 55℃，扩增时间为 30 个循环。

（七）凝胶电泳

参见第一篇“凝胶电泳部分”。

（八）结果判定

（1）阳性对照，出现 620bp 产物（真菌通用）。

（2）阴性对照，没有区带。

（3）待测标本，有两种结果。

1）没有区带，即没有真菌。

2）有区带，出现 620bp，有真菌存在。

第四章　衣原体通用引物

（一）目的

适用于各种临床标本（血液、脑脊液等），检测其中有无衣原体。

（二）引物序列

CT2-F，5′- GTG GAT AGT CTC AAC CCT AT-3′

CT2-R，5′- TAT CTG TCC TTG CGG AAA AC-3′

扩增产物长度 211bp。

扩增产物 衣原体。

（三）反应管的配制

（1）引物的溶解：每管引物加蒸馏水 200μl，充分混匀后备用。

（2）取出事先备好的 10×Buffer 的小 EP 管（内含 50μl）。

（3）加入 dNTP 10μl。

（4）加入引物 CT2-F 4μl、CT2-R 4μl。

（5）加入蒸馏水 300μl。

（6）再加入蒸馏水 420—368=52μl。

（7）加入 50%甘油 20μl。

（8）混匀，冷冻，备用。

（9）分管，每管 10μl，加液体石蜡 12μl，此为扩增用的反应管。

（四）标本处理

参见第一篇标本处理项。

（五）扩增前准备

（1）标本管：向 10μl 的反应管中加入标本 2μl、Taq 酶 0.5μl。

（2）阳性对照：向 10μl 的反应管中加入阳性模板 2μl、Taq 酶 0.5μl。

（3）阴性对照：向 10μl 的反应管中加入蒸馏水 2μl、Taq 酶 0.5μl。

（六）PCR 扩增

（1）将上述三管（标本管、阳性对照、阴性对照）并排放入 PCR 仪，阴性对照在上、标本居中、阳性对照在下。

（2）开动 PCR 仪，复性温度 55℃，扩增时间为 30 个循环。

（七）结果判定

（1）阳性对照，出现 211bp 产物（衣原体通用）。

（2）阴性对照，没有区带。

（3）待测标本，有两种结果。

1）没有区带，即没有衣原体。

2）有区带，出现 211bp，有衣原体存在。

第五章　支原体通用引物

（一）目的

适用于各种临床标本（血液、脑脊液等），检测其中有无支原体。

（二）引物序列

MT6-F，5′- GAA CGG GTG AGT AAC ACG T -3′

MT6-R，5′- GGT GTT CTT CCA TAT ATC TAC GC-3′

扩增产物长度 620bp。

扩增产物 支原体。

（三）反应管的配制

（1）引物的溶解：每管引物加蒸馏水 200μl，充分混匀后备用。

（2）取出事先备好的 10×Buffer 的小 EP 管（内含 50μl）。

（3）加入 dNTP 10μl。

（4）加入引物 MT6-F 4μl、MT6-R 4μl。

（5）加入蒸馏水 300μl。

（6）再加入蒸馏水 420—368=52μl。

（7）加入 50%甘油 20μl。

（8）混匀，冷冻，备用。

（9）分管，每管 10μl，加液体石蜡 12μl，此为扩增用的反应管。

（四）标本处理

参见第一篇标本处理项。

（五）扩增前准备

（1）标本管：向 10μl 的反应管中加入标本 2μl、Taq 酶 0.5μl。

（2）阳性对照：向 10μl 的反应管中加入阳性模板 2μl、Taq 酶 0.5μl。

（3）阴性对照：向 10μl 的反应管中加入蒸馏水 2μl、Taq 酶 0.5μl。

（六）PCR 扩增

（1）将上述三管（标本管、阳性对照、阴性对照）并排放入 PCR 仪，阴性对照在上、标本居中、阳性对照在下。

（2）开动 PCR 仪，复性温度 55℃，扩增时间为 30 个循环。

（七）结果判定

（1）阳性对照，出现 620bp 产物（支原体通用）。

（2）阴性对照，没有区带。

（3）待测标本，有两种结果。

1）没有区带，即没有支原体。

2）有区带，出现 620bp 产物，有支原体存在。

第六章　疱疹病毒通用引物

按理，本章应当是“病毒通用引物”。但是，迄今为止，尚未发现这类引物，只能提供“疱疹病毒通用引物”，解决部分病毒问题。

必须指出，疱疹病毒（herpes virus）的英文符号与单纯疱疹病毒（herpes simplex virus）的英文符号相同，都是 HSV，为了便于区别，本文将疱疹病毒的英文符号改为 HV。

（一）目的

适用于各种临床标本（血液、脑脊液等），检测其中有无疱疹病毒。

（二）引物序列

1. HV4 引物序列

HV1-F，5'-CGA CTT TGC CAG CCT GAC C-3'

HV1-R，5'-AGT CCG TGT CCC CGT AGA TG-3'

扩增产物长度 518、589、524bp。

扩增产物 HSV-1　HSV-2　CMV　EBV。

2. HV2 引物序列

HV2-F，5'-GAT TTT GCA AGT TTG TAT CC-3'

HV2-R，5'-CGT ATC TCC ATA TTA CCT -3'

扩增产物长度 550bp。

扩增产物 水痘-带状疱疹病毒 VZV　疱疹病毒 6 型 HHV-6。

（三）反应管的配制

（1）引物的溶解：每管引物加蒸馏水 200μl，充分混匀后备用。

（2）取出事先备好的 10×Buffer 的小 EP 管（内含 50μl）。

（3）加入 dNTP 10μl。

（4）加入引物 HV1-F 7μl、HV1-R 7μl。

（5）加入引物 HV2-F 7μl、HV2-R 7μl。

（6）加入蒸馏水 300μl。

（7）再加入蒸馏水 420—388=32μl。

（8）加入 50%甘油 20μl。

（9）混匀，冷冻，备用。

（10）分管，每管 10μl，加液体石蜡 12μl，此为扩增用的反应管。

（四）标本处理

参见第一篇标本处理项。

（五）扩增前准备

（1）标本管：向 10μl 的反应管中加入标本 2μl、Taq 酶 0.5μl。

（2）阳性对照：向 10μl 的反应管中加入阳性模板 2μl、Taq 酶 0.5μl。

（3）阴性对照：向 10μl 的反应管中加入蒸馏水 2μl、Taq 酶 0.5μl。

（六）PCR 扩增

（1）将上述三管（标本管、阳性对照、阴性对照）并排放入 PCR 仪，阴性对照在上、标本居中、阳性对照在下。

（2）开动 PCR 仪，复性温度 55℃，扩增时间为 30 个循环。

（七）结果判定

（1）阳性对照，出现 518、589、524、550bp 产物（疱疹病毒通用）。

（2）阴性对照，没有区带。

（3）待测标本，有两种结果。

1）没有区带，即没有疱疹病毒。

2）有区带，出现 518、589、524、550bp，全部或部分，有疱疹病毒存在。

第七章　脑脊液中病原体基因诊断 空白化验单

包　医　基　因

包头医学院基因诊断研究所　秦文斌基金会　检测报告单__________

姓名__________　年龄__________　性别：（　）送检材料__________

病毒类

疱疹病毒通用引物　HV589、524、518、550（　）

疱疹病毒特异引物　CMV 巨细胞病毒（　）

EBV　EB 病毒（　）

HSV 单纯疱疹病毒 1 型（　）2 型（　）

VZV 带状疱疹病毒 = 水痘病毒（　）

HHV6 人类疱疹病毒 6 型（　）

支原体类

支原体通用引物　MT620　（　）

支原体特异引物 MF　发酵支原体（　）

MG　生殖道支原体（　）

MH　人型支原体（　）

MP　肺炎支原体（　）

UU　解脲支原体（　）

衣原体类

衣原体通用引物　CT211（　）

衣原体特异引物　CP　肺炎衣原体（　）

CT　沙眼衣原体（　）

细菌类

细菌通用引物　GR350/400（　）

细菌特异引物（G+）SPD　肺炎链球菌（　）

GBS　B 组链球菌（　）

SA　金黄色葡萄球菌（　）

细菌特异引物（G−）NG　淋球菌　（　）

NM 脑膜炎双球菌（　）

PA　铜绿假单胞菌（　）

真菌类

真菌通用引物　ZT620（ ）

真菌特异引物　CA　白色念珠菌（ ）

　　　　　　　CN　新型隐球菌（ ）

收到日期................　检验者................　报告日期................

第八章　脑脊液病原体基因诊断Ⅰ

患者 JHN 结果 见下划线处。

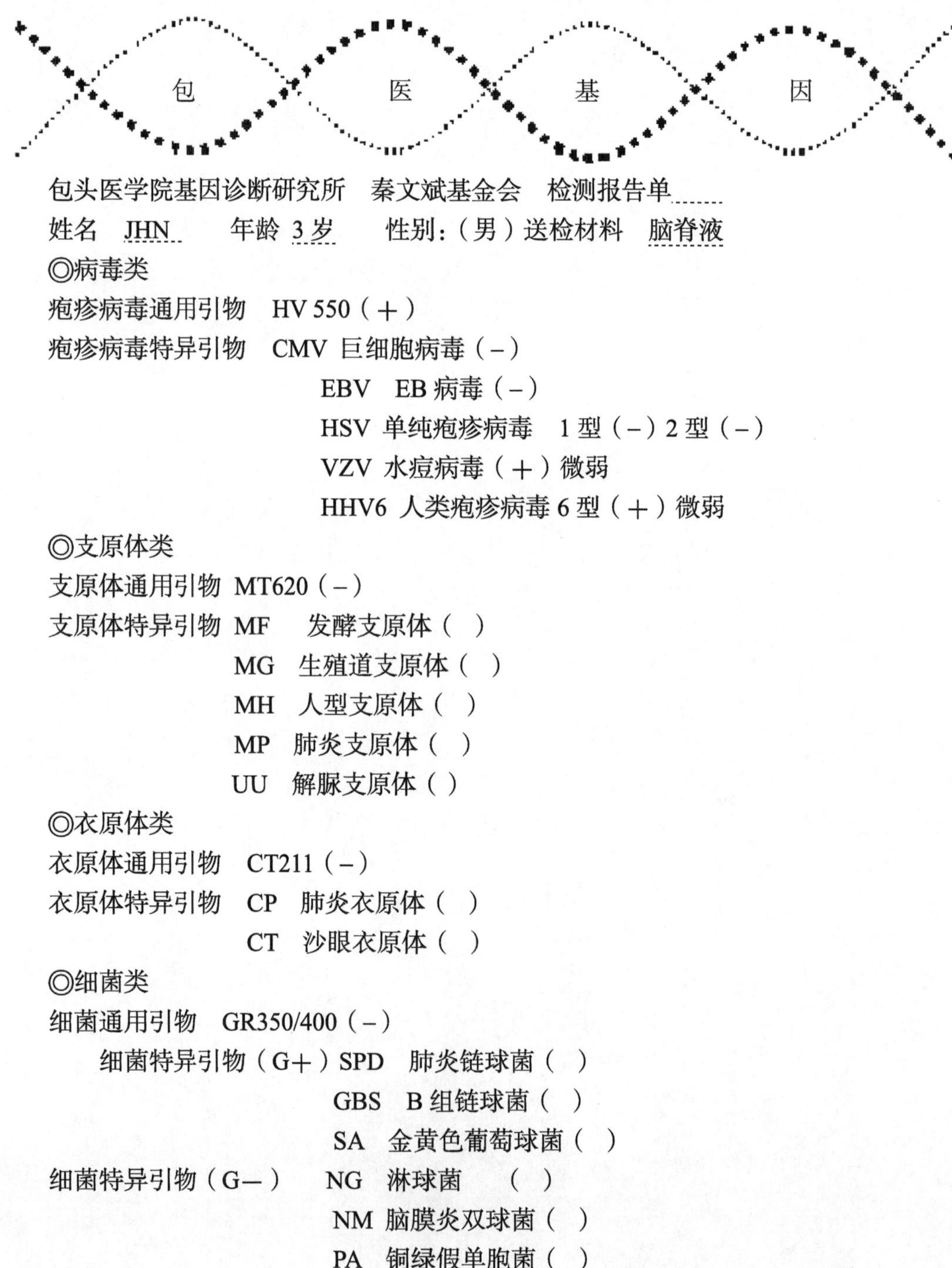

包　医　基　因

包头医学院基因诊断研究所　秦文斌基金会　检测报告单

姓名　JHN　　年龄 3 岁　　性别:（男）送检材料　脑脊液

◎病毒类

疱疹病毒通用引物　HV 550（＋）

疱疹病毒特异引物　CMV 巨细胞病毒（–）

EBV　EB 病毒（–）

HSV 单纯疱疹病毒　1 型（–）2 型（–）

VZV 水痘病毒（＋）微弱

HHV6 人类疱疹病毒 6 型（＋）微弱

◎支原体类

支原体通用引物 MT620（–）

支原体特异引物 MF　发酵支原体（ ）

MG　生殖道支原体（ ）

MH　人型支原体（ ）

MP　肺炎支原体（ ）

UU　解脲支原体（ ）

◎衣原体类

衣原体通用引物　CT211（–）

衣原体特异引物　CP　肺炎衣原体（ ）

CT　沙眼衣原体（ ）

◎细菌类

细菌通用引物　GR350/400（–）

细菌特异引物（G+）SPD　肺炎链球菌（ ）

GBS　B 组链球菌（ ）

SA　金黄色葡萄球菌（ ）

细菌特异引物（G–）　NG　淋球菌　（ ）

NM 脑膜炎双球菌（ ）

PA　铜绿假单胞菌（ ）

◎真菌类

真菌通用引物　ZT620（-）

真菌特异引物　CA　白色念珠菌（　）

　　　　　　　CN　新型隐球菌（　）

收到日期………　检验者　WB Qin　报告日期………

第九章　脑脊液病原体基因诊断Ⅱ

患者 SXC 结果　见下划线处：

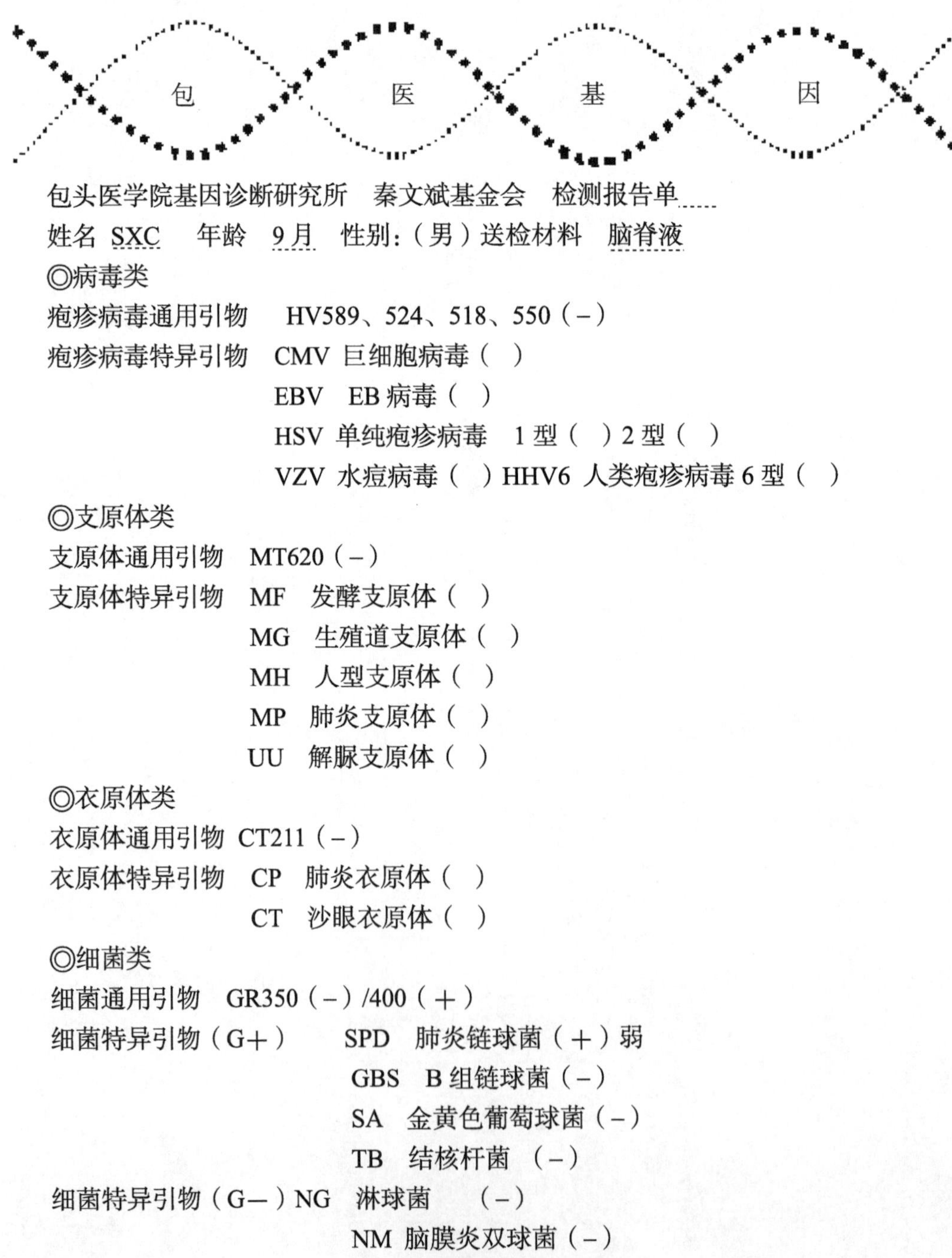

包头医学院基因诊断研究所　秦文斌基金会　检测报告单

姓名 SXC　年龄　9月　性别：（男）送检材料　脑脊液

◎病毒类

疱疹病毒通用引物　HV589、524、518、550（－）

疱疹病毒特异引物　CMV 巨细胞病毒（　）

EBV　EB 病毒（　）

HSV 单纯疱疹病毒　1 型（　）2 型（　）

VZV 水痘病毒（　）HHV6 人类疱疹病毒 6 型（　）

◎支原体类

支原体通用引物　MT620（－）

支原体特异引物　MF　发酵支原体（　）

MG　生殖道支原体（　）

MH　人型支原体（　）

MP　肺炎支原体（　）

UU　解脲支原体（　）

◎衣原体类

衣原体通用引物 CT211（－）

衣原体特异引物　CP　肺炎衣原体（　）

CT　沙眼衣原体（　）

◎细菌类

细菌通用引物　GR350（－）/400（＋）

细菌特异引物（G＋）　SPD　肺炎链球菌（＋）弱

GBS　B 组链球菌（－）

SA　金黄色葡萄球菌（－）

TB　结核杆菌　（－）

细菌特异引物（G－）NG　淋球菌　（－）

NM 脑膜炎双球菌（－）

PA　铜绿假单胞菌（－）

◎真菌类

真菌通用引物　ZT620（–）

真菌特异引物　CA　白色念珠菌（　）

CN　新型隐球菌（　）

收到日期＿＿＿＿　检验者　WB Qin　报告日期＿＿＿＿

第十章　脑脊液病原体基因诊断Ⅲ

患者 ZR 结果　见下划线处：

包　医　基　因

包头医学院基因诊断研究所　秦文斌基金会　检测报告单

姓名 ZR　　年龄　13 岁　　性别：（男）送检材料　脑脊液

◎病毒类

疱疹病毒通用引物　HV 589（＋）

疱疹病毒特异引物　CMV 巨细胞病毒（＋）弱

EBV　EB 病毒（–）

HSV 单纯疱疹病毒　1 型（–）2 型（–）

VZV 水痘病毒（–）HHV6 人类疱疹病毒 6 型（–）

◎支原体类

支原体通用引物　MT620（–）

支原体特异引物 MF　发酵支原体（ ）

MG　生殖道支原体（ ）

MH　人型支原体（ ）

MP　肺炎支原体（ ）

UU　解脲支原体（ ）

◎衣原体类

衣原体通用引物　CT211（–）

衣原体特异引物　CP　肺炎衣原体（ ）

CT　沙眼衣原体（ ）

◎细菌类

细菌通用引物　GR350/400（–）

细菌特异引物（G＋）SPD　肺炎链球菌（ ）

GBS　B 组链球菌（ ）

SA　金黄色葡萄球菌（ ）

细菌特异引物（G–）NG　淋球菌　（ ）

NM 脑膜炎双球菌（ ）

PA　铜绿假单胞菌（ ）

◎ 真菌类

真菌通用引物　ZT620（–）

真菌特异引物　CA　白色念珠菌（　）

CN　新型隐球菌（　）

收到日期..............　检验者　WB Qin　报告日期..............

第十一章　脑脊液病原体基因诊断Ⅳ

患者 HSR 结果　见下划线处：

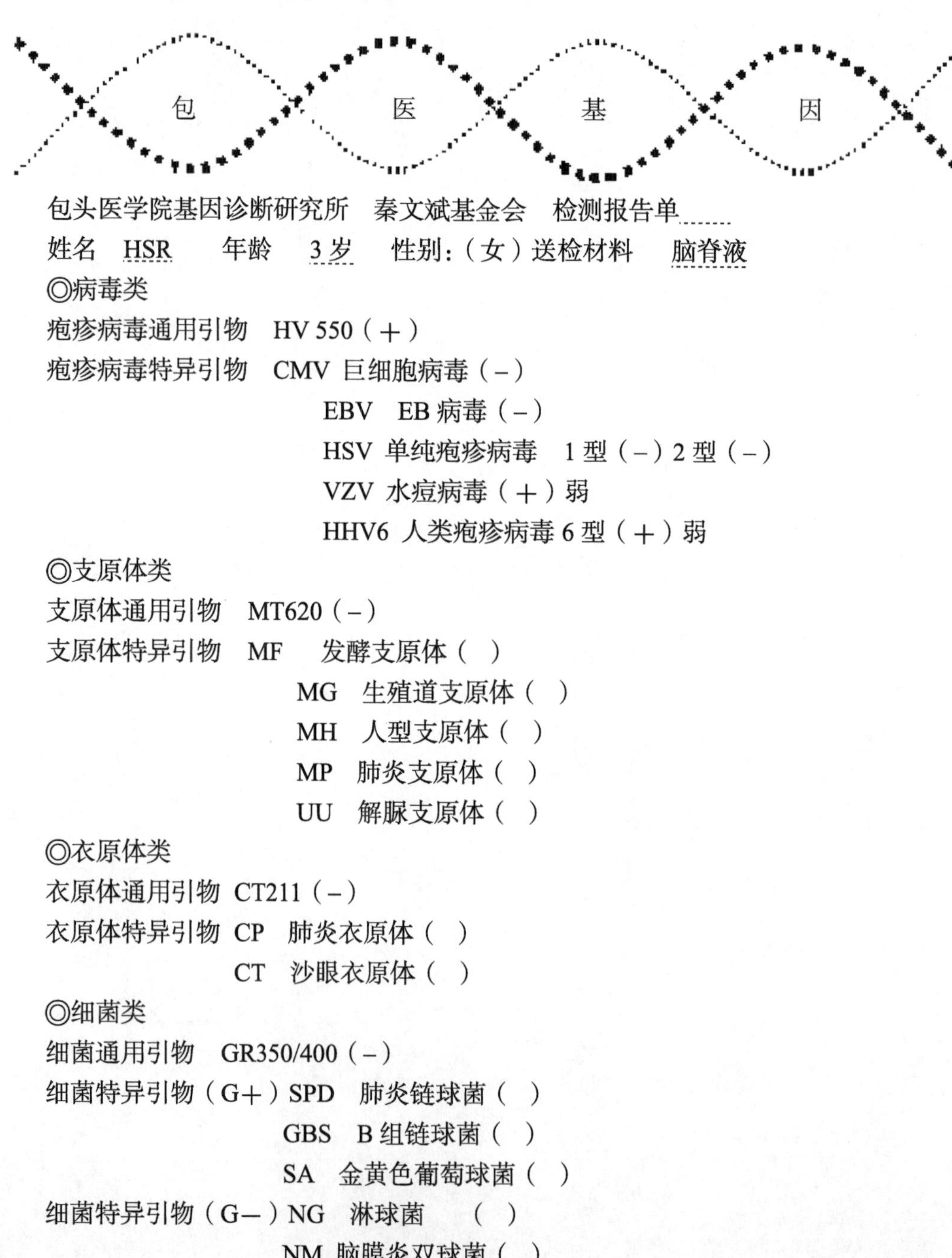

包头医学院基因诊断研究所　秦文斌基金会　检测报告单

姓名　HSR　　年龄　3 岁　性别：（女）送检材料　脑脊液

◎病毒类

疱疹病毒通用引物　HV 550（＋）

疱疹病毒特异引物　CMV 巨细胞病毒（－）

EBV　EB 病毒（－）

HSV 单纯疱疹病毒　1 型（－）2 型（－）

VZV 水痘病毒（＋）弱

HHV6 人类疱疹病毒 6 型（＋）弱

◎支原体类

支原体通用引物　MT620（－）

支原体特异引物　MF　发酵支原体（　）

MG　生殖道支原体（　）

MH　人型支原体（　）

MP　肺炎支原体（　）

UU　解脲支原体（　）

◎衣原体类

衣原体通用引物 CT211（－）

衣原体特异引物 CP　肺炎衣原体（　）

CT　沙眼衣原体（　）

◎细菌类

细菌通用引物　GR350/400（－）

细菌特异引物（G＋）SPD　肺炎链球菌（　）

GBS　B 组链球菌（　）

SA　金黄色葡萄球菌（　）

细菌特异引物（G－）NG　淋球菌　（　）

NM 脑膜炎双球菌（　）

PA　铜绿假单胞菌（　）

◎真菌类

真菌通用引物　ZT620（＋）弱

真菌特异引物　CA　白色念珠菌（－）

CN　新型隐球菌（？）

收到日期..................　检验者　WB Qin　报告日期..................

第十二章　脑脊液病原体基因诊断Ⅴ

患者 LZY 结果　见下划线处：

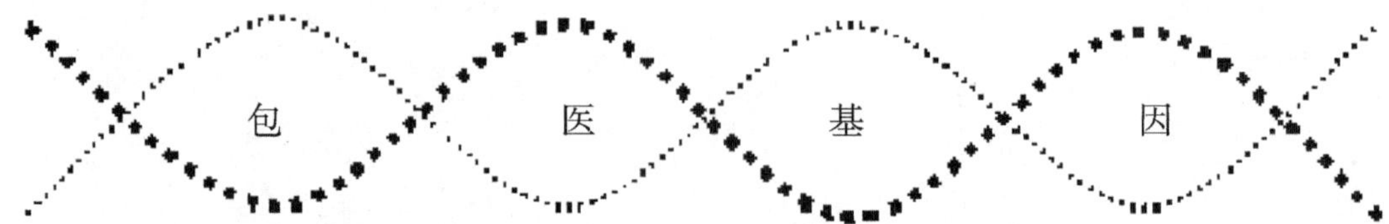

包头医学院基因诊断研究所　秦文斌基金会　检测报告单

姓名　LZY　　年龄　9　性别：（男）送检材料　脑脊液

◎病毒类

疱疹病毒通用引物　HV 524（+）微

疱疹病毒特异引物　CMV 巨细胞病毒（-）

EBV　EB 病毒（+）微

HSV 单纯疱疹病毒　1 型（-）2 型（-）

VZV 带状疱疹病毒 = 水痘病毒（-）

HHV6 人类疱疹病毒 6 型（-）

◎ 支原体类

支原体通用引物　MT620（-）

支原体特异引物　MF　发酵支原体（-）

MG　生殖道支原体（-）

MH　人型支原体（-）

MP　肺炎支原体（-）

UU　解脲支原体（-）

◎ 衣原体类

衣原体通用引物　CT211（-）

衣原体特异引物　CP　肺炎衣原体（ ）

CT　沙眼衣原体（-）

◎ 细菌类

细菌通用引物　GR350/400（+）微

细菌特异引物（G+）SPD　肺炎链球菌（-）

GBS　B 组链球菌（-）

SA　金黄色葡萄球菌（+）微

细菌特异引物（G-）NG　淋球菌　（-）

NM 脑膜炎双球菌（-）

PA　铜绿假单胞菌（-）

◎ 真菌类

真菌通用引物　ZT620（–）

真菌特异引物　CA　白色念珠菌（–）

　　　　　　　CN　新型隐球菌（ ）

收到日期＿＿＿＿　　检验者　WB Qin　　报告日期＿＿＿＿

第十三章　通用引物PCR小结

（1）我们的通用引物PCR来源于对脑炎、脑膜炎患儿脑脊液标本里病原体的检测。

（2）患儿脑脊液里可能存在各种各样的病原体，如何入手呢？如果各种病原体单一检测，有一点像大海捞针。

（3）此时想到“通用引物PCR”。我们可以先用“通用引物PCR”筛查出某种类型的病原体的存在，然后在此范围内再做普通PCR，弄清何种病原体造成患儿出现临床症状。

（4）迄今，我们共检出以下几种病原体。

1）LHN：疱疹病毒通用引物+，具体病原体为水痘病毒和人类疱疹病毒6型。

2）SXC：细菌通用引物革兰氏阳性菌+，具体病原体为肺炎链球菌。

3）ZR：疱疹病毒通用引物+，具体病原体为巨细胞病毒。

4）HSR：疱疹病毒通用引物+，具体病原体为水痘病毒和人类疱疹病毒6型。
真菌通用引物+，具体病原体不明（手头引物不多，均阴性）。

5）LZY：疱疹病毒通用引物+，具体病原体为EB病毒。细菌通用引物革兰氏阳性菌+，具体病原体为金黄色葡萄球菌。

6）其他：不少患儿的“通用引物PCR”为阴性。作者认为，此时很可能是疱疹病毒以外的其他病毒感染所致。

（5）以上标本主要来自各医院的儿科，如包医一附院、包钢医院和北方医院，他们主动联系，希望帮助解决问题，我们需要准备更多特异引物，把检测工作深入下去。

第五篇　血红蛋白病的基因诊断

这部分工作是在美国完成的。1992～1994 年，作者以访问学者身份来到美国佐治亚州 Augusta 市佐治亚州医科大学的生物化学与分子生物学研究室（美国血红蛋白权威 Huisman 教授所在地），研究由中国带去的异常血红蛋白标本，还有来自世界各地的标本。下面就是这方面的研究成果。

第一章　血红蛋白 A2 凉城的基因鉴定

血红蛋白 A2 凉城，是在内蒙古自治区凉城县发现的异常血红蛋白，它是 δ 链异常的血红蛋白，含量很少，在国内没能弄清它的变异位置。到了美国，经过手工基因测序，弄清它是 δ 链第 117 位碱基 AAC 变成 GAC，氨基酸由天冬酰胺变成天冬氨酸。文章发表于美国血红蛋白 HEMOGLOBIN 杂志 1993 年 17 卷 5 期 463～466 页。原文如下。

Hb A2-Liangcheng [δ117（G19）Asn→Asp（AAC→GAC）]: a New δ Chain Variant Detected by Rene Analysis in a Chinese Family

W-B Qin，T-L Ju，X-L Yue，X-L Yan，L-Y Qin，
T.P.Molchanova，D.D.Pobedimskaya，T.H.J.Huisman

HEMOGLOBIN，17（5），463□466（1993）
（Short communication）

A δ chain variant was found in a family living in Liangcheng county of Inner Mongolia，P.R.China.Direct sequencing of polymerase chain reaction（PCR）amplified DNA was used to identify the mutation.The results show that the first A of codon 117（AAC for asparagine）was replaced by a G（GAC for aspartic acid）.

More than 10 years ago we found a chain variant in family of the Han nationality of China.The propositus was a patient who had endemic goiter，but her brother and sister were normal healthy persons who also carried the same abnormal hemoglobin(Hb).The variant had an electrophoretic position between Hb A and Hb A2，was present in low concentration，and was associated with about half the normal amout of Hb A2.Blood samples were collected with EDTA as anticoagulant and studied in the laboratory in China and carried by the first author to Augusta，

GA. Red cell lysates were analyzed by the cellulose acetate membrane（CAM）electrophoresis, starch-agarose mixed gel electrophoresis, isoelectrofocusing（IEF）[1], DEAE-cellulose chromatography, cation exchange high performance liquid chromatography（HPLC）[2,3], and reversed phase HPLC[4, 5].The concentration of Hb A2 and Hb X2 was measured[6].Stability was examined by an isopropanol[7] and by a chloroform precipitation test[8].DNA was isolated from white cells as described by Poncz et al[9].The variant was identified exclusively through sequence analysis of amplified DNA.Amplification was with the method described before[10]with some modifications and with the following primers：forward primer 5'-GGAGCAGGGAGGACAGGACCAGCA-3'; reverse primer 5'-CCCTTGAAGTAGGCATTATGATCCCAA-3'.the fragment that was amplified contained 1665 bp and included exons 1, 2, and 3 of the δ-globin gene.Sequencing was by the method of Sanger et al[11].

The Family. The propositus was a 14-years-old Chinese girl who presented for medical evaluation because of a serious endemic goiter.We analyzed blood samples from 10 members of her family, and five were found to have the same variant（her elder brother, younger sister, mother's brother maternal grandmother）.Only the patient's brother and sister are healthy, while all the others suffer from the same thyroid disorder.There is no relationship between the presence of the mutation and occurrence of the endmic goiter.

Table 5-1-1 The Concentration of Hb X2 and Hb A2

Subject	Hb X2 %	Hb A2 %	Hb x 2 + Hb A2 %
Propositus	0.85	0.65	1.5
Grandmother	1.25	1.3	2.55
Uncle	1.3	1.4	2.7
Mother	1.2	1.05	2.25
Brother	1.25	1.65	2.9
Mean	1.15	1.2	2.35

HbAnalysis. Analysis of the red cell lysate by CAM eletrophoresis,

starch-agarose gel electrophoresis, IEF, and HPLC demonstrated the presence of a variant（Hb X2）.The mean concentration of Hb X2 was 1.15% and that of Hb A2 was 1.2%.These data suggested that this abnormal Hb was most likely a δ chain variant（Table 5-1-1）.The isopropanol stability and chloroform precipitation tests were applied to the isolated Hb A2; no diferances were observed.

DNA Sequencing. The determination of the sequence of the amplified DNA sample that contained the δ-globin gene identified an A → G mutation in codon 117（AAC for asparagine to GAC for aspartic acid）as indicated in the appropriate section of the sequencing film（Fig.5-1-1）.The presence of this substitution was confirmed by sequencing of this DNA region in the anti-codon strand.The structural abnormality coud not be determined by routine protein sequencing methods because insufficient blood was available.

Amino Acid	Uodon #		A C G T
Glu	121	A A G	
Lys	120	G A A	
Gly	119	C G G	
Phe	118	T T T	
Asp←Asn	117	C A G+ A	
Arg	116	C G C	
Ala	115	C C G	
Leu	114	G T C	
Val	113	G T G	

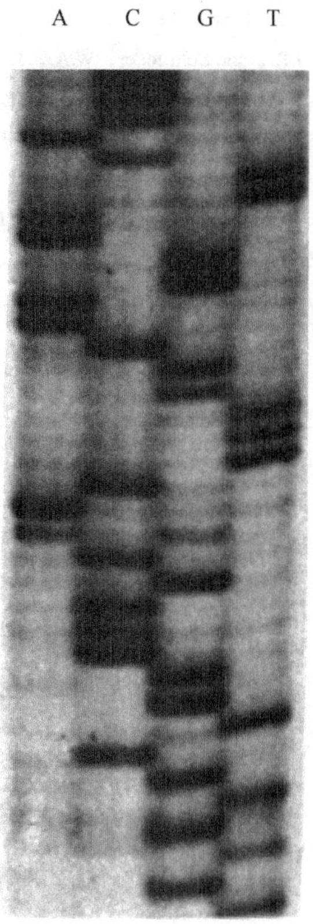

Fig. 5-1-1

This variant is the first abnormal Hb that results from a mutation in codon 117 of the δ chain; it was named Hb A2-Liangcheng afer the place of the birth of the propositus. Hb A2-Liangcheng is a fast-moving variant and the DNA sequencing results (AAC → GAC or Asn → Asp) agree with its electrophoretic behavior.The asparagine residue at position 117 is located at the end of the G helix(G19), is externally located and does not interact with other residues of the same chain or of the α chain.The Asn → Asp replacement is section of the sequencing film of the amplified DNA from the propositus that shows an AAC(Asn)→ GAC(Asp)mutation in codon 117 of the δ-globin gene.

Therefore not expected to affect the stability of this Hb variant.The same position in the β chain is occupied by a histidine residue. A His → Arg replacement at this location was found in the stable Hb P-Galvetion[12], while a His → Pro replacement is present in the unstable Hb Saitama[13].

This study was supported in part by the United States Public Health Services research grant HLB-05168.

【REFERENCES】

[1]Righetii, P.G., Gianazza, E., Bianchi-Bosisio, A., and Gossu, G., in The Hemoglobinopathies, edited by T.H.J.Huisman,

Methods in Hematology，Vol.15，page 47，Churchil 11 Livingstone，Edin Burgh，1986.

[2] Bissé，E.and Wieland，H.，J.Chromatogr.，434：95，1988.

[3] Kutlar，A.，Kutlar，F.，Gu，L-G.，Mayson，S.M.，and huisman，T.H.J.，Hum.Genet.，85：106，1990.

[4] Shelton，J.B.，Shelton，J.R.，and Schroeder，W.A.，J.Liq.Chromatogr.，7：1969，1984.

[5] Kutlar，F.，Kutlar，A.，and huisman，T.H.J.，J.Chromatogr.，357：147，1986.

[6] Saundermann，W.F. and Saundermann，W.F.，Jr.，Hemoglobin，Iys Precursors and Metabolites，page 104，Lippincott，Philadelphia，1964.

[7] Carrell，R.W. and Kay，R.，Br.J.Haematol.，23：616，1972.

[8] Qin，W-B.，Liang，Y-Z.，Chen，Q-M.，and Du，S-K.，Chinese J.Hematol.，2：124，1981.

[9] Poncz，M.，Solowiejczyk，D.，Harpel，B.，Mory，Y.，Schwartz，E.，and Surrey，S.，Hemoglobin，6：27，1982.

[10] Li，H-W.，Codrington，J.F.，Schiliro，G.，Wadsworth，L.D.，Beris，Ph.，Adkile，A.D.，and Huisman，T.H.J.，Hemoglobin，15：77，1991.

[11] Sanger，F.，Nicklen，S.，and Coulson，A.R.，Proc.Natl.Acad.Sci.USA，74：5463，1977

[12] Schneider，R.G.，Alperin，J.B.，Brimbhall，B.，and Jones，R.T.，J.Lab.Clin.Med.，73：616，1969.

[13] Ohba，Y.，Hasegawa，Y.，Amino，H.，Miwa，S.，Nakatsuji，T.，Hattori，Y.，and Miyaji，T.，Hemoglobin，7：47，1983.

第二章　血红蛋白 Pyrgos 和血红蛋白 Legnano 的基因鉴定

血红蛋白 Pyrgos 和血红蛋白 Legnano，是在内蒙古自治区发现的异常血红蛋白，已知前者是 β 链异常血红蛋白，后者是 α 链异常血红蛋白，具体变异位置和突变性质不明。到了美国，经过手工基因测序，弄清血红蛋白 Pyrgos 是 β 链第 83 位的甘氨酸变成天冬氨酸（Gly→Asp），血红蛋白 Legnano 是 α 链的 141 位 C 末端精氨酸变成亮氨酸（Arg→Leu）。文章发表与美国血红蛋白 HEMOGLOBIN 杂志 1994 年 18 卷 4-5 期 343-345 页。原文如下。

Two Rare Henoglobin Variants：Hb Pyrgos [β83（EF7）Gly->Asp] and Hb Legnano [αl41（HC3）Arg->Leu] Found in Inner Mongolia，P.R. China

（SHORT COMMUNICATION）

W-B Qin，X-L Yue，L-Y Qin，T-L Ju，J. B. Wilson，L-H. Gu & T. H. J. Huisman

Hemoglobin，18：4-5，343-345（1994）

Some 15 years ago we found a 3 chain variant in a family of the Han nationality living in Inner Mongolia，P.R. China[1]，and an a chain variant with a similar mobility in a second family. Here we describe the characterization of these two abnormalities.

Blood samples were collected with EDTA as anticoagulant and studied in the laboratory in China and carried by the first author to Augusta，GA. Hematological data were obtained with an automated cell counter. Red cell lysates were analyzed by isoelectrofocusing（IEF）[2]，DEAE-cellulose chromatography[3]，cation exchange high performance liquid chromatography（HPLC）[4,5]，and reversed phase HPLC[6,7]. DNA was isolated from the white cells as described by Poncz et al[8]. Amplification was with the method described before[9] with the following primers（all positions are relative to the Cap site）：For the 3-globin gene，forward primer（-47 to -23）5′-GGAGCCAGGGCTGGGCATAAAAGT-3′；reverse primer（+1539 to +1564）5′-TCAAGG CCCTTCATAATATCCCCCA-3′；for the α-globin gene，forward primer（-17 to +2）5′-CGCGCTCGCGGCCCGGACC-3′；reverse primer（+743 to +768）5′-GGGAGGCCCATC GGGCA6GAGGAAC-3′. The amplified fragments contained 1161 bp for the β-globin gene and 785 bp for the α-globin gene. Sequencing was with the method of Sanger et al[10].

The Families. The propositus with the 3 chain variant was a 55-year-old Chinese man who participated in a screening program for hyperlipoproteinemia. Blood samples from eight members of this family were analyzed and three, including the propositus, were found to have the same variant. The propositus with the a chain variant was a 28-year-old Chinese man who was screened for hepatitis-associated antigens. Three additional members of his family were found to have the variant, namely his mother, brother, and sister. All persons had normal hematological values.

Hemoglobin (Hb) Structural Analysis. The two abnormal Hbs were detected by cellulose acetate electrophoresis, starch agarose gel electrophoresis, IEF, and HPLC. The quantities were determined by cation exchange HPLC and were 40.9% for the B chain variant, and 24.3% for the α chain variant. The abnormal Hbs were isolated by DE-cellulose chromatography and the individual chains by CM-52 chromatography[11]. Theα^X and β^X chains were digested with trypsin and the resulting peptides were separated by reversed phase HPLC[12]. The data obtained for the α^Xchain showed an abnormal αT-14 that eluted between the αT-1, 2 and αT-3 peptides. Its amino acid composition analysis showed that it contained one tyrosine residue and one leucine residue, indicating an Arg->Leu replacement at position αl41; this identifies the variant as Hb Legnano[13].

The results obtained for the β^Xglobin were somewhat complex: Three abnormal fragments were observed that were identified through amino acid analyses as βT-9, 10, βT-9, 10, 11, and βT-8, 9, 10, 11; all three zones contained one extra aspartic acid residue and one less glycine residue. In order to further define the location of the G1y->Asp replacement, diluted formic acid was used to hydrolyze these individual ccnnplex peptides[14], whereafter the fragments were separated by HPLC. Data from amino acid analysis(not to be presented in detail)showed that the glycine residue in position 83 was substituted by aspartic acid. This abnormal Hb is known as Hb Pyrgos or $\alpha 2 \beta 2^{83}$ (EF7) Gly->Asp[15].

DNA Sequencing. Analysis of the amplified DNA samples identified a G->T mutation in codon 141 (CCT for arginine to CTT for leucine) of the αl-globin gene, and a G->A mutation in codon 83 (GGC for glycine to GAC for aspartic acid) of the β-globin gene (data not shown). Thise results confirm the observations made through protein analysis.

Hb Legnano was first found in four members In three generations of a family living in Italy[13]. Our family is the second ever observed and the first in the Chinese population. Hb Pyrgos was first observed in two brothers, and their mother, of a Greek family[15]. It was also present in an African Black from the Republic of Mali[16]and in a Japanese family[17].Ours is the fourth case in the world and is the first found in Chinese.

The amino acid at position αl41, i.e. at the C-terminus, participates in the stereochemistry of the Bohr effect. Thus, the substitution of this arginine by leucine results in an increased oxygen affinity. Unfortunately, the oxygen affinity of the variant could not be determined because of the condition of the sample. The substitution in Hb Pyrgos is located on the external surface of the Hb molecule and is not expected to affect its stability.

This study was supported in part by the United States Public Health Services research grant HLB-05168.

【REFERENCES】

[1] Qin，W-B.，Li，C-L.，Chui，L-X.，Chen，Q-M.，and Yue，X-L.，Acta Blochim. Biophys. Sin.，10：333，1978.

[2] Righetti，P.G.，Gianazza，E.，Bianchi-Bosisio，A.，and Cossu，G.，in The Hemoglobinopathies，edited by T.H.J. Huisman，Methods in Hematology，Vol. 15，page 47，Churchill Livingstone，Edinburgh，1986.

[3] Huisman，T.H.J. and Jonxis，J.H.P.，The Hemoglobinopathies Techniques of Identification，Clinical and Biochemical Analysis，Vol. 6，Marcel Dekker，Inc.，New York，1977.

[4] Bisse，E. and Wieland，H.，J. Chromatogr.，434：95，1988.

[5] Kutlar，A.，Kutlar，F.，Gu，L-G.，Mayson，S.M.，and Huismart，T.H.J.，Hum. Genet.，85：106，1990.

[6] Shelton，J.B.，Shelton，J.R.，and Schroeder，W.A.，J. Liq. Chromatogr.，7：1969，1984.

[7] Kutlar，F.，Kutlar，A.，and Huisman，T.H.J.，J. Chromatogr.，357：147，1986.

[8] Poncz，M.，Solowiejczyk，D.，Harpel，D.，Mory，Y.，Schwartz，E.and Surrey，S.，Hemoglobin，6：27，1982.

[9] Li，H-W.，Codrington，J.F.，Schiliro，G.，Wadsworth，L.D_，Beris，Ph.，Adekile，A.D.，and Huisman，T.H.J.，Hemoglobin，15：77，1991.

[10] Sanger，F.，Nlcklen，S.，and Coulson，A.R.，Proc. Natl. Acad. Sci. USA，74：5463，1977.

[11] Clegg，J.B.，Naughton，M.A.，and Weatherall，D.J.，J. Mol • Biol.，19：91，1966.

[12] Wilson，J.B.，Lam，H.，Pravatmuang，P.，and Huisman，T.H.J.，J. Chromatogr.，179：271，1979.

[13] Mavilio，F.，Marinucci，M.，Tentori，L.，Fontanarosa，P.P.，Rossi，U.，and Biagiotti，S.，Hemoglobin，2：249，1978.

[14] Inglis，A.S.，in Methods in Enzymology，edited by C.H.W. Hirs and S.N. Timasheff，Vol. 91，page 324，Academic Press，New York，1983.

[15] Tatsis，B.，Sofroniadou，K.，and Stergiopoulos，C.I.，Proceedings of the Annual Meeting of the American Society of Hematology，Miami，FL，Abstract 168，1972.

[16] Tatsis，B.，Sofroniadou，K.，and Stergiopoulos，C.I.，Blood，47：827，1976.

[17] Shibata，S.，Miyaji，T.，and Ohba，Y.，Hemoglobin，4：395，1980.

第三章　血红蛋白 Fannin-Lubbock

这个异常血红蛋白不是由中国带去的，是来自西班牙的标本。它是一种 β 链异常的血红蛋白，原来认为它是在 β111 处有一个突变，即 GTC→CTC（缬氨酸 Val→亮氨酸 Leu），经过我们的基因测序，发现，除上述变异外，还有另外的突变，那就是 β119 处 GGC→GAC（甘氨酸 Gly→天冬氨酸 Asp）。文章发表与美国血红蛋白 HEMOGLOBIN 杂志 1994 年 18 卷 4-5 期 297-306 页。原文如下。

Hb Fannin-Lubbock in Five Spanish Families is Characterized by Two Mutations：β111 Gtc→Ctc（Val→Leu）and β119 Ggc→Gac（Gly→Asp）

W-B. Qin[1]，D.D. Pobedimskaya[1]，T.P. Molchanova[1]，J.B. Wilson[1]，L-H. Gu[1]，J.Ma. de Pablos[2]，and T.H.J. Huisman[1]

1 Laboratory of Protein Chemistry and Department of Biochemistry and Molecular Biology Medical College of Georgia，Augusta，GA 30912-2100，USA

2 Servicio de Hematologia，Ciudad Sanitaria "Virgen de las Nieves"，18014 Granada，Espana

Hemoglobin，18：4-5，297-306（1994）

ABSTRACT

We have sequenced the amplified β-globin genes of five，apparently unrelated，Spanish adults with a fast-moving hemoglobin variant，and observed a GGC→GAC mutation at codon 119 which identified the abnormality as Hb Fannin-Lubbock or α2β2119（GH2）Gly→Asp. In addition，we found a GTC→CTC change at codon 111 which leads to a Val→Leu replacement at this location. Protein analysis of the $\beta^A$and β^X chains from one of these individuals confirmed that both mutations are located on the same chromosome. It is hypothesized that some other known variants may carry an additional mutation in one of their exons，resulting in a si lent amino acid substitution which may have an effect on some physicochemical property. In the case of Hb Fannin-Lubbock，it appears likely that the Val→Leu replacement at β111，rather than the Gly→Asp replacement of β119，is the cause of the instability of the variant. The Hb Fannin-Lubbock variant in these Spanish families had a normal oxygen af finity.

INTRODUCTION

Sequence analysis of amplified DNA containing one of the human globin genes from an individual with one of the many hemoglobinopathies can result in some unexpected findings such as the additional presence of an, often silent, second mutation. Some examples have been reported; one of the most striking cases is that of a German child with thalassemia intermedia due to a compound heterozygosity for a thalassemic hemoglobin (Hb) (Hb Dhonburi, Val→Gly at codon (CD) 126 of the β chain; GTG→GGG) and the common β-thalassemia (β-thal) mutation IVS-I-5 (G→C) [1]. However, continued sequencing of the β-globin gene with the IVS-I-5 mutation identified a change at CD 18(GTG→ATG)which results in the formation of the variant Hb Baden [α2β2 18(A15)Val→Met]. Here we describe a comparable observation; five Spanish subjects with Hb Fannin-Lubbock [α2β2 119(GH2)Gly→Asp; GGC→GAC] had an additional mutation at CD 111 (GTC→CTC) resulting in the (silent) amino acid replacement Va->lLeu, which had not been recognized before.

【 **MATERIALS AND METHODS** 】 Blood Sawples. These were collected in vacutainers with EDTA as anticoagulant and shipped by air from Spain to Augusta, GA, USA. Informed consent was obtained.

Hb Analysis. Hematological data were obtained with an automated cell counter. Red cell lysates were analyzed by isoelectro- focusing (IEF) [2], cation exchange high performance liquid chromatography(HPLC)[3, 4], and reversed phase HPLC[5, 6]. The stability of the variant was evaluated with an n-butanol test[7]. The variant and Hb A were isolated from a red cell lysate by DEAE-cel- lulose chromatography[8]and concentrated by filtration under vacuum. The α and β (or β^X) chains were separated by preparative CiQ reversed phase HPLC[9]. The isolated β^A and β^X chains were ami noethylated[10]and next digested with TPCK-trypsin for 8 hours at room temperature and at pH 8.2-8.5. Fragments in these tryptic digests were separated by reversed phase HPLC[11]and their amino acid compositions determined with a fully automated amino acid analyzer.

DNA Analyses. DNA was isolated from the white cells with the method of Poncz et al[12]. Amplification of the B-globin gene and sequencing of the three exons was with the same methods as used before[13, 14], and which are detailed in a recently completed laboratory manual[15].Oxygen Affinity Measurements.These were made for isolated Hb A and Hb X in 0.1 M phosphate buffer(pH values: 7.2; 7.4; 7.6)at 37°C in a Hemox analyzer(TCS Medical Products Company, Southampton PA, USA)

RESULTS

The Subjects. All five donors were parents of babies who were found to have a fast-moving Hb variant by cellulose acetate electrophoresis during a testing program for abnormalities in the newborn. None of the babies or their parents had clinical symptoms or hematological abnormalities (subject MP is recovering from an iron deficiency anemia) . Table 5-3-1 lists the hematological data for the five adults; measurements were made for blood samples after a voyage of 3 to 5 days. Data obtained with the n-butanol test showed that the variant was unstable (positive after 15 to 30 minutes exposure) .

Hb Analyses. A fast-moving variant was detected in all five samples by IEF. The abnormal Hb eluted in front of Hb A on a cation exchange HPLC column(Fig. 5-3-1); its quantity averaged

37.4%(range 33.7%-43.5%). The β^X chain also readily separated from anda by reversed phase HPLC; it eluted between these two chains (Fig. 5-3-1) and averaged 40.9% (range 35%-45%) of the total β chains ($\beta^A + \beta^X$).

DNA Analyses. Sequence analysis of amplified DNA readily identified a G→A mutation in CD 119(GGC→GAC), which corresponds to a Gly→Asp replacement and identifies the variant as Hb Fannin- Lubbock or α2β2 119(GH2)Gly→Asp. Interestingly, a second mutation was also present at CD 111; the normal triplet GTC was changed to CTC which corresponds to a Val→Leu replacement. Fig. 5-3-2 illustrates a segment of a sequencing gel with both mutations; all five subjects carried these two mutations.

Protein Analysis. In order to obtain additional evidence for the presence of the Gly→Asp and Val→Leu replacements in the β^X chain, the abnormal and normal β chains were isolated as Indicated above, ami noethylated and digested with a proteolytic enzyme. The resulting fragments were separated by reversed phase HPLC and the two chromatograms are shown in Fig. 5-3-3. All tryptic peptides were recovered from both chains and all had the expected composition except the T-12 fragments of the β^X chain. Five such fragments were isolated from the digest of the β^X chain. The minor of the two βT-12A fragments (normal sequence: Leu, Leu, Gly, Asn, Val, Leu, Val, AE-Cys) had the amino acid composition expected for the normal fragment; it also eluted in the same position as the T-12A of the β^A chain. The amino acid composition of the major of the two βT-12A peptides is listed in Table II and shows a Va1→ Leu replacement. The T-12B fragment (normal sequence: Val, Leu, Ala, His, His, Phe, Gly, Lys) was recovered as a minor T-12B(with a normal amino acid composition), as a larger βT-12B, and as a βT-12B, 13 dipeptide. The compositions of the latter two fragments are also given in Table II. A Gly→Asp replacement is noticed which occurs at the position adjacent to lysine at position 120; it is known to greatly strengthen the resistance of the lysine (at βl20) -glutamic acid (at β121) band to digestion with trypsin resulting in the recovery of the T-12B, 13 dipeptide. These analytical protein data indicate that the β^X chain of the variant in these Spanish individuals is indeed characterized by two amino acid replacements, namely a Gly→Asp at position 119 and a Val→Leu at position 111 (the second possibility of a Val→Leu replacement at position 109 is excluded by the data obtained in the DMA analysis) . The isolated β^X chain was slightly contaminated with the normal β^A chain, as is evident from the presence of small quantities of the normal βT-12A and βT-12B fragments.

Oxygen Affinity Analysis. No difference was observed in the P50 value, heme-heme interaction, and Bohr effect between the Hb A and Hb X (= isolated Hb Fannin-Lubbock) .

Table 5-3-1 Hematological and Hb Composition Data

Subjects	IGS	SOP	AOP	NL	MP
Sex/Age	F-Adult	M-Adult	M-Adult	F-Adult	F-Adult
Hb (q/dl)	11.4	15.1	16.3	14.4	9.6
RBC (10^{12}/1)	4.35	4.79	5.15	5.30	3.01

continued

Subjects	IGS	SOP	AOP	NL	MP
PCV（1/1）	0.43	0.50	0.52	0.52	0.34
MCV（fl）	98.9	105.0	100.4	98.5	111.0
MCH（pg）	26.2	31.5	31.7	27.2	31.9
MCHC（q/dl）	26.5	30.0	31.5	27.6	28.7
Hb A_2（%）[a]	2.9	3.0	3.2	2.8	3.2
Hb X（%）[a]	32.3	43.5	39.9	33.7	36.4
βX（% of total β）[b]	35.0	45.0	43.0	40.0	41.1

a. By cation exchange HPLC（3，4）

b. By reversed phase HPLC（5，6）

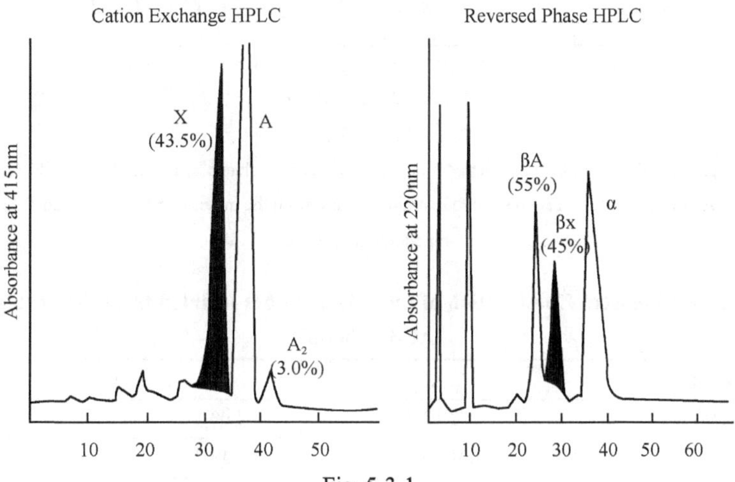

Fig. 5-3-1

Left. Separation of Hb X(= Hb Fannin-Lubbock)and Hb A by cation exchange HPLC. Right. Separation of the β^X and β^A chains by reversed phase HPLC.

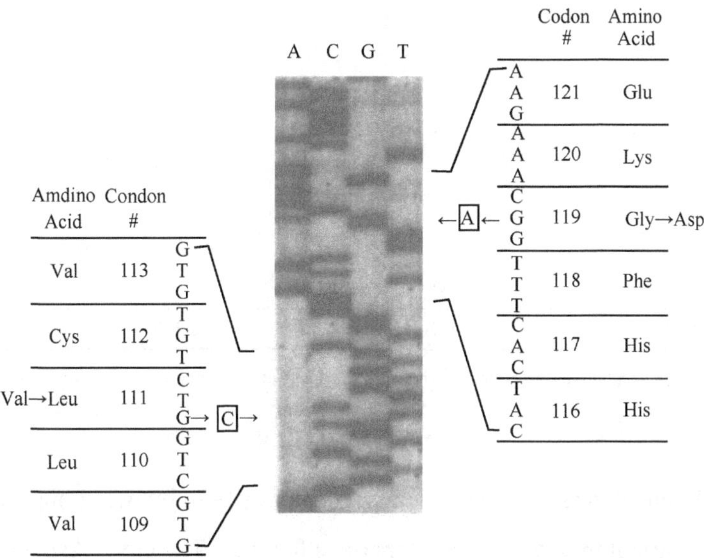

Fig. 5-3-2

Part of a sequencing gel of the amplified β-globin gene identifying a G→A mutation at CD 119 and a G→C mutation at CD 111.

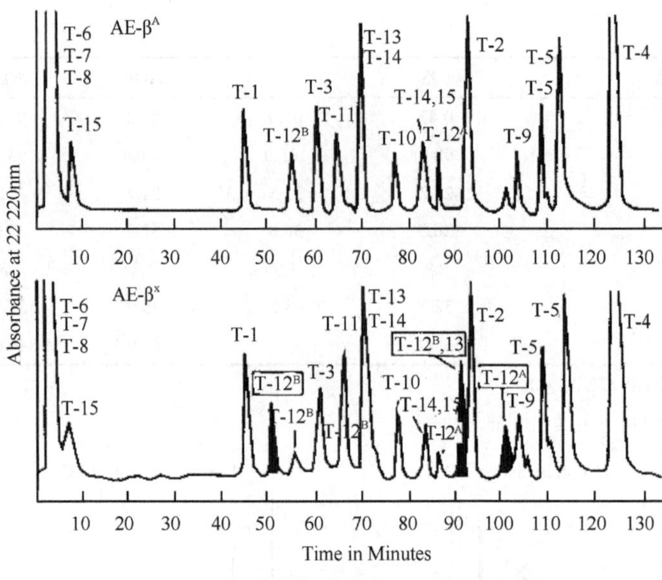

Fig. 5-3-3

Separation of tryptic peptides in digests of the ami noethylated（AE）β^A andβ^X chains by reversed phase HPLC（11）. The abnormal fragments T-12A，T-12A，13，and T-12B are boxed-in to distinguish these from the minor normal T-12A and T-12B fragments；see text for additional details.

Table 5-3-2 The Amino Acid Composition of the T-12 Peptides Isolated from the Tryptic Digest of the AE-β^X Chain[a]

Amino Acid	T-12[a]	T-12	T-12^B，13
Aspartic acid	1.02（1）	1.00（0）	1.04（0）
Glycine	1.01（1）	0（1）	0（1）
Glutamic acid			3.08（3）
Histidine		1.51（2）	2.04（2）
Threonine			0.82（1）
Alanine		1.01（1）	2.75（3）
Proline			1.80（2）
Tyrosine			0.72（1）
Valine	1.00（2）	0.76（1）	1.87（2）
Leucine	3.97（3）	1.19（1）	1.08（1）
Phenylalanine		1.05（1）	1.92（2）
Lysine		1.00（1）	1.86（2）
AE-Cysteine	1.00（1）		
Position in Chain	105-112	113-120	113-132

a. Values expected for the peptides of the normal β^A chain are listed between parentheses；values are in moles/mole.

DISCUSSION

Hb Fannin-Lubbock was discovered independently in 1976 by two groups of investigators[16, 17], who observed the variant in two Mexican-American families. The Gly→Asp replacement at position β119 was readily determined but a possible Val->Leu change is not mentioned in these publications. It was also observed that the variant had a decreased stability. Two other variants with a mutation at CD 119 have been reported: Hb Bougardirey-Mali [β119 (GH2) Gly→Val][18], which was present in a normal African in an amount of about 35% and was reported to be slightly unstable, and Hb Iowa (Gly→A1a) [19]in a Black family which had a normal stability and normal oxygen carrying properties.

The data described here for the five Spanish persons with "Hb Fannin-Lubbock" show that their variant is characterized by two mutations, namely β119 Gly→Asp and β111 Val→Leu, and is definitely unstable. Attempts to locate the persons with Hb Fannin- Lubbock who were studied in 1976 were unfortunately unsuccessful; their (Spanish) Mexican background suggests the possibility that their variant may also carry the same two amino acid replacements.

Two amino acid substitutions have been reported for the valine residue at position 111, namely Val→Phe in Hb Peterborough[20]and Val->Ala in Hb Stanmore[21]. These two variants have a decreased stability and a reduced affinity for oxygen. Valine at position β111 is an internal residue at the al^l interphase and is involved in multiple contacts[22]. Replacement of the valine residue by either phenylalanine or alanine or leucine(as in our subjects)likely interferes with this α1β1 contact, and thus affects some physicochemical properties of the Hb molecule. It is therefore possible that the Val→Leu substitution at β111, rather than the Gly→Asp substitution at β119, is responsible for the decreased stability of Hb Fannin-Lubbock; this indirectly supports the possibility that the original Hb Fannin-Lubbock variant also carried the two replacements. It is worth noting that the Hb Fannin-Lubbock in the Spanish families had normal oxygen affinity properties; the same has been reported for the variant present in the Mexican-American families[16, 17].

The present observation again indicates the danger of a 1 im- ited analysis either at the DNA level or at the protein level, and one wonders how many of the reported variants with single amino acid replacements have in fact one or even more additional changes in their amino acid sequence. There are indeed already a large number of variants known with two amino acid substitutions and the recent list of abnormal Hbs published in this journal mentions 14 such abnormalities[23]. A careful evaluation of the various properties of an apparently well-defined variant is in order; the unexpected altered position of the β^X chain in the reversed phase chromatogram (Fig. 5-3-1) cannot be explained by the Gly→Asp replacement but its change in hydrophobicity is obviously due to the second, neutral, Val→Leu replacement.

ACKNOWLEDGEMENT: This research was supported by the United States Public Health Service research grant HLB-05168.

【REFERENCES】

[1] Divoky, V., Bisse, E., Wilson, J.B., Gu, L-H., Wieland, H., Heinrichs, I., Prior, J.F., and Huisman, Biochim. Biophys. Acta, 1180: 173, 1992.

[2] Righetti, P.G, Gianazza, E., Bianchi-Bosisio, A., and Cossu, G, in The Hemoglobinopathies, edited by T.H.J. Huisman, Methods in Hematology, Vol. 15, page 47, Churchill Livingstone, Edinburgh, 1986.

[3] Bisse, E. and Wieland, H., J. Chromatogr., 434: 95, 1988.

[4] Kutlar，A.，Kutlar，F.，Gu，L-G.，Mayson，S.M.，and Huisman，T.H.J.，Hum. Genet.，85：106，1990.

[5] Shelton，J.B.，Shelton，J.R.，and Schroeder，W.A.，J. Liq. Chromatogr.，7：1969，1984.

[6] Kutlar，F.，Kutlar，A.，and Huisman，T.H.J.，J. Chromatogr.，357：147，1986.

[7] Molchanova，T.P.，Hemoglobin，17：81，1993.

[8] Huisman，T.H.J. and Jonxis，J.H.P.，The Hemoglobinopathies Techniques of Identification，Clinical and Biochemical Analysis，Vol. 6，Marcel Dekker，Inc.，New York，1977.

[9] Huisman，T.H.J.，J. Chromatogr.，418：277，1987. Downloaded by [University of Otago] at 11：23 14 October 2015 306 QINETAL.

[10] Jones，R.T.，Cold Spring Harbor Symposium，Quant. Biol.，29：297，1964.

[11] Wilson，J.B.，Lam，H.，Pravatmuang，P.，and Huisman，T.H.J，，J. Chromatogr.，179：271，1979.

[12] Poncz，M.，Solowiejczyk，D.，Harpel，B.，Mory，Y.，Schwartz，E.，and Surrey，S.，Hemoglobin，6：27，1982.

[13] Ma1corra-Azpiazu，J.J.，Wilson，J.B.，Molchanova，T.P.，Pobed- imskaya，D.D.，and Huisman，T.H.J.，Hemoglobin，17：457，1993.

[14] Pobedimskaya，D.D.，Molchanova，T.P.，Amernick，R.，Druskin，M.S.，Webber，B_B.，Wilson，J.B.，and Huisman，T.H.J.，Hemoglobin，17：505，1993.

[15] Molchanova，T.P.，Pobedimskaya，D.D.，Postnikov，Yu.V.，and Huisman，T.H.J.，Identification of Hemoglobin Variants Through DNA Analysis：A Laboratory Manual，in preparation.

[16] Moo-Penn，W.F.，Bechtel，K.C.，Johnson，M.H.，Jue，D.L.，Ther- rell，B.L.，Jr.，Morrison，B.Y.，Schmidt，R.M.，Biochim. Bio- phys. Acta，453：472，1976.

[17] Schneider，R.G.，Berkman，N.L.，Brimhal1，B.，and Jones，R.T.，Biochim. Biophys. Acta，453：478，1976.

[18] Chen-Marotel，J.，Braconnier，F.，Blouquit，Y.，Martin-Caburi，J.，Kanmerer，J.，and Rosa，J.，Hemoglobin，3：253，1979.

[19] Plaseska，D.，de Alarcon，P.A，，McMillan，S.，Walbrecht，M.，Wilson，J.B.，and Huisman，T.H.J.，Hemoglobin，14：423，1990.

[20] King，M.A.R.，Wiltshire，B.G.，Lehmann，H.，and Morimoto，H.，Br. J. Haematol.，22：125，1972.

[21] Como，P.F.，Wylie，B.R.，Trent，R.J.，Bruce，D.，Volpato，F.，Wilkinson，T.，Kronenberg，H.，Holland，R.A.B.，and Tibben，E.A.，Hemoglobin，15：53，1991.

[22] Perutz，M.F. and Lehmann，H.，Nature，219：902，1968.

[23] International Information Hemoglobin Center，Hemoglobin，18：77，1994.

第四章　有或无轻型 β-地贫的杂合体中 α^Q-链变异物的数量问题

这是一个研究定量关系的课题。在杂合体 $\alpha\alpha^Q/\alpha\alpha$：$\beta^A\beta^A$ 与 杂合体-$\alpha^Q/\alpha\alpha$：$\beta^A\beta^0$ Th之间，α^A链与 α^Q 链的合成比率，几乎相同。在杂合体-$\alpha^Q/\alpha\alpha$：β^A/β^A中，丢失一个正常的 α_2珠蛋白基因，可明显促进 $\alpha_2^Q\beta_2$ 四聚体的生成(达 26.8 %)。在杂合体 $\alpha\alpha^Q/\alpha\alpha$：$\beta^A/\beta^{0Th}\beta^A$中，丢失一个正常的 β 珠蛋白基因，可抑制 $\alpha_2^Q\beta_2$ 四聚体的生成（少于 10 %）。文章发表于美国血液学杂志 Am J Hematol 1994，45：91-93。原文如下。

Quantities of α^Q Chain Variants in Heterozygotes with and without a Concomitant β-Thalassemia Trait

W.-B. Qin，E. Baysal，K.F. Wong，T.P. Molchanova，D.D. Pobedimskaya，S. Sharma，J.B. Wilson，and T.H.J. Huisman

Department of Biochemistry and Molecular Biology，Medical College of Georgia，Augusta，Georgia（W.-B.Q.，E.B.，T.P.M.，D.D.P.，S.S.，J.B.W.，T.H.J.H.）; Institute of Pathology，Queen Elizabeth Hospital，Kowloon，Hong Kong（K.F.W.）

American Journal of Hematology 45：91-93（1994）

We have analyzed the quantities of α^x chain-containing hemoglobins（$\alpha_2^x\beta_2$ and $\alpha_2^x\delta_2$）in 14 heterozygotes for Hb Q-India [α64（E13）Asp→His] or Hb Q-Thafland [α74（EF3）Asp→His]; both amino acid replacements are the result of mutations in the α1-globin gene. Five of these persons（three with Hb Q-India and two with Hb Q-Thailand）had an additional β°thalassemia heterozygosity. The average quantities for Hb Q + Hb Q_2 In the four groups were 17.2%（$\alpha\alpha^Q/\alpha\alpha$; β^A/β^A）, 9.5%（$\alpha\alpha^Q/\alpha\alpha$; β^A/β^{oTh}）, 26.8%（-$\alpha^Q/\alpha\alpha$; β^A/β^A）, and 16.95%（-$\alpha^Q/\alpha\alpha$; β^A/β^{oTh}）. These variations can best be explained by a posttrans- lational control mechanism; an Imbalance in the α^A, α^Q, and β^A chain ratio will favor the $\alpha_2^Q\beta_2$ formation when an α-thalassemia is present and will reduce its formation in the presence of a β-thalassemia heterozygosity. © 1994 Wlley-Liss，Inc.

Key words：α-thalassemia，Hb Q-India，Hb Q-Thailand，globin gene

INTRODUCTION

There is considerable evidence that the level of an a chain variant in a heterozygote is lower when this person also has a β-thalassemia（β-thal）gene，although some investigators have reported that this is not the case [reviewed in 1].It may well be that both the type of a chain variant and that of the 0-thal allele（mainly（β°- and β^+-）are responsible for these observations. Recently，we had the opportunity to reexamine this phenomenon for two closely related a chain variants, Hb Q-India [α64 (E13) Asp→His] and Hb Q-Thailand [α74 (EF3) Asp →His], in heterozygotes with and without a well- defined β°-thal allele.

MATERIALS AND METHODS

Blood samples were collected in vacutainers with EDTA as anticoagulant and shipped by fast air service to Augusta, Georgia. Hematological data were collected with an automated cell counter. Red cell lysates were examined by isoelectrofocusing[2], and quantitation of the hemoglobin (Hb) components was by cation- exchange high-performance liquid chromatography (HPLC)[3]. The amino acid replacements in the a chains were identified through protein analysis [4] and sequencing of amplified DNA segments, which includes either the α2- or the αl-globin gene [5]. The (3-thal mutations were characterized by a similar procedure [6]. The possible presence of deletional a-thal determinants was evaluated with polymerase chain reaction (PCR) methodology; the method of Bowden et al. [7] was used to detect the SEA α-thal-1 deletion and that of Baysal and Huisman [8] for the detection of the smaller $-\alpha^{3.7}$ and $-\alpha^{4.2}$ α-thal-2 deletions.

RESULTS Hb Q-India [α64 (E13) Asp→His]

Eight Indian heterozygotes living in Canada, South Africa, and India participated. All had four α-globin genes (αα/αα); the Asp → His mutation was found to be located in the minor αl-globin gene. Three subjects had an additional β°-thal heterozygosity, which involved the splice junction mutant IVS-I-1 (G→T) common among Indians[9].Table 5-4-1 lists the available hematological data and the quantities of Hb Q ($\alpha_2{}^Q\beta_2$), Hb Q_2 ($\alpha_2{}^Q\delta_2$), and Hb A_2; all were obtained with the same cation-exchange HPLC procedure. The average value for the a^Q-containing Hbs in the heterozygotes was 17.2% in the absence of a β°-thal and 9.5% when a β°-thal heterozygosity was present.

Table 5-4-1 Hematological and Hb Composition Data for Hb Q-India [α64 (E13) Asp→His] and Hb Q-Thailand [α74 (EF3) Asp→His], Heterozygotes with and without αβ°-Thal Trait

Subject	Sex-age (years)	Hb (g/dl)	PCV (liter/liter)	RBC (10^{12}/liter)	MCV (fl)	MCH (pg)	Hb A_2 (%)	Hb Q_2 (%)	HbQ (%)
Hb	Q-India								
($\alpha\alpha^Q/\alpha\alpha$; β^A/β^A)									
M.G.	F-adult	—	—	—	—	—	2.2	0.2	17.2
B.S.	M-adult	12.0	0.345	4.21	92.0	28.5	3.2	0.3	16.8
D.N.	F-adult	—	—	—	—	—	2.4	0.4	15.7
C.H.	F-adult	11.2	0.370	3.89	95.0	28.8	2.4	0.3	16.1
S.J.	F-16	15.7	0.436	4.90	89.0	32.0	2.0	0.3	18.7
						Average	2.44	0.3	16.9
Hb	Q-India								
($\alpha\alpha^Q/\alpha\alpha$; β^A/β^{oTh})									
W.C.M.	M-32	—	—	—	—	—	4.4	0.5	8.0[a]
Y.J.	F-41	13.5	0.390	6.00	65.0	22.5	4.5	0.5	9.5[a]

continued

Subject	Sex-age (years)	Hb (g/dl)	PCV (liter/liter)	RBC (10^{12}/liter)	MCV (fl)	MCH (pg)	Hb A_2 (%)	Hb Q_2 (%)	HbQ (%)
P.K.	F-28	11.7	0.367	5.66	64.9	20.8	4.9	0.5	9.5[a]
						Average	4.6	0.5	9.0
Hb Q-Thailand [	$-\alpha^Q$ (4.2) /αα; β^A/β^A]								
D.N.	M-adult	14.7	0.525	5.42	96.0	27.1	2.3	0.6	25.9
L.F.	M-49	15.8	0.475	6.13	77.0	25.8	1.6	0.5	27.4
CC.	M-32	14.7	0.438	5.59	78.4	26.3	1.9	0.6	24.4
N.N.	F-61	9.1	0.283	3.63	80.0	25.1	1.3	0.4	27.4
						Average	1.8	0.5	26.3
Hb Q-Thailand [	$-\alpha^Q$ (4.2) /αα; β^A/β^{oTh}]								
L.M.	F-22	12.1	0.373	5.59	66.8	21.6	5.5	1.3	14.7[b]
L.C.	M-21	12.6	0.405	6.03	67.2	20.9	4.8	1.4	16.5[b]
						Average	5.15	1.35	15.6

a. The β-thal allele was identified as the IVS-I-1 (G→T) mutation.

b. The β-thal allele was identified as the frameshift at CDs 41/42 (-TTCT).

Hb Q-Thailand [α74 (EF3) Asp→His]

Six Chinese adults carried the Hb Q-Thailand abnormality; the mutation was in codon (CD) 74 of the αl- globin gene on a chromosome with a 4.2 kb deletion, which includes the entire α2-globin gene (data not shown). The average levels of Hb Q and Hb Q_2 in the four subjects without an additional β-thal were 26.3% and 0.5%, respectively (Table I). The two Hb Q-Thailand heterozygotes who were also heterozygous for the CDs 41/42 (-TTCT) frameshift, common among Chinese [9], were the children of a Chinese patient with Hb Q-Thailand/Hb H disease; his genotype was determined to be $-\alpha^Q$/- (SEA); β^a/β^a (data not shown). The children apparently inherited the β-thal allele from their mother, who was not available for study. Their average Hb Q and Hb Q_2 levels were 15.6% and 1.35%, respectively.

All five patients with a β°-thal heterozygosity had the expected increase in δ chain-containing Hbs; in the three with Hb Q-India, this value was 5.1%, and, in the two with Hb Q-Thailand, it was 6.5% (Table I).

DISCUSSION

It is of interest to compare the quantitative data in ail 14 subjects with a Hb Q heterozygosity. In doing so, it is assumed that the α-Q-India and α-Q-Thailand chains have an equal affinity for combining with pβchains to form the $\alpha_2^Q\beta_2$ tetramer; both Hb Q tetramers have a normal stability as determined via several stability methods.

The level of 17.2% for an $\alpha\alpha^Q/\alpha\alpha$ heterozygote is as expected for a mutation in an αl-globin gene and is definitely lower than that observed for stable a variants with a mutation in the α2-globin gene. The presence of an additional β°-thal trait (genotype: $\alpha\alpha^Q/\alpha\alpha$; β^A/β^{oTh}) reduces the Hb Q level to 9.5%, a reduction of nearly 50%. Apparently the formation of normal Hb A

($\alpha_2\beta_2$) is preferred over that of HbQ ($\alpha_2{}^Q\beta_2$) probably because of the replacement of an acidic for a basic amino acid. The presence of an a-thal-2 trait(genotype: $-\alpha^Q/\alpha\alpha$; β^A/β^A)increases the level of α^Q-containing Hbs to 26.8%, an increase of ∽50%. The additional presence of a β°-thal (genotype: $-\alpha^Q/\alpha\alpha$; β^A/β^{oTh}) reduces this level from 26.8% to 16.95%, which is the same as the 17.2% for the α^Q heterozygote(genotype: $\alpha\alpha^Q/\alpha\alpha$; β^A/β^A). Assuming that a difference in affinity between α^Q and β^A chains and between α^A and β^A chains is the major cause for this variation in the level of Hb Q in these patients, one can conclude that the synthesis ratio between α^A and α° chains in the $\alpha\alpha^Q/\alpha\alpha$; β^A/β^A and the $-\alpha^Q/\alpha\alpha$; β^A/β^{oTh} conditions is nearly identical. The loss of one normal α2-globin gene in the $-\alpha^Q/\alpha\alpha$; β^A/β^A heterozygote greatly promotes the formation of the $\alpha_2{}^Q\beta_2$ tetramer (26.8%), while the (functional) loss of one normal β-globin gene in the $\alpha\alpha^Q/\alpha\alpha$; β^A/β^{oTh} affects the formation of $\alpha_2{}^Q\beta_2$ to the extent that <10% of this variant is present in such persons. Indeed, the posttranslational mechanism of tetramer formation is a powerful determinant for the quantity of the a chain-containing Hbs in heterozygotes.

【REFERENCES】

[1] Weatherall DJ, Clegg JB: "The Thalassaemia Syndromes. 3rd ed." Oxford: Blackwell Scientific Publications, 1981.

[2] Righetti PG, Gianazza E, Bianchi-Bosisio A, Cossu G: Conventional isoelectric focusing and immobilized pH gradients for hemoglobin separation and identification. In Huisman THJ (ed): "The Hemoglobinopathies." ' Edinburgh: Churchill Livingstone, 1986, p47.

[3] Bisse E, Wieland H: High-performance liquid chromatographic separation of human haemoglobins∽Simultaneous quantitation of foetal and glycated haemoglobins. J Chromatogr 434: 95, 1988.

[4] Wilson JB, Lam H, Pravatmuang P, Huisman THJ: Separation of tryptic peptides of normal and abnormal a, p, -y, and 8 hemoglobin chains by high-performance liquid chromatography. J Chromatogr 179: 271, 1979.

[5] Yiiregir GT, Aksoy K, Curuk MA, Dikmen, N, Fei Y-J, Baysal E, Huisman THJ: Hb H disease in a Turkish family resulting from the interaction of a deletional a-thalassaemia-1 and a newly discovered poly A mutation. Br J Haematol 80: 527, 1992.

[6] Divoky V, Bisse E, Wilson JB, Gu L-H, Wieland H, Heinrichs I, Prior JF, Huisman THJ: Heterozygosity for the 1VS-I-5(G→C) mutation with a G→A change at codon 18 (Val→Met; Hb Baden) in cis and a T→G mutation at codon 126 (Val→Gly; Hb Dhonburi) in trans resulting in a thalassemia intermedia. Biochim Biophys Acta 1180: 173, 1992.

[7] Bowden DK, Vickers MA, Higgs DR: A PCR-based strategy to detect the common severe determinants of a-thalassaemia. Br J Haematol 81: 104, 1992.

[8] Baysal E. Huisman THJ: PCR-based methodology for the detection of common α-thal-2 determinants. Abstract, 5th International Conference on Thalassaemias and the Haemoglobinopathies, Nicosia, Cyprus, April 1993.

[9] The β- and δβ-thalassemia repository. Hemoglobin 16: 237, 1992.

第五章　α-地贫与胎儿血红蛋白

多种因素能影响地中海贫血（Th）患者血中胎儿血红蛋白（HbF）水平。这些因素包括，珠蛋白基因 promoters 区以及局部控制区 2（LCR2）的序列变异等。人体有 4 个 α 基因（αα/αα），α-地贫时 α 基因减少（如-α/αα、-α/-α），由文中表 1 可以看出，αα/αα 时 HbF 为 10.0±4.3，-α/αα 时 HbF 为 8.6±3.7，-α/-α 时 HbF，7.4±0.6。这说明，α-地贫时 HbF 的减少，这种减少与 α 基因的缺失程度正相关。文章发表于美国血液杂志 Blood 1994，84：3241-3242　原文如下。

α-Thalassemia and Fetal Hemoglobin

To the Editor：

The level of hemoglobin(Hb)F in patients with sickle cell anemia(SS)or thalassemia(thal) is influenced by numerous factors that include sequence variations in promoters of the globin genes and in the locus control region-2(LCR-2), the age and sex of the patients, and the number of activeα-globin genes.[1] The latter involves a decrease in Hb F when anα-chain deficiency（α-thal）exists because the formation ofαβ（Hb A）or $\alpha\beta^s$（Hb S）dimers is preferred over αγ（Hb F）dimers.[2, 3] Data for SS patients[1] and for δβ-thal heterozygotes[4] have shown a direct correlation between the severity of the α-chain deficiency and the decrease in the level of Hb F. Similar results are provided in Table 1，which lists average values for SS patients 10 years or older to exclude any age-related effect. The decrease in Hb F level is most evident in SS patients with a haplotype no. 31（Asian）homozygosity who are high Hb F producers.

Additional information has come from analysis of blood samples from the so-called SEA-β-thal heterozygotes；this deletion is characterized by a deletion of ～27 kb（including the β-globin gene and the LCR-5，3 to β）and high Hb F levels.[5] We reevaluated the levels of Hb F and $^G\gamma$ in members of a Vietnamese family and a Cambodian family[5] and in two members of a recently discovered Mongolian family(father and son；both adults)；of the seven heterozygotes, one carried 5 α-，three 4 α-，two 3α-，and one 2α-globin genes. Direct correlations between the degree of a-chain deficiency and the level of Hb F（highest value 43.5%；lowest value 14.1%), as well as the ^{G}y value（highest value 68.8%；lowest value 60.4%), were observed（Fig 5-5-1）.Sequence analysis of $^G\gamma$ promoters showed that the $^G\gamma$ gene of the chromosome with the deletion carried a T at position -158(associated with high $^G\gamma$ values[6]), whereas that of the normal chromosome had a C at that position（associated with low $^G\gamma$ values）. Fig. 5-5-1 also lists the individual data for the 22 SS patients with haplotype no. 31（Indian；with a T at position -158 of the $^G\gamma$ promoter and with high $^G\gamma$ values). A direct correlation is present between the number of α-globin genes and the levels of Hb F but not between that number and the level of $^G\gamma$.

Table 5-5-1 Levels of Hb F and $^{G}\gamma$ in SS Patients, Ages 10 Through 32 Years, With and Without an α-Thalassemia

Haplotype	αα/αα			—α/αα			—α/—α		
	n	Hb F	$^{G}\gamma$	n	Hb F	$^{G}\gamma$	n	Hb F	$^{G}\gamma$
19-19	47	10.0 ± 4.3	37.9 ± 4.4	10	8.6 ± 3.7	41.7 ± 6.2	3	7.4 ± 0.6	39.1 ± 2.4
20-20	17	8.3 ± 5.8	40.4 ± 4.5	10	6.1 ± 3.4	39.0 ± 3.9	0	—	—
31-31	5	24.7 ± 3.2	67.3 ± 5.4	10	19.8 ± 7.5	68.7 ± 3.4	7	14.8 ± 4.1	69.1 ± 4.1

Males and females; values are averages plus standard deviations.

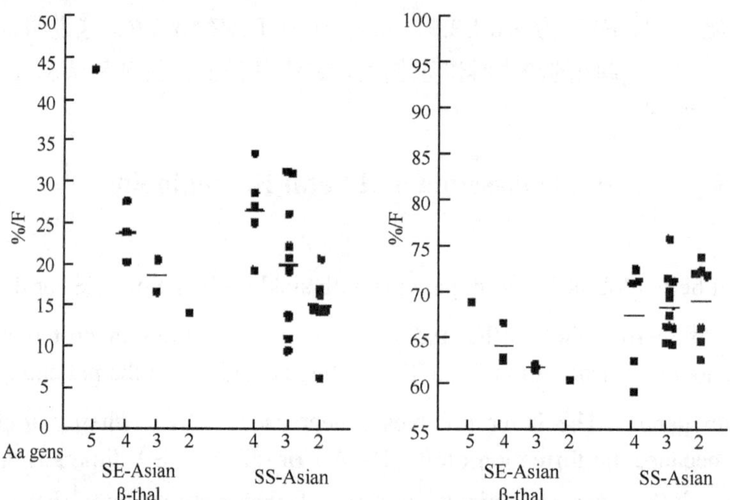

Fig. 5-5-1 The levels of Hb F and $^{G}\gamma$in seven subjects with a heterozy- gosity for the SEA-β-thal and in 22 SS patients with a homozygosity for haplotype no. 31（Indian）. The Hb F level was meatured by cation exchangs HPLC[7] and the $^{G}\gamma$ value by reversed-phase high-perfor- mance liquid chromatography.[8] The number of active α-globin genes was determined by polymerase chain reaction[9]; the α-thal-2 types observed were the -3.7-kb delection（in the subjects with the β-thal）and the -3.7-kb and -4.2-kb delections in the SS patients.

These data support the concept that(severe)α-chain deficiencies result in low levels of Hb F in disorders which are, among others, characterized by a (greatly) increased γ-chain production. The results obtained for the SS patients indicate that the production of both types of γ chain ($^{G}\gamma$ and $^{A}\gamma$) is decreased equally. The decrease in the $^{G}\gamma$ level seen in the seven subjects with the SEA-β-thal (an ∽10% decrease from ααα/αα to -α/-α) is likely caused by a modest increase in γ-chain production by the two γ-globin genes on the normal chromosome(in a ratio of ∽30% $^{G}\gamma$ to 70% $^{A}\gamma$), which may result from the more severe anemia seen in these heterozygotes when an additional α-thal-2 condition is present. Apparently the variations in the Hb F and $^{G}\gamma$ values result from an interplay of different mechanisms.

ACKNOWLEDGMENT

This research was supported by the United States Public Health Services Research Grant HLB-05168.

E. Baysal W-B. Qin T.HJ. Huisman

Laboratory of Protein Chemistry
Department of Biochemistry and Molecular Biology
Medical College of Georgia
Augusta, GA

【REFERENCES】

[1] Adekile AD, Huisman THJ: Hb F in sickle cell anemia. Expe- rientia 49: 16, 1993

[2] Abraham EC, Huisman THJ: Differences in affinity of variant βchains for a chains: A possible explanation for the variation in the percentages of β chain variants in heterozygotes. Hemoglobin 1: 861, 1977

[3] Qiu CC, Abraham EC: Evidence for posttranslational control of fetal hemoglobin synthesis. Am J Hematol 29: 58, 1988

[4] Oner C, Gurgey A, Altay C, Kutlar F, Huisman THJ: Variation of the level of fetal hemoglobin in(δβ)° -thalassemia heterozygotes with different numbers of α-globin genes. Am J Hematol 34: 230, 1990

[5] Dimovski AJ, Divoky V, Adekile AD, Baysal E, Wilson JB, Prior JF, Raven JL, Huisman, THJ: A novel deletion of ~27 kb including the β-globin gene and the locus control region 3'HS-1 regulatory sequences: β°-Thalassemia or hereditary persistence of fetal hemoglobin? Blood 83: 822, 1994

[6] Gilman JG, Huisman THJ: DNA sequence variation associated with elevated fetal $^{G}\gamma$ globin production. Blood 66: 783, 1985

[7] Bisse E, Wieland H: High-performance liquid chromatographic separation of human haemoglobins—Simultaneous quantitation of foetal and glycated haemoglobins. J Chromatogr 434: 95, 1988

[8] Shelton JB, Shelton JR, Schroeder WA: High performance liquid chromatographic separation of globin chains on a large-pore C_4 column. J Liq Chromatogr 7: 1969, 1984

[9] Baysal E, Huisman THJ: Detection of common deletional α- thalassemia-2 determinants by PCR. Am J Hematol 46: 208, 1994

第六篇　基因多态性研究

第一章　简　介

（1）本篇内容主要是作者所招硕士研究生的毕业论文，基本上都是基因多态性方面的文章。

（2）这里的硕士研究生有三种情况。

1）作者本人招的研究生，作者是通讯作者或相当于通讯作者。

2）作者与其他人合招的研究生，作者不是通讯作者，但文章里有名。

3）临床研究生，文章里没名，研究生前来求助，作者帮助他们完成部分毕业论文（选题和实验）。

（3）有些毕业论文已经正式发表，有些是原来毕业论文。

（4）有些文章得过奖，如：

1）王彩丽、张艳辉、韩丽红等的文章，得过内蒙古科技进步二等奖。

2）吴丽娥、孙红英等的文章，得过包头市科技进步三等奖。

3）和姬玲等的文章，得过全国老年周围动脉硬化疾病防治专题研讨会二等奖。

4）可能还有，尚未报上来。

第二章　内蒙古地区基因多态性分析

第一节　内蒙古蒙古族人群血管紧张素Ⅰ转换酶（ACE）基因多态性分析

邢晓雁　秦文斌　雎天林
（包头医学院基因诊断研究所，014010）

【摘要】**目的**　观察血管紧张素Ⅰ转换酶（ACE）基因第16内含子插入/缺失多态性在内蒙古地区蒙古族人群中的分布。**方法**　采用聚合酶连锁反应（PCR）检测150例内蒙古地区蒙古族标本ACE基因16内含子插入/缺失多态标记，得到三种基因型：缺失纯合子（DD）、插入纯合子（Ⅱ型）及插入/缺失杂合子（DI型）。并对所有普通PCR定为DD型的样本进行插入特异性PCR检测，以减少误分型率。统计各基因型频率，计算等位基因频率。**结果**　内蒙古地区蒙古族ACE基因三种基因型频率分别为：DD型20. 0%，DI型41.3%，Ⅱ型38. 7%；D、I两等位基因频率为40.7%和59.3%。**结论**　蒙古族与汉族资料比较，等位基因频率差异均无显著性，基因型频率与多数资料差异无显著性；蒙古族等位基因频率及基因型频率与鄂温克族、达斡尔族、白种人及黑种人差异均存在显著性。ACE基因多态性存在人种的差别，而是否不同民族、地区间也存在差别尚待进一步研究。

【关键词】　血管紧张素Ⅰ转换酶基因；聚合酶连锁反应（PCR）；多态性；蒙古族

The Analysis of Aangiotensin Ⅰ Converting Enzyme（ACE）Genes Polymorphism in the Mongol Ia Nationality in Inner Mongolia

XIN Xiaoyan　QIN Wenbin　JU Tianlin
（Institute of Gene Diagnosis of Baotou Medical Collage，Baotou 014010，China）

【Abstract】 **Objective** The aim of this study is to observe the dist ribution of the I/D polymorphism of angiotensin 1- converting enzyme gene 16 intron in the Mongo lian population in Inner Mongolia. Methods：An insertion /deletion（I /D）polymorphism of the ACE I gene is detected by polymerase chain reaction（PCR）in 150 healthy subjects of Mongolin nationality. Our experiment displays three kinds of ACE genotypes：homozygotes of deletion（DD）, homozygotes of insertion（Ⅱ）, and hetero zygotes of insertion and deletion（DI）. In order to reduce the frequency o f mistype, all samples o f DD which are typed by the common PCR are retyped by insertion specific PCR. **Results** Among the Mongolian people, the distribution of frequency of ACE I /D genotypes is 20%(DD), 41. 3%(DI), and 38. 7%(Ⅱ), respectively. The frequency of allele is 40. 7% for D, 59. 3% for I. **Conclusion** There is no significant difference in the frequency of allele and genotypes among the Mongo lian and the Han. A drama tic difference lies among the Mongolian, Dahur, Ewenk, Caucasians, and African Americans. The polymorphism of ACE gene is related to the race, but it needs more research to identify whether it is related to the ethnic and a real groups.

【**Key words**】 Angio tensin Ⅰ-converting enzyme gene; Mongolian Polymerase chain reaction (PCR); Polymorphism

血管紧张素 I 转换酶（ACE）是肾素-血管紧张 素系统的关键酶，并对缓激肽的降解起重要作用。ACE 主要受控于 ACE 基因人类 ACE 基因位于染色体 17q23[1]，其长度为 21Kb[p,3]，由 26 个外显子和 25 个内含子组成，其中第 16 内含子长度为 287bp 的 Alu 序列存在插入（insertion）缺失（deletion）多态性，此 I/D 多态性与血循环中 ACE 水平有密切关系[4]，且 ACE 基因多态性可能与多种疾病的发病倾向、药物 疗效及预后等存在联系，且发现 I/D 多态性存在种族 差异[5]，因此对 ACE 基因 I/D 多态性的研究对于了解 其与疾病的关系及在分子水平上阐明某些疾病在不同种族间患病率存在差异的原因等方面有重要意义，蒙古族是我国主要的少数民族，对其 ACE 基因的研究 鲜见报道本文应用聚合酶连锁反应（polymerase chain reaction，PCR）技术对内蒙古地区蒙古族人群 ACE I/D 多态性进行分析，以期为 ACE 基因群体遗 传学和蒙古族民族研究提供资料。

1 材料与方法

1.1 材料 血样标本均采自内蒙古工业大学新生体检健康的蒙古族自愿者。经家系调查祖籍为蒙古族且三代以上父母双方均为蒙古族者入选，共选取 150 人，其中男性 97 人，女性 53 人，平均年龄 20±2 岁。取静脉血 2ml ，室温静置后除去血清，血凝块于–20℃冷冻保存，以备提取 DN A。

1.2 方法

1.2.1 DNA 的提取 将保存的血凝块挤压破碎释出血细胞， 取 100μl 于 1.5ml Ep 管，加双蒸水洗涤，15 000rpm 离心 15 分钟，留取白色沉淀，加入裂解液 50μl，使沉淀溶解，沸水浴 10 分钟后，15 000rpm 离心 5 分钟。上清液中即含 DN A。

1.2.2 引物设计与合成（1）普通 PCR[6]：5′- CTGGAGACCACTCCCATC CT TTC T- 3′，5′-GATGTGGCCATCACATTCGTCAGAT-3′。（2）插入特异序列 PCR[7]：5′-TGGGAC-CACAGCG CCCGCCACTAC-3′，5′-TCGCCAGCCCTCCCATGCCCATA A-3′。

1.2.3 PCR 反应体系 DNA 模板 1.5μl、10×Buf fer 1μl、2.5mmol/L dN TP 1μl、3. 75pmol 引物 1μl、Taq 聚合酶 0.5U，加双蒸水至总体积 10μl。无菌液体石蜡 20μl。

1.2.4 PCR 循环参数 普通 PCR 预变性 94℃ 180 秒、变性 93℃ 45 秒、退火 58℃ 60 秒、延伸 72℃ 60 秒，最后延伸 72℃ 300 秒，35 个循环；插入特异序列 PCR 预变性 94℃ 180 秒、变性 94℃ 60 秒、退火 78℃ 60 秒、延伸 78℃ 60 秒，35 个循环。

1.2.5 PCR 产物鉴定　2%琼脂糖凝胶电泳，电压 100V，20 分钟，紫外分析仪观察结果。

1.2.6 数据处理　计算各基因频率，计算其是否符合 Hardy-weinberg 平衡。由其基因型计算等位基因频率，组间比较用卡方检验。

2 结果

2.1 电泳结果　经 PCR 反应，得到三种基因型：DD 型（缺失纯合子，只含 190bp 片段），DI 型（缺失—插入杂合子，含 190bp 和 490bp 两种片段），Ⅱ 型（插入纯合子，只含 490bp 片段）。见图 6-2-1。

插入特异序列 PCR，选择插入特异序列引物进行扩增，Ⅱ 型和 DI 型可以扩增出一条 335bp 的区带，而 DD 型则不能进行扩增，无扩增区带。见图 6-2-2。

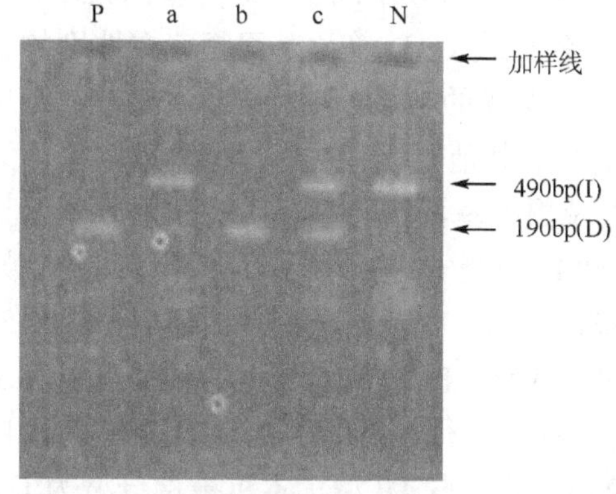

图 6-2-1　ACE 基因多态性普通 PCR 电泳结果

P 为阳性对照，190bp 与 490bp 片段混合物，N 为阴性对照，a、b、c 为检测标本：a 为 DD 型，b 为 DI 型，c 为Ⅱ型

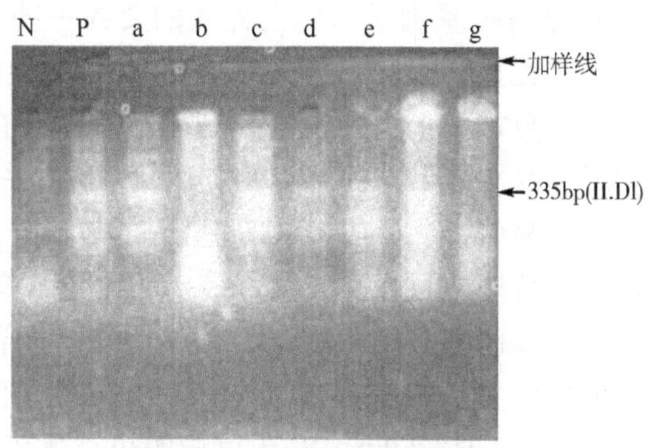

图 6-2-2　ACE 基因多态性插入特异 PCR 电泳结果

N 为阴性对照，P 为阳性对照（插入特异性基因片段），a、c、d、e 为阳性标本，其中 a 为Ⅱ，c、d、e 为 DI；b、f、g 为阴性标本，全部来自 DD 型 ACE 基因

2.2 基因型频率及基因频率　内蒙古蒙古族人群 DD，DI，Ⅱ基因型频率分别为 20.0%，41.3%，38.7%。D 及 I 等位基因频率分别为 40.7%，59.3%。见表 6-2-1。

表 6-2-1　内蒙古蒙古族 ACE 基因多态性 Hardy- weinberg 平衡检测表

基因型	实际数	期望数	等位基因频率（%）
DD	30	25	D I
DI	62	72	40. 7 59. 3
II	58	53	
合计	150	150	

注：χ^2= 2.86　P>0.05　符合 Hardy- weninberg 平衡。

3 讨论　ACE 已知的主要功能是在血浆及内皮细胞表面催化无活性的血管紧张素 I 转变为具有收缩血管及刺激醛固酮分泌活性的血管紧张素Ⅱ，因此是肾素- 血管紧张素系统的关键酶，对机体心血管系统的调节、盐和体液容量及内环境稳定的维持有着重要的影响。同时，ACE 还可灭活缓激肽，因此与炎症反应有着密切关系。正是由于 ACE 在体内的重要性，人们就可以通过对其的研究来揭示一些相关的生理病理机制。90 年代初 Soubrier[3]等成功的克隆了 ACE 基因，Visvikis[8]等报道了基因的多态性，使 ACE 的研究进入了基因水平。1992 年 Riga t[1]等设计了引物使人们可以用简便的 PCR 技术对 ACE 基因 16 内含子存在的插入/缺失多态性进行检测。进一步的研究发现个体间血浆 ACE 浓度变化 47%是与此插入/缺失多态性有关，提示人们进行 ACE 基因 16 内含子 I /D 多态性与各类疾病的相关性研究。关于这些内容的研究目前仍在继续，人们对 ACE 及其相关疾病的认识也逐步深入，其研究成果将对这些疾病的诊断、治疗及早期预防起到一定帮助。人们在做 ACE 基因与疾病相关性研究的同时也发现了 ACE 基因的群体遗传学特点：（1）其具有人种间的差异，白种人 D 等位基因频率高于 I 等位基因频率，蒙古人种 I 等位基因频率高于 D 等位基因频率，黑人 D 等位基因频率高于 I 等位基因频率，并且其 D 等位基因频率比白种人的要高一些；（2）各种族 I、D 等位基因频率在性别的分布差异无显著性。用本文结果与文献报道国内一些汉族的 ACE 基因型频率比较，结果是与内蒙古和上海两地基因型频率差异存在显著性，其他则无差异，等位基因频率均无差异，本文结果与鄂温克族、达斡尔族、白种人及黑人基因型频率及等位基因频率差异均存在显著性。目前，ACE 基因插入/缺失多态性 I、D 等位基因频率存在种族间的差异已得到普遍认可，本文实验结果的比较与文献报道一致。有关这种差异的形成及原因尚需进一步研究。此外，随着检测手段的多样化和精细化，PCR 的误分型的问题也引起了人们的注意。如在对 ACE 基因 16 内含子的插入/缺失进行检测时，由于 D 扩增片段比 I 扩增片段少 287bp，PCR 反应时可被优先扩增，因此一些 DI 型标本可被误分型为 DD 型。本实验中同样遇到这一问题，150 份标本经第一次普通 PCR 检测 DD 型 44 份，经二、三次普通 PCR 检测，定为 DD 型者为 34 份，其中 10 份第一次普通 PCR 定为 DD 型者后被确定为 DI 型，误分型率为 22.7%，然后对全部 DD 型标本进行插入特异序列 PCR 检测，在 34 份中又检出 4 份原定为 DD 型的被确认为 DI 型，误分型率为 11.8%，与文献报道的 10%左右误分型率相近。因此，通过反复检测和应用插入特异序列 PCR 可减少误分型率，而若不进行这些程序，误分型率可达 31.84%。由于对 PCR 结果的准确判定是做进一步分析的关键，因此这一问题应予以足够的重视。综上所述，对 ACE 多态性的研究，有重要的现实意义和理论意义，对蒙古族 ACE 基因多态性的分析， 可为 ACE 多态性与多种疾病间的关系的研究提供一些有意义的民族资料。

【参考文献】

[1] Riga t B，Huber t C，Co rvo l P ，et al. PC R det ection of the enzyme geng(dipeptidyl ca rbox y peptidase 1 DCPI)[J]. Nucleic Acid Res，1992，20：1433.

[2] Hubert C，Houo t AM. Structure o f the Angio tensin 1- co nv erting enzyme [J]. The Jo urnal o f Bioloica l Chemist ry ，1991，266：15377.

[3] Soubrier F，Alhenc- Gelas F，Hubert C，et al. Tw o putativ e Activ e center s in human a ngio tensin 1- converting enzymerev ealed by molecular clo ning [J]. Po rc No tl Acad Sic US A，1988，85：9386.

[4] Rig at B，Huber t C，Alhenc- Gelas F，et a l. An inser tio n / deletio n po lymo rphism in the a ngio tensin1- co nv erting enzyme gene accounting fo r half the va ria nce o f serum[J]. J Clin Inv est，1990，86：1343.

[5] Cambien F，Poivier O. Deletion polymo rphism in the gene for angio tensin conv e rting enzym e g eng is a po tent eisk facto r fo r myo cardial infarc tio n [J]. Nature ，1992，359：614.

[6] 沈丹，哈黛文.老年人血管紧张素转化酶基因多态性与其血清水平及高血压病的关系[J].医学新知识杂志， 1999，(9)：69.

[7] Tracy E， Hunley Bruce A. Angio tensin cov er ting enzyme g engpolymo r phism：Po tential silencer mo tif and impact o n pr og resio n in Ig A neph ro pa thy [J]. Kidney Inte rnational， 1996， 49：571.

[8] Visvikis SL， Chan G， Siest P， et a l. An inser tio n /deletio n po lymor phism in the sig nal peptide o f the human a po lipro tein B g ene [J]. Hume Gene t， 1990， 84：373.

第二节　蒙古族谷胱甘肽 S-转移酶 GSTT1 和 GSTM1 基因多态性

赵熹君　周立社　秦文斌　雎天林　王淑琴　张　胜　高丽君

【摘要】　**目的**　探讨内蒙古地区蒙古族谷胱甘肽 S-转移酶（glutathione S-transferase GSTs　EC 2.5.1.18）GSTM1 和 GSTT1 基因多态性分布特点，为内蒙古少数民族基因型研究提供相关数据。**方法**　采用内对照聚合酶链反应技术（PCR）和凝胶成像分析方法，对 555 例内蒙古地区蒙古族个体的 GSTT1、GSTM1 基因缺失型频率进行了分析。**结果**　GSTM1 基因缺失型、GSTT1 缺失型在内蒙古地区蒙古族人群中检出频率分别为 55.7%和 65.9%。同时具有 GSTM1 缺失型和 GSTT1 缺失型个体的 检出频率为 32.2%。**结论**　中国蒙古族人群 GSTM1、GSTT1 基因呈多态性分布，与汉族及其他少数民族存在一定差异。

【关键词】　谷胱甘肽 S-转移酶；基因型；多态性

Frequencies of GSTT1 and GSTM1 Ploymorphisms in a Mongolian Population

Xi-jun Zhao　Li-she Zhou　Wen-bin Qin　Tian-lin Ju　Shu-qin Wang　Sheng Zhang　Li-jun Gao

【Abstract】　**Objective**　Explore the distribution characteristics of glutathione S-transferase T1 and M1（GSTT1 GSTM1）gene polymorphisms of Mongolian population in inner Mongolian region and provide the relevant data for studing the genotype of ethnic minority of the Inner Mongolian . Methods：Genomic DNA was extracted from peripheral blood and the fragments of GSTM1 and GSTT1 was amplified by internal control allele specific PCR in 555 volunteers who had been residents in inner Mongolian region；at the same time， the genotype of GSTT1 and GSTM1 was resolved by the dense of 2.5% agarose-gel electrophoresis . DNA fragments binds to a dye that fluoresces orange under ultraviolet light. Meanwhile， we use the software of gel-analyzed system in computer to record and analyze the photographs. Result：In this study population ， the frequencies of GSTM1 null and GSTT1 null genotype was 55.7% and 65.9%. respectively and the frequency of the individuals with combination of GSTM1 null and GSTT1 null was 32.2%. Conclusion The deficiency frequency of GSTM1 and the combination of GSTM1 null and GSTT1 null in normal Mongolian population in inner Mongolian region approximate to normal Han people in the north of China. But the frequencies of GSTT1 null is higher than normal Han people and other reported population significantly .

【**Key words**】 glutathione S-transferase；genotype；polymorphism

谷胱甘肽 S-转移酶（glutathione S-transferase GSTs EC 2.5.1.18）是参与生物转化的一组重要Ⅱ相超基因家族酶，主要分布在肝脏、肾脏、肠以及其他组织的细胞液中。目前根据 GSTs 酶学、免疫学、及氨基酸序列的力学行为，人类 GSTs 可分为八种不同类型，即：GST-α（GSTA）、GST-π（GSTP）、GST-θ（GSTT）、GST-μ（GSTM）、GST-ω（GSTO）、GST-δ（GSTZ）、GST-κ（GSTK）、GST-σ（GSTS）[2]，其中每一类型又可分为不同的亚类；在同一种类型中，不同的亚类至少有 40%的氨基酸序列相同；而在不同类型之间只有 30%的氨基酸序列相同。

已有国外的文献[1]报道 GSTM1 在白人中缺失率为：46.6%～53.7%；而黑人为 27.6%；而 GSTT1 在白人为 13.3%～14.7%；黑人为 24.1%。国内有云南、上海、江苏及北方汉族人口 GSTs 基因多态性的报道，目前仍未有蒙古族 GSTs 基因多态性分布的资料报道。为此，我们运用 PCR 体外扩增技术，对内蒙古地区 555 例蒙古族个体的 GSTT1 和 GSTM1 基因多态性进行了分析。

1 对象和方法

1.1 对象：555 例无直接血缘关系的健康蒙古族个体，符合以下标准：①出生于牧区，其家族成员连续三代或三代以上与其他民族无通婚史；②无任何遗传疾病倾向的健康人群。其中男性 296 例，女性 259 例，年龄范围 30～76 岁，中位数为 53。

1.2 DNA 的提取：①将−20℃冻存的抗凝血，混匀，取 200μl 放入 1.5ml 离心管中，并加入裂解液 A 200μl，混匀，12 000r/min 离心 30s。弃上清，留沉淀。 ②向沉淀中再加入裂解液 A 400μl 剧烈振荡，重复①法。③向沉淀中加入裂解液 B 50μl，用振荡器剧烈振荡，至沉淀呈絮状。然后，沸水浴，煮 10min。④从沸水中取出后，于 10 000r / min，离心 3min；取上清液保存。裂解液 B 和裂解液 A 由包头医学院基因诊断所提供。

1.3 目的基因 PCR 引物设计：依据已有文献[3]报道，引物设计为三对，一对 M_1（forward primer），M_2（reverse primer）；用于扩增 GSTM1 基因 exon6，exon7 之间 215bp 的片段，鉴别 GSTM1+/+，+/0，0/0 基因型。同理另两对引物分别为 $β_1$，$β_2$；T_1，T_2。其中 $β_1$，$β_2$ 用以扩增内对照 β-globin 基因，长度为 268bp。 T_1，T_2 用于扩增 GSTT1 基因，扩增片段长度为 480bp，鉴别 GSTT1+/+，+/0，0/0 基因型。三对引物碱基序列分别为：M_1 5′-GAACTCCCTGAAAAGCTAAAGC-3′；M_2 5′-GTTGGGCTCAAATATACGGTG G-3′；$β_1$ 5′-CAACTTCATCCACGTTCACC-3′ ； $β_2$ 5′-GAAGAGCCAAGGACAGGTAC-3′ ； T_1 5′-TTCCTTACT GGTCCTCACATCTC-3′；T_2 5′-TCACCGGATCATGGCCAGCA-3′。引物均由上海生物工程公司合成。PCR 反应体系构建：总体积 30μl，成分如下：①配制混合管：10×PCR Buffer（including Mg^{2+}）3.6μl，dd H_2O 21.8μl， 4×dNTP 0.3μl，引物：（各 0.4mmoL/L）GSTT1（T_1、T_2）各 0.2μl，GSTM1（M_1、M_2）各 0.2μl，β-globin（$β_1$、$β_2$）各 0.2μl，Taq polymerase 2u/μl 0.8μl；②上机：取混合管内成分 27.7μl，模板液 2.3μl 石蜡 50μl。PCR 循环参数设置：预变性 94℃ 3min，变性 94℃ 30s，退火 53℃ 1min， 延

伸 72℃ 1min，35 个循环；最后延伸 72℃ 5min。 PCR 产物观察：取 PCR 产物 20μl，加入 2μl 溴酚蓝指示剂，于 2.5%琼脂糖凝胶电泳，100V，时间 20min；8mg/mlEB 染色，紫外灯下观察，于凝胶成像系统成像分析。

1.4 图像分析　GSTM1 、GSTT1 基因型分析如图 6-2-3。

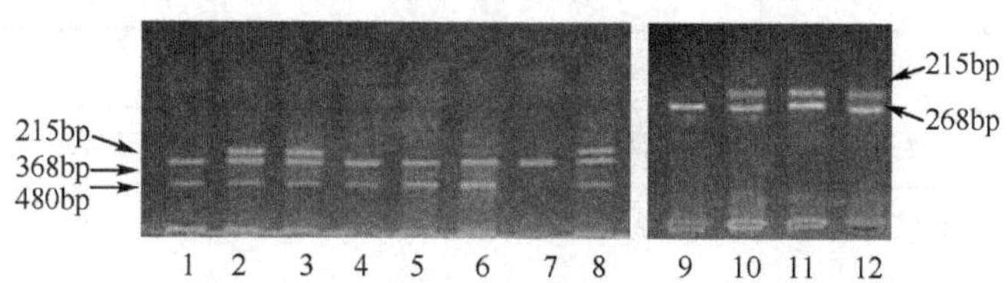

图 6-2-3　GSTM1、 GSTT1、β-globin 基因 PCR 扩增产物在 2.5%琼脂糖凝胶电泳图

图中：电泳图谱显示的 PCR 扩增反应结果可分为四种情况：第一种情况如 1、4、5、6 所示，图中出现两条区带，从下至上分别为 GSTT1 和β -globin 基因片段；此代表 GSTM1 基因片段缺失。第二种情况如 2、3、8 所示，图中出现三条区带，从下至上分别为 GSTT1、β -globin 和 GSTM1 基因片段；此代表 GSTT1、β -globin 和 GSTM1 基因片段均不缺失。第三种情况如 7、9 所示，图中出现一条区带，为β -globin 基因片段；此代表 GSTM1、GSTT1 基因片段缺失。第四种情况如 10、11、12 所示，图中出现两条区带，从下至上分别为β -globin 和 GSTM1 基因片段；此代表 GSTT1 基因片段缺失。其中β-globin 基因片段为内对照。

1.5 统计分析：用 SPSS11.0 软件，方法χ^2检验；$P\leqslant 0.05$ 为统计学上有显著性差异。

2 结果　由于分子流行病学研究中有意义的是 GSTM1、GSTT1 基因是否存在，决定该酶活力的有无。所以本文对 GSTM1、GSTT1 只区分两种情况：GSTM1（−）和 GSTM1（+）；GSTT1（−）和 GSTT1（+）。其中 GSTM1（−）只包括 GSTM1（0/0）型，而 GSTM1（+），却包括 GSTM1（+/0）和 GSTM1（+/+）两种基因型。同样对于 GSTT1 亦适用。有人认为，应根据 GSTM1、GSTT1 区带的亮度来区分 GSTM1、GSTT1 纯合子和杂合子。笔者认为不妥，故在此不作分析。

2.1 蒙古族人群 GSTs 基因型分布频率表明，555 例研究对象 GSTM1，GSTT1 缺失基因型分别为 55.7%和 65.9%。男女之间 GSTM1、GSTT1 基因多态性分布无显著性差异。见表 6-2-2。

表 6-2-2　蒙古族 GSTM1、GSTT1 基因型分布频率

性别组	例数	GSTM1 缺失型		GSTT1 缺失型	
		例数	频率（%）	例数	频率（%）
女性	259	134	51.7	167	64.4
男性	296	175	59.1	199	67.2
合计	555	309	55.7	366	65.9
χ^2值		0. 3052			0. 4651
P值		>0.50			>0.25

2.2 年龄对 GSTs 基因型分布频率的影响，将研究对象分为三组（30～44 岁，45～59 岁，60～76 岁），比较 GSTs 基因型分布频率，发现 GSTM1、GSTT1 多态性基因，在三个年龄组中分布差异无显著性。见表 6-2-3。

表 6-2-3 三个年龄组 GSTs 基因型分布及比较

		GSTM1 缺失型		GSTT1 缺失型	
年龄组（岁）	例数	例数	频率（%）	例数	频率（%）
30～44	214	121	56.5	139	64.9
45～59	252	140	55.6	168	66.6
60～76	89	48	53.9	59	66.3
合计	555	309	55.7	366	65.9
χ^2值		0.1759			0.1569
P值		>0.900			>0.900

2.3 蒙古族和汉族人群 GSTs 基因型分布频率的比较表明：本组蒙古族研究对象与文献[1]汉族研究对象 GSTs 基因型分布频率进行比较，结果见表 6-2-4。GSTT1 基因缺失型蒙古族显著多于汉族（$P<0.01$）。

表 6-2-4 蒙古族与汉族人群 GSTM1、GSTT1 基因缺失型频率比较

	GSTM1 基因缺失型			GSTT1 基因缺失型		GSTM1、GSTT1 基因缺失型	
族别	例数	例数	频率（%）	例数	频率（%）	例数	频率（%）
汉族(1)	450	254	57	220	49	130	28.92
蒙古族	555	309	55.7	366	65.9	179	32.2
χ^2值	0.165	29.35	1.33				
P值	>0.50	<0.01	>0.10				

3 讨论 GSTs 是一个球状二聚体蛋白质，每个亚单位具有一个催化位点。每个亚单位大约由 200～240 个氨基酸组成。GSTs 是一种典型的同源二聚体，但在 α 和 μ 酶系中，同类酶系成员之间也能形成杂合二聚体。每个 GSTs 亚单位多肽链形成两个结构域以短链相连接；N 末端区域大约由 80 个氨基酸组成并以一个 β 折叠和 3 个 α 螺旋形式排列，形成许多 GSH 结合位点（G-site），另一些氨基酸则形成疏水性亲电子物质结合位点（H-site）；剩余的氨基酸（C 末端）以 5 个或 6 个 α 螺旋排列，主要形成 H-site。构成 α 、μ 和 π 类酶系的 G-site 氨基酸相当保守，而 H-site 氨基酸残基，不同的 GSTs 则各不相同。GSTs 的晶体结构显示，在 N 端附近一个保守的酪氨酸（Tyr）残基的羟基形成一个氢键与硫原子结合，底物突变试验发现该 Tyr 参与催化机制，它通过硫醇

盐阴离子而促进 GSH 活性。在所有 α 酶系中，人类 GSTA1-1 第 15 位精氨酸（Arg）比较保守，但μ、π酶系无此现象。Arg 残基也能形成氢键通过 N 原子侧链与 GSH 硫原子结合并促进其活性。

人类 GSTs 是体内最重要的参与生物转化的Ⅱ相解毒酶。体内 GSTs 酶参与许多亲电子致癌物的解毒过程，在很多外源性化学物和药物的解毒过程中起重要作用。GSTs 基因多态性可能与多种癌及其他疾病，如肺癌、乳腺癌、头颈部癌、膀胱癌、卵巢癌、白内障 的易感性及愈后有关。GSTM1、GSTT1 缺失可增加肺癌、肝癌等易感性。GSTs 基因多态性分布无性别差异。这与该基因家族呈常染色体遗传相一致。

研究表明[4]亚洲人 GSTM1 基因缺失高于非洲人，大致分布为：美国人群中本土非裔美国人 GSTM1 缺失率为 0.23～0.41；西班牙裔美国人 0.40～0.53；欧裔美国人 0.35～0.62；亚裔美国人 0.32～0.53；欧洲人 0.39～0.62；非洲人 0.23～0.48；澳洲人 0.51～0.54；亚洲人 0.33～0.63；中国北方汉族人为：0.57。

GSTT1 基因缺失频率，美国人群中本土非裔美国人 0.22～0.29；西班牙裔美国人 0.10～0.12；欧裔美国人 0.15～0.31；高加索人 0.48～0.57；欧洲人 0.10～0.21；非洲人 0.15～0.26；澳洲人 0.09～0.19；亚洲人最高 0.16～0.64。国内对 GSTT1 纯合缺失基因频率的报道：上海人 0.4932；江苏启东人 0.463；云南人为 0.188～0.633[4]；中国北方汉族人为：0.49。而我们研究的 GSTM1、GSTT1 基因型缺失率，在蒙古族人群中分别为 0.557 和 0.659。与我国汉族人群相比，蒙古族 GSTM1（0.557）和同时具有 GSTM1、GSTT1 基因缺失率（0.322），与汉族相近，无显著性差异；而蒙古族 GSTT1 基因缺失率（0.659）却高于汉族 GSTT1 基因缺失率（0.49）的报道（$P<0.01$），亦高于欧美等地区。表现为民族、种族差异。但 GSTM1、GSTT1 基因型缺失率在蒙古族不同性别和不同的年龄组中，分布没有差异。

据有文字的记载，蒙古族有一千多年的历史了。蒙古族的族源问题，现在多数的学者都认为：蒙古族属东胡族系。据《史集》记载，蒙古部最初只包括捏古斯和乞颜两个氏族。大约经过了４００多年的时间，部落逐渐兴盛起来，并产生了许多分支，辽金时期，蒙古地区还有三个强大的部落：突厥语族的克烈、乃蛮和汪古。他们也都是原蒙古人。十三世纪初，成吉思汗统一蒙古高原诸部，建立大蒙古帝国。因此，蒙古族是由不同部落氏族经过长期的变迁融合而成。我们所研究的蒙古族 GSTs 基因多态性，不同于其他地域、民族。这些资料为本民族相关研究积累了资料和数据。

【参考文献】

[1] 冷曙光，宋文佳，王雅文等.中国汉族人口三种谷胱甘肽 S-转移酶基因多态性分析[J]. 中华预防医学杂志，2001，5，35 卷，第 3 期：159-162.

[2] Strange RC. et　al.　Mutation Res 2001；482：21-46.

[3] Stacy　AG，　Andrew Fo.GSTM1，　GSTT1 and　risk of　squamous　cell carcinoma of the head and neck .Amj Epidemiol　，2001，154：95-105.

[4] 杨洁，石宏，董永利等.云南 24 个民族群体 GSTM1、GSTT1 纯合缺失基因型频率分布[J].中华医学遗传学　2003.2. 20 卷，第 3 期：9-11.

第三节 内蒙古地区汉族 AITD 与 VitD 受体基因多态性相关性分析

霍晓静 魏 枫 霍建新等
内蒙古科技大学包头医学院第一附属医院内分泌科

【摘要】 **目的** 探讨 VitD 受体（VDR）基因 BsmI 位点多态性与自身免疫性甲状腺疾病（AITD）的关系。**方法** 运用聚合酶链式反应-限制性片段长度多态性分析（PCR-RFLP）技术检测 120 例 Graves' 病（GD）患者，115 例桥本氏甲状腺炎（HT）患者，80 例甲状腺相关性眼病（TAO）患者及 120 例正常对照组的 VDR-BsmI 位点基因型，分析比较各组间等位基因及基因型分布频率差异。**结果** ①GD 组的 VDR-BsmI 基因型及等位基因频率显著高于正常对照组，差异存在统计学意义（均 $P<0.05$）；HT 组、TAO 组与正常对照组间无显著差异（均 $P>0.05$）。②女性 GD 患者 VDR—BsmI 基因型及等位基因频率显著高于正常对照组，差异存在统计学意义（均 $P>0.05$），男性 GD 组与正常对照组间均无显著性差异（$P>0.05$）。③GD 组不同基因型间的年龄、血清 FT_3、FT_4、TT_3、TT_4、TSH、TGA、TPO-Ab 水平均无显著差异（均 $P>0.05$）。**结论** VDR-BsmI 基因可能与 GD 尤其是女性 CD 患者发病相关，而与 HT 发病无关，“B”等位基因是 GD 发病的易感因素。VDR-BsmI 基因型的变化不影响 GD 患者的发病年龄、血清 FT_3、FT_4、TT_3、TT_4、TSH、TGA、TPO-Ab 的水平。

【关键词】 自身免疫性甲状腺疾病；受体；限制性片段长度；多态性

Association of Vitamin D Receptor Gene-BsmI Polymorphism with Autoimmune Thyroid Disease in Innermongolia People of the Han Nationality

Huo Xiao-jing Wei Feng Huo Jian-xin et al.
Department of Endocrinology, the First Affiliated Hospital of Baotou Medical College

【Abstract】 **Objective** To investigate the association of vitaimn D receptor（VDR）gene-bsml polymorphism with autoimmune thyroid disease（AITD）. **Methods** VDR gene polymorphism at position-bsml was determined with PCR-RFLP in 120 patients with GD, 115 patients with HT,80 patients with TAO and 120 controls. **Results** ① The distribution of BB + Bb genotype and allele B frequencies in GD group were significantly higher than those in control group（$P<0.05$）, Allele B and genotype frequencies of VDR-BsmI in patients with TAO, HT were hot significantly different from those in controL($P>0.05$).② The distribution of BB + Bb genotype and allele B frequencies in female GD group were significantly higher than those in controls group ($P<0.05$), No significant difference was found in male GD patients ($P>0.05$). ③ Age serum levels of FT_3, FT_4, TT_3, TT_4, TSH, TGA, TPO are not significantly different in different genotypes of GD. **Conclusion** VDR-BsmI polymorphism may be associated with GD especially in female patients, but no associations with HT or TAO was found. Allele B may confer genetic susceptibility to GD. VDR-BsmI genotype changes are not associated with changes of Age, serum levels of FT_3, FT_4, TT_3, IT_4, TSH, TGA, TPO-Ab in GD patients.

【**Key Words**】 AITD, receptor, RFLP, polymorphism

自身免疫性甲状腺疾病（Atiuetriies，uommnhyoddsae AITD）是一组发病机制复杂的器官特异性自身免疫疾病。它包括 Graves’病、桥本氏甲状腺炎、甲状腺相关性眼病以及特发性黏液性水肿等。普遍认为遗传和环境因素的共同作用导致自身免疫耐受缺陷而致疾病的发生。近年来研究发现，VitD 是一种重要的免疫调节剂，它在 AITD 的发生发展中起着重要的作用。因此，VitD 受体基因（VDR）可作为 AITD 的候选基因。本文旨在探讨 VDR 基因 BsmI 位点多态性与 AITD 的关系。

1. 对象和方法

1.1 对象 病例选自 2004 年 11 月～2006 年 11 月在我院内分泌门诊就诊的内蒙古地区汉族初发的 AITD 患者，根据临床症状、体征、甲状腺功能测定（FT_3、FT_4、TT_3、TT_4、TSH）、TGA、TPO—Ab 的测定以及甲状腺细针穿刺，眼眶 CT、突眼度等确诊并排除其他原因引起的甲亢、甲减及突眼，排除合并其他自身免疫性疾病。对象分为：① Graves’病（GD）组：120 例（男 24，女 96），年龄（39.97±14.13）岁；②桥本氏甲状腺炎（HT）组：315 例（男 22，女 93），年龄（38.12±13.19）岁；③甲状腺相关性眼病（TAO）组：80 例（男 29，女 51），年龄（31.85±10.76）岁；④健康对照（CN）组：120 例（男 30，女 90），年龄（37.00±6.21）岁，均为来自内蒙古地区汉族无血缘关系的健康体检者，无甲状腺疾病及其他自身免疫性疾病的临床表现、既往史及家族史，年龄、性别与试验组相匹配。

1.2 方法

1.2.1 基因组 DNA 的提取 取 EDTA 抗凝血 50μl，用碱裂解法提取外周血白细胞 DNA。

1.2.2 聚合酶链式反应（polymerase chain reactioll，PCR）反应 反应引物由上海生物工程技术有限公司合成，引物序列：上游 5’ GGG AGA CGT AGC AAA AGG 3’；下游 5’ AGA GGT CAA GGG TCA CTG 3’。PCR 反应体系（25μl），10×PCR 缓冲液 2.5μl，$MgCl_2$2.5μl，dNTP（10mM）0.5μl，上下游引物（10μM），各 1.25μl，TaqDNA 聚合酶 1U，模板 DNA3μl，纯水 13.9μl。PCR 反应条件：预变性 94℃ 3min，变性 94℃ 40s，退火 62℃ 50s，延伸 72℃ 60s，共 30 个循环，最后终末延伸 72℃ 5min。扩增产物为 359bp，于 1.5% 的琼脂糖凝胶电泳检测。

1.2.3 限制性片段长度多态性（restriction fragment length polymorphism，RFLP）分析:PCR 产物经 BsmI 限制性核酸内切酶酶切 37℃ 4h 后，置于 2%的琼脂糖凝胶电泳确定基因型。BB 型为不含 BsmI 酶切位点，即酶切后只有一个 359bp 的片段；bb 型为两个染色体均有酶切位点，酶切后有两个片段，即 169bp、190bp；Bb 型为杂合型只有一条染色体含酶切位点，酶切后有 3 个片段，即 359bp、169bp、190bp，见图 6-2-4。所有试剂均购自上海生物工程技术有限公司。

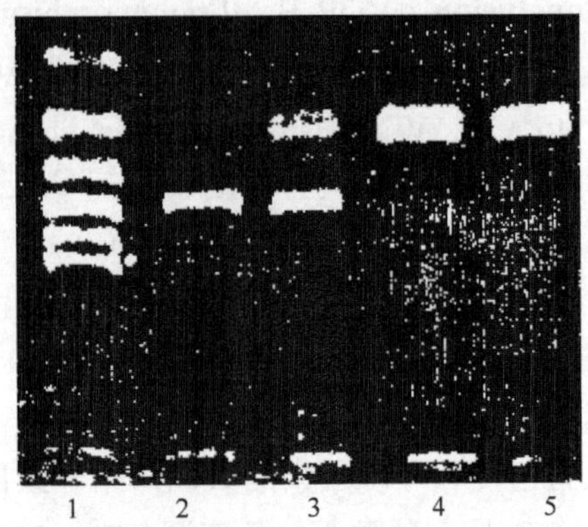

图 6-2-4　部分样本 VDR—BsmI 基因型 PCR 产物经 BsmI 酶切后琼脂糖凝胶电泳检测结果

第一泳道为 Marker，分子量分别为 100bp、200bp、300bp、400bp、500bp、600bp。第二泳道为 BB 基因型（359bp）。第三泳道为 Bb 基因型（359bp、190bp、169bp）。第四、五泳道为 bb 基因型（190bp、169bp）

1.3　统计学处理使用 SPSS13.0 统计分析软件包对资料数据进行处理分析，运用检验分析各组间基因型、等位基因频率分布，利用 logjstic 回归分析 VDR-BsmI 基因对.AIID 发病的影响。设定显著性检验水准α=0.05。

2. 结果

2.1　各组 VDR—BsmI 基因频率分布符合 Hardy-Weinberg 平衡定律证实本实验样本具有群体代表性。

2.2　VDR-BsmI 等位基因、基因型分布的比较　GD 组 BB+Bb 基因型以及 B 等位基因频率明显高于正常对照组，差异存在统计学意义（χ^2=17.28，P<0.01，OR=5.091，95%CI：2.234～11.60；（χ^2=22.861，P<0.01，OR =5.288，95%CI：2.508～11.15）。HT 组、TAO 组与正常对照组之间基因型以及等位基因频率均无显著差异（均 P>0.05），见表 6-2-5。

表 6-2-5　VDR-BsmI 基因型、等位基因分布频率

组别	n	基因型（%）			等位基因（%）	
		BB	Bb	bb	B	b
TA0	80	2（2.5）	9（11.3）	69（86.2）	13（8.1）	147（92.9）
HT	115	2（1.7）	12（10.4）	101（87.9）	16（7.0）	214（93.0）
GD	120	9（7.5）	23（19.2）	88（73.3）*	41（17.1）	199（82.9）*
CN	120	1（0.8）	7（5.8）	112（93.4）	9（ 3.7）	231（96.3）

*与正常对照组比较　P<0.05

2.3 GD 组按性别分层后 VDR-BsmI 等位基因、基因型分布的比较　GD 组内男性患者

VDR-BsmI 基因型与等位基因与正常对照组相比无显著差异，男女两组间亦无显著差异，女性患者 VDR—BsmI 基因 BB 和 Bb 基因型与 B 等位基因显著高于正常对照组，差异存在统计学意义，（χ^2=16.852，P<0.01，OR=6.06，95%CI：2.377～15.448）；（χ^2=21.077，P<0.01，OR=5.90，95%CI：2.556～13.617），见表 6-2-6。

表 6-2-6 按性别分层后 VDR—BsmI 基因型与等位基因分布频率

组别		基因型		等位基因（%）	
		BB+Bb	bb	B	b
GD					
男	24	3（12.5）	21（87.5）	4（8.3）	44（91.7）
女	96	29（30.2）	67（69 8）*	37（19.3）	155（80.7）
CON					
男	30	2（6.7）	28（93.3）	2（3.3）	58（96.7）
女	90	6（6.7）	84（93.3）	7（3.9）	173（96.1）

*与正常对照组比较 P<0.05

2.4 GD 组不同基因型间一般资料的比较 GD 组不同基因型间年龄、血清 FT_3、FT_4、TT_3、TT_4、TSH、TGA、TPO—Ab 水平均无显著差异（均 P>0.05），见表 6-2-7。

表 6-2-7 GD 组各基因型间一般资料比较

项目	组 别				正常
	bb 型	Bb 型	BB 型		参考值
年龄（Years）	41.48 ±14.62	35.77±13.19	36.40±10.00	0.371	
FT_3（pmol/L）	25.51 ±12.39	21.66±10.93	28.37±13.30	0.724	2.5-4.8
FT_4（pmol/L）	62.11 ±22.21	29.85±13.74	44.40±19.72	0.373	7.9-14.4
TT_3（nmol/L）	5.93 ±2.52	4.15 ±1.20	6.25 ±0.75	0.285	1.34-2.73
TT_4（nmol/L）	257.40 ±99.43	216.57 ±73.47	261.19 ±87.41	0.336	68-157
TSH（IU/L）	0.05 ±0.01	0.18 ±0.08	0.02 ±0.01	0.417	0.34-5.6
TGA（kU/L）	91.25 ±39.66	74.10±33.03	97.30 ±46.98	0.979	0-155
TPO-Ab（IU/ml）	84.29 ±32.38	40.24±19.72	59.12±15.36	0.794	0-34

3. 讨论

AITD 是一种器官特异性的自身免疫疾病，目前认为具有某种遗传特征 （由 AITD 相关基因多态性决定）的个体，由于某些内外致病因素刺激或自身免疫反应细胞基因突变、修饰等原因，导致免疫调节网络失衡 （Thl / Th2 平衡破坏）、自身免疫细胞多克隆化或凋亡延迟等改变，从而导致 MTD 的发生。其中有关免疫调节网络失衡在 AITD 中所起的作用越来越受到人们的关注。

AITD 的发生发展和病情演变与 Thl / Th2 平衡偏移及其分泌的 Thl / Th2 细胞因子有着内在的联系，同时特定时期优势表达的细胞因子的不同还可导致了疾病发展方向的不同。近年来发现，1，25（OH）$_2$D$_3$ 不仅具有调节钙磷代谢的作用，而且它还是一种重要的免疫调节剂。1, 25（OH）$_2$D$_3$ 协调具有正负免疫应答的 Ts 和 Th 细胞的功能。它能够下调 MHCII / 类分子及 CD_4^+ T 细胞的表达与分化调节 CD_4 / CD_8 T 细胞的比例，调节 Thl / Th2 比例失衡引发的细胞免疫紊乱[2-3]。

1，25（OH）$_2$D$_3$ 的生物学功能主要通过 ViD 受体（Vitamin Driceptor VDR）介导。其与 1,25（OH）$_2$D$_3$ 结合形成复合物并作用于靶基因，对靶基因的转录表达进行调控，进而实现 ViD 的生物学功能。VDR 蛋白合成受 3’末端非翻译区（3’UTRs）的调控，该区域顺序的内在特性通过 AUUUA 拷贝或 poly（A）影响 mRNA 的稳定，而 VDR 基因 BsmI 位点多态性则可影响 3’UTR 的功能，因此该区域的碱基有任何突变都会影响 VDR 基因的转录、VDR 蛋白活性，从而影响了 ViD 发挥其免疫调节作用并参与自身免疫性疾病的发生[4]。

有研究认为，自身免疫性甲状腺疾病 VitD 受体基因多态性有关。Ban 等发现，日本人中 Bb 基因型在 GD 的患者中占 34%，正常人中占 23%，B 等位基因在 GD 患者中高表达[5]。Ramos-Lope[6]等研究了德国、波兰及塞尔维亚三组欧洲人群 VDR 基因多态性与 GD 的关系，认为波兰人群中 VDR 基因 BsmI 位点的“b”等位基因与 GD 发生相关，在波兰和德国人群中 VDR 基因 FokI 位点的“f”等位基因与 GD 发生相关。东克罗埃西亚[7]的一项研究表明，“BBAA^{tt}”为 GD 的保护因素，ApaI“aa”及.. TaqI“TT”基因型为 GD 发病的易感因素。而我国天津地区的一项研究认为，中国天津地区汉族人 VDR-BsmI 和 Apal 基因与 GD 无关。显然国内外对 VitD 受体基因多态性与 GD 关系报道各不相同，这种差异可能是由于遗传易感基因受种族及环境因素影响所致。关于 VDR 基因多态性与 HT 的关系我国台湾地区的一项研究认为，VDR—FokI 基因多态性与中国台湾地区 HT 患者的发病有关。目前对于 VDR 基因多态性与 TAO 的相关性研究经文献检索国内外均未见报道。

我们的研究发现，GD 患者尤其是女性的 VDR-BsmI 的 BB+Bb 基因型 B 等位基因显著高于正常对照组；而 HT、TAO 患者的 VDR-BsmI 基因型、等位基因频率与正常对照组之间无显著差异。认为 VDR-BsmI 基因可能与 GD 尤其是女性 GD 患者发病相关而与 HT 发病无关，“B”等位基因是 GD 发病的易感因素。这可能是由于细胞免疫过程中三种疾病 Thl / Th2 平衡偏移的方向存在差异，GD 是以 Th2 型细胞因子为主，HT 是以 Thl 型细胞因子为主，我们选择的 GD 患者为初发者病程均＜2 年，此时细胞因子则是以 Thl 型为主。因此推测 VitD 在 AITD 各疾病中的作用存在差异，然而对于 B 等位基因如何影响 1，25（OH）$_2$D$_3$ 活性，以及 1，25（OH）$_2$D$_3$ 对 Thl / Th2 平衡偏移所起的作用还有待于进一步研究。

VDR 基因不仅存在种族、地区的差异性，同时 VDR 基因还存在多个多态性位点，不同位点的多态性以及与临近位点的基因协调作用也可能会影响 AITD 的发生。因此 VDR 基因多态性与 AITD 关系的研究有着重要的意义。

【参考文献】

[1] 龚非力.医学免疫学[M].第 2 版.北京:科学出版社,2004，　316-337.

[2] D'Ambrosio D，Cippteli M，Cocciolo MG, et al. Inhibition of EL-12 Production by 1,25 -Dihydroxyvitamin D_3 [J] . J Clin Invest, 1998，101 ：　252-262.

[3] Meehan TF, DeLuca HF. Tlie vitamin D receptor is necessary for 1 alpha, 25-dihydroxyvitamin D（3）　to suppress ejq>erimental autoimmune encephalomyelitis in mice[J]. Arch Biochem Biophys, 2002, 408（2）:　200-204.

[4] Farrows S. Allelic variation and the vitamin D receptor[J]. Lancet, 1994, 343：1242-1244.

[5] Ban Y，Taniyama M, Ban Y. Vitamin D receptor gene polymorphism is associated with Graves * disease in the Japanese Population[J] . J Clin Endocrinol Metab,2000,85：4639-4643.

[6] Ramos-Lopez E, Kurylowicz A, Bednarczuk T, et al. Vitamin D receptor polymorphisms are associated with Graves, disease in German and Polish but not in Serbian patients[J] • Thyroid, 2005，15 ：1125-1130.

[7] Stefanic M, Kamer I, Glavas-Obrovac L, et al. Association of vitamin D receptor gene polymorphism with susceptibility to Graves ' disease in Eastern Croatian population：　case-control study[J]. Croat Med J，2005, 46（4）; 639-646.

第四节　包头地区汉族血管紧张素Ⅰ 转换酶（ACE）基因多态性分析

折志刚　雎天林　秦文斌
（包头医学院基因诊断研究所）

【摘要】目的　了解包头地区汉族血管紧张素Ⅰ 转换酶（ACE）基因 I /D 多态性分布情况。方法　采用聚合酶连锁反应（PCR）分别检测 147 例包头地区汉族样本的 ACE 基因型，对普通 PCR 初检为 DD 型的样本用插入特异 PCR 核对校正，分类记数并进行统计学分析。结果　内蒙古地区汉族 ACE 基因三种基因型频率分别为：DD 型 10.9%，DI 型 46.9%，Ⅱ型 42.2%，D、I 两等位基因频率为 34. 4%和 65. 6%。结论　ACE 基因 I /D 多态性分布不但存在种族差异，而且可能还具有民族差异和不同程度的地区差异；为避免分型误差，初检为 DD 的样本应运用插入特异 PCR 法加以验证。

【关键词】　血管紧张素Ⅰ 转换酶基因；多态性；聚合酶连锁反应（PCR）；汉族

The Distribution of Angiotensin Ⅰ-Converting Enzyme（ACE）Gene Polymorphism in the Han Nationality in Baotou

SHE Zhigang　JU Tianlin　QIN Wenbin
(Institute of Genetic Diagnosis of Baotou Medical College)

【Abstract】 **Objective** This study is to survey the distribution of the ACE gene I /D polymorphism in the Han nationality in Baotou，InnerMongolia. **Methods** Use polymease chain reaction（PCR）to test the 147 specimens of Han nationality respectively in Baotuo. Those classified into DD type with normal PCR are retested with the Insert Specific PCR（ISP）to verify the ACE gene type. Count the numbers， compared with those from literature and analyze them with statistic methods. Results：The frequencies of DD DI and Ⅱ for ACE gene in Han nationality in Baotou are 10.9%, 46.4%, 42.2%, respectively. **Conclusion** There is a difference in the disribution of ACE I/D polymorphism between races， different nationalities， even between different regions.

【**Key words**】 Angiotensin Ⅰ-converting enzyme gene；Polymorphism；Polymerase chain reaction（PCR）；Baotou；InnerMongolia；Han Nationality

血管紧张素Ⅰ转换酶（ACE）是调节心血管和泌尿过程的肾素-血管紧张素系统的两种关键酶之一。它可以使来源于血管紧张素原（经肾催化）的血管紧张素Ⅰ转化为血管紧张素Ⅱ（AngⅡ）。AngⅡ 进一步在体内发挥相应的生理效应。另外 ACE 还可以降解缓激肽及其他重要多肽[1]。ACE 的浓度及其活性与其基因的表达密切相关。人类 ACE 基因位于 17 号染色体长臂第 23 区（17q23），由 21Kb 的 DN A 组成，包括 26 个外显子和 25 个内含子，其中第 16 内含子存在一段 287bp 的 DN A 序列的插入（I）或缺失（D），构成 ACE 基因 I /D 多态性[2]。进一步研究证明这种多态性与 ACE 水平密切相关，即血浆和组织 ACE 浓度和 I /D 多态性的 D 等位基因一致，如 ACE 血浆浓度为 DD＞DI＞ Ⅱ [3]。近年来，关于 AC E 基因 I /D 多态性与各种多基因遗传易感性疾病之间的关系的研究发展很快，尽管所得结论各家尚存争议，但这方面的探讨无疑将为阐明这类疾病的机理和 ACE 基因做出有益的贡献。研究提示 ACE 基因 I /D 多态性在人群中的分布很不平衡，存在明显的种族差异[4]，甚至在不同民族和地区之间的分布也有不同。国内各地关于 ACE 基因多态性的研究已有较多报道，但在内蒙古地区尚不多见。本文的研究旨在了解内蒙古地区正常汉族 ACE 基因 I /D 多态性分布情况。

1 材料与方法

1.1 材料 血样样本均来自 1999 年 4 月至 1999 年 12 月包头市中心血站无偿献血人群。选择汉族健康男性、女性复检血样作为实验标本。共选取 147 人，其中男性 92 人，女性 55 人，平均年龄 28. 5 岁。取静脉血 3ml，保养液（ACD）抗凝，冷藏保存，以备提取 DNA。

1.2 方法

1.2.1 DNA 的提取 取冷藏保存的抗凝全血 50μl 于 1.5ml Ep 管，加双蒸水振荡使红细胞破裂，15 000rpm 离心 15 分钟，留取白色沉淀，在有白色沉淀的管中加入裂解液 50μl，使沉淀溶解，沸水浴 10 分钟后，15 000rpm 离心 5 分钟。上清液中即含 DN A。

1.2.2 引物设计与合成

（1）普通 PCR[2]：

5′-CTGGAG ACCACTCCCATCCTT TCT- 3′

5′- GATG TGGCCATCACAT TCGTCAGAT- 3′

（2）插入特异 PCR[5]：

5′- TGGGACCACAGCGCCCGCCACTAC- 3′

5′- TCGCCAGCCCTCCCATGCCCATA A- 3′

1.2.3 PCR 反应体系 DNA 模板 1.5μl、10× Buf fer1μl、2. 5mmol /L dN TP 1μl、3.75pmol 引物 1μl、Taq 聚合酶 0.5U，加水至总体积 10μl。无菌液体石蜡 20μl。

1.2.4 PCR 循环参数 普通 PCR 预变性 94℃ 180 秒、变性 93℃ 45 秒、退火 58℃ 60 秒、延伸 72℃ 60 秒，最后延伸 72℃ 300 秒， 35 个循环；插入特异序列 PCR 预变性 94℃ 180 秒、变性 94℃ 60 秒、退火 78℃60 秒、延伸 78℃ 60 秒，35 个循环。

1.2.5 PCR 产物鉴定 2%琼脂糖凝胶电泳，电压 100V，20 分钟，紫外分析仪观察结果。

1.2.6 数据处理 计算各基因频率，计算其是否符合 Hardy-weinberg 平衡。由其基因型计算等位基因频率，组间比较用卡方检验。

2 结果

2.1 电泳结果 经 PCR 反应，得到三种基因型：DD 型（缺失纯合子，只含 190bp 片段），DI 型（缺失与插入杂合子，含 190bp 和 490bp 两种片段），Ⅱ 型（插入纯合子，只含 490bp 片段），见图 6-2-5。

注：P 为阳性对照，190bp 与 490bp 片段混合物，N 为阴性对照，a、b、c 为检测标本；a 为 DD 型，b 为 DI 型，c 为Ⅱ 型

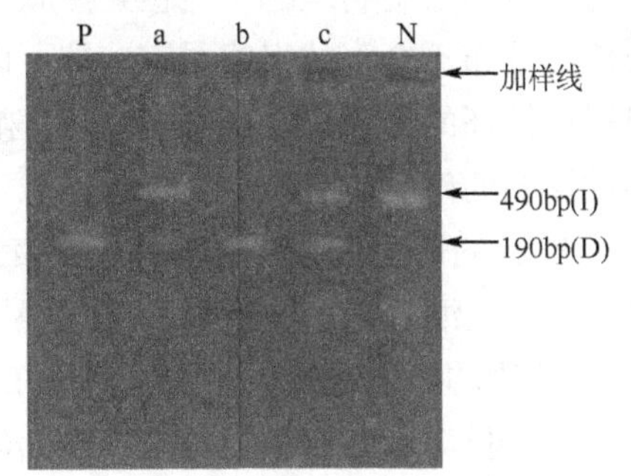

图 6-2-5 ACE 基因多态性普通 PCR 电泳结果

插入特异序列 PCR，选择插入特异序列引物进行扩增，Ⅱ 型和 DI 型可以扩增出一条 335bp 的区带，而 DD 型则无扩增区带，见图 6-2-6。

2.2 基因型频率及基因频率 在 147 样品中，DD 型 16 例、DI 型 69 例、Ⅱ型 62 例。内蒙古包头地区汉族人群 DD、DI、Ⅱ基因型频率分别为：10.9%、46.9%、42.2%。D 及 I 等位基因频率分别为 34. 4%和 65.6%。

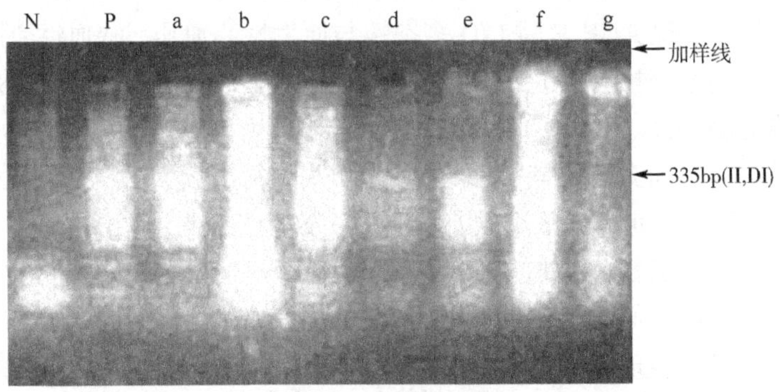

图 6-2-6 ACE 基因多态性插入特异 PCR 电泳结果

N 为阴性对照， P 为阳性对照（插入特异性基因片段），a、c、d、e 为阳性标本，其中 a 为Ⅱ ， c、d、e 为 DI；b、f、g 为阴性标本，全部来自 DD 型 ACE 基因

2.3 Hardy-weinberg 平衡检验　经检验本实验所得资料符合 Hardy-weinberg 平衡。见表 6-2-8。

表 6-2-8　包头地区汉族 ACE 基因 I /D 多态性 Hardy-weinberg 平衡检验表

基因型	实际数	期望数
DD	16	17
DI	69	67
Ⅱ	62	63
合计	147	147

χ^2= 0.26，P>0.05，符合 Hardy-weninberg 平衡。

3 讨论　ACE 作为调节人体生理活动的关键酶，不但可以通过催化 AngⅡ 的生成来调节机体的心血管活动和泌尿过程，还具有其他更为广泛的功能，如它可以降解缓激肽的及催化其他重要多肽的代谢包括一些神经递质[1]，甚至参与调节淋巴细胞功能和灭活影响变态反应的疾病病理的一些感染性肽[6]。ACE 不但分布于几乎所有研究过的哺乳动物，而且广泛分布于众多的组织器官，即可以以膜结合酶的形式存在于各种类型的上皮细胞，也可以以循环的形式分布于血浆、羊水和精液。以上均提示 ACE 功能的多样性和对机体生命活动影响的广泛性。

ACE 的研究已延伸到基因及其表达的探索。1988 年 Soubrier[7]等首先将 ACE cDNA 克隆并测序。继后进一步阐明 ACE 基因结构，用 ACE 探针发现 ACE 基因存在一段约 250bp DNA 片段的插入或缺失，并证明 I /D 多态性可以影响 ACE 水平。随后他又报道插入或缺失的片段长 287bp，为一 Alu 序列，位于该基因的第 16 内含子，并将 PCR 法引入 ACE 基因 I /D 多态性的研究。CR 法的引入极大地促进了这一领域的研究。沿用这一方法体系，学者对 ACE 基因 I /D 多态性与各种多基因遗传性疾病之间的关系做了广泛的探索。研究结果已公认在三种基因型中，血浆 ACE 水平以 DD 型人群最高，Ⅱ 型人群最低，DI 型人群介于二者之间。并发现 ACE 基因 I /D 多态性与原发性高血压、缺血性心脏病、糖尿病及其肾病、各种类型的肾脏损害等一系列疾病有关，尤其表现为 DD 型个体及 D 等位基因携带者对这类疾病的易感性。

将本实验结果与不同人群比较，结果内蒙古包头地区汉族人群 ACE 基因 I /D 多态性分布与北京、沈阳、河北等北方地区汉族有较高的一致性。包头地区汉族 ACE 基因 DD 型所占比例与成都、上海、武汉、山东等[8]地区汉族相比较稍低一些，但其差异尚无显著性。与福建汉族相比则明显偏低。我们与同期所检测的内蒙古地区蒙古族的 ACE 基因 I /D 多态性比较存在明显差异，表现为蒙古族的 DD 型高于汉族。从世界范围来看内蒙古地区汉族人群 ACE 基因 I /D 多态性分布与日本人群差异无显著性，而与 DD 型所占比例很高的白种人和黑种人相比则差异显著，这种差异表明 ACE 基因 I /D 多态性分布在三种主要人种（蒙古人、黑种人、高加索人）之间存在明显的种族差异。这正如 Barley 所说 ACE 基因多态性和种族起源有关。此外本结果也提示 ACE 基因 I /D 多态性分布还存在民族差异和不同程度的地区差异。

PCR 方法的发展、运用和推广，无疑为检测 ACE 基因 I /D 多态性提供了一条捷径，但任何方法都有其自身的缺陷。1993 年 Shanmig am 等研究认为用普通 PCR 扩增 ACE 基因时，D 区带会因为其较短的碱基数而优先于 I 区带得到扩增，从而使一些 DI 型被误分为 DD 型。后来国内外的一些研究逐步证实了这种可能，并发现这种误分型的发生率为 8%～11%。本文用插入特异 PCR 法发现初次被检为 DD 型的样品（19 例）约有 15. 6%（3 例）被证实为 DI 型。提示在以后的研究中，我们认为这种误分型可以部分的解释关于 ACE 基因 I /D 多态性研究中出现的那些互相矛盾的结果；在以后的相关研究中，一方面应增加普通 PCR 法检测的次数，另一方面应引入插入特异 PCR 法以减少分型误差，更加准确地确定 ACE 基因 I /D 多态性的分型。

【参考文献】

[1] Hubert C， Ho uo t A， Corv ol P， et al. Structure of the Angiotensin1-converting enzyme gene [J]. J Biol Chem， 1991， 266：15377.

[2] Rigat B， Hubert C， Corvol P， et al. PCR detection of insertion /deletionpolymorphism of the human angiotensinonverting enzyme gene [J]. Nucleic Acid Res， 1992，20：1433.

[3] Tiret L， Rigat B， Visikis B， et al. Evidence from combinedconverting emzyme(ACE)gene controles plasma ACElev el[J]. Am J Hum Genet， 1992， 51：197.

[4] Barley J， Blackwood A， Miller M ， et al. Angiotensinconverting enzyme gene I /D polymor phism ， blood pressure and therenin - angiotensin system in Caucasian and Afro- Caribbeanpea ple [J]. Am J Hy per tens， 1996， 10：31.

[5] Yo shida H， Mitar ai Y， Kow amura T， et al. Role of thedeletion polymorphism of the angio tension and therapeuticr esponsiveness of IgA nephropathy [J]. J Clin Inv est，1995， 11：962162.

[6] Ho ll L， Vask A， Znojil V ， et al. Association of 3 gene polymorphisms with a topic diseases [J]. J Ale rg y ClinImmuno l，1999， 103：4702.

[7] So ubrie r F， Alhenc- Gelas F， Huber t C， et al. Tw o putative Activ e centers in humanang io tensin 1 - convertingenzymerevealed by molecular cloning [J]. Po rc No tl Acad Sic US A， 1988， 85：9386.

[8] 吴松华，项坤，翁青，等.糖尿病肾病与血管紧张素转化酶基因多态性分析[J].医学基础与临床， 1999， 19：25～ 28.

第三章 基因多态性与银屑病的关系

第一节 包头地区寻常型银屑病与 HLA-Cw*0602 等位基因的相关性研究

白利平[1] 闫秀兰[2] 秦文斌[1]等

（1. 内蒙古科技大学包头医学院基因诊断研究所；2. 内蒙古科技大学一附院）

【**摘要**】 **目的** 探讨包头市汉族寻常型银屑病患者与 HLA- Cw*0602 等位基因的相关性。**方法** 采用聚合酶链反应-序列特异引物（PCR-SSP）法，检测 52 例寻常型银屑病患者及 60 名健康对照者的等位基因频率，并相互比较。**结果** ①HLA- Cw*0602 与包头市汉族寻常型银屑病患者具有明显的相关性（$P<0.01$，OR=3.47）；②HLA- Cw*0602 在Ⅰ型、Ⅱ型寻常银屑病患者中分布无差异（$\chi^2=0.006$ $P>0.05$）。**结论** HLA- Cw*0602 可能是寻常型银屑病易感基因或与易感基因相连锁。

【**关键词**】 银屑病；HLA-Cw*0602；聚合酶链反应；序列特异引物

HLA-Cw*0602 Allele is Associated with Psoriasis Vulgaris in the Han Nationality from Baotou

Bai Liping[1] Yan Xiulan[2] Qin Wenbin[1] et al

（1.Institute of gene diagnosis of Baotou Medical College，2. Inner Mongolia Science and Technology University）

【**Abstract**】 **Objective** To study the association of HLA-Cw*0602 allele with genetic susceptibility to psoriasis vulgaris（pv）in the Han nationality from Baotou. **Methods** Using high-resolution polymerase chain reaction amplification with sequence specific primers（PCR-SSP）, we detected the distribution frequencies of HLA-Cw*0602 allele among 52 patients with pv and 60 healthy controls，and compared with each other. **Results** ① HLA-Cw*0602 allele was markedly correlated with psoriasis vulgaris from Baotou（$P<0.01$ OR=3.47）; ② There is no difference of distribution between patients with Ⅰ type and Ⅱ type psoriasis vulgaris（$\chi^2=0.006$ $P>0.05$）.**Conclusion** HLA-Cw*0602 may be a susceptible gene or it may have close linkage with the susceptible gene in psoriasis vulgaris.

【**Keywords**】 Psoriasis；HLA-Cw*0602；PCR-SSP

寻常型银屑病（以下简称 Pv）是一种常见的慢性复发性炎症性皮肤病，在我国人群的患病率约为 0.123%，估计我国现有银屑病患者超过 300 万[1]。遗传因素在 Pv 的发病中起相当明显的作用，如 HLA（人类白细胞抗原）被认为是银屑病最重要的遗传学标志之一。1995 年，Bunce 等[2]首次在 DNA 水平上检测出了 HLA-Cw*0602，Enerback[3]等随后发现 HLA－Cw6 与Ⅰ型 Pv（发病年龄≤40 岁）存在着强相关。国内沈晶晶等[4]也报道了 HLA-Cw*0602 与银屑病相关联，HLA-Cw*0602 是银屑病发病的主要因子。本文进一步探讨 HLA-Cw*0602 是否与包头地区 Pv 相关。

1 材料与方法

1.1 临床资料　Pv 患者共 52 例，其中男 33 例（占 63.5%），女 19 例（占 36.5%）；年龄 12～66 岁，平均年龄 32.23±13.79 岁，病程为 1 月至 18 年，为内蒙古科技大学第一附属医院门诊确诊的银屑病患者，均为汉族，彼此间无任何血缘关系。每个病人收集 2ml 全血，3.8%的枸橼酸钠抗凝，冷藏保存，以备提取 DNA。60 名健康对照为在内蒙古科技大学第三附属医院健康体检者，他们与患者组无任何亲缘关系，其中男 36 例（占 60%），女 24 例（占 40%）；年龄 22-58 岁，平均年龄 36.98±7.84 岁，以同样的方法收集抗凝血。根据 Henseler[5]的分类，把银屑病分为Ⅰ型和Ⅱ型。Ⅰ型发病年龄≤40 岁，Ⅱ型在 40 岁以上。

1.2 仪器和试剂　①PCR 仪：（PE480）；②高速离心机：（上海安亭厂）；③电泳仪：（北京若比邻公司）；④紫外分析仪：（北京若比邻公司）；⑤裂解液、PCR 反应液、电泳缓冲液，均由包头医学院基因诊断研究所提供；⑥引物合成：（上海生物工程公司）。

1.3 基因组 DNA 的制备　①取冷藏保存的抗凝血，充分混合，使血细胞均匀分布于血液中。②取全血 200μl 置于 1.5mlEp 管，加入裂解液 A 200μl，上下颠倒混匀。离心 120 00r/min 30s，吸弃上层红色液体，保留管底粉红色沉淀备用。③向留有粉红色沉淀的 Ep 管中再加入裂解液 A400μl，振荡悬浮沉淀。离心 12 000r/min 30s，吸弃上层红色液体，保留管底白色沉淀（白细胞）备用。④向留有白色沉淀的 Ep 管中加入裂解液 B 50μl，振荡器振荡使沉淀均匀分布于裂解液 B 中。沸水浴煮 10 min 后，离心 10 000 r/min 3min，上清液中即含有 DNA。（裂解液 A 和 B 由内蒙古科技大学基因诊断研究室提供）。

1.4 PCR 扩增反应　扩增的特异性引物按照参考文献[2] 设计，由上海 Sagon 生物技术公司合成。引物的上游序列：5′-TACTACAACCAGAGCGAGGA-3′；下游序列：5′-GGTCGCAGCCATACATCCA-3′，扩增片段为 297bp。扩增使用的对照引物为β-actin，上游序列：5′-TATCCAGGCTGCGCTATCCCTGTA-3′；下游序列：5′-CTTGAGG-TAGTCAGTCAGGTC-3′，扩增片段为 169bp。PCR 扩增反应在 PE480PCR 仪上进行，反应总体积 12.5 μl。其中：10× PCR Buffer 1.25 μl；Mg^{2+} 25 mmol/L 0.75 μl；dNTP 2.5 mmol/L 0.75 μl；Primer-1 0.5 μl；Primer-2 0.5 μl；双蒸水 6.25 μl；无菌石蜡油 1 小滴；Taq Polymerase 0.2 μl（2U/μl）；DNA 模板 2.3 μl 。

反应条件：预变性 94℃ 180s；变性 94℃ 30s；退火 60℃ 50s；延伸 72℃ 60s；最后延伸 300s，30 个循环。扩增结束后，取 PCR 产物 10 μl 加 2 μl 载样缓冲液，2%琼脂糖凝胶电泳（电压为 100V，约 15min），紫外分析仪观察结果。

1.5 统计学处理　采用χ^2 检验对患者组及对照组的 HLA-Cw*0602 等位基因进行关联分析，求得 P 值。同时计算相对风险（OR），OR=（有基因的患者数×无基因的对照组人数）/（有基因的对照组人数×无基因的患者数）。

2 结果

2.1 HLA-Cw*0602 等位基因 PCR 结果，见图 6-3-1。

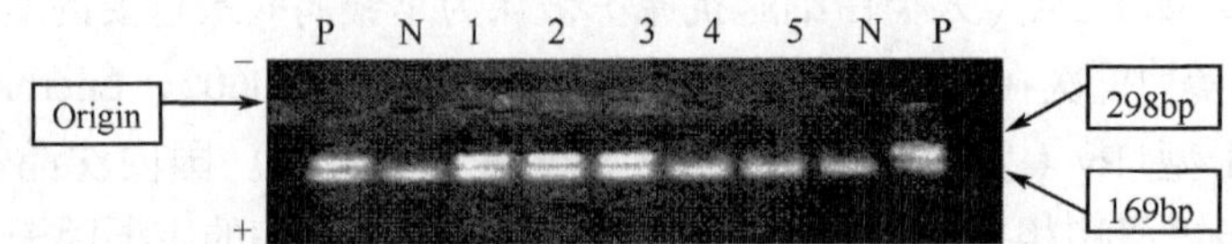

图 6-3-1 HLA-Cw*0602-PCR 结果的电泳图

说明：P 为阳性对照，N 为阴性对照；1、2、3 为阳性标本；4、5 为阴性标本

2.2 Pv 患者与健康对照者 HLA-Cw*0602 等位基因频率的比较

Pv 患者与健康对照者 HLA-Cw*0602 等位基因频率比较见表 6-3-1。结果显示，Pv 患者的 HLA-Cw*0602 等位基因频率较对照组显著升高（OR=3.47，χ^2=10.14，P<0.01）。表明具有 HLA-Cw*0602 等位基因的包头地区汉族人群患 Pv 的风险高于其他人群。

表 6-3-1 Pv 患者与健康对照者 HLA-Cw*0602 等位基因频率比较

组别	例数	阳性例数	基因频率
患者组	52	33	63.5%
对照组	60	20	33.3%
合计	112	53	47.3%

2.3 Ⅰ、Ⅱ型银屑病患者间 HLA-Cw*0602 等位基因分布频率的比较

Ⅰ、Ⅱ型银屑病患者间 HLA-Cw*0602 等位基因分布频率见表 6-3-2。从表 6-3-2 可以看出，HLA-Cw*0602 等位基因在Ⅰ、Ⅱ型银屑病患者间的分布差异无显著性。（χ^2=0.006，P>0.05）

表 6-3-2 Ⅰ、Ⅱ型 Pv 患者间 HLA-Cw*0602 等位基因分布频率的比较

型别	例数	阳性例数	基因频率
Ⅰ型	38	24	63.2%
Ⅱ型	14	9	64.2%
合计	52	33	63.5%

2.4 有家族史及无家族史 Pv 患者 HLA-Cw*0602 等位基因分布频率的比较

根据Pv患者Ⅰ级或Ⅱ级亲属有无患Pv可将其分为有家族史患者和无家族史患者两组，比较结果见表 6-3-3。从表 6-3-3 可以看出，HLA-Cw*0602 等位基因在有家族史及无家族史的 Pv 患者中分布差异无显著性，（χ^2=0.0018，P>0.05）。

表 6-3-3 有家族史及无家族史 Pv 患者 HLA-Cw*0602 等位基因分布频率的比较

组别	例数	阳性	基因频率
有家族史患者	7	5	71.4%
无家族史患者	45	28	62.2%
合计	52	33	63.5%

3 讨论　关于 HLA-C 抗原与 Pv。早期主要采用补体介导的微量淋巴细胞毒性试验进行抗原的检测；由于 HLA-C 分子在细胞表面相对低表达及缺少相应的血清学试剂等原因，其结果不够恒定或难以被重复[6]。后来采用单克隆抗体，方法不够准确，操作繁杂，加上某些 HLA 等位基因产物无血清学特异性，使用也受限制 [6]。在 DNA 水平上的 PCR-SSP 方法用于检测 HLA-C 等位基因具有敏感而特异的优点。靠引物对序列与特异血清型别的核苷酸序列精确匹配，能够扩增特异的等位基因。配合使用内对照引物又可以避免假阳性结果，因此能够检测出血清学方法识别的和未识别的任一特异性等位基因，但此方法不能区分等位基因的纯合或杂合状态[2]。

1997 年，Enerback[3] 等研究了 HLA-Cw*0602 等位基因与瑞典白种人早发型 Pv 患者的相互关系，发现 HLA-Cw*0602 等位基因与早发型 Pv 强相关。Mallon[7]等也发现 HLA-Cw*0602 是Ⅰ型 Pv（即早发型 Pv）的一个遗传易感因子。而在Ⅱ型 Pv（迟发型 Pv）中的表达和对照组的差异无显著性。本文采用了 PCR-SSP 法对包头地区汉族 52 例 Pv 患者的 HLA-Cw*0602 等位基因频率进行了检测，结果显示病例组 HLA-Cw*0602 等位基因频率较对照组显著升高（63.5%vs33.3%），两者呈较强关联（OR=3.47，$P<0.01$）。此实验结果与前述报道基本一致，提示包头地区汉族人银屑病的遗传易感性可能与白种人群具有某种类似性，但本次实验结果中，HLA-Cw*0602 等位基因对Ⅰ型和Ⅱ型 Pv 患者均呈较强相关，且彼此之间的遗传易感性比较，差异无显著性。与前述 Mallon 等的报道不一致。这可能有三方面的原因：①与地区差异、种族差异有关。②与迟发型病例的样本量小有关。为了进一步探讨 HLA-Cw*0602 等位基因与Ⅰ型或Ⅱ型银屑病的相关性，应进一步扩大迟发型病例的样本量。③银屑病型的划分以年龄为界，本身就不太严谨，故其意义也值得商讨。

流行病学调查显示，Pv 的发病具有一定的家族倾向[8]，Henseler[5]等曾报道 HLA-Cw6 抗原与白种人 Pv 的家族遗传背景相关。我们按照 52 例 Pv 患者中Ⅰ级或Ⅱ级亲属有无患银屑病将其分为有家族史与无家族史两组，并比较了 HLA-Cw*0602 等位基因在其中的频率分布。发现 Pv 患者中有家族史和无家族史的等位基因频率差异无显著性（71.4%vs62.2%，$\chi^2=0.0018$，$P>0.05$），这与 Henseler 的报道不相一致；也与国内朱文元等[9]报道的安徽地区有家族史的 Pv 患者 HLA-Cw*0602 等位基因频率显著高于无家族史的情况不一致。其中的原因，一是可能与地区性的差异有关；二是可能由于有家族史的 Pv 患者样本量太小（仅仅 7 例）。所以本实验结果与实际结果可能有偏差，为了进一步探讨和说明问题，需增大有家族史患者的样本量。

至今，银屑病的发病机理仍不清楚，多数学者认为，银屑病是一种多基因或多因子的复杂性疾病，即有遗传因子和环境因素共同作用诱导其发病[8]。鉴于 HLA-Cw*0602 等位基因与银屑病的高度关联已在不同种族、不同地域人群中被相继验证[4,9]，提示 HLA-Cw*0602 等位基因可能为银屑病的一个易感基因或与易感基因相连锁。相信随着分子生物学和分子遗传学研究的深入，与银屑病有关的易感基因或易感位点将不断被发现，银屑病的病因和发病机制也必将逐步深入。

【参考文献】

[1] 张学军.皮肤性病学[M].第 5 版.北京：人民卫生出版社，2002，118.

[2] Bunce M，Barnardo MC. High resolution HLA-C typing by PCR-SSP：identification of allelic frequencies and linkage disequilibria in 604 unrelated random UK Caucasoids and a comparison with serology[J]. Tissue Antigens，1997，50（1）：100-111.

[3] Enerblack C, Martinsson T, Inerlot A, et al. Evidence that HLA Cw6 ditermines early onset of psoriasis, obtained using sequence-specific primers（PCR-SSP）. Acta Derm Venereol. 1997, 77（4）: 273-276.
[4] 沈晶晶，杨泽，唐雷，等. HLA-Cw*0602 与银屑病的关联研究[J].临床皮肤科杂志，2001，30（5）：289-291.
[5] Henseler T, Christophers E. Psoriasis of early onset characterization of two types of psoriasis vulgaris[J]. am Acad Dermatol, 1985, 13（3）: 450-456.
[6] 魏生才，陈珊宇，张学军. 银屑病的 HLA 等位基因研究进展[J].国外医学遗传学分册，2001，24（1）：39-41.
[7] Mallon E, Bunce M.HLA-CW*0602 is a susceptibility factor in type I psoriasis, and evidence Ala-73 is increased in male type I psoriatics[J].Invest Dermatol. 1997, 109（2）: 183-186.
[8] 张学军，陈珊宇，王福喜，等.寻常型银屑病遗传流行病学分析[J].中华皮肤科杂志，2000，33（6）：383-385.
[9] 朱文元，张学军，张安平.皖籍汉人寻常型银屑病与 HLA-Cw*0602 等位基因的关联研究[J].临床皮肤科杂志，2002，31（4）：207-209.

第二节　包头汉族人 HLA-DQA1 基因型与寻常型银屑病的相关性研究

王步云　闫秀兰　秦文斌　雎天林
（包头医学院基因诊断研究所，内蒙古包头 014010）

【摘要】 **目的**　探讨 HLA-DQA1* 0201 等位基因与包头市汉族寻常型银屑病患者的相关性。**方法**　采用聚合酶链反应（polymerase chain reaction，PCR）检测 64 例寻常型银屑病患者及 63 名健康对照的 HLA-DQA1* 0201 基因型，记录此等位基因的分布情况。**结果**　HLA-DQA1* 0201 与包头市汉族寻常型银屑病患者具有明显的相关性。HLA-DQA1* 0201 在有家族史及无家族史患者中分布差异无显著性。**结论**　HLA-DQA1* 0201 等位基因与包头市汉族寻常型银屑病相关。

【关键词】　银屑病；HLA-DQA1* 0201；聚合酶链反应

Study on the Association of HLA-DQA1*0201 and Psoriasis Vulgaris in Baotou Hans

Wang Buyun, Yan Xiulan, Qin Wenbin, Ju Tianlin
（Institute of Gene Diagnosis, Baotou Medical College, Baotou 014010, China）

【Abstract】 **Objective**　To investigate the association between HLA - DQA1* 0201 and psoriasis vulgaris in Baotou Hans. **Methods**　Polymerase chain reaction（PCR）method was used to analyze the frequency of HLA- DQA1* 0201 among 64 patients with psoriasis vulgaris and 63 healthy persons. **Results**　HLA -DQA1*0201 was markedly correlated to psoriasis vulgaris. There is no difference in distribution between patients with positive and nega tive family history.**Conclusion**　HLA-DQA1*0201 is associated with pso riasis vulgaris in Baotou Hans.

【Key words】　Psoriasis; HLA -DQA1* 0201; PCR

银屑病是一种常见的具有特征性皮损的慢性易于复发的皮肤病。遗传、感染、代谢障碍、免疫功能紊乱等均与本病发生有关。在基因标志系统中，人类白细胞抗原（HLA）被认为是银屑病最重要的遗传学标志之一。1993 年 Schimitt [1]等首次在 DNA 水平上检测到 HLA-DQA1*0201、HLA -DQB1*0303 与 I 型银屑病有关，Ikahe imo[2]随后也发现 HLA -DQA1*0201 与银屑病有关。国内刘涛峰[3]等也报道了 HLA -DQA1*0201 与皖籍汉人银屑病有关。本文进一步探讨 HLA - DQA1*0201 是否与包头市汉人银屑病相关。

1 材料与方法

1.1 取材　寻常型银屑病患者血样标本共 64 份。病源为包头医学院第一附属医院门诊确诊的银屑病患者，均为汉族，无血缘关系，其中男 38 例，女 26 例。年龄分布在 18～55 岁，平均年龄 33.6 岁。每个病人收集 2～3ml 全血，3.8%的枸橼酸钠抗凝，冷藏保存，以备提取 DNA。对照组共 63 例，为包头市中心血站健康献血员（无任何皮肤病），与病例无任何亲缘关系，对照间亦无亲缘关系。其中男 32 例，女 31 例。年龄分布在 18～55 岁，平均年龄 30.4 岁。以同法收集抗凝血。

1.2 主要实验设备及仪器　PCR 仪（PE480）；高速离心机（上海安亭厂）；电泳仪（北京若比邻公司）；紫外分析仪（北京若比邻公司）。

1.3 主要试剂配制　裂解液、PCR 反应液、1 ×TEB 缓冲液及载样缓冲液，均由包头医学院基因诊断研究所提供。

1.4 DNA 的提取　①取全血 200μl 置于 1.5ml Ep 管，加入裂解液 A 200μl，混匀。离心 12 000 rpm 30s，吸弃上层红色液体，保留管底粉红色沉淀备用。②向留有粉红色沉淀的 Ep 管中再加入裂解液 A 400μl，振荡悬浮沉淀。离心 12 000 rpm 30s，吸弃上层红色液体，保留管底白色沉淀（白细胞）备用。③向留有白色沉淀的 Ep 管中加入裂解液 B 50μl，振荡器振荡使沉淀均匀分布于裂解液 B 中。沸水浴煮 10min 后，离心 10 000 rpm 3min，上清液中即含有 DNA。

1.5 PCR 引物设计与合成　HLA -DQA1*0201，引物 F：5'- ACGGTCCCTCTGGCCGTT 3'，R：5'-CAGGATGTTCAAGTTATGTTTTAG3'。

阳性内对照，引物 F：5'-AAGGAGACCAATAGAAACTGGGC-3'，R：5'-TCTCCCCTTCC TATGACATGAAC-3'。均由上海生物工程公司合成。

1.6 PCR 反应液　总体积 10μl，其中 DNA 模板（各组分终浓度 Tris-HCl 10mmol/L，KC l30mmo l/L），4×dNTP 2.5mM 1μl，Primer3.75pM 1μl，Taq Po lyme rase 0.35U，双蒸水至 10μl。无菌石蜡油 20μl。

1.7 PCR 循环参数设置　预变性 93℃ 120s，变性 94℃ 35s，退火 55℃ 40s，延伸 72℃ 60s，最后延伸 300s，35 个循环。

1.8 PCR 产物观察　取 PCR 产物，用 2%琼脂糖凝胶电泳，溴化乙啶染色。阳性病例标本显示出两条 DNA 区带（1700bp 和 400bp），阴性病例标本只显示一条 DNA 区带（1700bp）。

1.9 统计学分析方法　分别统计出病例组与对照组中所测等位基因阳性例数，以比值比（OR）表示具有某种等位基因的人群患病率为无该种等位基因的人群患病率的倍数：OR =（有基因的患者数×无基因的对照组人数）/（有基因的对照组人数×无基因的患者数）。

同时采用 χ^2 检验，求得 P 值。

2　结果

2.1 HLA -DQA1*0201 等位基因 PCR，结果见图 6-3-2。

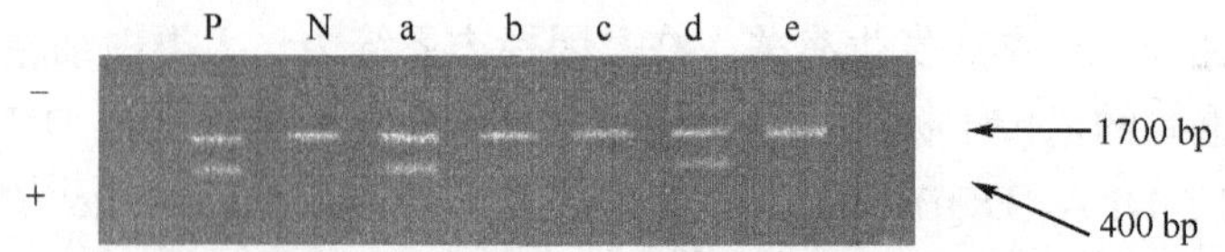

图 6-3-2 HLA-DQA1*0201 等位基因 PCR 结果

P 为阳性对照，N 为阴性对照，a、b、c、d、e 为标本

2.2 HLA-DQA1*0201 等位基因与包头汉族寻常型银屑病患者的相关性，HLA-DQA1*0201 与包头汉族银屑病患者具有显著的相关性。详见表 6-3-4。

表 6-3-4 银屑病患者与健康对照 HLA-DQA1* 0201 等位基因分布比较

组别	例数	阳性例数	基因频率
病例组	64	40	62.5%
对照组	63	14	22.2%
合计	127	54	42.5%

OR =5.8，3 χ^2 =21.18，P<0.01

2.3 Ⅰ、Ⅱ型银屑病患者间 HLA -DQA 1*0201 等位基因分布频率的比较，根据 Henseler[4] 的分类，把银屑病分为Ⅰ、Ⅱ型，结果见表 6-3-5。

表 6-3-5 Ⅰ、Ⅱ型银屑病患者间 HLA-DQA1* 0201 分布频率的比较

型别	例数	阳性	基因频率
Ⅰ型	54	34	63.0%
Ⅱ型	10	6	60.0%
合计	64	40	62.5%

χ^2 =0.0316，P>0.05

从表 6-3-5 可以看出，Ⅰ、Ⅱ型银屑病患者间 HLA -DQA1*0201 的分布差异无显著性。

2.4 有家族史及无家族史银屑病患者 HLA-DQA1*0201 分布频率的比较 HLA-DQA1*0201 在有家族史及无家族史患者中分布差异无显著性。详见表 6-3-6。

表 6-3-6 有家族史及无家族史银屑病患者 HLA-DQA1* 0201 等位基因分布频率的比较

组别	例数	阳性例数	基因频率
有家族史患者	10	8	80. 0%
无家族史患者	44	32	72. 7%
合计	54	40	74. 1%

χ^2 =0.0055，P>0.05

3 讨论 HLA 是人体多态性最丰富的基因系统。中外一些学者用分子生物学方法研究了 HLA 与银屑病的相关性。Schmitt[1]等首次在 DNA 水平上检测到 HLA Ⅱ类等位基因与Ⅰ型银屑病有明显的联系。他们用序列特异的寡核苷酸探针对 47 名Ⅰ型（40 岁以前发病，有阳性家族史）及 17 名Ⅱ型（40 岁以后发病，无家族史）银屑病患者进行基因分型，发现 HLA-DQA1*0201、-DQB1*0303 在Ⅰ型银屑病患者中显著增加。Ikaheimo[2]在一次对 70 名斑块型银屑病的芬兰人的研究中，同样发现 HLA - DQA1* 0201 的频率显著高于对照组：病例组的频率为40%，而对照组只有9%。刘述文[5]等用PCR/SSO法对30例银屑病患者进行了HLA-DR基因分型，并与255例北方汉族正常人HLA-DR基因频率进行了比较，发现HLA-DR7基因频率在银屑病患者较正常对照组明显增高（Pc ＜0.05，RR=2.446），而HLA-DR9基因频率较正常对照组低（Pc＜0.05，RR=0.218）。最近翟宁[6]等用 PCR-SSP 法对寻常型银屑病患者HLA-DQB1等位基因多态性进行了分析，结果提示寻常型银屑病与HLA -DQB1*0602等位基因相关。1993年，国内的刘涛峰[2]等用PCR-SSP法对84名银屑病患者及40名健康人对照研究HLA - DQA1*0103、HLA-DQA1*0201、HLA-DQB1*0201、HLA-DQB1* 0303四种等位基因与皖籍汉族银屑病患者的相关性，结果证明HLA - DQA1*0201与银屑病相关。本实验包头患者的结果与前人结果相似，寻常型银屑病患者的DQA1*0201等位基因频率较正常对照组明显增高，提示寻常型银屑病与DQA1*0201等位基因相关，表明HLA-DQA1*0201等位基因与包头市汉族寻常型银屑病相关。本实验由于选取的样本量偏小，所以实验结果可能与实际有偏差。为了进一步探讨HLA等位基因与银屑病的相关性，应进一步扩大患者的样本量。

【参考文献】

[1] Schmitt EM, BoehnckeWH, Stande rM, et al.O ligonucleotide typingreveals association of type Ⅰ psoriasis with the HLA-DRB1* 0701 /2，-DQA1* 0201，-DQB1* 0303 extended haplotype[J] . J Invest Dermatol，1993，100（6）：749.

[2] Ikaheimo I，Silvenno inen KS，Karvonen J，et al. Immunogeneticprofile of psoriasis vulgaris：association with haplotypes A2，B13，Cw6，DR7，DQA1* 0201 and A1，B17，Cw6，DR7，DQA1* 0201[J] . J Arch Dermatol Res，1996，288（2）：63.

[3] 刘涛峰，张学军，杨森，等. 皖籍汉人 HLA - DQA1、-DQB1 基因型与银屑病的相关性研究[J] . 安徽医科大学学报，2000，35（1）：24.

[4] Henseler T，Christophe rs E.Psoriasis of early onset characterization of two types of psoriasis vulgaris[J] . J Am Acad Dermato l，1985，13（3）：450.

[5] 刘述文，李恒进，陈香美，等. 银屑病患者的 HLA - DR 基因分型的研究[J] . 中华皮肤科杂志，1995，28（2）：80.

[6] 翟宁，张庆瑞，宋芳吉，等. 寻常型银屑病患者的 HLA-DQ 基因多态性分析[J] . 中华皮肤科杂志，1999，32（2）：127-214

第三节　内蒙古地区汉族血管紧张素转化酶（ACE）基因多态性与寻常型银屑病的相关性研究

王大光　睢天林　秦文斌　闫秀兰

【摘要】目的　探讨包头地区汉族人群中寻常型银屑病与血管紧张素转化酶基因I/D多态性的相关性。**方法**　采用聚合酶链反应（polymerase chain reaction，PCR）检测58例内蒙古地区汉族寻常型银屑病患者的血管紧张素转化酶基因型，对普通PCR初检为DD型的样本附加插入特异PCR法核对校正。结果与本实验室所做的此地区汉族正常人血管紧张素转化酶基因多态性结果进行比较。**结果**　①内蒙古地区汉族银屑病患者血管紧张素转化酶基因三种基因型频率分别为：DI型 43.1%，II 型 48.3%，DD 型 8.6%，D、I 两等位基因频率为30.2%和69.8%。在与70例正常对照（DI型57.1%，II型30.0%，DD型12.9%，D、I等位基因频率分别为41.4%、58.6%）比较，基因型频率差异无显著（χ^2=4.74，P>0.05），等位基因频率差异无显著性（χ^2=3.47，P>0.05）。②早发型银屑病的基因型频率与正常组比较差异无显著性（χ^2=3.57，P>0.05），等位基因频率之间差异无显著性（χ^2=2.89，P>0.05）。**结论** ACE 基因 I/D 多态性与内蒙古地区寻常型银屑病患者的发病可能不相关。

【关键词】 内蒙古地区；汉族；寻常型银屑病；血管紧张素 I 转化酶基因；多态性；聚合酶链反应（PCR）

Study on the Association of an Insertion/Deletion Polymorphism in ACE Gene and Psoriasis Vulgaris in Innermongolia Hans

Wang Daguang Tutor：Prof.Ju Tianlin Qin Wenbin Yan Xiulan.

【Abstract】 **Objective** To investigate the association of an insertion/deletion polymorphism in ACE gene and psoriasis vulgaris in innermongolia Hans. **Methods** Polymerase chain reaction（PCR）method was used to analyze the distribution of an insertion/deletion polymorphism among 58 patients with psoriasis vulgaris.The result was compared to normal group. **Results** ①The frequencies of ACE gene subtypes DI，II，DD are 43.1%，48.3%，8.6% and the frequencies of alleles I，D are 41.4%，58.6% respectively. There are not differences between the group of patients and normal group. ② There are no difference of distribution of gene types between the group with early onset and the normal. **Conclusion** The insertion/ deletion polymorphism in ACE gene is not correlated with psoriasis vulgaris in Innermongolia Hans.

【Key words】 Innermongolia；Han nationality；ACE gene；Psoriasis vulgaris；Polymerase chain reaction（PCR）

银屑病被认为是一种多基因遗传性疾病，环境因素在银屑病的发病中起了重要作用[1]。人们在不断地寻找与银屑病的相关基因，大量的研究表明银屑病可能与染色体 1q21[2]、4q[3]、2、8、20、6p21[4]、16q、20p[5]17q[6]上的位点关联，但不同的家族和不同的人种所关联的基因也不相同。血管紧张素 I 转化酶（Angiotensin –I converting enzyme，ACE）是调节心血管活动和泌尿过程的肾素——血管紧张素系统（Renin-angiotensin systeme，RAS）中的关键酶。它不仅可以使来源于血管紧张素原（经肾素催化）的血管紧张素 I（Angiotensin I，AngI）转化为血管紧张素 II（Angiotensin，AngII），而且，ACE 还可以降解缓激肽（Bradykinin，BK），及其他重要多肽[7]。文献报道银屑病患者血浆中 AngII 水平较正常对照组低下[8]，也有文献报道血管紧张素转化酶抑制剂可以诱发银屑病[9]，从而说明血管紧张素转化酶可能参与了银屑病的发病或在银屑病中有异常的表达。ACE 的表达受到 ACE 基因的控制，ACE 的基因位于 1 7 号染色体长臂的第 2 区 3 带（$17q^{23}$）[7] ACE 基因第 16 内含子（intron）的一段 287bp 插入与缺失的多态性可以影响 ACE 基因的表达[10][11][12]。本文则探讨了银屑病是否与 ACE 基因的这一多态性相关。

1 材料与方法

1.1 取材　血液样本来自内蒙古包头市包头医学院第一附属医院皮肤科门诊。选择典型的内蒙古地区汉族银屑病患者 58 例，均符合寻常型银屑病的诊断标准[13]，其中男 34 人，女 24 人，平均年龄 33.6+/-11.7 岁。对照则选取本实验室上届研究生所做的正常汉族人群 ACE 基因分型，共选取 70 例，其中男性 45 人，女性 25 人，平均年龄 33.1+/-8.3 岁，与患者组比较，年龄之间无差异。取静脉血 3ml，3.8%枸橼酸钠抗凝，冷藏保存，以备提取 DNA。

1.2 主要实验设备和仪器

（1）PCR 仪（PE480）。

（2）高速离心机（上海安亭厂）。

（3）电泳仪（北京若比邻公司）。

（4）紫外分析仪（北京若比邻公司）。

1.3 主要试剂配制　裂解液 A、裂解液 B、PCR 反应液、1×TEB 缓冲液及载样缓冲液均由包头医学院基因诊断研究所提供。

1.4 DNA 的提取

（1）取冷藏保存的抗凝全血，充分混合使血细胞均匀分布于血液中。

（2）取混匀的全血 200μl 置于 1.5ml Ep 管，向 Ep 管中加入裂解液 A200μl，上下颠倒振荡约 20 次，使红细胞破裂。

（3）离心 12 000rpm 30s，吸弃上层红色液体，保留管底沉淀，在向沉淀中加入裂解液 A400μl。振荡混匀。

（4）离心 12 000rpm 30s 后，向留有白色沉淀的 Ep 管中加入裂解液 B50μl 后，振荡器振荡使沉淀均匀分布于裂解液。

（5）沸水浴 10 min 后离心 15 000rpm 3min，上清液中即含有 DNA 模板。

1.5 PCR 引物设计与合成：

（1）普通 PCR[11][14]：

5′-CTGGAGACCACTCCCATCCTTTCT-3′

5′-GATGTGGCCATCACATTCGTCAGAT-3′

（2）插入特异 PCR[14][15]：

5′-TGGGACCACAGCGCCCGCCACTAC-3′

5′TCGCCAGCCCTCCCATGCCCATAA-3′

1.6 PCR 反应体系　总体积 10μL，其中：DNA 模板 1.5μl，10×Buffer　1μl（各组分终浓度 Tris-HCL 10mmol/L，KCl 30 mmol/L，MgCl 21.5mmol/L），4×dNTP 2.5mmol/L 1μl，Primer 3.75pmol/L 1μl，Taq Polymerase 0.35U，双蒸水至 10μl，无菌石蜡油 20μl。

1.7 普通 PCR 循环参数设置　预变性 94℃ 180s，变性 93℃ 45s，退火 58℃ 45s，延伸 72℃ 60s，最后延伸 72℃ 300s，35 个循环。

1.8 插入特异 PCR 循环参数设置　预变性 94℃ 180s，变性 94℃ 60s，退火 78℃ 60s，延伸 78℃ 60s，35 个循环。

1.9 PCR 产物观察　取 PCR 产物 10μl 加 2μl 载样缓冲液，2%琼脂糖凝胶电泳，电势梯度为 8V/cm，约 20min，紫外分析仪观察结果。

1.10 数据处理　分别记数三种基因型的例数，计算各基因型频率及等位基因频率，组间比较用卡方检验。

2. 结果

2.1 电泳结果　经 PCR 反应，得到三种基因型：DD 型（缺失纯合型，只可见 190bpDNA

区带），DI 型（缺失/插入杂合型，可见 190bp 和 490bp 两种 DNA 区带），II 型（插入纯合型，只可见 490bpDNA 区带），其电泳照片见图 6-3-3。其中对于普通 PCR 检测为 DD 型及部分 II、DI 的样本进行插入特异 PCR，结果可见 II 型和 DI 型样本可以扩增出一条 335bp 的区带，而 DD 型样本则无任何区带。其电泳照片见图 6-3-4。

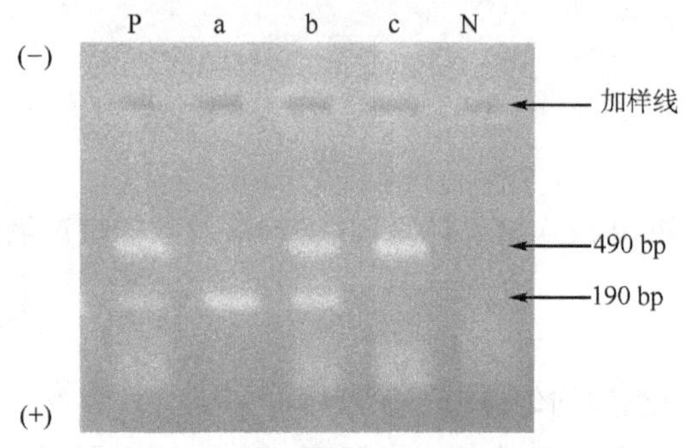

图 6-3-3　ACE 基因多态性普通 PCR 电泳结果

注：P 为阳性对照，靠阴极侧为 190bp 区带，靠阳极侧为 490bp 区带，N 为阴性对照，a- c 为检测的标本：a 为 DD 型，b 为 DI 型，c 为 II 型.

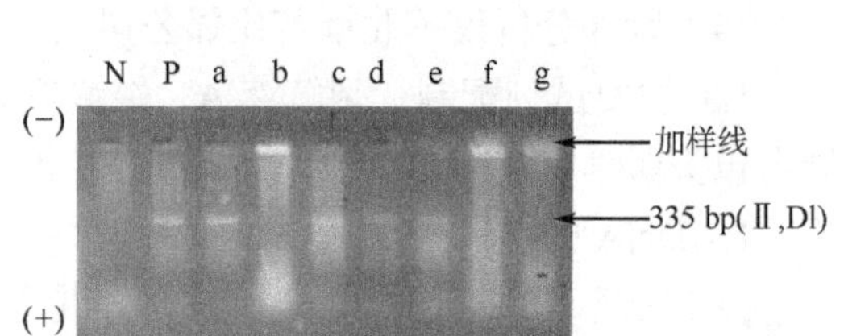

图 6-3-4　ACE 基因多态性插入特异 PCR 电泳结果

注：N 为阴性对照，P 为阳性对照（插入特异性基因片段），a，c，d，e 为阳性标本：其中 a 为 II，c，d，e 为 DI；b，f，g 为阴性标本：全部来自 DD 型 ACE 基因.

2.2 银屑病组与对照组基因型频率及基因频率的比较　在患者组所有 58 例样本中，DD 型 5 例，DI 型 25 例，Ⅱ型 28 例，DD，DI，Ⅱ基因型频率分别为：8.6%，43.1%，48.3 %，D 及 I 等位基因频率分别为：30.2 %，69.8%。经检验本实验所得资料符合 Hardy-Weinberg（χ^2=0.26，P>0.05），见表 6-3-7。从表 6-3-7 可以看出 ACE 基因的多态性在患者组和正常对照组中的分布差异无显著性（χ^2=4.74，P>0.05），患者组与对照组的 D/I 等位基因频率也差异无显著性（χ^2=3.47，P>0.05）（表 6-3-8）。

表 6-3-7　内蒙古地区汉族寻常型银屑病患者 ACE 基因多态性适合性检验

基因型	实际数	期望数
DI	25	24.5
II	28	28.2
DD	5	5.3
合计	58	58

χ^2=0.06，P>0.05（符合 Hardy-Weinberg 定律）

表 6-3-8　内蒙古地区汉族银屑病患者与正常对照 ACE 基因型及等位基因频率比较

组别	基因型（频率）			合计	等位基因（频率）		合计
	DI	II	DD		D	I	
对照组	40（57.1%）	21（30.0%）	9（12.9%）	70	58（41.4%）	82（58.6%）	140
患者组	25（43.1%）	28（48.3%）	5（8.6%）	58	35（30.2%）	81（69.8%）	116
合计	65	49	14	128	93	163	256

基因型频率：χ^2=4.74，P>0.05；等位基因频率：χ^2=3.47，P>0.05

2.3 早发型银屑病组与对照组基因型频率及基因频率的比较　根据 Henseler T 对银屑病的分类方法把患者组分为两类，早发型（初发年龄在 40 岁以前）和迟发型（初发年龄在 40 岁以后）[16]。58 人中早发型有 49 人，平均年龄 32.1+/-7.86 岁，与对照组比较无显著性差异。49 人中 DI、II、DD 基因型分别为 22、23、4 人，与正常组比较差异无显著性（χ^2=3.57，$P>0.05$），等位基因频率的比较也差异无显著性（χ^2=2.89，$P>0.05$），见表 6-3-9。迟发型银屑患者中 DI、II、DD 分别为 3、5、1 人，从分布趋势看可能与正常组和早发型没有差异。在患者组中具有遗传史者 8 人，DI、II、DD 分别为 3、4、1 人，其多态性的分布也可能与正常组和无遗传史的银屑患者无差异。

表 6-3-9　ACE 基因多态性在正常人与早发型银屑病组基因型及等位基因频率比较

组别	基因型（频率）			合计	等位基因（频率）		合计
	DI	II	DD		D	I	
对照组	40（57.1%）	21（30.0%）	9（12.9%）	70	58（41.4%）	82（58.6%）	140
早发型	22（44.9%）	23（46.9%）	4（8.2%）	49	30（30.6%）	68（69.4%）	98
合计	62	44	13	119	88	150	238

基因型频率：χ^2=3.57，$P>0.05$；等位基因频率：χ^2=2.89，$P>0.05$

3 讨论　银屑病被认为是一种多基因遗传性疾病，环境因素在银屑病的发病中起了重要作用[1]。为了寻找银屑病的易感基因，人们采用了多种分析方法。Russel[17]和 White[18]首先采用血清学方法发现 HLA-B17 与银屑病明显相关后，随即人们发现多种 HLA 与银屑病相关。1993 年 Schimitt 等首次在 DNA 水平检测到 HLA-Ⅱ类基因与Ⅰ型银屑病有明显联系[19]。Nair 等使用基因扫描的方法，发现银屑病与 HLA 区域连锁，同时也发现了两个与银屑病连锁的新区域位于染色体 16q 和 20p 上[5]。 Bowcock 等对美国的一些家族进行基因组扫描，在 1q 上确定了一个银屑病相关区域，而在其他人群未发现此结果[20]。Capon 等在研究一组意大利家族时发现染色体 1q21 与银屑病连锁[2]。在 1994 年 Tomfohrde 等检查了 8 个有多人患病的家族，在遗传图上确定其中两个家族的银屑病易感基因位于染色体 17 长臂的远端[6]，而 Matthews 又发现 4q 上存在着与银屑病相关的位点[3]。Trembath 等利用二步法探察人类基因组，以寻找银屑病易感基因的位点，他们发现四个主要的可能连锁区确定在染色体 2、8、20 上，同时观测到 6p21 上的 MHC 区的标记存在明显连锁的不平衡.这些均说明银屑病与多基因相关，或是引起银屑病的基因与多基因连锁[4]。

ACE 基因位于 17q23，由 21kb 的 DNA 组成，包括 26 个外显子（Exon）[7]。Soubrier F. 等在 1988 年完整的克隆了 ACE 基因[21]，之后的研究发现 ACE 基因在 16 内含子存在一段 287bpDNA 的插入（Insertion，I）或缺失（Deletion，D），构成 ACE 基因 I/D 多态性（Polymorphisms）[10][11]。进一步的研究证明这种多态性与 ACE 水平密切相关，即血浆和组织 ACE 浓度和 I/D 多态性的 D 等位基因一致，如 ACE 血浆浓度为 DD>DI>II[12]。ACE 作为调节人体生理活动的关键酶，不但可以通过催化 AngII 的生成来调节机体的心血管活动和泌尿过程，而且还具有其他更为广泛的功能，如它可以降解缓激肽及催化其他重要多肽的代谢包括一些神经递质（neurotransmitters）[7]，甚至参与调节淋巴细胞功能[22]和灭活影响变态反应性疾病（atopic diseases）病理的一些感染性肽（inflammatory peptides）[23]。银屑病在发病过程中，AngII 水平较正常组低[8]，ACE 基因的多态性可以通过影响 ACE 的水平来影响血管紧张素的水平，因此本文来研究 ACE 基因的多态性是否与银屑病的发病相关。结果表明，ACE 基因的多态性在银屑病组的分布与正常人之间无差异。Henseler T 把银屑病分为两类，第一类为早发型，发病年龄在 40 岁以下，与遗传关系较为密切，易复发并且病情重。第二类为迟发型，发病年龄在 40 岁以上，与遗传关系较早发型轻[16]。本文对早发型银屑病与 ACE 基因多态性的研究中，未发现两者相关。迟发型银屑病和具有遗传史的银屑患者由于样本量偏小，所以未能进行比较，但从基因多态性的分布趋势上看可能与正常人无差异。因此，ACE 基因的多态性与寻常型银屑病的发病可能无相关性。银屑病发病过程中的血管紧张素水平的变化可能与银屑病患者的自主神经功能低下有关[8]。

本实验采用普通 PCR 及插入特异性 PCR 相结合的方法对样本进行分型，实验结果可靠，但由于选取的样本量偏小，所以实验结果可能与实际有偏差。为了进一步探讨 ACE 基因的多态性与银屑病的相关性，可以扩大迟发型和具有遗传史银屑患者的量，或是选取多个患银屑病的家系，来测定 ACE 基因型，并同时，进一步测定血浆中 ACE 的水平。银屑病与多基因相关，本文通过选取一个基因测定其与银屑病的相关性，结果丰富了银屑病与遗传的理论，对继续寻找银屑病的相关基因有一定的意义。

【参考文献】

[1]Henseler T. The genetics of psoriasis.J Am Acad Dermatol. 1997，37（2 Pt 3）：S1-S11.

[2]Capon F，Novelli G，Semprini S，et al. Searching for psoriasis susceptibility genes in Italy：genome scan and evidence for a new locus on chromosome 1.J Invest Dermatol. 1999，112（1）：32-5.

[3]Matthews D，Fry L，Powles A，et al. Confirmation of genetic heterogeneity in familial psoriasis.J Med Genet. 1995，32（7）：546-548.

[4]Trembath RC，et al.Hum Mol Genet，1997，6（5）：813-820.

[5]Nair RP，Henseler T，Jenisch S，et al. Evidence for two psoriasis susceptibility loci（HLA and 17q）and two novel candidate regions（16q and 20p）by genome-wide scan.Hum Mol Genet. 1997，6（8）：1349-1356.

[6]Tomfohrde J，et al.Science，1994，264（5162）：1141-1145.

[7]Hubert C，Houot A M，Corvol P，et al.Structure of the Angiotensin I-converting enzyme gene.J Biol Chem，1990，266：15377-15383.

[8]张力军，杨雪琴，樊建勇，等.银屑病患者血浆血管紧张素 II 水平的检测及其意义探讨.第九届全国皮肤病学术会议论文汇编，2001.

[9]Rabito SF.Angiotensin-converting enzyme inhibitors.J AM Acad Dermatol，1994，30：671-672.

[10]Rigat B，Hubert C，Alhene-Gelas F，et al.An insertion/deletion polymorphism in the angiotensin I-converting enzyme gene accounting for half the variance of serum.J Clin Invest，1990，86：1343-1348.

[11]Rigat B，Hubert C，Corvol P，et al.PCR detection of insertion/deletion polymeophism of of Human angiotensin converting enzyme gene.Nucleic Acids Res.1992，20：1433.

[12]Tiret L，Rigat B，Visikis B，et al.Evidence from combined segregation and linkage analysis that a variant of the Angiotensin I-converting enzyme（ACE）gene controls plasma ACE level.Am J Hum Genet，1992，51：197-205.

[13]赵辩. 临床皮肤病学. 第 3 版. 南京：江苏科技出版社，2001：760.

[14]折志刚.内蒙古包头地区汉族血管紧张素转化酶（ACE）基因多态性的分布.包头医学院硕士学位论文，2001.

[15]Yoshida H，Mitarai Y，Kowamura T，et al.Role of the deletion polymorphism of the angiotensin converting enzyme gene in the progression and therapeutic responsiveness of IgA nephropathy.J clin Invest，1995，11：962162-962169.

[16]Henseler T，Christophers E.Psoriasis of early and late onset：characterization of two types of psoriasis vulgaris.J Am Acad Dermatol，1995，13：450-456.

[17]Russell TJ，Schultes LM，Kuban DJ. Histocompatibility（HL-A）antigens associated with psoriasis.N Engl J Med. 1972，287（15）：

738-740.

[18]White SH, Newcomer VD, Mickey MR, et al. Disturbance of HL-A antigen frequency in Psoriasis. N Engl J Med. 1972, 287(15): 740-743.

[19]Schmitt-Egenolf M, Boehncke WH, Stander M, et al. Oligonucleotide typing reveals association of type I psoriasis with the HLA-DRB1*0701/2, -DQA1*0201, -DQB1*0303 extended haplotype.J Invest Dermatol, 1993, 100 (6): 749-752.

[20]Bowcock AM, Bhalerao J. The genetics of psoriasis: a complex disorder of the skin and immune system.Hum Mol Genet. 1998, 7 (10): 1537-1545.

[21]Soubrier F, Alhenc GF, Hubert C, et al.Two putative active centers in human ACE revealed by molecular cloning.Proc Natl Acad sci USA, 1988.

[22]Costerousse O, Allegrini J, Lopez M, et al.Angiotensin I-converting enzyme in human circulating mononuclear cells: genetic polymorphisms of expression in T-lymphocytes.Biochem J, 1993, 29: 33-40.

[23]Holl L, Vask A, Znojil V, et al.association of 3 gene polymorphisms with atopic diseases.J Alergy clin Immunol, 1999, 103: 702-708.

第四节 干扰素-γ+874位点基因多态性与银屑病的相关性研究

杨 森 王媚媚 秦文斌

【摘要】**目的** 研究IFN-γ+874位点基因多态性在银屑病患者中的分布频率，并分析其与银屑病发病的关系。**方法** 采用病例-对照研究方法，进行相关资料的问卷调查；抽取研究对象的血液标本，用序列特异性引物-聚合酶链反应（PCR-SSP）方法检测IFN-γ+874位点在病例组与对照组中的各种基因型频率与等位基因频率。**结果** ①银屑病组IFN-γ基因+874AA，AT，TT基因型的频率分别为67.7%，29.0%和1.9%，正常对照组AA，AT，TT基因型的频率分别为69.0%，28.2%和2.1%。银屑病组和对照组IFN-γ+874位点基因型频率的差异无显著性意义（χ^2=0.035，P>0.05）。②银屑病组IFN-γ基因+874A、T等位基因频率分别为82.3%，17.7%，对照组中为83.1%，16.9%，银屑病组和对照组IFN-γ+874位点等位基因频率无显著性差异。（χ^2=0.033，P>0.05）。**结论** ①IFN-γ+874位点A/T基因多态性与银屑病的遗传易感性无关。②IFN-γ+874位点基因多态性与银屑病的有无家族史无明显相关性。③IFN-γ+874位点基因多态性与银屑病性别无显著性差异。

【关键词】 干扰素-γ+874位点；基因多态性；银屑病

Association of Interferon-Gamma +874 Gene Single Nucleotide Polymorphism with Susceptibility to Psoriasis

Yang Sen WangMeimei QinWenbin

【Abstract】 **Objective** To explore the distribution of genotype and allele frequencies of the genetic polymorphisms of IFN-γ+874 in patients with psoriasis and analyze the relationship between the genetic polymorphisms of IFN-γ and psoriasis. **Methods** Through 1:1 case-control study, we select cases and controls.Then, we make a questionnaire study.DNA was extracted from peripheral blood leukocytes.Genotyping of the IFN-γ+874T/A was done by PCR-SSP analysis.All PCR primer sets were designed to amplify the fragment containing each of the polymorphisms.The data were analyzed by statistical method. **Result** IFN-γ+874 SNP was tested successfully for every subject. Frequencies of AA，AT and TT genetype were 67.7%，29.0%and 1.9%in the psoriasis group，and69.0%，28.2%and2.1% in the HS .No significant difference was found in the frequency distribution of IFN-γ+874 genetype beween the two groups（χ^2=0.035，$P>0.05$）. Frequencies of A/T allele were 82.3%，17.7%in the psoriasis group，and 83.1%，16.9%in the HS.No significant difference was found in the frequency distribution of IFN-γ+874 allele beween the two groups（χ^2=0.033，$P>0.05$）. **Conclusion** There is no association between IFN-γ+874 SNP and psoriasis. This study suggested the possibility that IFN-γ+874 SNP might not be important in determining and individuals susceptibility to development of psoriasis.IFN-γ +874 sites A/T gene polymorphism is not directly related in different sex and family history of psoriasis.

【**Key word**】 the Interferon gamma；Polymorphism genetics；Psoriasis

银屑病（Psoriasis）是一种常见的慢性炎症复发性皮肤病，临床上以红斑、鳞屑为基本表现，其主要病理表现为表皮角质形成细胞的过度增殖伴角化不全，乳头部血管扩张，管壁轻度增厚，真皮末梢神经增生和浅层轻至中度多核粒细胞、淋巴细胞、郎罕氏细胞、巨噬细胞和肥大细胞组成的浸润。自然人群发病率为 0.1%～6.5%，白种人中发病率较高可达 2%～5%，非洲及亚洲群体的发病率较低，而在美国土著人中则非常罕见。银屑病在赤道地区的发病率最低，发病率随着纬度的增高而增加。但银屑病临床表现的差异不是由地理变异造成的，在银屑病的流行地区的居民，如北美洲的印第安人和斯堪的纳维亚人，他们居住在相同的纬度但其银屑病临床表现变化很大[1-2]。其发病机制和原因至今尚未完全清楚。目前大多数学者认为它是一种 T 淋巴细胞介导的自身免疫紊乱性疾病。

T 淋巴细胞根据其免疫表型与功能的不同分为两个亚型：$CD4^+$辅助性 T 细胞（Th）与 $CD8^+$细胞毒性 T 细胞（Tc），Th 细胞还可分为 Th1 细胞与 Th2 细胞，Th2 细胞产生 IL-4、IL-5、IL-10 等细胞因子，与体液免疫有关，Th1 细胞与 Th2 细胞通过其产生的细胞因子互相抑制对方的分化，在一定条件下也可以相互转化。研究发现 Th1 细胞对银屑病的发病与持续有促进作用，而 Th2 细胞却有与 Th1 细胞相反的作用。在进一步对银屑病皮损的研究中发现 $CD8^+$ T 细胞主要存在表皮中，$CD4^+$ T 细胞主要存在真皮中。Th1 接受刺激后产生 IL-2、IFN-γ、TNF 等细胞因子，与细胞免疫有关，这些发现均提示由于炎症化学趋化因子的存在导致 T 细胞的定向化学趋化，局部组织浸润，释放炎症性、增殖性细胞因子，促使表皮角质细胞的过度增殖而引起银屑病皮损[3]。

与银屑病发病有关的细胞因子有 INF、IL-2、IL-6、IL-8、TNF 等，其中干扰素 gamma（IFN-γ）越来越受到人们的重视，它通过参与 T 细胞的活化、迁移和局部皮损的浸润、促进角质形成细胞增殖等作用，在银屑病发病机制中发挥重要作用。IFN-γ+874 位点 A/T 基因多态性与许多疾病的易感性相关，目前 IFN-γ+874 位点基因多态性与银屑病的相关性尚未见报道，本研究检测了 IFN-γ+874 位点 A/T 基因多态性变化，分析和探讨 IFN-γ+874 位点基因多态性变化与银屑病的关系，为银屑病发病机制的深入研究提供理论依据。

1 材料与方法

1.1 研究对象及相关资料　所有病例组的银屑病患者均来自包头医学院第一附属医院皮肤性病科门诊就诊的患者。银屑病的确诊由两位专业皮肤科医生共同完成，其中一位具有高级专业职称。正常对照组为健康体检者，家族未患银屑病及相关疾病，由包头医学院第一附属医院体检中心提供。病例入选标准：①符合银屑病典型临床症状；②发病 2 个月内无系统用药及治疗；③病例和对照研究样本之间无血缘关系。

病例排除标准：①排除临床症状不典型，无法确诊或诊断依据不够充分的患者；②排除合并严重的系统性疾病、孕妇及哺乳期患者；③排除不合作或临床资料不完整患者。

所有患者知情同意后填写统一的银屑病问卷调查表，内容包括年龄、性别、家族史、首次患病时间和病程、皮损面积、发病诱因等有统计学意义的信息。研究对象的一般资料见表 6-3-10。

表 6-3-10　研究对象的一般资料

组别	例数（n）	男/女	年龄（岁）
银屑病组	62	38/24	33.69±6.8
正常对照组	71	41/30	38.45±2.6

1.2 标本采集与保存　抽取银屑病患者及健康者外周静脉血 2.0ml，枸橼酸钠（EDTA）抗凝，–20℃冰箱中保存。

1.3 主要仪器设备　PE480 型 PCR 仪（PE480　The Perkin-Elmer Corporation），GZ-1 型多用振荡器（北京冰箱电机厂），高速离心机（上海安亭厂）电泳仪（北京六一仪器厂），紫外线分析仪（KH-UVⅢ型，上海康禾光电有限公司）。

1.4 主要试剂

（1）裂解液：由包头医学院基因诊断所提供。

（2）引物：由上海生工生物工程有限公司合成。

（3）Taq 酶、dNTP 和 10×buffer：购自北京鼎国生物工程公司。

1.5 方法

1.5.1 基因组 DNA 的制备：DNA 提取按照包头医学院基因诊断研究所方法提取。

（1）枸橼酸钠抗凝的冻存血，室温放置自然融化后取 50μl 到 1.5ml 的 EP 管中，加双蒸水至 1ml，混匀，室温静置 15min 后 3000rmp 离心 3min，弃上清留残液约 50μl。

（2）加生理盐水至 1ml，振荡混匀后 3000rmp 离心 3min，弃上清留残液约 50μl。

（3）加蒸馏水至 1ml，振荡混匀后 3000rmp 离心 3min，弃上清留残液约 50μl。

（4）向 1.5ml 的 EP 管中加裂解液 60μl，振荡器上剧烈振荡 100s，彻底混匀。

（5）96℃沸水煮 10min，冰水中冷却约 10min，振荡器再次剧烈振荡约 100s。

（6）11 500rmp 高速离心 4min，上清液中即含有模板 DNA。

1.5.2 IFN-γ基因多态性检测

（1）引物设计和合成：引物设计参照文献[27]由上海生工生物工程公司合成。

正向引物 P1 序列：5′-TTCTTACAACACAAAATCAAATCA-3′

正向引物 P2 序列：5′-TTCTTACAACACAAAATCAAATCT-3′

外参正向引物 P3 序列：5′-GCCTTCCAACCATTCCCTTA-3′

共同反向引物 P4 序列：5′-TCACGGATTTCTGTTGTGTTTC-3′

目的片段为 256bp，外参为 426bp。

（2）PCR 反应体系：总反应体积为 12.5μl，包括 10×PCRbuffer：1.25μl；4×dNTP：0.25μl；DNA 模板：2.0μl；TaqDNA 聚合酶（2U/μl）：0.5μl；Prime1：0.1μl；Prime2：0.1μl；Prime3：0.1μl；Prime4：0.1μl；灭菌双蒸水加至 12.5μl。

（3）PCR 反应条件：预变性 94℃ 2 min，变性 94℃ 25s，退火 60℃ 35s，延伸 72℃ 45s，10 个循环后，变性 94℃ 25s，退火 56℃ 35s，延伸 72℃ 45s，20 个循环，总延伸 72℃ 5min，共 30 个循环。每次检测至少设置 2 个空白对照。

1.5.3 IFN-γ+874PCR 产物 SNP 鉴定：取 PCR 反应产物 12.5μl 加样于 1.5%琼脂糖凝胶上（含 0.5mg/L 溴化乙啶），电泳 20min（电压 100V），紫外灯下观察结果，拍照记录。

1.5.4 统计学处理：采用 SPSS15.0 进行统计学分析。基因计数法直接计算各组的基因型和等位基因频率，基因型频率及等位基因频率分布差异比较采用卡方检验。

2 结果

2.1 IFN-γ+874 位点 A/T 基因 PCR 扩增产物电泳结果见图 6-3-5。

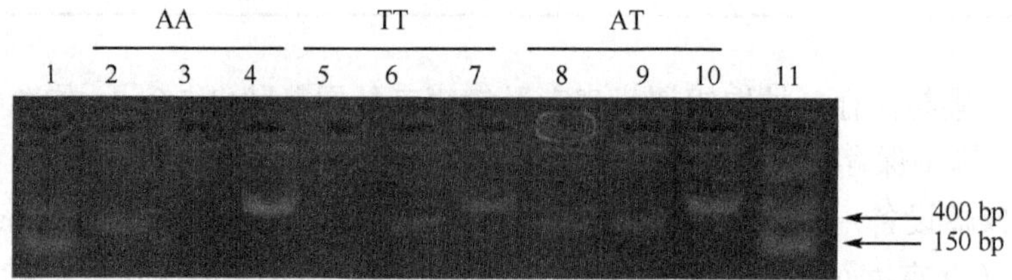

图 6-3-5　IFN-γ+874 基因 PCR 扩增产物电泳图

第 2，5，8 泳道扩增产物为 A，第 3，6，9 泳道扩增产物为 T，第 4，7，10 泳道为外参，第 1，11 泳道为 Marker.

2.2 IFN-γ+874 位点 A/T 基因型频率及等位基因频率的比较

（1）病例组与对照组 IFN-γ+874 位点 A/T 基因型及等位基因频率的比较：病例组 IFN-γ基因+874AA、AT、TT 基因型的频率分别为 67.7%、29.0%和 1.9%，正常对照组 AA、AT、TT 基因型的频率分别为 69.0%、28.2%和 2.1%；病例组和对照组 IFN-γ+874 位点基因型分布频率差异无显著性意义（χ^2=0.035，$P>0.05$）。病例组 IFN-γ基因+874A、T 等位基因频率分别为 82.3%，17.7%，对照组中为 83.1%，16.9%，病例组和对照组 IFN-γ+874 位点等位基因频率分布的差异无显著性意义（χ^2=0.033，$P>0.05$）（表 6-3-11）。

表 6-3-11　病例组与对照组 IFN-γ+874 位点 A/T 基因型及等位基因频率

组别	例数（*n*）	IFN-γ基因型频率（%）			IFN-γ等位基因频率（%）	
		AA	AT	TT	A	T
病例组	62	42（67.7）	18（29.0）	2（1.9）	102（82.3）	22（17.7）
对照组	71	49（69.0）	20（28.2）	2（2.1）	118（83.1）	24（16.9）

两组基因型频率比较，χ^2=0.035，$P>0.05$。

两组等位基因频率比较，χ^2=0.033，$P>0.05$。

（2）病例组中家族史阳性与阴性 IFN-γ+874 位点 A/T 基因型的比较：病例组家族史阳性与阴性患者 IFN-γ+874A/T 基因型比较差异无统计学意义（$P>0.05$）（表 6-3-12）。

表 6-3-12　病例组中家族史阳性与家族史阴性者 IFN-γ+874 位点 A/T 基因型分布频率的比较

组别	例数（n）	基因型频率		
		AA	AT	TT
家族史阳性	13	9	4	0
家族史阴性	49	36	11	2

χ^2=0.675，$P>0.05$

（3）病例组中不同性别 IFN-γ+874 位点 A/T 基因型的比较：病例组中不同性 IFN-γ+874A/T 基因型比较差异无统计学意义（$P>0.05$）（表 6-3-13）。

表 6-3-13　病例组中不同性别 IFN-γ+874 位点基因型的比较

组别	例数（n）	基因型频率		
		AA	AT	TT
男	38	30	7	1
女	24	13	10	1

χ^2=4.309，$P>0.05$

3 讨论　银屑病是一种发病率高、易复发、治疗困难的常见红斑鳞屑性皮肤病，虽然不会威胁患者的生命，但严重的自觉症状、暴露部位泛发红斑、大片脱屑、反复发作，加之人们对银屑病发病机理缺乏正确的认识，对银屑病和银屑病患者存在恐惧心理，以及人们在一定程度上排斥或歧视银屑病患者，严重影响着该类患者的生活质量、工作效率和心身健康[4]。银屑病的确切发病机制目前尚未完全清楚，但大量的研究证实 T 细胞介导的免疫紊乱对银屑病的发生发展起着重要作用[26]。

多数研究认为银屑病发病机制的一个重要环节是 Th1（辅助性 T 细胞）、Th2 两类细胞功能失调导致 Th1 细胞占优势状态，Th1 细胞主要分泌 IL-2、IFN-γ、TNF 等，干扰素-γ（IFN-γ）被认为是 Th1 细胞的特征性细胞因子[6]。IFN-γ主要由 T 细胞和 NK 细胞产生的，$CD4^+$ Th1 细胞和 $CD8^+$ T 细胞都能产生 IFN-γ，但 Th2 细胞不能或极少产生 IFN-γ[5-7]。抗原、T 细胞促分裂原、细胞因子 IL-1、IL-2、IL-18、EGF 等能诱导细胞产生 IFN-γ。IFN-γ具有抗病毒、抗细胞增殖、免疫调节作用。细胞因子的表达量是受基因调控的，位于基因表达调控区序列的基因单核苷酸多态性（SNP）影响基因的表达量[8-9]。IFN-γ基因具有 6 个多态性位点，分别位于启动子、内含子 1、内含子 3 及 3′端非编码区。IFN-γ基因多态性通过改变转录因子结合位点影响 IFN-γ表达[10-11]，IFN-γ基因的第一内含子基因启动子区存在 CA 重复序列，同时，在 CA 重复序列 5′端+874 位点 A/T 多态性与序列重复次数相关，即 TT 为高表达基因型，AA 为低表达基因型，AT 为中等表达基因型[12]。+874 位点正好位于转录因子 NF-Kappa B 的结合位点，此处出现基因单核苷酸多态性（SNP）直接影响与转录因子的结合能力，从而直接影响转录和 IFN-γ的表达量[13]。

据报道，IFN-γ基因内含子+874 位点多态性与多种疾病的发生相关，Jahromi 等[14] 发现 1 型糖尿病患者中 IFN-γ基因内含子+ 874 位点 AA 型（低表达型）出现频率显著高于健康人群。还有研究发现，结核病患者 IFN-γ基因内含子+874 位点 TT 型（高表达型）频率较正常对照组低；IFN-γ+ 874 位点 TT 基因型肺移植患者较 AA、AT 基因型者更易患支气管炎性闭塞综合征[15]。IFN-γ高表达基因型患者在肾脏移植后更易发生急性排异反应，同时也影响移植物的长期功能[16]。但有关 IFN-γ基因内含子+874 位点 T/A 基因多态性与银屑病易感性的研究尚未见文献报道。

银屑病是 T 细胞介导的慢性炎症性疾病，IFN-γ是介导银屑病发病的一个重要细胞因子，Th1 细胞对银屑病的发病与持续有促进作用，IFN-γ和 TNF 与角质细胞短时间接触就可以诱导激活角质细胞内 100 多个基因的转录表达[17-18]，引起角质细胞过度增生产生银屑病典型皮损改变。银屑病 T 细胞克隆所诱导的 KC 增殖是 IFN-γ依赖性的，而且于非皮损部位注射 IFN-γ，可在注射部位引起点状银屑病样皮损[19]。Chen 等研究发现 IFN-γ在角质形成细胞的增殖中发挥关键作用，当 IFN -γ的作用被阻断时，角质形成细胞的增殖减慢，由角质形成细胞分泌的细胞因子也相应减少[20] 。Gone 等研究发现 IFN-γ和 TNF- α 刺激角质形成细胞增殖和表达 IL-6、IL-8、IL-12、IL-15、IL-17、IL-18、TNF- α 等细胞因子，另外，和 IL-17 可以一起促进角质形成细胞增殖和分泌更多的前炎症细胞因子，通过这些因子间相互作用，银屑病的发病形成了一个自我增强的过程 [21]。IFN-γ还可以参与 T 细胞的活化、迁移及银屑病皮损局部的浸润，IFN-γ可以调节内皮细胞、角质形成细胞、单核细胞以及朗格汉斯细胞的合成与释放，并通过这一调控过程来影响 T 细胞的迁移和活化[22]。

张锡宝[23]等用流式细胞仪检测银屑病患者外周血中 $CD4^+$ T 细胞的表达情况，结果表明银屑病组 IFN-γ的表达明显高于正常对照组，用 ELISA 方法检测的 IFN –γ水平也高于对照组。1990 年 Livden 等报道采用免疫荧光技术在银屑病皮损的表皮角质层及真皮单一核细胞上发现 IFN–γ的阳性染色，且此染色在进行期增强，静止期减弱。Bierke 等也发现在银屑病皮损局部水疱液中，干扰素- α 和干扰素-γ的水平高于正常水平，外周血干扰素水平也有明显改变。Grewe 等用 UVB 和 UVA 照射银屑病的皮损显效后，测γ-干扰素的含量减少。推测可能是紫外线直接影响了产生γ-干扰素的 T 细胞所致，也可能是由于一些间接因素，据此推测干扰素在银屑病的发病机制上有一定作用[24]。

在本研究中，我们使用序列特异性引物-聚合酶链反应（PCR-SSP）方法检测 IFN-γ+874 位点在病例组与对照组中的各种基因型频率与等位基因频率，结果发现，银屑病组和正常对照组 IFN-γ+874 位点的基因型频率和等位基因频率均无显著性差异。银屑病是一种由多基因遗传决定的、多环境因素刺激诱导的免疫异常慢性炎症增生性皮肤病，本实验结果阴性，考虑到如下原因：①IFN-γ具有多个基因多态性位点，可能+874 位点不是银屑病的易感基因位点，说明银屑病和 IFN-γ+874 位点基因多态性无关。②样本例数不足，未能发现统计学意义上的显著差别，需大样本的研究进一步证实。③由于遗传异质性，不同人种银屑病发病机制有所不同，还需大样本多种族进行基因多态性分析。

目前所报道的银屑病患者家族史的阳性率大多数在 30%左右，国外资料显示阳性率一般在 10%～90%，国内报道则在 15%～20%[25]，在本次研究样本中，家族史的阳性率为 21%，高于国内报道的家族史阳性率。本实验中我们对银屑病患者是否有家族史进行了分层分析，家族史阳性患者与家族史阴性患者 IFN-γ+874 位点基因型频率分布无显著性差异，显示 IFN-γ+874 位点多态性与银屑病患者有无家族史无相关性。

综上所述，银屑病是在多基因遗传背景下的免疫异常性疾病，T 淋巴细胞引起的免疫紊乱是免疫学发病机制的关键，Th1 分泌的细胞因子 IFN-γ在银屑病的发生和维持中发挥重要作用，本研究首次报道 IFN-γ+874 位点基因多态性和银屑病发病无相关性，并从分子流行病学研究角度为银屑病发病的遗传学说和免疫失调学说提供了依据，要确切全面了解 IFN-γ基因多态性和银屑病的相关性，还需更深入的研究。

4 结论

（1）IFN-γ+874 位点 A/T 基因多态性与银屑病的遗传易感性无关。

（2）IFN-γ+874 位点基因多态性与银屑病有无家族史无明显相关性。

（3）IFN-γ+874 位点基因多态性与银屑病患者性别无显著性差异。

【参考文献】

[1]Krueger GG，Duvic M.Epidemiology of psoriasis：clinical issues[J].Invest Dermatol，1994，102（6）：14-18.

[2] Raychaudhuri SP，Farber E M.The prevalence of psoriasis in the world[J]. Eur Acad Dermatol Venereol，2001，15（1）：16-17.

[3] Ojeda R，Sanchez Regana M，Massana J，et al. Clinical experience with the use of cyclosporin A in psoriasis. Results of a retrospective study [J]. Dermatolog Treat，2005，16（4）：238 -241.

[4] de Korte J，Van Onselen J，Kownacki S，et al. Quality of care in patients with psoriasis：an initial clinical study of an international disease management programme[J]. Eur Acad Dermatol Venereol 2005，19：35-41.

[5] Diaz MO，Bohlander S，AllenG. Nomenelature of the human interferon genes[J].Interferon Cytokines Res，1996，16：179.

[6] Revel M，Chebath J.Interferon-γ aetivated genes[J].Trends Bioehem Sci，1996，11：166-170.

[7] Mosmann TR，Coffman RL.Th1 and Th2 cells：different Patterns of lymPhokine secretion lead to different funetional properties[J].Annu Rev Immunol，1989，7：145-173.

[8]Van Deventer SJ.Cytokine and cytokine receptor Polymorphisms in infectious disease[J]. Intensive Care Med. 2001，26：98-102.

[9] Seegers D，Zwiers A，Strober W，et al.A Taql Polymorphism in the 3′UTR Of the IL-12 P40 gene correlates with in creased IL-12secretion[J].Gene Immun 2002，3：419-423.

[10] Chevillard C，Henri S，Stefani F，et al . Two new polymorphisms in the human interferon gamma（IFN-γ）promoter[J]. Eur J Immunogenet，2002，29：532.

[11] Henri S，Stefani F，Parzy D，et al . Description of three new polymorphisms in the intronic and 3′UTR regions of the human interferon gamma gene[J]. Genes Immun 2002，3：124.

[12] Billiau A，Heremans H，Vermeire K，et al.Immunodulatory properties of interferon-γ[J].An update.Ann NY Acad Sci 2002，2：61-70.

[13] Praviea V，Perrey C，Stevens A，et al.A single nucleotide polymorphism in the first tron of the human IFN-γ gene：absolute correlation with a polymorphic CA microsatellite marker of high IFN gamma production[J].Hum Inununol2000，61（9）：863-866.

[14] Bidwell J，Keen L，Gallagher G，et al. Cytokine gene polymorphism in human disease：on-line databases，supplement[J].Genes Inunun，2001，2：61-70.

[15]王小众，陈立. 细胞因子多态性与肝炎病毒感染的关系[J]. 世界华人消化杂志，2004，12：2778-22781.

[16] Asderakis A，Sankaran D，Dyer P，et al. Association of Polymorphisms in the human interferon-gamma and dinterleukin-10 gene with acute and chronickedney kidney transplant outcom：eytokint effect on transplantation[J]. Transplantation 2001，71（5）：674-677.

[17] Sabat R，Wallace E，Endesfelder S，et al. IL-19 and IL-20：two novel cytokines with importance in inflammatory diseases[J]. ExpertOpin Ther Targets，2007，11（5）：601 - 612.

[18] Anne M，Bowcock，James GK. Getting under the skin：the immunogenetics of psoriasis [J]. Nature Reviews Immunology，2005，5：699 - 711.

[19] Fierlbeck G，Rassner G，Muller G. Psoriasis induced at the injection site of recombinant interferon gamma [J]. A rch Dermatol,

1990，126（3）：351.

[20] Chen SH, Arany I, Apisarnthanarax N, et al. Response of keratinocytes from normal and psoriatic epidermis to interferon – gamma differs in the expression of zinc-alpha（2）-glycoprotein and cathepsin D [J]. FASEB，2000，14：565-571.

[21] Gr¨one A. Keratinocytes and cytokines. Vet Immunol Immunopathol，2002，88：1-10.

[22] MennoA，Goedkoop AY，Bos JD，et al. Overview of psoriasis[J]. Dermatol Ther 2004，17：341-349.

[23] 张锡宝，何玉清. 银屑病患者外周血 CD4$^+$ T 细胞内干扰素γ、白介素 4 表达与发病的关系[J].中华皮肤科杂志，2003，36（3）：151-153.

[24] 刘玉琴. 细胞因子与银屑病关系的研究进展[J].医学综述，2001，7（7）：393.

[25] 段周英，张建中.银屑病 1045 例家系调查[J].中华皮肤科杂志，1997，30（2）：113-114.

第五节 包头地区寻常型银屑病与 HLA-DRB1*0701 等位基因的相关性研究

张永强 闫秀兰 秦文斌 雎天林

（内蒙古科技大学包头医学院基因诊断研究所）

【摘要】目的 探讨包头地区汉族寻常型银屑病患者与 HLA-DRB1*0701 等位基因的相关性。**方法** 采用聚合酶链反应-序列特异性引物（polymerase chain reaction sequence specific primers PCR-SSP）法检测 92 例寻常型银屑病患者及 92 例健康对照的等位基因频率，并相互比较。**结果** ①HLA-DRB1*0701 与包头汉族寻常型银屑病患者具有明显的相关性（$P<0.01$，OR=4.29）；② HLA-DRB1*0701 在Ⅰ型、Ⅱ型寻常型银屑病患者中分布无差异（$\chi^2=0.145$，$P>0.05$）；③HLA-DRB1*0701 在有家族史和无家族史的患者分布有差别（$P<0.05$，OR=3.92）。**结论** ①HLA-DRB1*0701 可能是寻常型银屑病易感基因或与易感基因相连锁。②有家族史和无家族史寻常型银屑病患者在其遗传背景上可能存在差异。

【关键词】 HLA-DRB1*0701；银屑病；聚合酶链反应-序列特异性引物

HLA-DRB1*0701/02 Allele is Associated with Psoriasis Vulgaris in the Han Nationa-lity from Baotou

Zhang Yongqiang Yan Xiulan Qin Wenbin Ju Tianlin

（Institute of gene diagnosis of baotou Medical Collage Inner Mongolia Science and Technology University）

【Abstract】 Objective To study the association of HLA-DRB1*0701allele with genetic susceptibility to psoriasis vulgaris（pv）in the han nationality from Baotou. **Method** Using high-resolution polymerase chain reaction amplification with sequence specific primers（PCR-SSP），we detected the distribution frequencies of HLA-DRB1*0701 allele among 92 patients with Pv and 92 healthy controls，and compare with each other .**Results** ①HLA-DRB1*0701 allete was markedly correlated with psoriasis from Baotou（$P<0.01$，OR=4.29）；②There is no difference of distribution between patients with Ⅰ type and Ⅱ type psoriasis vulgaris（$\chi^2=0.145$，$P>0.05$）.

③About HLA-DRB1*0701 allete, there was different distribution between pv patients who have family history and patients without family history. **Conclusion** ①HLA-DRB1*0701/02 allete may be susceptible gene or it may have close linkage with the susceptible gene .②There may be a difference genetic background between psoriasis patients with and without family history.

【**Keyword**】 HLA-DRB1*0701；psoriasis；PCR-SSP

寻常型银屑病（psoriasis vlugaris 以下简称 Pv）是一种常见的慢性、复发性和炎症性皮肤病，其病因尚未完全清楚。大量的流行病学及遗传流行病学研究资料都表明遗传因素和环境因素在银屑病的发病中起重要作用[1]。我国人群的患病率为 0.123%，估计我国现有银屑病患者超过 300 万[2]。各种遗传及环境因素如感染，精神紧张，应激，免疫功能紊乱等均与本病发生有关。有证据显示，遗传因素在 Pv 的发病中起相当明显的作用，如 HLA（Human leukocyle antigen，人类白细胞抗原）被认为是银屑病最重要的遗传标志之一。早期由于方法学的限制，对 HLA-Ⅰ类抗原以血清学的方法研究为主，而对 HLA-Ⅱ类抗原则以基因学的方法研究。国外学者 Hensler[3]发现Ⅰ型（有家族史 发病年龄小于 40 岁）Pv 患者 HLA -DR7 表型频率为 100%，而Ⅱ型（无家族史 发病年龄大于 40 岁）Pv 患者 HLA-DR7 表型频率为 33%。Schmitt-Egenolf[4]报道Ⅰ型 Pv 患者 HLA -DRB1* 0701 阳性率为 60%，且扩展单倍型 HLA -DRB1*0701 频率明显增高。国内刘述文[5]发现 DR7 基因频率在 Pv 患者组明显增高。张庆瑞[6]等作了中国北方寻常型银屑病与 HLA-DRB1 基因关联的研究，发现 Pv 患者的 HLA-DRB1*0701 等位基因频率明显升高，且Ⅰ型 Pv 患者携带 HLA-DRB1*0701 等位基因频率比Ⅱ型患者高许多，表明 Pv 发病的家族性倾向也与 HLA-DRB1*0701 关联，HLA-DRB1*0701 可能是银屑病发病的主要因子。本文进一步探讨 HLA-DRB1*0701 是否与包头地区的 Pv 相关。

1 材料与方法

1.1 病例与对照　Pv 患者共 92 例，其中男 54 例（占 58.7%），女 38 例（占 41.3%），平均年龄 31.24±15.83 岁。年龄分布在 12～66 岁，病源为内蒙古科技大学包头医学院第一附属医院门诊确诊的银屑病患者，均为汉族，彼此无任何血源关系。每个病人收集 2ml 全血，3.8%的枸橼酸钠抗凝，冷冻保存，以备提取 DNA。92 例健康对照为内蒙古科技大学包头医学院第一附属医院健康体检病人，排除皮肤病、高血压、糖尿病等疾患，他们与病例组无任何血缘关系，其中男 62 例（占 67.4%），女 30 例（占 32.6%）。平均年龄 35.48±8.54 岁，年龄分布在 23～60 岁，以同样的方法收集抗凝血。

1.2 基因组 DNA 的制备

（1）取静脉血 2ml，3.8%枸橼酸钠 1/5 体积（400μl）抗凝，冻存。

（2）将冻存的血液解冻后，取 50 μl 放入 1ml 的 EP 管中，加双蒸水至 1ml 左右，用微量移液器将 EP 管中的液体混匀（注意：一份血样一支枪头）。

（3）将 EP 管放在室温下 15min（严格），之后在转速 2000～3000 r/min 的低速离心机，离心 1min，弃掉上清液留约 50μl 的沉淀（在沉淀上可以有少许液体）。

（4）再在 EP 管中加裂解液 60μl，置于振荡器上振荡 1 min 后，将 EP 管放在温度为 56～60℃的水浴中 30～40min。

（5）再将 EP 管放在沸水锅中煮 10 min，用纸擦干管帽后立即放在流水中冷却，再用纸擦干置于振荡器上振荡1min（约100下）。

（6）最后将EP管放在转速11 500 r/min的高速离心机，离心4 min，上清液中即含有DNA模板。

1.3 仪器和试剂

1.3.1 仪器　480型 PCR扩增仪（美国PE公司）；TGL-B16型高速离心机（上海安亭厂）；电泳仪（北京若比邻公司）；紫外线灯（北京若比邻公司）；KH-UVⅢ紫外透射自动成像分析仪（上海康禾光电仪器有限公司）。

1.3.2 试剂　裂解液（包头医学院基因诊断研究所）；Taq DNA 聚合酶（上海生工生物工程有限公司）；DNA分子量标准Marker（包头医学院基因诊断研究所）。

1.4　PCR扩增反应

扩增的特异性引物按参考文献[7]设计，由上海生工生物工程技术服务有限公司合成。引物的上游序列：5′-CCTGTGGCAGGGTTAGTATA-3′，下游序列 5′-CCCGTAGTTG-TGGCACAC-3′，扩增片段为232bp。扩增使用的对照引物其上游序列：5′-TGCCAAGTGGAGCACCCAA-3′，下游序列：5′-GCATCTTGCTCTGTGCAGAT-3′，扩增片段为796bp。

PCR扩增反应在PE480PCR仪上进行，反应总体积12.5μl，其中：10×buffer 1.25μl；Primer（F）0.175μl；Primer（R）0.175μl；dNTP 0.25μl（浓度为10μmol/l）；Taq Polymerse 0.05μl（5U/μl）；注射用水9.6μl；模板（基因组DNA）1.5μl；石蜡1滴。

扩增条件：预变性94℃ 180s；变性94℃ 30s；退火65℃ 60s；延伸72℃ 60s，最后延伸300s，35个循环。

1.5 电泳　琼脂糖3.0g/dl凝胶电泳。制胶：取0.3g琼脂糖凝胶放在三角烧杯中，加1×TEB缓冲液至20ml，混匀，置于电炉上加热，当胶完全溶解后加入溴化乙啶（0.5mg/L）10μl，混匀，趁热浇注在电泳板上；电泳：加4μl溴酚蓝染色，取13μl扩增产物加入点样孔中，电泳25 min（U=100V）；观察结果：将电泳梳拔掉后将整个电泳板置于紫外灯下观察，用自动成像分析仪记录分析结果。

1.6 统计学处理　采用χ^2检验对病例组与对照组的HLA-DRB1*0701等位基因进行关联分析，求得P值。同时计算相对风险（OR），OR=（有基因的患者数×无基因的对照数）/（有基因的对照数×无基因的患者数）。

2 结果

2.1 HLA-DRB1*0701等位基因PCR结果。（图6-3-6和图6-3-7）

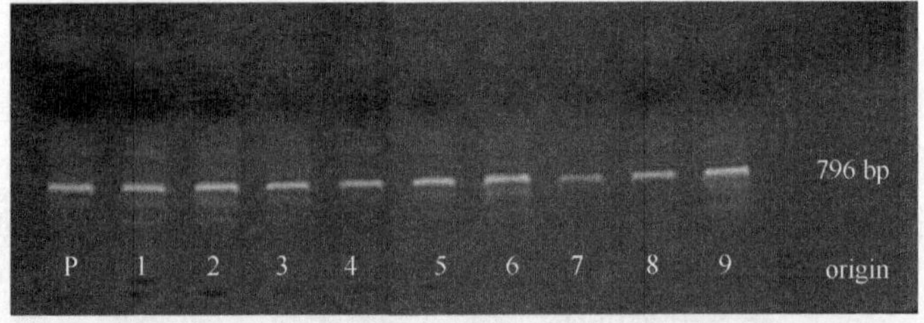

图6-3-6　HLA-DRB1*0701等位基因PCR电泳图（1）

说明：P为阳性对照；1、2、3、4、5、6、7、8、9均为796bp的阳性标本。

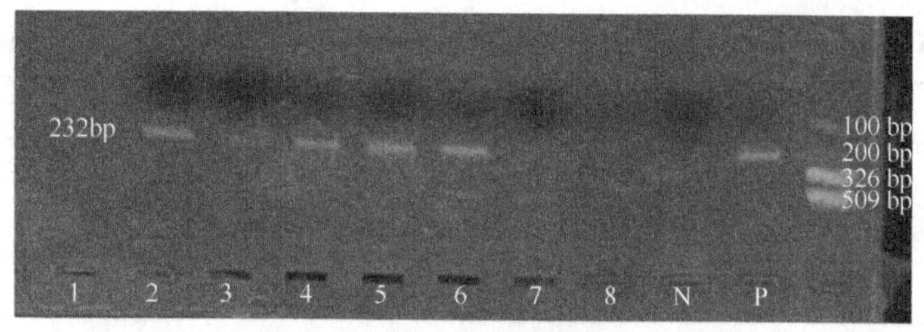

图 6-3-7　HLA-DRB1*0701 等位基因 PCR 电泳图（2）

说明：N 为阴性对照，P 为阳性对照；1、2、3、4 为阳性标本，7、8 为阴性标本。

2.2 Pv 患者与对照组 HLA-DRB1*0701 等位基因频率的比较

Pv 患者与健康对照 HLA-DRB1*0701 等位基因频率的比较见表 6-3-14。结果显示，Pv 患者 HLA-DRB1*0701 等位基因频率较对照组显著升高（39.1%vs13.0%，OR＝4.29，＜0.01）。表明具有 HLA-DRB1*0701 等位基因的包头地区汉族人群患 Pv 的风险高于其他人群。

表 6-3-14　Pv 患者于健康对照 HLA-DRB1*0701 等位基因频率的比较

组别	例数	阳性例数	基因频率
病例组	92	36	39.1%
对照组	92	12	13.0%
合计	184	48	26.0%

OR=4.29，χ^2=16.24，P<0.01

2.3　Ⅰ、Ⅱ型银屑病患者间 HLA-DRB1*0701 等位基因分布频率的比较　根据 Henseler[8]的分类，把银屑病分为Ⅰ和Ⅱ型，结果见表 6-3-15。从表 6-3-15 可以看出，HLA-DRB1*0701 等位基因在Ⅰ，Ⅱ型银屑病患者间的分布无显著性。

表 6-3-15　Ⅰ、Ⅱ型银屑病患者间 HLA-DRB1*0701 等位基因分布频率的比较

型别	例数	阳性	基因频率
Ⅰ型	71	26	36.60%
Ⅱ型	21	7	33.30%
合计	92	33	35.90%

χ^2=0.145，P>0.05

2.4　有家族史和无家族史 Pv 患者 HLA-DRB1*0701 等位基因分布频率的比较　根据 Pv 患者Ⅰ级或Ⅱ级亲属有无患 Pv 可将其分为有家族史和无家族史患者两组，比较结果见表 6-3-16。从表 6-3-16 可以看出，HLA-DRB1*0701 等位基因在有家族史和无家族史患者中分布差异有显著性。

表 6-3-16 有家族史和无家族史 Pv 患者 HLA-DRB1*0701 等位基因分布频率的比较

组别	例数	阳性	基因频率
有家族史患者	15	10	66.70%
无家族史患者	77	26	33.80%
合计	92	36	39.10%

OR=3.923，χ^2=5.7，P<0.05

3. 讨论 银屑病的发病机理至今仍不明。其家族性高发病率的特征强烈提示与遗传因素有不可分的关系。近 20 年来，作为人类主要组织相容性复合物（MHC）的 HLA 抗原系统越来越受到国内外学者的关注。过去认为 HLA-DR 抗原主要系统主要存在于 B 淋巴细胞、单核细胞及内皮细胞上，近年已有学者发现 HLA-DR 抗原在 T 细胞亚群（Ts、Tc、Th）均有明显，且浸润的 T 淋巴细胞的激活与 HLA-DR 抗原的出现密切相关[9]，目前有不少证据支持由 T 细胞参与的免疫介导在银屑病发生中的重要作用，而在银屑病的浸润细胞中有相当一部分是 T 辅助细胞[10]，所以研究 HLA Ⅱ类抗原的表达对了解银屑病发病机理有着重要的意义。而 HLA-DR 和 HLA-DQ 是现在 HLA Ⅱ类基因的研究的热点。我们对 HLA Ⅱ类基因研究采用 PCR-SSP 的方法，这种方法具有简便、快速、准确、重复性好等特点[7]。靠引物对序列与基因组中核苷酸序列的精确匹配，能够扩增特异的等位基因。

由于方法学的限制，早期的工作集中在 HLA 表型与 Pv 的关联，已发现 Pv 患者中 HLA-A1、-B13、-B16、-Cw 4、-Cw 6、-Cw 7、-DR 7 和-DQ 3 等表型频率增高[11.12]。H enseler[13]还发现，Ⅰ型（有家族 史）Pv 患者 HLA-DR7 表型频率为 100%，而Ⅱ型（无家族史）Pv 患者 HLA -DR 7 表型频率为 33%。Schm itt-Egeno lf[14]报道Ⅱ型 Pv 患者 HLA -DRB1* 0701 阳性率为 60%，且扩展单倍型 HLA -DRB1*0701、-DQA1* 0201 和-DQB1* 0303 频率明显增高。Schm itt-Egeno lf 发现，德国Ⅰ型 Pv 患者-DRB1*0701 等位基因频率升高；Ozawa 报道，日本 Pv 患者与 HLA-DR 7 关联，国内刘述文[5]发现 DR 7 基因频率在 Pv 患者组明显增高。本文采用了 PCR-SSP 法对包头地区汉族 92 例 Pv 患者的 HLA-DRB1*0701 等位基因分布频率进行了检测，结果显示病例组 HLA-DRB1*0701 等位基因频率较对照组显著升高（39.1%vs13.0%），两者呈较强关联（OR＝4.29，P<0.01）。实验结果与前述报道基本一致，提示包头地区汉族人银屑病的遗传易感性可能与白种人群具有某种类似性，但本次实验结果中 HLA-DRB1*0701 等位基因频率在Ⅰ，Ⅱ型银屑病患者的分布差异无显著性。这与张庆瑞[6]等报道的Ⅰ型 Pv 患者携带 HLA-DRB1*0701 等位基因频率比Ⅱ型银屑病患者明显升高（χ^2= 5. 96，P<0.05）的结果不一致。这可能有两方面的原因：①与地区差异，种族差异有关；②可能与Ⅱ型银屑病的样本量太小有关。为了进一步探讨 HLA-DRB1*0701 等位基因与Ⅰ，Ⅱ型银屑病的相关性，我们应进一步加大Ⅱ型银屑病病人样本量。本文将 92 例银屑病患者按Ⅰ级或Ⅱ级亲属有无患 Pv 可将其分为有家族史和无家族史患者两组，比较 HLA-DRB1*0701 在其中的频率，发现有家族史和无家族史的等位基因差异有明显的显著性（66.70%vs33.80%，OR=3.923，χ^2=5.7，P<0.05）这与张庆瑞等的报道一致。说明：HLA-DRB1*0701 可能是寻常型银屑病易感基因或与易感基因相连锁。

有关银屑病的发病机理目前还不清楚，多数学者认为，银屑病是一种多基因或多因子的复杂性疾病，HLA-DRB1*0701 等位基因与银屑病的高度关联已在不同地区，不同种族被相继验证，提示 HLA-DRB1*0701 可能是寻常型银屑病易感基因或与易感基因相连锁但还无直接证据表明，HLA-DRB1*0701 或其他与 Pv 关联的 HLA 基因就是 Pv 的易感基因。上几届研究生也证实了 HLA-DQA1*0201，HLA-CW*0602，HLA-DQA1*0104 与包头寻常型银屑病患者有明显的相关性，他们可能是寻常型银屑病的一个易感基因或与易感基因相连锁[15-17]。可以预期，随着分子生物学和分子遗传学的进一步发展，有可能揭示 Pv 的发病机理和遗传背景，银屑病的病因也必将被揭示。

【参考文献】

[1] BarkerJ.N.W.N　Genetic aspect of psoriasis clim exp Dermatol，2001，26（4）：321.

[2] Ikaheimo I，Silvennoinen-Kassinen S. Immunogenetic profile　of psoriasis of vulgris：association with haplotypes A2，B13，CW6，DR7，DQA1*0201 and A1，B17，CW6，DR7，DQA1*0201[J]. Arch Dermaol Res，1996，288（2）：63-67.

[3] H enseler T，Christophers E. P so riasis ofearly and onset：characterization of twotypes of p so riasis. J Am A cad D erm ato l，1985，13：450-456.

[4] Schm itt2Egeno lf M，Boehncke W H，StanderM，et al. O ligonucleo tide typ ing re2veals association of type é p so riasis w iththe HLA 2DRB1 3 0701，2DQA 1 3 0201，2DQB13 0303 extended hap lo type. J InvestD erm atio l，1993，100（6）：749-752.

[5] 刘述文，李恒进，陈香美，等. 银屑病患者 HLA 2DR 基因分型的研究. 中华皮肤科杂志，1995，28（4）：80-82.

[6] 张庆瑞，冯辉，翟宁，等.中国北方寻常型银屑病与 HLA-DRB1 基因关联的研究，中华医学遗传学杂志，1999，16（3）.

[7] 熊平，杨颖，龚非力. 一种新的 HLA-Ⅱ类基因分型方法—— PCR-SSP 技术的建立. 免疫学杂志，1996，12（4）：258-260.

[8] HenselerT，ChristophersE.Psoriasis ofearly onsetcharacterization of two types psoriasis vulgaris. J Am AcadDermatol，1985，13：450-456.

[9] Yoshiike T，Aikawa Y，Wongwaisayawan H，et al .HLA-DR antigen expression on peripheral T cell subset in pityriasis rosea and herpes zoster.Dermatolgogica，1991，182：160.

[10] Schmitt EM，Boehncke WH，Stander M，et al .Oligonucleotide typing reveals association of type Ⅰ psoriasis with the HLA-DRB1*0701/2，-DQB1*0303 extended haplotype.J Invest Dermatol，1993，100：749.

[11] 宋芳吉，徐沈育，李惠刚，等. HLA 抗原与银屑病. 中华皮肤科杂志，1987，20（5）288-289.

[12] O zaw a A，O hkido M，T suji K，et al. Som erecent advances in HLA and skin diseases. JAm A cad D erm ato l，1981，4：205-230.

[13] H enseler T，Christophers E. P so riasis ofearly and onset：characterization of twotypes of p so riasis. J Am A cad D erm ato l，1985，13：450-456.

[14] Schm itt-Egeno lf M，Boehncke W H，StanderM，et al. Oligonucleo tide typing reveals association of type Ⅱ psoriasis with the HLA -DRB1*0701，-DQA1*0201，2DQB13 0303 extended hap lo type. J InvestD erm atio l，1993，100（6）：749-752.

[15] 王步云,闫秀兰,秦文斌，等. 包头地区寻常型银屑病与 HLA-DQA1*0201 等位基因相关性研究.2000 级毕业论文之一.

[16] 白利平，闫秀兰，秦文斌，等. 包头地区寻常型银屑病与 HLA-CW0602 等位基因相关性研究.2001 级毕业论文之一.

[17] 郝艳梅，闫秀兰，秦文斌，等. 包头地区寻常型银屑病与 HLA-DQA1*0104 等位基因相关性研究.2002 级毕业论文之一.

第六节　银屑病的相关基因及因素的研究进展

张永强　闫秀兰　秦文斌　雎天林

银屑病（psoriasis）是一种常见的慢性、复发性和炎症性皮肤病，其病因尚未完全清楚。大量的流行病学及遗传流行病学研究资料都表明遗传因素和环境因素在银屑病的发病中起重要作用[1]。其主要临床表现为反复发作的皮损，大量脱屑，且有红斑和浸润。病理表现为表皮角质细胞过度增生和不完全角化，其皮内有中性粒细胞和激活的淋巴细胞的浸润，炎症细胞因子表达增强，乳头部的血管扭曲扩张，管壁轻度增厚。

银屑病其发病率随地理位置的不同而不同，在欧洲一些地区和美国，发病率可达到2%～3%，而在日本发病率不到 0.1%。我国银屑病科研协作组于 1984 年在我国不同地区，对城市和农村抽样调查，调查人数为 6 617 917 人，发现银屑病患者共计 11 393 人，估计患病率为 0.123 %。并发现男性患病高于女性，城市患病高于农村，北方患病高于南方。上海市 1976 年普查 110 614 人，其中患病率为 0.3%，南京市 1974 年普查 102 849 人，患病率为 0.28%，广西西湾工矿地区普查 9477 人，患病率为 0.05%，而延边地区普查 27 377 人，其患病率为 3.74%。1984 年我国皮肤病发病率为 0.12%，约为当年患病率的 1%。在国外有些地区的自然发病率可达 3%，Epstein 和 Chistophers 等调查的患病率分别为 2.84%和 2.3%，西北欧成人患病率估计为 1.5%～2%，日本为 0.2%～1%。一般来说白种人较多，其次为黄种人，黑种人最少[2]。

在发病年龄方面，以青壮年为多。有人统计 21～30 岁发病的占 58.6%，Farber 等调查 5600 例病人，平均发病为 27.8 岁，国内蒋仲元等报道 1246 例患者平均发病年龄为 26.5 岁。由于本病发病率高，易复发，病程长，多倾向青壮年，对患者本身的健康和精神影响很大。因而从与银屑病相关的基因及相关因素研究银屑病的发病机制，为银屑病基因水平的诊断、治疗、预后及相关研究奠定实验基础有着非常重要的意义。

1 银屑病与遗传因素的关系 银屑病的发病机制尚未明确，遗传流行病学研究结果证实遗传因素在银屑病的发病中起重要作用。银屑病患者有家族史者占 29.4%，银屑病患者一级亲属遗传度为 71.07%[3]，双生子研究表明同卵双生子发病率的一致性为 63%，而异卵双生子的一致性为 15%[4]。且同时发病的双生子有相似的临床过程和相似的皮损分布。同时外界环境刺激（如感染，创伤，应激等）是促使其发病的重要诱因。动物模型和细胞学的研究证明，淋巴细胞的功能异常在启动银屑病过程中起中心轴的作用。因此目前许多学者倾向认为，银屑病是由遗传因素和环境因素相互作用触发了 T 淋巴细胞异常免疫应答，导致以表皮异常增殖为主要特点的慢性炎症性皮肤病，其中遗传因素（易感因素或疾病相关基因）被认为是构成银屑病易感性的重要因素之一[5]。

Henseler Christophers[6]在 1985 年根据银屑病发病率的不同将该病分为Ⅰ型和Ⅱ型两类，Ⅰ型发病年龄小于 40 岁，首次发病年龄高峰在 16～22 岁，有明显的家族聚集现象。Ⅱ型银屑病发病年龄大于等于 40 岁，发病高峰在 57～60 岁，很少有遗传倾向。Ⅰ型银屑病患者的临床症状比Ⅱ型银屑病患者重。Ⅰ型银屑病患者占所有患者的 87.92%。遗传流行病学研究表明，遗传因素在Ⅰ型银屑病发病中起重要作用。1963 年 Lomholt 对 Faroer 岛上的 20 000 名居民做了调查，发现 91%银屑病患者至少有一个亲属患病，首次清楚的显示银屑病是一种可以遗传的疾病。

2 银屑病与环境因素的关系 环境因素（如精神压力、感染、外伤、吸烟及嗜酒等）在银屑病的发生、加重和复发中的作用不容忽视[7]。国内外对银屑病的诱因分析主要集中在个别单因素分析，而环境因素通常和遗传因素相互作用，促进银屑病的发生发展[8]。环境因素通常包括①受潮，主要指家庭潮湿，经常淋雨，下水劳动等；②感染，主要包括咽炎、扁桃体炎及感冒等上呼吸道细菌，病毒性感染及皮肤的细菌、真菌性感染（如疖肿，足癣等）；③外伤，主要指局部皮肤的损伤及创伤（如骨折等）；④嗜酒，指每周饮酒 2 次或 2 次以上，白酒每次≥50ml，啤酒每次≥500ml；⑤吸烟，指每天吸烟≥1 支，持续一年，或一年吸烟总量≥360 支；⑥食鱼虾，指每周食用 2 次或 2 次以上，每次食用 2 两或以上；

⑦药物，指发病前一月内服用的对治疗银屑病无任何作用的药物；⑧手术，指发病前一月之内实行的各类手术；⑨精神紧张，主要包括工作紧张、过度疲劳、抑郁、环境变迁、考试、人际关系紧张及家庭不幸等；⑩接种疫苗，指发病之前接种的各种疫苗。Plukett[10]等总结了国内外的资料，提出了感染吸烟饮酒及外伤等环境因素在银屑病的发生中起一定作用。

3 银屑病与 HLA 抗原的研究　目前大多数关于银屑病的相关基因的研究都集中在HLA 等位基因。自从 1972 年 Russell[10]及 White[11]等首先报道了 HLA-B17 与寻常型银屑病相关后，国外学者对寻常型银屑病、关节炎型银屑病及脓疱型银屑病与 HLA 抗原相关性进行了研究，比较一致的认为寻常型银屑病与 HLA-A1，B13，B17，CW6，DR7 等相关；关节炎型银屑病与 HLA-B27 相关，而脓疱型银屑病与 HLA 抗原未见相关[12.13]，我国[14.15]从 1980 年进行 HLA 抗原与银屑病相关研究，发现中国人寻常型银屑病与 HLA-A1，B13，B17 相关，而且具有 HLA-A1/HLA-B17 者易遗传给后代；关节炎型银屑病与 HLA-A1，B27 相关。

所有这些对银屑病遗传特性及其发病过程中的异常免疫反应，都促使人们更进一步研究 HLA 与银屑病的关系。人的主要组织相容性复合体（MHC）通常称为 HLA[16]，位于人第 6 号染色体短臂 6p21.31，全长 3600kb，共有 224 个基因座位，其中 128 个为功能性基因，96 个为假基因。经典的 HLA Ⅰ类基因集中在远离着丝点一端，包括 B，C，A 三个座位，其产物为 HLA Ⅰ类分子。HLA Ⅱ类基因复合体位于近着丝点一端，结构最为复杂，由 DP，DQ，DR 三个亚区组成。每一亚区又包括两个或两个以上的功能基因座位。HLA 复合体结构十分复杂，表现为多基因性和多态性。HLA 是第一个被发现与银屑病发病有相关性[17]，HLA 中的基因主要编码移植抗原即Ⅰ类抗原，这些抗原位于细胞膜表面，主要功能是参与呈递抗原给 T 淋巴细胞[18]。

国外学者通过基因组扫描和连锁不平衡分析，发现染色体 1q、2p、4q、6p、8q、17q、19p 和 20p 等区域存在银屑病易感基因位点[19.20]。Nair[21]等在 12.5nm 基因组范围内扫描，提示银屑病与 HLA 区域连锁（Zmax=3.52，$P \leqslant 0.01$），在 HLA 位点上存在银屑病的易感性位点。Jenisch[22]等应用传递/不平衡实验（TDT）及参数连锁分析的方法，发现银屑病与 HLA-C，-B，-DR，-DQ 连锁，其中以 HLA-B，-C 最为显著。

1993 年，Schmitt[22]发现 HLA-A10104，-*0201 和-DQB1*0303 在Ⅰ型银屑病患者中显著增加。Ikaheimo[23]等对芬兰人的斑块型银屑病患者的研究中发现银屑病患者 HLA-DQA1*0201 的频率显著高于对照组。Jee[24]等发现 HLA-DQA1*0201 等位基因是台湾汉族人发生银屑病的危险基因，而 HLA-DQA1*0501 等位基因具有阻止汉族人发生银屑病的作用。白种人银屑病患者中 HLA-B13，B17，B37 频率明显增加，而美国印第安人中 HLA-B13，B17 频率非常低，银屑病非常罕见。1979 年 Gann 发现银屑病与 HLA-A1，B17 单倍型明显相关。Enerback C[25]等通过 PCR-SSP 方法对瑞典早发和晚发银屑病患者的 HLA-C 分型发现，在 21 岁或以下发病的患者有较大比例带有 HLA-CW6 基因型，在发病年领大于 21 岁的患者中，HLA-CW6 明显下降，故认为银屑病属于遗传性疾病。HLA-CW6 的出现与早发型银屑病有关。Kaslelam M[26]等利用聚合酶链反应，研究了患有银屑病的 108 位克罗地亚人的 HLA 抗原分布，所有患者根据家族史及发病年龄分为两组，结果表明Ⅰ型（早发型，有家族史）银屑病患者与 HLA-CW*0602 及-DR7 抗原明显相关。Ⅱ型（迟发型，无家族史）HLA-CW*0602 抗原明显相关。1991 年有人在日本人及犹太人中发现 HLA-C 分子上的 Ala-73 在寻常型银屑病的患者中是一个有意义的标志，CW4，CW6，CW7 在银屑病患者中的频率明显升高，多数情况下 Ala-73 与这几种 HLA 分子有关，但不清楚 Ala-73 的作用[27]。Choonhaker C[28]进行了早发型与迟发型银屑病患者 HLA 单倍型分析，发现 HLA-A*0104，-A*0207，-A*30，-B*13，-B*4601，-B*57，-CW0602 和 DRB1*07 与Ⅰ型银屑病相关，而 HLA-A*24，-A*33，-CW*04 与银屑病不相关，-CW0602 等位基因与Ⅰ型银屑病表现出最强的关联，而且，HLA-A*0207，-A*30，-CW*01 和 DRB1*1401 抗原频率在Ⅱ型银屑病中明显增加。

银屑病与 HLA 相关研究国内自 1981 年宋芳吉报道 HLA 抗原的遗传具有对银屑病易感性以来，已陆续有文献报道与银屑病有关联的 HLA 抗原包括：A1，A3，A24，A11，AW19，B13，B15，B16，B17，B40，CW1，CW3，CW4，CW6，CW7，DR7，DR9；与银屑病相关的 HLA 单倍型包括 A2-B13，A3-B13，A9-B51[28.29~32]，但是，也有文献报道具有 CW7 者对银屑病的发生有保护作用[33]，国内刘述文等[34]用 PCR/SSO 法对 30 例银屑病患者进行了 HLA-DR 基因分型，并与 255 例北方汉族正常人 HLA-DR 基因频率进行比较，发现 HLA-DR7 基因频率在银屑病患者较正常对照组显著增高（$P<0.05$，RR＝2.446），而 HLA-DR9 基因较正常对照组低（$P<0.05$，RR＝0.218）。这与小泽报道的日本人银屑病患者 HLA-DR7 明显增高，Schmitt 等[35]报道的德国人银屑病患者 HLA-DRB1*07（01/02）等位基因频率明显增高相一致。本届研究生对包头地区的寻常型银屑病与 HLA-DRB1*0701 等位基因也做了相关研究，发现 HLA-DRB1*0701/02 等位基因是银屑病的易感基因或与之相连锁。最近，翟宁等[36]用 PCR-SSP 法对寻常型银屑病患者的 HLA-DQB1 等位基因多态性进行分析，结果提示寻常型银屑病与 HLA-DQB1*0602 等位基因相关。高敏等[37]对 HLA-A26 等位基因与银屑病环境危险因素的交互作用做了研究，得出 HLA-A26 等位基因似能增加受潮，嗜酒，食鱼虾发生银屑病得易患性。从而也又一次证明了自身基因因素外加环境诱因可以极大地增加银屑病的患病性。魏才生等[38]对 HLA-A 等位基因与银屑病相关做了研究，得出 HLA-A2601-05 可能是银屑病得易感基因或与易感基因相连锁。张学军等[39]利用聚合酶链反应-序列特异性引物（PCR-SSP）法，对 189 例银屑病患者得 273 例健康人的 HLA-DQA1 和 DQB1 等位基因进行检测，发现 HLA-DQA1*0104 和 DQA1*0201 与汉族人银屑病呈正相关性（$P<0.05$），DQA1*0501 与汉族人银屑病呈负相关（$P<0.001$）。说明 HLA-DQA1*0104，DQA1*0201 和*DQA1*0501 等位基因与银屑病的发病有关。HLA-DQA1*0201 和 DQA1*0104 等位基因在有家族史和无家族史患者中的频率显著升高。刘涛峰等[40]对皖汉籍汉人 HLA-DQA1*0103，-DQA1*0201，-DQB1*0201，DQB1*0303 四种等位基因与寻常型银屑病作了相关性研究，结果表明 HLA-DQA1*0201 与皖籍汉人银屑病患者相关；而其他基因型在正常和对照之间无差异。王步云[41]等对包头地区银屑病的研究表明，银屑病与 HLA-DQA1*0201 相关。白利平[42]等对地区银屑病的研究表明，银屑病与 HLA-CW*0602 相关。郝艳梅[43] 等对包头地区银屑病的研究表明，HLA-DQA1*0104 是银屑病的易感基因或与易感基因相连锁。

4 银屑病与其他基因的研究 茅晓红[44]发现银屑病中 blc-2 的表达与正常相似，而 bcl-x 却有高表达，提示 bcl-x 与银屑病的发病有相关性。冯捷[45]等利用免疫组化法对 28 例银屑病患者和 12 例健康人角元细胞中 c-myc 的表达丰度进行了检测，结果表明，患者的 c-myc

水平明显高于正常人，并与疾病的严重程度相关，证明 c-myc 基因在银屑病的发病中有重要意义。周利平[46]等运用细胞原位杂交的方法，对 16 例寻常型银屑病患者及 10 例正常人皮肤中原癌基因 ki-ras 的表达进行观察。结果表明，ki-ras 在所有被检测的表皮中都有表达，而在银屑病患者皮损中的表达高于正常对照（$P<0.01$），提示原癌基因 ki-ras 可能在银屑病表皮细胞中起重要作用。朱慧琴[47]等发现银屑病患者于健康人的维生素 D 受体（VDR）基因型分布情况明显不同，纯合子 AA，杂合子 Bb 基因型在银屑病患者出现的频率明显高于正常人。银屑病患者 CD4、NK 细胞显著高于正常人，而 Bb 基因型的 NK 细胞显著高于健康人。郝飞[48]等银屑病患者 CTLA4 基因转录存在缺陷，这一缺陷与 CTLA4 基因多态性存在关联，说明 CTLA4 基因可能是银屑病自身免疫反应的候选基因之一。彭学标[49]利用 PCR 技术对 38 例银屑病患者和 85 例正常对照组白介素 1 受体拮抗剂（IL-1ra）基因数目可变的串联重复多态性进行了分析发现 ILRN*2 等位基因频率明显高于正常对照组（$P<0.01$），若将 31 例寻常银屑病分为 PASI<15 和 PASI≥15，则发现前者 IL1RN*2 频率与正常对照相比无显著差异（$P>0.05$），而后者有显著差异（$P<0.01$）；3 例脓疱型中的 2 例，2 例关节炎型及 2 例红皮病型银屑病均携带 IL1RN*2 等位基因。提示 IL1RN*2 可能不直接影响银屑病的易感。杨维玲[50]等在研究银屑病与亚甲基四氢叶酸还原酶基因多态位 A 6 7 7 V 的关系，研究发现银屑病亚甲基四氢叶酸还原酶不耐热，缺陷与正常人有明显差异，可能与银屑病有关。TNF- A 是银屑病的一个重要的候选基因。Matthews 等研究发现 238 号位置的 TNF- α 启动子的多态性与高加索人银屑病及银屑病关节炎之间有很强的关联。抗原多态性运输蛋白（TAP）基因是独立基因，其在胞浆中将抗原运入内质网中，对抗原起呈递作用，故编码这些蛋白的基因可能与银屑病有关。Hohler[51]等发现等位基因 TAP*0101 频率在银屑病患者中增高 。

5 总结 综上所述，我们可以看到银屑病是一个多基因性疾病，对它的研究所有的人都从不同角度，利用不同的实验方法，不同的分析方法，来揭示与银屑病相关的遗传因素，环境因素。相信在不久的将来，随着分子生物学实验技术手段的提高及其他相关学科的共同发展，我们会更全面地了解可以导致银屑病的因素，从而为临床治疗银屑病奠定基础。

【参考文献】

[1] BarkerJ.N.W.N. Genetic aspect of psoriasis clim exp Dermatol，2001，26（4）：321.

[2] 赵辩. 临床皮肤学. 江苏：科学技术出版社，2001，758-759.

[3] 张学军，陈珊宇，王福喜，等. 寻常型银屑病遗传流行病学分析. 中华皮肤科杂志，2000，33（6）：383.

[4] Brandrup F，Holm N，Grunnet N，et al. Psoriasis in monozygotictwins：variations in expression in individuals with identical geneticconstitution. Acta Dermatol2Venereol，1982，62（1）：229.

[5] 李波，宋芳吉，等. 汉族人寻常型银屑病与 HLA 基因分型的实验研究.

[6] HenselerT，ChristophersE.Psoriasis ofearly onsetcharacterization of two types psoriasis vulgaris. J Am Acad Dermatol，1985，13：4502456.

[7] Vasey FB，Espinoza LR，Bocanegra TS，et al. The major histocom2patibility complex. Ann Clin Lab Sci，1982，12（1）：16.

[8] 高敏，张学军，魏才生，等. HLA-A26 等位基因与银屑病环境危险因素的交互作用. 中国麻风皮肤病杂志，2003，19（1）：22-24.

[9] Plunkett A，Marks R. A review of the epidemiology of psoriasisvulgaris in the community. Australas J Dermatol，1998，39（4）：225.

[10] Russell TJ，Schultes LM，Kuban DJ. Histocompatibility（HLA-A）Antigens associated with psorisis N Engl J MED.1972，287（15）：738-740.

[11] White SH，et al .ibid 1972，278：740.

[12] Svejgaard A，et al .BR J Dermatol，1974，91：145.

[13] Festenstein H，et al .HLA and H-2.1st .london：Edward Arnold LTD，1978，164.

[14] 宋芳吉. 中华医学杂志，1982，62：239.

[15] 宋芳吉. 中华皮肤科杂志，1981，14：191.

[16] 陈慰峰. 医学免疫学. 第 3 版. 人民卫生出版社，2000，53～55.

[17] Rusell TJ，Schultes LM，Kuban DJ，et al. Histocompatibility（HLA2A）antigens associated with psoriasis. N Eng J Med，1972，287：738-743.

[18] Browning M，McMichael A. HLA and MHC：Genes molecules and func2tions. Oxford：BIO Scientific，1996.

[19] Henseler T. Genetics of psoriasis. Arch Dermatol Res，1998，290：463-476.

[20] Lee YA，Schendorf F，Windemuth C，et al. Genome wide scan in Ger2man families reveals evidence of a novel psoriasis susceptibility locus onchromosome 19p13. Am J Hum Genet，2000，67：1020-1024.

[21] Nair RP，et al.Evidence for two psoriasis susceptibility loci（HAL and 17q）and two novel candidate regions（16q and 20p）by genome-wide scan .Hum Mol Genet，1997，6（8）：1356-1394.

[22] Schmitt EM，Boehncke WH，Stander M，et al. Oligonucleotidetyping reveals association of type Ⅰ psoriasis with the HLA2DRB1 30701P2，2DQA13 0201，2DQB1 3 0303 extended haplotype. JInvest Dermatol，1993，100：749-752.

[23] Ikaheimo I，Silvennoinen KS，Karvonen J，et al. Immunogeneticprofile of psoriasis vulgaris：association with haplotypes A2，B13，Cw6，DR7，DQA13 0201 and A1，B17，Cw6，DR7，DQA130201. Arch Dermatol Res，1996，288：63-67.

[24] Jee SH，Tasi TF，Tasi WL，et al. HLA2DQB13 0701 and DRB13 1401 are associated with genetic susceptibility to psoriasis vulgarisin a Taiwanese population. Br J Dermatol，1998，139：978-983.

[25] Enerback C，et al.Evidence that HLA-CW6 determines early onset of psoriasis，abtined using sequence-specificprimers（PCR-SSP）.Acta Derm Venereol，1997，77（4）：273-276.

[26] Kastelan M，Gruber E，et al .analysis of HLA antigens in Croatian patients with psoriasis. Acta Derm Venereol suppl（stockh），2000，12-13.

[27] Asahina A，Akazzkis，Nakagawa H，et al .spefic nucleotidesequence of HLA-Cis strongly associated with psoriasis ulgaris. J Invest Dermatal，1991，97：254-258.

[28] 宋芳吉，陈耀华，苏霄汉，等. HLA 抗原与银屑病. 中华皮肤科杂志，1981，14（3）：191.

[29] 赵桐茂，刘祖洞. 相对风险率的估计. 遗传，1984，7（1）：23.

[30] 孙逸平，安家宾，陈韩昌，等. 银屑病的易感基因与 HLA 连锁的研究. 中华医学杂志，1986，66（10）：600.

[31] 施燕，马林，王怀勋，等. 银屑病与 HLA 相关的研究. 中华皮肤科杂志，1990，23（4）：230.

[32] 王建琴，顾伟程，苏敏，等. 18 例银屑病患者皮损中 HLA 2DR 抗原的表达. 临床皮肤科杂志，1994，23（4）：193.

[33] 李世泰，安家滨，徐林敏，等. 银屑病家系与 HLA 致病单倍型研究. 中华皮肤科杂志，1994，27（5）：281.

[34] 刘述文，李恒进，陈香美，等.银屑病患者基因分型的研究. 中华皮肤科杂志，1995，28（2）：80-82.

[35] Schmitt EM，Boehncke WH，Stander M，et al .Oligonucleotide typing reveals association of type Ⅰ psoriasis with the HLA-DRB1*0701/2，-DQB1*0303 extended haplotype.J Invest Dermatol，1993，100：749.

[36] 翟宁，张庆瑞，宋芳吉，等. 寻常型银屑病患者 HLA-DQB1 等位基因多态性分析。中华皮肤科杂志，1999，32（2）：127.

[37] 高敏，张学军，魏生才，等. HLA-A26 等位基因与银屑病环境危险因素的交互作用.中华麻风皮肤病杂志，2003，19（1）：22.

[38] 魏生才，张学军，等. 银屑病家系与 HLA 致病单倍型研究. 中华皮肤科杂志，1994，27（5）：281. HLA-A 等位基因与银屑病的相关性研究. 中华微生物学和免疫学杂志，2003，23（2）：155.

[39] 张学军，等. HLA-DQA1 及 DQB1 等位基因与寻常型银屑病遗传易感性的研究.中华皮肤科杂志，2004，35（2）120-122.

[40] 刘涛峰，张学军，等. 皖籍汉人 HLA-DQA1，-DQB1 基因型与银屑病相关性研究.安徽医科大学学报，1999，35（1）24-26.

[41] 王步云，闫秀兰，秦文斌，等. 包头地区寻常型银屑病与 HLA-DQA1*0201 等位基因相关性研究.2000 级毕业论文之一.

[42] 白利平，闫秀兰，秦文斌，等. 包头地区寻常型银屑病与 HLA-CW0602 等位基因相关性研究. 2001 级毕业论文之一.

[43] 郝艳梅，闫秀兰，秦文斌，等. 包头地区寻常型银屑病与 HLA-DQA1*0104 等位基因相关性研究. 2002 级毕业论文之一.

[44] 茅晓红. 银屑病皮损中原癌基因 blc-x 的表达及意义. 国外医学皮肤性病学杂志，1998，4.

[45] 冯捷，郑玉萍，等. 银屑病角元细胞中 c-myc 基因的异常表达. 中国皮肤性病学杂志，1995，4.

[46] 周利平，胡长发，张建平，等. 原癌基因 ki-ras 在寻常型银屑病皮损中的表达. 中华皮肤性病学杂志，1995. 4.

[47] 朱慧琴，吴瑞勤，陈玲娣，等. 银屑病患者维生素 D 受体基因多态性与外周血 NK 细胞、T 淋巴细胞亚群分析. 中华皮肤科杂志，2003，32（7）；382-384.

[48] 郝飞，闫衡，黄东平，等. 银屑病患者外周血单一核细胞 CTLA4 表达及基因多态性分析. 中华皮肤科杂志，2003，36（3）：124-126.

[49] 彭学标，王宗发，等. 银屑病与白介素 1 受体拮抗剂基因多态性 .免疫学杂志，1999，15（3）：188-189.

[50] 杨维玲，王晓慧，等. 银屑病与亚甲基四氢叶酸还原酶基因多态位点 A677V 关系的研究. 中华皮肤科杂志，1999，2.

[51] Hohler Tet.at Hum. Immunal，1996，51：43-54.

第四章　基因多态性与心脑血管疾病的关系

第一节　内蒙古包头地区汉族原发性高血压与HLA-DQA1*0301等位基因的相关性研究

李　琴[1,2]　周俊红[2,3]　杨文杰[2]等

（1中国环境科学研究院环境标准研究所；2包头医学院基因诊断研究所；3中关村医院口腔科，通讯作者：秦文斌）

【摘要】目的　探讨内蒙古包头地区汉族人群中原发性高血压与人类白细胞抗原HLA-DQA1*0301等位基因的相关性。**方法**　用聚合酶链反应-序列特异性引物（PCR-SSP）技术对原发性高血压患者119例（高血压组）及正常对照组130例进行HLA-DQA1*0301等位基因的检测，并对结果进行分组比较。**结果**　HLA-DQA1*0301等位基因频率在高血压组为0.4034，在正常对照组为0.3769，两组频率差异无统计学意义。按性别及有无家族史分组统计HLA-DQA1*0301等位基因频率，各组间差异亦无统计学意义。采用Logistic回归控制了年龄的混杂作用后分析HLA-DQA1*0301基因与高血压发生的关系，结果显示该基因与高血压的发生没有关系。**结论**　内蒙古包头地区汉族人群原发性高血压与HLA-DQA1*0301等位基因可能无相关性。

【关键词】　原发性高血压；HLA-DQA1*0301；聚合酶链反应—序列特异性引物

A Study of Correlation between essential Hypertension and HLA-DQA1*0301 allele in the Hans of Baotou Innermongolia

Li Qin[1, 2], Zhou Junhong[2, 3], Yang Wenjie[2], et al.

(1.Environmental Standards Institute, Chinese Research Academy of Environmental Sciences, Beijing 100012; 2. Gene Diagnosis Institute of Baotou Medical College, Baotou 014010, 3. Dept of Dentistry, Zhongguancun Hospital, Beijing 100080)

【Abstract】 Objective　To investigate the association of HLA-DQA1*0301 allele and essential hypertension (EH) in the Hans of Baotou Inner Mongolia. **Methods**　HLA-DQA1*0301 allele was detected by PCR-SSP technic in 119 cases of essential hypertensives and 130 normal individuals as the control. **Results**　The frequencies of HLA-DQA1*0301 allele in hypertensive group and control group were 0.4034 and 0.3769. There was no significant difference between the two groups(χ^2=0.183, P=0.669). The frequencies of HLA-DQA1*0301 allele was analysed according to gender and family history, and there was also no significant difference. The results of Logistic regression analysis showed no statistical correlation between the HLA-DQA1 * 0301 gene and hypertension after adjusting for potential confounding effects of age (P=0.602) . **Conclusion** HLA-DQA1*0301 allele may be not a correlative gene of essential hypertension in the Hans of Baotou Inner Mongolia.

[Key words] essential hypertension; HLA-DQA1*0301; PCR-SSP

人类白细胞抗原（human leukocyte antigen，HLA）是人类最高多态性的遗传系统，与许多疾病相关联，是一种较好的遗传标记。HLA 等位基因产物在体内广泛参与免疫应答的诱导与调节，其基因是决定人类免疫遗传功能的主要基因群[1]。有研究[2-4]表明原发性高血压患者的细胞免疫及体液免疫状态都有显著的改变，原发性高血压患者的 HLA 类型有其特点，提示原发性高血压的发病及病情可能与免疫学有关。目前，国内外有不少研究开展了 HLA 与原发性高血压的相关性研究[5-7]，其中关于 HLA-DQA1*0301 等位基因与原发性高血压相关性的研究较少，且存在分歧。本研究选取内蒙古包头地区汉族人群原发性高血压患者和健康个体开展 HLA-DQA1*0301 等位基因频率测定，分析 HLA-DQA1*0301 等位基因与原发性高血压的相关性。

1 材料与方法

1.1 病例资料　所有样本资料均由内蒙古科技大学第三附属医院提供，均为内蒙古包头地区汉族人，其中，高血压组共 119 例，男 86 例，女 33 例，年龄 28～59（46.0±7.9）岁，高血压发病年龄均早于 55 岁，其中 69 例患者有高血压家族史。样本入选标准符合 1999 年世界卫生组织（WHO）/国际高血压学会（ISH）高血压诊断标准，排除继发性高血压、糖尿病、肝肾疾病及过度饮酒史。正常对照组共 130 例，男 85 例，女 45 例，年龄 25～58（39.3±8.9）岁，均为各单位参加健康体检的职工，无高血压、糖尿病史及家族史。

1.2 方法

1.2.1 基因组 DNA 的提取　取冷冻混匀的抗凝全血 200μl 置于 1.5ml 的 Ep 管中，向管中加入裂解液 A(包头医学院基因诊断研究所提供)200μl，上下颠倒振荡约 20 次，12 000rpm 离心 30 s，弃上层液体，向管底沉淀中加入裂解液 A 400 μl，充分振荡混匀，12 000rpm 离心 30 s，弃上层液体，再向留有白色沉淀的 Ep 管中加入裂解液 B（包头医学院基因诊断研究所提供）50μl，振荡混匀后沸水浴 10 min，10 000 rpm 离心 3 min，上清液中即含有 DNA。

1.2.2 聚合酶链反应-序列特异性引物（PCR-SSP）　引物设计：HLA-DQA1*0301 特异性引物（由上海生物工程公司合成）参照文献[8]设计，上游引物序列为 5′-TTCACTCGTCAGCTGACCAT-3′，下游引物序列为 5′-CAAATTGCGGGTCAAATC-TTCT-3′，PCR 扩增片段长度为 183 bp。以 β-肌动蛋白（β-actin）基因为内参照，引物序列参照文献[9] 设计，上游引物序列为 5′-ATCATGTTTGAGACCTTCAACA-3′，下游引物序列为 5′-CATCTCTTGCTCGAAGTCCA-3′，内参照基因扩增片段长度为 318 bp。反应体系：PCR 反应总体积为 10 μl，内含 1×PCR 缓冲液（含 Mg^{2+}），HLA-DQA1*0301 基因上下游引物各 13.7 μmol/L，β-actin 基因上下游引物各 12.3 μmol/L，Taq DNA 聚合酶 0.4 U，dNTP

0.2 mmol/L，DNA模板 2μl。

PCR循环参数设置：94℃预变性180s后，按93℃变性45s，58℃退火45s，72℃延伸60s循环34周期，72 ℃延伸300 s后终止扩增。PCR产物观察：取PCR产物10μl，加入2μl载样缓冲液，2%琼脂糖凝胶电泳，溴乙啶染色，紫外分析仪观察结果。

1.3 统计学处理 计算各组HLA-DQA1*0301基因频率，采用χ^2检验进行组间比较，采用Logistic回归分析HLA-DQA1*0301基因与高血压发生的关系。

2 结果

2.1 PCR扩增结果 HLA-DQA1*0301基因扩增片段长度为183bp，内参照基因扩增片段长度为318bp，图6-4-1。各样本均可见内参照扩增条带，有HLA-DQA1*0301基因扩增片段的样本则代表样本具有该等位基因，无HLA-DQA1*0301基因扩增片段的样本则代表样本不具有引物所对应的等位基因。

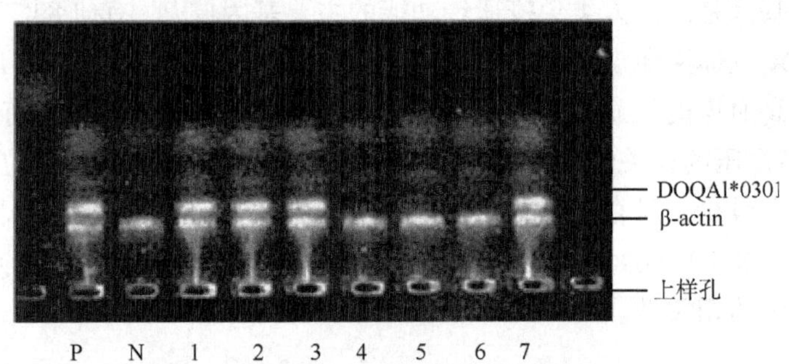

图6-4-1 HLA-DQA1*0301基因扩增片段电泳图

P：为阳性对照；N：阴性对照；1、2、3、7：阳性样本；4、5、6：阴性样本

2.2 研究对象的年龄、性别分布情况 采用χ^2检验分别对高血压组和正常对照组人群的年龄和性别分布情况进行统计，结果见表6-4-1。由表中数据可见，高血压组和正常对照组间性别分布差异无统计学意义，年龄分布差异有统计学意义，正常对照组在21～30岁和31～40岁年龄段的人数比例高于高血压组。

表6-4-1 研究对象的年龄、性别分布情况

项目	高血压组		正常对照组		*P*值
	n	比例（%）	*n*	比例（%）	
年龄（岁）					
21～30	5	4.2	24	18.5	
31～40	29	24.4	55	42.3	0.000
41～50	49	41.2	31	23.8	
51～60	36	30.3	20	15.4	
性别					
男/女	86/33	72.3/27.7	85/45	65.4/34.6	0.242

2.3 HLA-DQA1*0301基因频率统计

2.3.1 两组HLA-DQA1*0301基因频率统计 分别对高血压组和正常对照组中的男性、

女性及合计的 HLA-DQA1*0301 基因频率进行统计，结果见表 6-4-2。χ^2 检验结果显示高血压组和正常对照组间 HLA-DQA1*0301 基因频率差异无统计学意义（χ^2=0.539，P=0.463；χ^2=0.032，P=0.859；χ^2=0.183，P=0.669）。

表 6-4-2　两组 HLA-DQA1*0301 基因频率

性别	高血压组			正常对照组		
	n	DQA1*0301 基因阳性数	基因频率（%）	*n*	DQA1*0301 基因阳性数	基因频率（%）
男	86	34	39.53	85	29	34.12
女	33	14	42.42	45	20	44.44
合计	119	48	40.34	130	49	37.69

2.3.2　有、无家族史高血压组 HLA-DQA1*0301 基因频率比较　分别对高血压组中有家族史和无家族史调查对象的 HLA-DQA1*0301 基因频率进行统计，结果见表 6-4-3。χ^2 检验结果显示两组间基因频率差异无统计学意义（χ^2=0.481，P=0.488）。

表 6-4-3　有、无家族史高血压组 HLA-DQA1*0301 基因频率

家族史	*n*	DQA1*0301 基因阳性数	基因频率（%）
有	69	26	37.68
无	50	22	44.00

2.3.3 Logistic 回归分析 HLA-DQA1*0301 基因和高血压的关系　因高血压组和正常对照组的年龄分布不均衡，且年龄与高血压的发生有关，是混杂因素。所以，将年龄、性别和 HLA-DQA1*0301 基因作为自变量，血压情况作为因变量进行 logistic 回归分析，自变量的选入方法为 Enter 法，自变量赋值时，性别将男赋值为 1，女赋值为 2，年龄从 21～30 岁、31～40 岁、41～50 岁、51～60 岁依次赋值为 1、2、3、4，将有 HLA-DQA1*0301 基因赋值为 1，无该等位基因赋值为 2，结果见表 6-4-4。采用 Logistic 回归分析，控制了年龄的混杂作用后，结果显示 HLA-DQA1*0301 基因与高血压的发生可能没有关系（P=0.602）。

表 6-4-4　Logistic 回归分析结果

变量	*B*	*S.E.*	χ^2值	*df*	*P* 值	*Exp*（*B*）	*EXP*（*B*）的 95.0% 可信区间	
							下限	上限
截距	2.015	0.710	8.060	1	0.005	7.498	—	—
性别	0.149	0.292	0.262	1	0.609	1.161	0.655	2.056
年龄	-.720	0.151	22.889	1	0.000	0.487	0.362	0.654
基因	-.143	0.275	0.271	1	0.602	0.866	0.505	1.486

3 讨论 关于原发性高血压与 HLA 的相关性研究，在国内外虽已有报道，但以往的研究大多是从血清学水平进行的。HLA-DQA1 基因是 HLA Ⅱ类区域基因中表现出较高多态性的基因，并且其抗原弱表达，故不适用于传统的血清学方法鉴定[10]。本研究采用 PCR-SSP 技术，准确性与特异性高，可靠性好。研究结果显示，HLA-DQA1*0301 等位基因在原发性高血压组和对照组之间的分布差异无统计学意义。将原发性高血压组按性别和有无家族史分组研究，发现 HLA-DQA1*0301 等位基因在男性高血压组和男性对照组间，女性高血压组和女性对照组间，有家族史高血压组和无家族史高血压组间分布差异均无统计学意义。这表明在内蒙古包头地区汉族人群中原发性高血压与 HLA-DQA1*0301 等位基因可能没有相关性。有关原发性高血压与 HLA-DQA1*0301 等位基因相关性的研究国内仅见有 3 篇文献报道，且文献结论相佐，国外尚未见报道。我们的结论与沈乃莹等[11]、王红英等[12]报道的 HLA-DQA1*0301 等位基因频率在原发性高血压组明显高于正常对照组可能与原发性高血压的遗传易感性相关不符。本研究的正常对照组 HLA-DQA1*0301 等位基因频率比沈乃莹等、王红英等所用对照组明显增高（分别为 0.3769 对 0.1797 和 0.10345），这可能与地区差异有关，但本研究结果与孙宁玲等[13]采用 PCR-SSP 技术对北方汉族人群的研究结果相一致，尤其是本研究与其对照组 HLA-DQA1*0301 等位基因频率相近（分别为 0.3769 对 0.3441）。此外，另有文献[14]报道 HLA-DQA1*0301 是中国南方汉族最常见的等位基因之一，其出现频率在 20%以上。

虽然本研究未发现 HLA-DQA1*0301 等位基因与原发性高血压有相关性，但并不能排除 HLA-DQA1*0301 等位基因与其他 HLA-Ⅱ类基因以联合存在的方式与原发性高血压有关的可能性，况且 HLA-DQA1*0301 等位基因的分布具有种族、地区差异，要确定 HLA-DQA1*0301 等位基因与原发性高血压的相关性还需要在更多的地区及人群中开展更广泛、更深入的研究。

【参考文献】

[1] 杨志，张永萍，仲英娜.新疆维吾尔族 HLA-DQA1 基因多态性与乙型肝炎病毒感染结局相关性研究[J].安徽医科大学学报，2012，47（1）：41-44.

[2] Shkhvatsabaya IK, Osipov SG, Suvorov YuI, et al.HLA antigens and the complement system in essential hypertension[J]. Cor Vasa，1984，26（6）：408-414.

[3] Kristensen BO，Andersen PL，Lamm LU，et al. HLA antigens in essential hypertension. Relation to familiar disposition and serum immunoglobulins[J]. Tissue Antigens，1977，10（2）：70-74.

[4] Kristensen BO. Autoantibodies in untreated and treated essential hypertension：relationship to histocompatability leucocyte antigen-B15 and vascular complications[J]. Clin Sci（Lond），1979，57（5）：287-290.

[5] Sun Y，Wang M，Ma S，et al. Correlation between HLA-DRB1，HLA-DQB1 polymorphism and autoantibodies against angiotensin AT（1）receptors in Chinese patients with essential hypertension[J]. Clin Cardiol，2011，34（5）：302-308.

[6] Sun Y，Zhu F，Wang M，et al. Association analysis about HLA-DRB1，-DQB1 polymorphism and auto-antibodies against α（1）-adrenergic receptors in Chinese patients with essential hypertension[J]. Clin Exp Hypertens，2010，32（8）：532-539.

[7] Zabay JM，Marco J，Soler J，et al. Association of HLA-DRB3*0202 and serum IgG antibodies to Chlamydia pneumoniae with essential hypertension in a highly homogeneous population from Majorca（Balearic Islands，Spain）[J]. J Hum Hypertens，2005，19（8）：615-622.

[8] Olerup O，Aldener A，Fogdell A. HLA-DQB1 and -DQA1 typing by PCR amplification with sequence-specific primers（PCR-SSP）in 2 hours[J]. Tissue Antigens，1993，41（3）：119-134.

[9] Ponte P，Ng SY，Engel J，et al. Evolutionary conservation in the untranslated regions of actin mRNAs：DNA sequence of a human

beta-actin cDNA[J]. Nucleic Acids Res，1984，12（3）：1687-1696.
[10] 魏华. HLA 分型进展[J].国外医学免疫学分册，2003，25（1）：23-27.
[11] 沈乃莹，闫征，何培英，等.原发性高血压与 HLA-DQA1 等位基因相关性研究[J].中国实用内科杂志，2001，21（5）：292-293.
[12] 王红英，邢建新，周康，等. HLA-DQA1 等位基因与新疆哈萨克族原发性高血压的相关性[J]. 西安交通大学学报，2009，30（4）：402-404.
[13] 孙宁玲，闫文瑛，闫征，等.HLA-DQA1 等位基因与原发性高血压的相关性研究[J].中华医学遗传学杂志，1998，15（5）：288-289.
[14] Trachtenberg E，Vinson M，Hayes E，et al.HLA class I（A，B，C）and class II（DRB1，DQA1，DQB1，DPB1）alleles and haplotypes in the Han from southern China[J]. Tissue Antigens，2007，70（6）：455-463.

第二节 包头汉族人群 CX3CR1 基因多态性研究

吴丽娥 贾 璐 郭 霞 刘 丹 孙洪英
（包头医学院第一附属医院神经内二科）

【摘要】目的 探讨 CX3CR1 基因多态性在包头汉族人群中的分布；了解不同地域和民族 CX3CR1 基因型及等位基因频率的差异；明确 CX3CR1 基因多态性的遗传易感性。**方法** 自 2009 年 1 月 1 日至 2009 年 10 月 30 日，前瞻性登记包头医学院第一附属医院住院的缺血性脑卒中患者 163 例和同期门诊的健康汉族体检者 100 例。登记后抽血，采用聚合酶链反应检测包头市汉族缺血性脑卒中患者及健康人群 CX3CR1 基因 T280M、V249I 多态性分布。**结果** ①包头汉族健康人群 CX3CR1 基因 T280M 表现为 TT（95%）、TM（5%）型，以 TT 型为主；V249I 表现为 VV（88%）、VI（12%）型，以 VV 型为主，缺乏 MM、II 型。②缺血性脑卒中患者人群 CX3CR1 基因 T280M 表现为 TT（82.8%）、TM（16%）和 MM（1.2%）型，V249I 表现为 VV（73%）、VI（25.2%）和 II（1.8%）型；T、V 等位基因在 CX3CR1 的基因多态性中起着主要作用。③缺血性脑卒中人群与汉族健康人群基因型别比较有统计学差异，$P<0.05$。④包头汉族健康人群 CX3CR1 基因型与法国、高加索比较有统计学差异（$P<0.05$），与日本、景颇族比较无统计学差异（$P>0.05$）。**结论** 包头汉族缺血性脑卒中人群 CX3CR1 基因型以 TT、VV 型为主，健康人群缺乏 MM、II 型；T280M、V249I 中 T、V 等位基因位点的突变可能增加缺血性脑卒中的易感性。

【关键词】 汉族；缺血性脑卒中；CX3CR1；基因多态性

Gene Polymophism of CX3CR1 in People of Han in Baotou

Wu Li-e Jia Lu Guo Xia Liu Dan Sun Hongying
（Department of Neurology，the First Affiliated Hospital of Baotou Medical College）

【Abstract】 Objective To investigate and compare CX3CR1 polymorphism distribution in people of Han in Baotou. To explore the difference of CX3CR1 genotypes and allele frequencies among different regions and nations. To confirm the genetic susceptibility of CX3CR1 gene polymorphism in ischemic stroke. **Methods** One hundred and sixty-three cases of ischemic stroke and one hundred healthy people were registered and drawn blood prospectively from January 1，2009 to October 30，2009 in the first affiliated hospital of Baotou medical college. Multiplex polymerase chain reaction was used to detect and analyse T280M and V249 I gene frequencies in healthy people and ischemic stroke patients of Han in Baotou. **Results** ①There were two kinds of gene types TT（95%）and TM（5%）in T280M of CX3CR1 in health people of Han in Baotou，VV（88%）and VI（12%）in V249I, without MM and II types. ②There were three kinds of gene types TT（82.8%），TM（16%）and MM（1.2%）in T280M of CX3CR1 in ischemic stroke patients in Baotou，VV（73%），VI（25.2%）and II（1.8%）in V249I. T and V allele genes act as important roles in CX3CR1 polymorphisms. ③There was statistic difference between ischemic stroke patients and health people in genetype frequencies of T280M and V249I in Baotou. ④It was significant difference to compare T280M and V249I genetype frequencies in healthy populations of Baotou Han with France and Caucasus，but no difference among Baotou Han，Japan and Chingpaw population. **Conclusion** TT and VV are the main gene types in T280M and V249I of CX3CR1 in the patients of ischemic stroke of Han in Baotou，without MM and II in healthy people. T280M and V249I gene mutations in T or V points could increase the susceptibility of ischemic stroke.

【**Key words**】 Han nation；Ischemic stroke；CX3CR1；Gene polymorphism

动脉粥样硬化是缺血性脑卒中的病理基础，趋化因子对动脉粥样硬化起着重要的调控作用[1]。Fractalkine 是趋化因子唯一已知的超家族成员，CX3CR1 是 Fractalkine 的高亲和力受体[2]。近年发现 CX3CR1 基因中存在 T280M、V249I 碱基突变，这种遗传变异可能影响缺血性脑卒中的遗传易感性[3]。本研究从基因遗传学角度入手，采用聚合酶链反应检测缺血性脑卒中患者和健康人群 CX3CR1 基因多态性，探讨趋化因子 CX3CR1 基因多态性与缺血性脑卒中的因果关系，以期找到控制脑卒中发病的新方法。

1 对象和方法

1.1 对象　研究分为两组，缺血性脑卒中组：2009 年 1～10 月我院神经内科收治的缺血性脑卒中患者。包括脑梗死和短暂性脑缺血发作。正常对照组：我院同期健康体检者。

纳入标准：缺血性脑血管病组符合 WHO 脑卒中的诊断标准，并经 CT、MRI 检查证实，排除出血。正常对照组体检正常，影像学检查排除脑血管病。排除标准：排除脑出血及蛛网膜下腔出血。

1.2 方法　2009 年 1～10 月，对我院所有住院的汉族缺血性脑卒中患者进行登记，登记后抽血进行 CX3CR1 基因型检测。登记内容包括：①患者的一般资料（包括姓名、性别、年龄、职业、民族、住院号、地址、联系电话等）；②既往情况（既往病史及既往健康状况、吸烟饮酒史）。实验方法：采取人外周血全血，进行基因组 DNA 提取，然后采用聚合酶链反应-限制性片段长度多态性法进行引物设计、酶切、电泳，得出电泳图。

1.3 统计分析　采用 SPSS.15.0 For Windows 软件包对资料进行录入及统计分析。①基因型频率计算：采用基因计数法计算单个基因型。等位基因频率=（2*纯合子+杂合子）/（2*受检人数）。②不同基因型频率及等位基因频率比较采用卡方检验。$P<0.05$ 认为差异有统计学意义。

2 结果

2.1 一般资料　2009 年 1～10 月，前瞻性连续性登记包头医学院第一附属医院神经内科住院的缺血性脑卒中患者 163 例，采集同期我院年龄、性别匹配的 100 名健康体检者血样。病例组男 112（68.7%）例，女 51（31.3%）例，年龄 38～89 岁，平均年龄 66.58±11.32 岁；健康对照组男 61（61.0%）例，女 39（39.0%）例，年龄 40～88 岁，平均年龄 66.93±10.98 岁，两组在性别、年龄比较无统计学差异。

2.2 CX3CR1 基因型 T280M、V249I 电泳结果　限制性片段 T280M 琼脂糖凝胶电泳结果：目的产物经 HpyCH4Ⅲ酶切和琼脂糖凝胶电泳后，分别出现 1 条条带 295 bp，为突变型纯合子 MM 型；2 条条带 96 bp 和 199 bp，为野生型纯合子 TT 型；3 条条带 96 bp、199 bp 和 295 bp，为杂合子 TM 型。结果显示，健康对照组只有 TT、TM 基因型，病例组有 TT、TM 和 MM 三种基因型，见图 6-4-2。

限制性片段 V249I 琼脂糖凝胶电泳结果：目的产物经 AclI 酶切后，出现 1 条条带 295 bp，为突变型纯合子 II 型，出现 2 条条带 104 bp 和 191 bp，为野生型纯合子 VV 型，出现 3 条条带 104 bp、191 bp 和 295 bp，为杂合子 V I 型。结果显示，健康对照组只有 VV 和 VI 基因型，病例组有 VV、V I 和 II 三种基因型，见图 6-4-3。

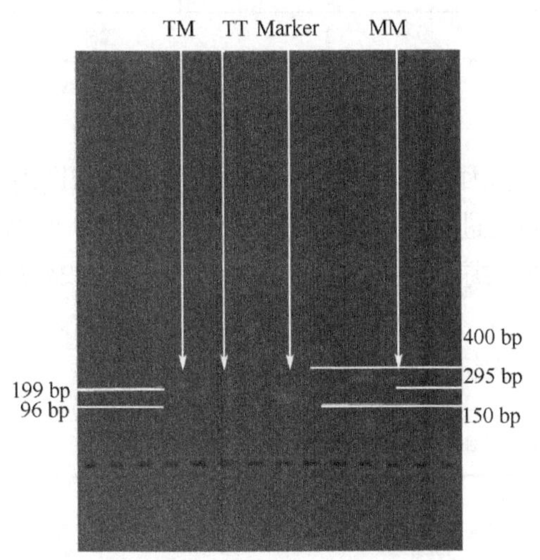

图 6-4-2　缺血性脑卒中 T280M 电泳图

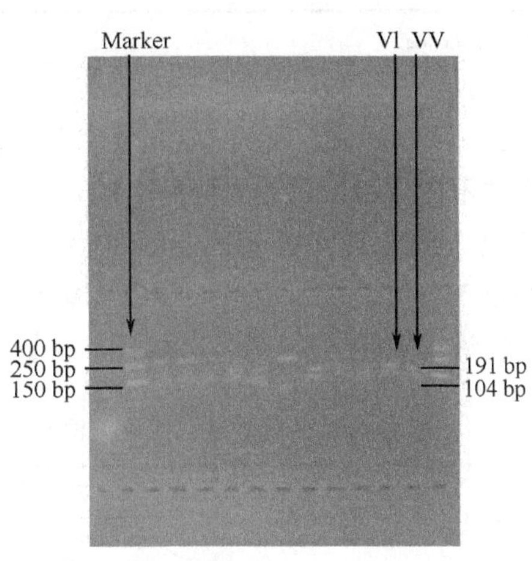

图 6-4-3　健康人群 V249I 电泳图

2.3 CX3CR1 基因在包头汉族健康人群中的分布　包头汉族健康人群 CX3CR1 基因位点 T280M 和 V249I 基因多态性分布符合 Handy-Weinberg 遗传平衡定律，具有群体代表性。T280M 有 TT 和 TM 两种基因型，以 TT 型（95%）为主；V249I 有 VV 和 VI 两种基因型，以 VV 型（88%）为主（表 6-4-5）。

表 6-4-5　包头汉族健康人群 T80M 和 V249I 基因型频率[例（%）]

	基因型		合计
T280M	TT　95（95%）	TM　5（5.0%）	100（100%）
V249I	VV　88（88%）	VI　12（12%）	100（100%）

2.4 CX3CR1 基因在缺血性脑卒中人群中的分布　缺血性脑卒中组 T280M 有三种基因型 TT、TM 和 MM，以 TT 型为主 82.8%，与健康对照组比较 *P*=0.004，有统计学差异。缺血性脑卒中组 V249I 也有三种基因型，以 VV 型为主 73%，与健康对照组比较 *P*=0.004，有统计学差异（表 6-4-6，表 6-4-7）。

表 6-4-6　两组 CX3CR1 基因 T280M 频率比较[例（%）]

组别	TT	TM	MM	合计
病例组	135（82.8%）	26（16.0%）	2（1.2%）	163
对照组	95（95%）	5（5%）	0（0）	100
合计	230	31	2	263

注：*P*=0.004

表 6-4-7　两组 CX3CR1 基因 V249I 频率比较[例（%）]

组别	VV	VI	II	合计
病例组	119（73%）	41（25.2%）	3（1.8%）	163
对照组	88（88%）	12（12%）	0（0）	100
合计	207	53	3	263

注：*P*=0.004

2.5 不同地域、民族 CX3CR1 基因型及等位基因频率的差异　将我们的数据与国内外报道的不同地域、民族人群的 CX3CR1 基因多态性进行比较，由表 6-4-8、表 6-4-9 可见，各地域、民族 T280M 基因型以 TT 型为主，包头健康汉族人群 TT 型最高 95%，V249I 基因型以 VV 型为主，日本人群以 VV 型最高 91.8%，等位基因频率与法国、高加索人群比较有统计学差异，$P<0.05$，与日本、景颇族比较无统计学差异，$P>0.05$。

表 6-4-8　不同地域、民族人群 CX3CR1 基因 T280M 基因型及等位基因频率比较

分组	例数（例）	基因型[例数（%）]			等位基因频率（%）	
		TT	TM	MM	T	M
日本	306	277（90.5）	29（9.5）	0（0）	94.8	5.2
法国	469	338（72.1）*	123（26.2）	8（1.7）	85.2*	14.8
高加索	249	179（71.9）*	65（26.1）	5（2.0）	84.9*	15.1
景颇族	113	105（82.9）	8（17.1）	0（0）	97.8	2.2
包头汉族	100	95（95.0）	5（5.0）	0（0）	97.5	2.5

* 与本研究相比，$P < 0.05$

表 6-4-9　不同地域、民族人群 CX3CR1 基因 V249 I 基因型及等位基因频率比较

分组	例数（例）	基因型[例数（%）]			等位基因频率（%）	
		VV	VI	II	V	I
日本	306	281（91.8）	25（8.2）	0（0）	95.3	4.7
法国	469	236（50.3）*	203（43.3）	29（6.4）	72.1*	27.9

续表

分组	例数（例）	基因型[例数（%）]			等位基因频率（%）	
		VV	VI	II	V	I
高加索	249	126（50.6）*	104（41.8）	19（7.6）	71.5*	28.5
景颇族	113	101（89.4）	12（10.6）	0（0.0）	94.7	5.3
包头汉族	100	88（88.0）	12（12.0）	0（0）	94.0	6.0

* 与本研究相比，$P < 0.05$

3 讨论　缺血性脑卒中是多因素共同作用的结果，环境与遗传因素在发病过程中起着重要作用。动脉粥样硬化是缺血性脑卒中的病理基础。趋化因子和受体在炎症和动脉粥样硬化的发生、发展中起着重要作用。不规则趋化因子（Fractalkine，Fkn）是人类第四家族趋化因子唯一已知的超家族成员，CX3CR1 是 Fkn 的高亲和力受体，Fractalkine/CX3CR1 系统具有细胞黏附与趋化、细胞毒性、促进正常免疫细胞的成熟和分化及参与炎症等功能[4]。近年发现 CX3CR1 基因中存在 T280M、V249I 碱基突变，这种遗传变异可能影响缺血性脑卒中的遗传易感性。

本研究采用聚合酶链反应-限制性片段长度多态性法检测了包头汉族健康人群和缺血性脑血管病患者的 CX3CR1 基因 T280M 和 V249I 的多态性分布，结果显示，病例组 T280M 基因型出现三种 TT、TM 和 MM 型，以 TT 型为主 82.8%，健康对照组只有 TT 型和 TM 型，缺乏 MM 型，两组比较有统计学差异。病例组 V249I 基因型有三种 VV、VI 和 II 型，以 VV 型为主 73%，健康对照组只有 VV 型和 VI 型，无 II 型，两组比较有统计学差异，与国内外研究结果一致[5-11]。提示 CX3CR1 基因在 T280M 和 V249I 位点的突变，可能增加缺血性脑卒中的易感性。因此，我们有望通过对 T280M 和 V249I 位点 T、V 的保护达到预防脑卒中发病的作用。

检索国内外相关研究发现，在所有健康人群中，CX3CR1 基因多态性分布都是以 TT、VV 型为主，说明 T 和 V 等位基因在 CX3CR1 的基因多态性中起着主要作用。本研究结果与国内外报道的不同地域、民族人群 CX3CR1 基因多态性分布结果进行比较，结果显示，包头健康汉族人群 T280M、V249I 基因型与法国、高加索人群比较有统计学差异，与日本、景颇族比较无统计学差异。法国和高加索人群 M、I 等位基因频率较其他民族高。说明 CX3CR1 基因多态性分布存在明显的地域和民族差异，中国与日本基因型频率相似，而与法国、高加索差异明显，提示 CX3CR1 基因多态性存在地域和种族差异[12-16]。

【参考文献】

[1] White GE，Greaves DR. Fractalkine：one chemokine，many functions[J]. Blood. 2009，113：767-768.

[2] Owłasiuk P，Zajkowska JM，Pietruczuk M，et al.Fractalkine--structure，functions and biological activity[J]. Pol Merkur Lekarski. 2009，26（153）：253-257.

[3] Thomas M，Pandian JD. Geographical variations of prothrombotic polymorphisms：An important emerging risk factor for ischemic stroke[J]. Neurol India. 2009，57（5）：523-524.

[4] Umehara H，Bloom EH，Okazaki T，et al.Fractalkine in vascular biology from basic research to clinical disease [J]. Arterioscler Thromb Vasc Biol. 2004，24：34-40.

[5] 彭旭，张智博，唐璐. 湖南汉族人群 CX3CR1 基因多态性分布[J].中国优生与遗传杂志，2008，（06）：20-22，24.

[6] LavergneE，LabreucheJ，Daoudi M，et al. Adverse associations between CX3CR1 polymorphisms and risk of cardiovascular or cerebrovascular disease[J]. Arteriosler Thromb Vasc Biol，2005，25（4）：847-853.

[7] Hattori H，Ito D，Tanahashi N，et al. T280M and V249I polymorphisms of fractalkine receptorCX3CR1 and ischemic cerebrovascular disease[J]. Neurosci Lett. 2005，374（2）：132-135.

[8] Norata GD，Garlaschelli K，Ongari M，et al. Effects of fractalkine receptor variants on common carotid artery intima-media thickness[J]. Stroke，2006，37（6）：1558-1561.

[9] Faure S，Meyer L，Costagliolia D，et al. Rapid progession to AIDS in HIV+ individual with a structural variant of the chemokine receptor CX3CR1[J]. Science，2000，287（5461）：2274-2277.

[10] 叶俊杰，王福生，彭林，等. 云南傣族景颇族人群中与艾滋病相关的 CX3CR1 基因多态性分布[J]. 中国优生与遗传杂志，2004，12（3）：16-17.

[11] 于薇，张蕴莉，林闽，等. 趋化因子受体 CX3CR1 基因多态性与缺血性脑血管病的关系[J]. 中国现代医生. 2008，4（46）：27-28.

[12] White GE，Greaves DR. Fractalkine：one chemokine，many functions[J]. Blood. 2009，113：767-768.

[13] Hisanori Umehara，Eda T. Bloom，et al.Fractalkine in vascular biology_ from basic research to clinical disease[J]. Arterioscler Thromb Vasc Biol，2004，24：34-40.

[14] Owłasiuk P，Zajkowska JM，Pietruczuk M，et al.Fractalkine--structure，functions and biological activity[J]. Pol Merkur Lekarski. 2009，26（153）：253-257.

[15] Chu L，Li X，Yu W，et al.Expression of Fractalkine（CX3CL1）and Its Receptor in Endotoxin-Induced Uveitis [J]. Ophthalmic Res. 2009，42（3）：160-166.

[16] Savarin-Vuaillat C，Ransohoff RM. Chemokines and chemokine receptors in neurological disease：raise，retain，or reduce [J]. Neurotherapeutics. 2007，4（4）：590-601.

第三节　内蒙古包头地区汉族血管紧张素转换酶基因插入/缺失多态性与冠心病关系的研究

谢基明　冯笑梅　王玉珍　秦文斌

【摘要】**目的**　研究内蒙古包头地区汉族人群血管紧张素转换酶（ACE）基因插入/缺失（I/D）多态性与冠心病的关系。**方法**　应用聚合酶链反应（PCR）检测 94 例患者及 67 例配伍对照组的 ACE 基因型。**结果**　冠心病合并高血压组及未合并高血压组 ACE 基因型分布无显著性差异，冠心病病例组与对照组亦无显著性差异。**结论**　ACE 基因 I/D 多态性与内蒙古包头地区汉族人群冠心病的发生无关，ACE 的 D 等位基因可能不是冠心病的一个危险指标。

【关键词】　血管紧张素转换酶；冠心病；聚合酶链反应

Relationship between the I/D Polymorphism of Angiotention I Converting Enzyme Gene and Coronary Heart Disease in Hans of Baotou Area in Inner Mongolia

Xie Jiming　Feng Xiaomei　Wang Yuzhen　Qin Weibin

【Abstract】　**Objective**　To investigate the relationship between the insertion/deletion

（I/D）polymorphism of the angiotension-converting enzyme（ACE）and coronary heart disease（CHD）. **Method** The ACE gene was typed by polymerse chain reaction（PCR）in 94 patients and 67 controls. **Results** No diference either between groups of CHD with hypertention and CHD without hypertention or between CHD patients and controls .**Conclusion** No relationship between the polymorphism of ACE gene and CHD

【Key words】 angiotension-converting enzyme；coronary heart disease；polymerse chain reaction

冠心病是危害人类健康的严重的心血管病变，其发病涉及环境和遗传等多种因素。关于冠心病与遗传的关系了解不足。近年来，血管紧张素转换酶（ACE）基因已经被克隆，同时其结构也已阐明[1][2]。ACE 基因位于染色体 17q23，16 位内含子上有一段长 287bp 的 Alu 插入/缺失（I/D）多态性，存在三种基因型，即纯合子 DD、II 型和杂合子 DI 型[3]。ACE 基因多态性与血清 ACE 水平高度相关[2][4]。一些研究表明 ACE 基因的多态性与 CHD 有关[5-7]，而另外一些报道中提出相反的结论[8-10]。本文对内蒙古包头地区汉族人群 CHD 患者与 ACE 基因多态性之间的关系进行研究。

1 对象与方法

1.1 对象 94 例 CHD 患者全部来自包头地区汉族人群，其中男性 60 名，女性 34 名，年龄 57.85 岁，平均年龄 62.9±10.8 岁，包括符合 WHO1979 年心肌梗死分型标准的陈旧性心肌梗死 31 例，急性心肌梗死 36 例，根据病史、症状、静息心电图、运动心电图及 SPECT 诊断的冠心病心绞痛 27 例。

1.2 对照 67 例对照为门诊健康体检者，均为汉族，平均年龄 58.2±11.6 岁，除外心、脑血管疾病及内分泌疾病患者。

1.3 方法

1.3.1 DNA 的提取 ①取冷藏保存的抗凝血，充分混合使血细胞均匀分布于血液中。②取混合的全血 200μl 置于 1.5mlEp 管，向 Ep 管中加入裂解液 A200μl，上下颠倒混匀。③离心 12 000rpm 30s，吸弃上层液体，保留管底粉红色沉淀备用。④向留有粉红色沉淀的 Ep 管中加入裂解液 A400μl，振荡悬浮沉淀。⑤离心 12 000rpm 30s，吸弃上层液体，保留管底白色沉淀（白细胞）备用。⑥向留有白色沉淀的 Ep 管中加入裂解液 B 50μl，振荡器振荡使沉淀均匀分布于裂解液 B 中。⑦沸水浴中煮沸 10min 后离心 10 000rpm 3min，上清液中即含有 DNA。

1.3.2 ACE 基因型分析 ①普通 PCR：采用 Rigat[3]设计的引物，正向引物：5′-CTGGAGACCACTCCCATCCTTTCT-3′，负向引物：5′-GATGTGGCCATCACATTCGTC-AGAT-3′，反应体积为 10μl，于 PE-480 型 PCR 扩增仪上进行扩增反应。94℃预变性 3min，35 个循环，每个循环 93℃变性 45s，58℃退火 45s 及 72℃延伸 60s，终末延伸 72℃ 5min。②插入特异 PCR[13]：正引物：5′-TGGGACCACAGCGCCCGCCACTAC-3′，负引物：5′-TCGCCAGCCCTCCCATAA-3′，PCR 反应体积为 10μl，于 PE-480 型 PCR 扩增仪上进行扩增反应。94℃预变性 3min，35 个循环，每个循环 93℃变性 60s，78℃退火 60s 及 78℃延伸 60s。扩增结束后，取上述反映产物 10μl 加 2μl 载样缓冲液，2%琼脂糖凝胶电泳，EB 染色后经透射式紫外灯观察。

1.3.3 资料处理　计算病例组及对照组 ACE 基因型及等位基因频率，确认是否符合 Hardy-Weiberg 平衡，采用χ^2检验比较组间频率。

2 结果

2.1　ACE 基因 I/D 多态性的电泳结果　ACE 基因的 I/D 多态性经 PCR 扩增后产生两种长度的片段，即 490bp 的插入片段和 190bp 的缺失片段，见图 6-4-4。DD 基因型仅有 190bp 带型，DI 型含有 490bp 和 190bp 两种带型。对于插入特异 PCR，II 型和 DI 型样本可以扩增出一条 335bp 的区带，见图 6-4-5。

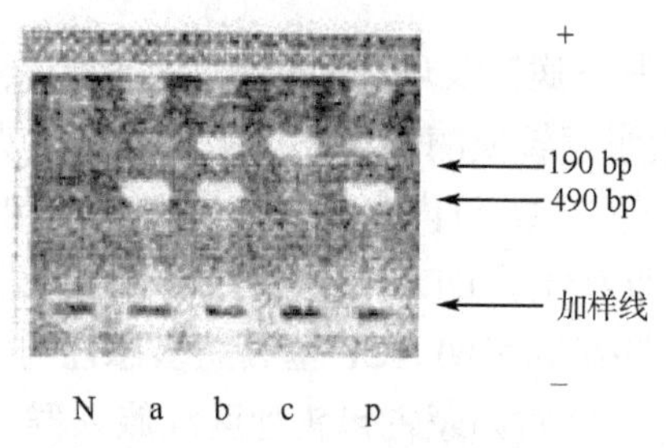

图 6-4-4　ACE 基因 PCR 电泳结果

p 为阳性对照：为 190bp 与 490bp 片段的混合物；N 为阴性对照；a、b、c 为检测标本：a 为 II 型；b 为 DI 型；c 为 DD 型.

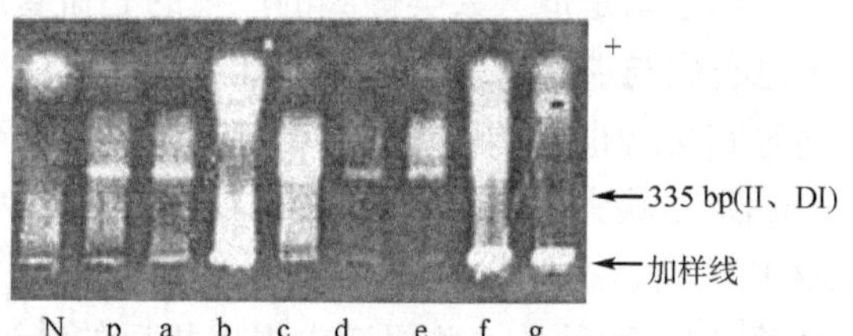

图 6-4-5　ACE 基因多态性插入特异 PCR 电泳结果

N 为阴性对照，p 为阳性对照（插入特异性基因片段）a，c，d，e 为阳性标本：其中 a 为 II 型，c，d，e 为 DI 型 b，f，g 为阴性标本：均为普通 PCR 确认的 DD 型.

2.2 Hardy-Weiberg 平衡检验　对病历组和对照组的基因型频率及等位基因频率进行适合度检验，确认符合 Hardy-Weiberg 平衡。病例组经检验后χ^2=0.178，$P>0.05$，对照组χ^2=0.536，$P>0.05$ 说明两组具有良好的群体代表性。

2.3 ACE 基因多态性在病例组和对照组的分布　正常对照组中 DD、DI、II 三种基因型构成比分别为 10.4%，50.7%，38.3%。病例组分别为 11.7%、50%、38.3%，其中病例组分为 CHD 合并高血压组和 CHD 未合并高血压组.比较两组的 ACE 基因型频率及等位基因频率分布，均不存在显著差异（$P>0.05$）。比较病例组和对照组的基因型分布，χ^2=0.243，$P>0.05$，两者的等位基因频率也未见显著性差异.见表 6-4-10。

表 6-4-10　冠心病组与对照组 ACE 基因型频率及等位基因频率的比较

组别	例数	DD *n*（%）	DI *n*（%）	II *n*（%）	D	I
冠心病组	94	11（11.7）	47（50）	36（38.3）	69	119
CHD 合并高血压	46	7（15.2）	23（50）	16（34.8）	37	55
CHD 未合并高血压	48	4（8.3）	24（50）	20（41.7）	32	64
对照组	67	7（10.4）	34（50.7）	26（38.9）	48	86

注：冠心病组内比较、冠心病组与对照组比较，$P>0.05$

3 讨论　从以上的研究结果来看，内蒙古包头地区汉族人群中，ACE 基因型的 DD、DI、II 型在冠心病组和对照组之间无显著性差异。冠心病组中，合并高血压与未合并高血压组之间也不存在统计学上的差异。这表明 ACE 基因多态性与冠心病之间无相关关系。因而尚不能认为 ACE 基因的 D 等位基因是冠心病的危险因素。这一结果与国内隋建华，李刚等[11][12]报道一致。支持这一结论的更权威的资料来自 Landpainter[8]所作的 9 年的前瞻性调查。在该调查中共观察了有缺血性心脏病的 1250 名医生，并以年龄和吸烟史相匹配的 2340 名正常人为对照。结果表明，ACE 基因多态性与缺血性心脏病或心肌梗死的发生无关。同样的结果见于意大利人群及 Caucasian 人群中的男性[9][10]。但是，ACEI/D 多态性中 D 等位基因与冠心病的关联在许多欧洲人群中得到肯定的结果[5][6][7]。

得出以上两种截然不同的结论，除了种族和地区差异外，诊断标准的不同，可能使病历和对照选择存在偏倚。其次，在我们的研究中发现，DI 基因型有 4%～5%的可能性错配为 DD 型。为校正这种错误，我们进行了插入特异 PCR，因而 ACE 基因型分型中 DD 型的判断是准确的。但是对于一个大样本来说，基因的错配性可能并不影响实验结果。再者，ACE 基因多态性与冠心病的相关研究本身存在局限性。ACE 的 I/D 多态性是由 16 位内含子的 287bp 序列的插入或缺失决定的。内含子在基因转录后被剪切，所以 ACE 基因多态性对冠心病的影响是间接的。一种解释认为，ACE 基因的 I/D 多态性与另外一种引起效应的突变处于强的连锁不平衡[8][13][14]，还有人认为 ACE 基因可能与其他基因协同作用[15][16]。

根据以上分析，在以后的研究中，以冠状动脉造影诊断的基础上，应选择大样本进行前瞻性研究。除了进一步阐明 ACE 基因多态性与冠心病的关系外，还应寻找 ACE 基因周围新的候选基因，有关问题待探讨。

【参考文献】

[1] Soubrier F，Alhenc-Gelas F，Hubert C，et al. Two putative active centers in human angiotensin I-converting enzyme revealed by molecular cloning：Proc Natl Acad Sci U S A，1988，85（24）：9386-9390.

[2] Hubert C，Houot AM，Corvol P，et al..Structure of the angiotensin I-converting enzyme gene. Two alternate promoters correspond to evolutionary steps of a duplicated gene.J Biol Chem. 1991，266（23）：15377-15383.

[3] Rigat B，Hubert C，Corvol P，et al. PCR detection of the insertion/deletion polymorphism of the human angiotensin converting enzyme gene（DCP1）（dipeptidyl carboxypeptidase 1）.Nucleic Acids Res. 1992，20（6）：1433

[4] Tiret L，Rigat B，Visvikis S，et al. Soubrier F Evidence，from combined segregation and linkage analysis，that a variant of the angiotensin I-converting enzyme（ACE）gene controls plasma ACE levels. Am J Hum Genet.1992，51（1）：197-205.

[5] Raynolds MV, Bristow MR, Bush EW, et al. Angiotensin-converting enzyme DD genotype in patients with ischaemic or idiopathic dilated cardiomyopathy. 1993，342（8879）：1073-1075.

[6] Tarnow L，Cambien F，Rossing P，et al. Angiotensinogen gene polymorphisms in IDDM patients with diabetic nephropathy. 1996，45（3）：367-369.

[7] Bohn M，Berge KE，Bakken A，et al. Insertion/deletion（I/D）polymorphism at the locus for angiotensin I-converting enzyme and parental history of myocardial infarction.Clin Genet. 1993，44（6）：298-301

[8] Lindpaintner K, Pfeffer MA, Kreutz R, et al. A prospective evaluation of an angiotensin-converting-enzyme gene polymorphism and the risk of ischemic heart disease.N Engl J Med. 1995，332（11）：706-711.

[9] Arca M，Pannitteri G，Campagna F，et al. Angiotensin-converting enzyme gene polymorphism is not associated with coronary atherosclerosis and myocardial infarction in a sample of Italian patients.Eur J Clin Invest. 1998，8（6）：485-490.

[10] Pfohl M, Koch M, Prescod S, et al. Angiotensin I-converting enzyme gene polymorphism, coronary artery disease and myocardial infarction. An angiographically controlled study. Eur Heart J. 1999，20（18）：1318-1325.

[11] 隋建华，李文辉，彭晓，等. 血管紧张素转换酶基因插入/缺失多态性与冠心病关系的初步研究，天津医药，1999，27：707-710.

[12] 李刚，陈运贞，柳青，等. 缺失型血管紧张素转换酶基因与心肌梗塞的关系，重庆医药，1999，28：328-329

[13] Walter Friedl, Franz Krempler, Bernhard Paulweber, et al. A deletion polyphism in the angiotensin converting enzyme gene is not associated with coronary heart disease in an Austrian population. 1995，112：137-143.

[14] Arbustini E，Grasso M，Fasani R，et al. Angiotensin converting enzyme gene deletion allele is independently and strongly associated with coronary atherosclerosis and myocardial infarction.Br Heart J. 1995，74（6）：584-591

[15] Alvarez R, Reguero JR, Batalla A, et al. Angiotensin-converting enzyme and angiotensin II receptor 1 polymorphisms: association with early coronary disease.Cardiovasc Res. 1998，40（2）：375-379.

[16] Anvari A，Turel Z，Schmidt A，et al. Angiotensin-converting enzyme and angiotensin II receptor 1 polymorphism in coronary disease and malignant ventricular arrhythmias.Cardiovasc Res. 1999，43（4）：879-883.

第四节　血管紧张素II1 型受体基因 A1166C 多态性与脑梗死的关联研究

孙洪英　和姬苓

【**摘要**】**目的**　血管紧张素 II 1 型受体（AT1R）是血压调节过程中的重要因素，并与高血压靶器官损害有关。AT1R 基因的差异造成 AT1R 的功能改变。本课题旨在研究 AT1R 基因 A1166C 单核苷酸多态性在中国内蒙古汉族人群的分布特征及其与高血压、脑梗死的关系，从分子水平探讨脑梗死发病和预后的机制及特点，为脑梗死遗传易感基因的识别和脑梗死的防治提供科学依据。**方法**　采用病例-对照研究，结合聚合酶链式反应-限制性片段长度多态性（PCR-RFLP）技术，检测 100 例脑梗死患者和 90 例对照者的 AT1R 基因 1166 位点基因型和等位基因，并将脑梗死组按是否患有高血压分为两组，比较和分析病例组与对照组间该基因型及等位基因的分布频率差异；分析该遗传因素对脑梗死的作用，并运用 Logistic 回归分析基因型及高血压对脑梗死的独立危险性。同时分析基因型及高血压两者的协同致脑梗死的效应。**结果**　190 例样本中发现 AT1R 基因 1166 位点 2 种基因型；AC 基因型在脑梗死组和对照组中频率分别为 0.24 和 0.089，经卡方检验，有显著性差异（$P<0.05$）；C 等位基因在脑梗死组和对照组中频率分别为 0.12 和 0.044，经卡方检验，有显著性差异（$P<0.05$）。按有无高血压将脑梗死组分为两组，两组 AC 基因型频率和 C 等位基因频率均较对照组有升高，经卡方检验，有显著性差异（$P<0.05$）；脑梗死各组间比较 AC 基因型频率和 C 等位基因频率无显著性差异（$P>0.05$）。Logistic 回归分析后，AC 基因型、高血压参与增加脑梗死的发生概率，发病的相对危险度（OR）分别为 3.179（95%CI：1.319-7.661），2.355（95%CI：1.236-4.487），$P<0.05$；吸烟史的发病相对危险度为 1.705（95%CI：0.911-3.190），但无统计学意义（$P>0.05$）。AC 基因与高血压可看作为脑梗死发生的独立危险因素。为明确高血压和 AC 基因型是否有协同致脑梗死效应，进行 Logistic 回归分析，两者同时存在时发生脑梗死的相对危险度（OR）为 4.991（95%CI：1.374-18.126），$P<0.05$；吸烟史发病的相对危险度（OR）为 1.706（95%CI：0.924-3.148），但 $P>0.05$，无统计学意义。AC 基因与高血压两者有协同致脑梗死效应。**结论**　中国内蒙古地区汉族人群 AT1R 基因 A1166C 单核苷酸多态性与脑梗死的发生有关系，AC 基因型为易患基因型；AT1R 基因 A1166C 单核苷酸多态性与高血压无关；高血压是脑梗死发病的独立危险因素；AC 基因型和高血压两者有协同致脑梗死效应。

【**关键词**】　脑梗死；血管紧张素 II 1 型受体；基因多态性

Associated Study between Cerebral Infarction and A1166C Polymorphism of Angiotensin Ⅱ Type 1 Receptor Gene

Sun Hongying　He Jiling

【**Abstract**】 **Objective** Angiotensin II type 1 receptor（AT1R）is one of the important factors in the process of blood pressure regulation，as well as in the damage of target organs. The mutations of AT1R gene lead to the changes of AT1R function. The current study was conduct to analyze the distribution characters of single nucleotide polymorphisms A1166C of AT1R gene（SNP），and to investigate the association between AT1R gene SNP and essential hypertension and cerebral infarction in Chinese Neimenggu Hans. The research was expected to provide the basis of identification of predisposing genes and prevention and cure for cerebral infarction. **Methods** A case-control study of 100 cases and 90 controls was carried out with molecular epidemiological and polymerase chain reaction-restriction fragment length polymorphism（PCR-RFLP）. The AT1R genotype and gene frequencies were analyzed，and further analyses were conducted according with hypertensive and without hypertensive. Independent fatalness of AT1R genotypes and alleles toward hypertension and cerebral infarction were analyzed by Logistic regression. The coordinating function between Hypertension and genetic factors in the pathogenesis of cerebral infarction was analyzed by Logistic regression.**Results** The 2 genotypes in site 1166 of AT1R gene were identified among 190 individuals. The 1166C allele frequency of AT1R gene was 0.12 in cases and 0.044 in controls（$P<0.05$）；The AC genotypes frequency of AT1R gene was 0.24 in cases and 0.089 in controls（$P<0.05$）；The AC genotypes and the 1166C allele frequency of AT1R gene in with hypertension and without hypertension of cases had more increased than those in controls（$P<0.05$）；but there were no significantly difference in the frequencies of genotypes and C allele among cerebral infarction，one with hypertension and one without hypertension. Logistic regression analysis showed the polymorphsim of AT1R gene and hypertension were all of the independent risk factors for cerebral infarction（OR=3.179 and 2.355，$P<0.05$）；Hypertension and genetic factors might have coordinating function in the pathogenesis of cerebral infarction（OR=4.991，$P<0.05$）.**Conclusion** AT1R A1166C SNP is associated with cerebral infaction development in Chinese Neimenggu Hans. 1166AC are susceptible genotypes. AT1R A1166C SNP is not associated with hypertension. Hypertension was one of the independent risk factors for cerebral infarction；Hypertension and AC genotype of AT1R gene in the pathogenesis of cerebral infarction might have coordinating functions.

【**Key words**】 cerebral infarction；Angiotensin II 1 receptor；gene polymorphism

脑梗死作为脑卒中的主要类型，探讨其发病机制，对降低患病率及发病率，减少死亡率具有重要意义。人类疾病（除外伤）几乎都存在遗传因素与环境因素的相互作用，仅是两者所占比重不同[1]。目前已知脑梗死的发病危险因素有高血压、糖尿病、高脂血症、高同型半胱氨酸血症、肥胖、吸烟史、饮酒史、心脏疾病和高龄等。这些因素导致脑梗死的具体机制到目前仍无完整的理论。脑血管疾病发病的基因基础已成为研究脑血管病发病机制的新方向。近年来，对 AT1R 基因结构及其与高血压病、脑血管病等临床疾病的相关性研究不断深入。

血管紧张素 II（Angiotensin II，Ang II）是肾素-血管紧张系统（renin-angiotensin system，RAS）中最为重要的效应分子。随着循环 RAS 和局部 RAS 的确立及对血管紧张素 II 受体（Angiotensin II receptor，ATR）的深入研究，目前对 RAS 的认识有了全新的视野。循环 RAS 主要作用于远处的靶器官以控制电解质平衡、体液容量和全身血压水平；在中枢神经系统、心脏、血管中均有不同特性的组织局部 RAS，以自分泌/旁分泌的方式产生 Ang II，参与局部血管张力和血流的调节和高血压的维持，并表现出生长因子样的非血流动力学作用。研究表明，Ang II 的血流动力学和非血流动力学作用均由其受体介导，如对血压的影响，对水电解质平衡的影响，高血压导致的心血管系统形态学和功能上的改变，如左室重塑、心肾纤维化、血管形态和舒缩性质的改变、内皮功能的损害等，均被证实为 ATR 被 Ang II 激活后的效应。深入研究 ATR 分子生物学对揭示高血压、脑梗死的发生与发展有重要意义。

人类 ATR 分子的分类、基因结构及多态性：

ATR 是 RAS 级联反应最后作用于靶细胞的共同通路，Ang II 形成后须与其特异性受体结合并激活之而发挥作用。动物试验发现，ATR 可分为 AT1R、AT2R、AT3R、AT4R 等，其中 AT1R 又包含 AT1RA，AT1RB 两种亚型。在人类仅发现有 AT1R 和 AT2R，两者因对不同的非肽类受体拮抗剂的亲和性不同而被区分[2]。 AT1R 和 AT2R 仅有 34%的氨基酸同源序列，均为 G 蛋白偶连受体，包括位于细胞外 N 端的配体结合结构域（对 Ang II 均有高度亲和性）、7 次跨膜的 α 螺旋，和胞内含有若干个磷酸化位点（Ser/Thr）的 C 端。当与配体结合后，ATR 发生构象改变，进而引发胞内靶蛋白的磷酸化级联反应，而将细胞外信号传递到胞内及核内，引起血管收缩，早期反应基因表达增加，调控细胞的分化和生长。目前认为，AT1R 介导了 AngII 目前所知几乎所有的生理功能。AT2R 是胚胎时期的主要受体，出生之后急剧减少，提示与生长发育有关。AT2R 主要通过细胞内靶蛋白的去磷酸化作用和刺激激肽系统促进 NO 产生等机制，引起血管舒张、促凋亡、分化、抗增殖等效应，有学者认为 AT2R 的作用与 AT1R 相拮抗[3]。人类基因组中的 AT1R 基因位于 3 号染色体长臂 21-25 区（3q21 -q25）[4]，长约 55kb，包含有 5 个外显子和 4 个内含子，其中前 4 个外显子编码 5′端非翻译区，第 5 外显子上具有 AT1R 的开放阅读框架，转录一段包含长 47kb 的前 mRNA。人类 AT1R 基因 cDNA 序列全长 1563bp，编码一段分子量为 41 060 道尔顿的 359 个氨基酸序列，即 AT1R[3]。法国学者 Bonnardeaux 在 1994 年检测出人类 AT1R 基因 5 号外显子和 3′端非翻译区存在 5 个多态性位点：+573 C/T、+1062G/A、+A1166C、+1517T/G、+1878G/A，随后，研究者在 5′端非翻译区检测出−1424、−810、−713、−521、−214、−213、−153 位及 4 号外显子+55 也存在单核苷酸多态性[6, 7]。

AT1R 与高血压病：近年国外学者开展 AT1R 基因多态性与高血压相关性研究较多，但结论不一。Bonnardeaux[8]等于 1994 年发现 AT1R1166C 等位基因不仅与原发性高血压有相关性，而且在较重的、早发的原发性高血压亚型中有较高频率（法国人）。Sugimoto K[9]等对日本人群研究却表明虽然 AT1R AC 和 CC 基因型频率高血压组较对照组高，在调整干扰因素后，不同 AT1R 基因型间血压差异无显著性。同样，国内的研究结果也有不同，柯晓刚[10]等的研究发现原发性高血压患者 A1166C 等位基因频率明显高于正常人。AT1R 基因 A1166C 多态性与中国人高血压的发生有关。而且 A1166C 等位基因可能是高血压发生大动脉硬化的一个易感因素。而王沙燕[11]等对深圳地区人群的研究却得出相反结论，高血压病组 C 等位基因频率与对照组比较，无显著性差异。另外，亚洲地区对 AT1R 基因型与等位基因频率的报道与欧美地区也有很大差别，提示种族和人群的差异对基因变异的发生可能有一定影响。

AT1R 与脑梗死：近年国内外学者开展 AT1R 基因多态性与脑血管病相关性研究尚少，且结论不一。Rubattu S[12] 等认为 AT1R A1166C 参与缺血性脑卒中发病，尤其对有高血压存在的患者发生缺血性卒中产生影响。Takami S[13] 等发现 AT1R 1166C 等位基因与高血压腔隙性脑梗死相关。R ijn MJ[14]等认为 AT1R-CC 基因型对脑卒中的发病不产生影响。国内张晨[15]等也认为 AT1R 基因的 C 等位基因可能参与脑梗死的发病，尤其是女性病人脑梗死的发病。但也有不同结论，元小冬[16]等发现在具有高血压病的 AT1R 的 AA 基因型人群发生脑梗死的危险性增加。有研究发现[17] AT1R 基因 1166C 等位基因可能通过影响血压而间接参与高血压人群脑出血的发病，但与高血压患者是否发生脑梗死可能无关。借助目前有限的资料分析，AT1R 基因多态性与脑梗死之间的相关性尚有异议，结论多样化的原因初步考虑与抽样误差、人群差异、样本量及研究方法等有关。同时，作为环境因素参与下的多基因遗传性疾病，尚不能排除环境因素及其他脑梗死易感基因的共同参与造成结果的偏差。

本课题采用病例-对照研究的方法，结合聚合酶链反应-限制性片段长度多态性分析（polymerase chain reaction-restriction fragment length polymorphism， PCR-PRLF）技术，调查中国内蒙古地区汉族人群 AT1R 基因 Al166/C 单核苷酸多态性，深入研究其与脑梗死易感性的关系，进一步了解国人脑梗死分子流行病学情况，从分子基因水平为脑梗死易感者的筛检和识别提供依据，为以基因型为指导筛选脑梗死易感人群，及实施高度个体化预防与早期干预提供实验和理论依据，具有重要的理论和临床指导价值。

1 材料与方法 本课题应用流行病学的病例-对照分析和聚合酶链式反应-限制性片段长度多态（PCR-RFLP）相结合的分子流行病学方法进行研究。

1.1 研究对象与材料

1.1.1 脑梗死组：共 100 例，分别来源于 2005 年 3 月至 2006 年 10 月包头医学院第一附属医院神经内科门诊及住院的脑梗死患者。内蒙古地区汉族，其中男 48 例，女 52 例，年龄 43～78 岁，平均年龄（62.33±9.39）岁。其中，有高血压的脑梗死患者 42 例。有血脂异常者 51 例。

1.1.1.1 纳入标准：脑梗死患者的诊断符合 1995 年中华神经科学会和中华神经外科学会制定的《各类脑血管疾病诊断要点》[18]，并经头颅 CT 和/或 MRI 检查证实。高血压诊断符合 WHO 规定的诊断标准[19]，即收缩压≥140mmHg 和/或舒张压≥90mmHg。高血压纳入标准为入院病情平稳后两次血压达到上述标准或既往有高血压病史者。血脂异常的诊断标准依据我国 1997 年提出的《血脂异常防治建议》[20]，即 TC＞5.2mmol/L 和/或 TG＞1.7mmol/L 和/或 LDL＞3.12mmol/L 和/或 HDL＜1.04mmol/L。血脂异常纳入标准为血脂水平达到上述标准或既往有血脂异常者。研究个体之间无血缘关系。

1.1.1.2 排除标准：排除脑栓塞、脑出血、糖尿病、冠心病、严重肝肾损害。

1.1.2 对照组：共 90 例，为同期来医院门诊体检的内蒙古地区汉族居民，男 46 例，女 44 例，年龄 40～76 岁，平均年龄（60.69±8.44）岁。年龄、性别及其余基线条件均与病例组相匹配。有高血压者 33 例，有高血脂者 36 例。对照组除外脑血管意外、冠心病、糖尿病、严重肝肾功能损害，研究个体间无血缘关系。

1.1.3 主要仪器和试剂

1.1.3.1 主要仪器：超级恒温器：型号 CS501-3C；紫外透射反射分析仪：型号 WP；PCR 扩增仪：型号 Biometra-PC；凝胶成像分析系统软件：型号 TD-300；全自动生化分析仪：型号 AU7170，日本日立公司。

1.1.3.2 主要试剂：血液基因组 DNA 提取液，包头医学院基因诊断研究所秦文斌教授赠送；PCR 扩增试剂盒（Taq PCR MasterMix）北京天为时代科技有限公司；引物：

P1（正义）：5′-ATAATGTAAGCTCATCCACC-3′

P2（反义）：5′-GAGATTGCATTTCTGTCAGT-3′

1.2 方法

1.2.1 临床资料的收集：所有研究对象均记录年龄、性别、吸烟史、饮酒史及高血压史，均测定血压（SBP，DBP）及体重指数（BMI）；所有研究对象均经空腹 12h 以上，于清晨采肘静脉血 6ml，其中 4ml 入无菌干燥管，送生化室于当天用全自动分析仪酶法检测血浆总胆固醇（TC）、甘油三酯（TG）、低密度脂蛋白胆固醇（LDL-c）、高密度脂蛋白胆固醇（HDL-c）、血糖（BG）等生化指标。余 2ml 入 EDTA-Na_2 抗凝管送基因诊断中心–20℃冷冻，用于抽提 DNA。

1.2.2 分组方法：所有研究对象分为对照组和脑梗死组，按是否患有高血压进一步将脑梗死组分为有高血压的脑梗死组和无高血压的脑梗死组。

1.2.3 实验操作流程：肝素抗凝外周静脉血 2ml→白细胞分离→提取基因组 DNA→聚合酶链反应进行DNA扩增→琼脂糖凝胶电泳检测DNA扩增质量→DdeI限制性内切酶酶切→琼脂糖凝胶电泳法显带→判断样品 AT1R 基因型。

1.2.4 模板 DNA 抽取

1.2.4.1 低渗溶血法进行白细胞的分离：红细胞对低渗溶液的抗性与白细胞相差很大，在低渗液中极易破裂。利用这一特点，用双蒸水稀释血细胞，待红细胞完全破坏后离心得到白细胞沉淀，即可达到分离的目的。操作方法如下：①取 EDTA-Na_2 抗凝全血 50μl，置大 EP 管中；②加蒸馏水至 1ml，混合均匀，室温放置 15min；③低速离心 3 000 转/分 2 min；④弃上清留沉淀。

1.2.4.2 DNA 的提取：取上述提取的白细胞，加 60μl 裂解液（包头医学院基因诊断研究所赠送；漩涡振荡 100s，56℃保温 30min；煮沸 10min，流水冷冻 1min；离心 13 000 转/分 4min；上清中含 DNA 备用。

1.2.5 AT1R 基因目标片断扩增

1.2.5.1 扩增引物液的配制：本试验所用的引物为：P1（正义）：5′-ATAATGTAAGCTCA-TCCACC-3′，P2（反义）：5′-GAGATTGCATTTCTGTCAGT-3′。根据各自的分子量和 OD 值，用无菌双蒸去离子水溶解为 100pmol/μl 的溶液。

1.2.5.2 PCR 扩增，PCR 反应体系：总体积 25 μl，含引物各 7 pmol，制备好的模板 DNA 3 μl，2×Pfu PCR Master Mix 12.5 μl 。混匀后以液体石蜡封顶，应用全自动扩增仪扩增目的片段。PCR 反应参数为：预变性 94℃ 2 min，变性 94℃ 30 s，退火 55℃ 30 s，延伸 72℃ 60 s，共 35 个循环，最后 72℃延伸 5 min。

1.2.5.3 PCR 扩增产物琼脂糖凝胶电泳检测：应用 2%琼脂糖凝胶水平电泳进行 PCR 产物的检测：取 8 μ l PCR 产物，加 1μl 溴酚蓝上样液混匀，加入 2%琼脂糖凝胶（含终浓度 0.2 μg/ml 的溴化乙啶）点样孔中，电泳约 20min（110V，60mA），同时用 pUC18Marker 标准分子量作对照。紫外投射仪下观察扩增结果，如扩增成功，可见 360bp 大小的特异性片段。

1.2. 6 PCR 产物的限制性内切酶 DdeI 酶切

1.2.6.1 酶切条件：酶切体系总反应体积 20 μ1，其中 PCR 产物 10μl，限制性内切酶 DdeI5u，缓冲液（10×buffer）2.5 μ1，灭菌去离子双蒸水 7μ1，37℃恒温下水浴消化 4h，68℃水浴 7min，准备电泳或 4℃保存。

1.2.6.2 酶切产物的琼脂糖电泳：取酶切后产物 8μl，加 1 μ1 溴酚蓝上样液混匀，加入 2%琼脂糖凝胶（含终浓度 0.2μg/ml 的溴化乙啶）点样孔中，同时用 pUC18 Marker 标准分子量作对照。在 100V 电压电泳约 25min，紫外灯下鉴定基因型。

1.2.6.3 基因型判断：本实验中 PCR 扩增产物为 360bp 的片段。如 AT1R 基因 1166 位点的碱基 A 被 C 替代，则出现一个限制性酶切位点，可被限制性内切酶 DdeI 水解（识别序列 5'…C ↓TNAG…3'）。在紫外灯下鉴定酶切后的电泳带，如两等位基因均无酶切位点，可见一条 360bp 的荧光带，定义为无突变的纯合子 AA 型；如均有酶切位点，可产生 220bp 和 140bp 两条带，定义为有突变的纯合子 CC 型；如仅一个等位基因含有酶切位点，则产生 360bp，220bp，140bp 三条带，定义为部分突变的杂合子 AC 型。

1.3 统计学处理　采用 SPSS11.5 统计软件。$P<0.05$ 为具有统计学意义。

1.3.1 病例组与对照组间的性别比较用卡方检验，年龄及 BMI 等计量资料应用两组均数的检验。用卡方检验进行 Hardy-Weinberg 平衡吻合度检验。

1.3.2 AT1R 基因型与等位基因频率采用频率计算法计算；病例对照间的基因型和等位基因频率比较采用卡方检验；不同 AT1R 基因型之间年龄、BMI、血糖、血脂、血压水平的比较采用两组均数的检验；不同 AT1R 基因型之间吸烟史、饮酒史、性别的比较采用卡方检验；采用多因素 Logistic 回归方法分析基因型、血压、血脂、BMI、年龄等因素与脑梗死的关系。采用多因素 Logistic 回归方法分析高血压与基因型的协同致病效应。

2 结果

2.1 PCR-RFLP 实验结果　本研究成功提取病例组及对照组 DNA 共 190 份。通过本实验方法提取的 DNA，符合模板要求。PCR 产物在琼脂糖凝胶上显带清晰，特异性好，酶切后检测出 AT1R 基因两种基因型：AA 型（酶切后仅 360bp 一条带），AC 型（酶切后出现 360bp，220bp，140bp 三条带），如图 6-4-6、图 6-4-7 所示。

2.2 病例组与对照组一般临床资料的比较　经方差齐性检验，两组年龄、BMI 等临床资料间方差均齐同。脑梗死组与对照组间年龄、性别及 BMI 无显著性差异，$P>0.05$。（表 6-4-11）

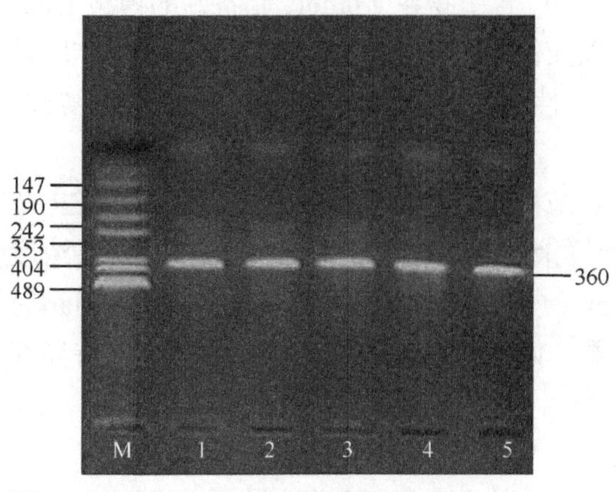

图 6-4-6 PCR 扩增产物琼脂糖凝胶电泳（M：PUC18 Marker；1、2、3、4、5：PCR 扩增产物）

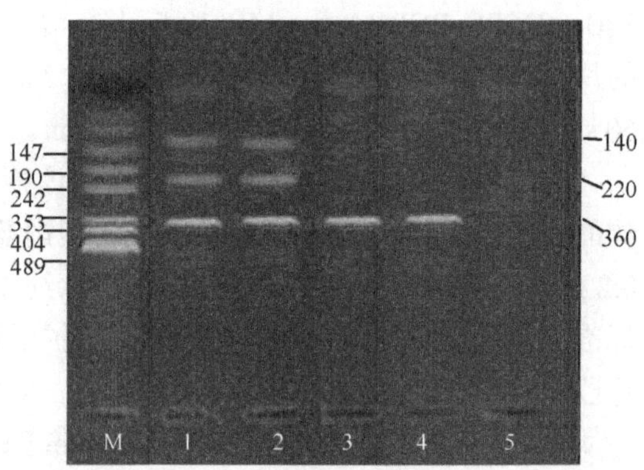

图 6-4-7 PCR 扩增产物经限制性内切酶 DdeI 酶切后琼脂糖凝胶电泳（M：PUC18 Marker；1、2：AC；3、4：AA）

表 6-4-11 脑梗死组与对照组的一般资料比较

组别	例数	性别（男/女）	年龄（$X \pm S$，岁）	BMI（$X \pm S$，kg/m^2）
对照组	90	46/44	60.69±8.44	24.87±1.98
脑梗死组	100	48/52	62.33±9.39	24.28±2.73

2.3 Hardy-Weinberg 平衡检验　为考察本实验资料的可靠性和代表性，对对照组 AT1R 1166 位点进行基因型 Hardy-Weinberg 平衡检验。经合并卡方值 $\chi^2=0.17$，查表后得 $P>0.05$，显示该位点基因型的观察值和期望值吻合良好，各基因频率达到遗传平衡，表明本研究资料具有群体代表性。

2.4 病例对照间基因型及等位基因的分布频率　在本实验 90 名对照组中发现 AA 型 82 例，AC 型 8 例，未发现 CC 型；100 名脑梗死组中 AA 型 76 例，AC 型 24 例，未发现 CC 型；有高血压的脑梗死组 42 例中 AA 型 30 例，AC 型 12 例；无高血压的脑梗死组 58 例中 AA 型 46 例，AC 型 12 例。脑梗死组无论有无高血压，AC 基因型频率和 C 等位基因频率均较对照组有升高，经卡方检验，$P<0.05$；脑梗死各组间比较 AC 基因型频率和 C 等位基因频率无显著性差异，$P>0.05$（表 6-4-12）。

表 6-4-12 各组 AT1R 基因型频率与等位基因频率的比较

组别	n	AT1R 基因型频率（%）			AT1R 等位基因频率（%）	
		AA	AC	CC	A	C
对照组	90	82（91.1）	8（8.9）	0（0）	172（95.6）	8（4.4）
脑梗死组	100	76（76.0）	24（24.0）*	0（0）	176（88.0）	24（12.0）*
无高血压脑梗死组	58	46（79.3）	12（20.7）*	0（0）	104（89.7）	12（10.3）*
有高血压脑梗死组	42	30（71.4）	12（28.6）*	0（0）	72（85.7）	12（14.3）*

*表示与对照组的 AT1R 基因型频率与等位基因频率比较 χ^2 检验，$P<0.05$

2.5 脑梗死患者AT1R不同基因型与脑梗死危险因素的关系 脑梗死组不同AT1R基因型间吸烟史、饮酒史、性别等差别无统计学意义，$P>0.05$；年龄、血压、血脂、血糖水平等差别亦无统计学意义，$P>0.05$（表6-4-13，表6-4-14）。

表6-4-13 脑梗死组不同AT1R基因型与脑梗死危险因素的关系（χ^2检验）

脑梗死危险因素	例数	AA	AC	χ^2	P
性别（男/女）	48/52	39/37	9/15	2.395	0.238
吸烟史	41	34	7	1.828	0.176
饮酒史	34	26	8	0.006	0.937

表6-4-14 脑梗死组不同AT1R基因型与脑梗死危险因素的关系（$X\pm S$）

脑梗死危险因素	AA	AC	t	P
年龄	62.37±9.43	62.21±9.45	0.072	0.942
BMI	24.45±2.80	23.76±2.48	1.080	0.283
血糖	4.82±0.53	4.85±0.65	0.188	0.852
TC	5.03±0.98	4.91±1.26	0.486	0.628
TG	1.62±0.78	1.33±0.54	1.683	0.096
LDL	2.47±0.80	2.51±1.03	0.199	0.842
HDL	1.83±0.63	1.91±0.68	0.553	0.582
SBP	139.59±20.07	146.58±18.72	1.511	0.134
DBP	84.80±13.04	88.42±12.10	1.204	0.232

2.6 多因素Logistic回归分析脑梗死患者易患因素 以AT1R AC基因型、吸烟史、饮酒史、年龄、BMI、高血压、血脂异常及血糖等作为自变量，以是否发生脑梗死为应变量，用Forward：Wald法建立非条件Logistic回归模型，进行多因素分析，结果表明：AC基因型、高血压可以增加脑梗死的发生概率，发病的相对危险度（OR）分别为3.179（95%CI：1.319-7.661），2.355（95%CI：1.236-4.487），$P<0.05$；吸烟史的发生脑梗死的相对危险度为1.705（95%CI：0.911-3.190），但无统计学意义（$P>0.05$）。提示AC基因与高血压是脑梗死发生的独立危险因素（表6-4-15）。

表6-4-15 脑梗死影响因素的Logistic回归

变量	回归系数	标准误	自由度	P值	OR值	95%可信区间	
						Lower	Upper
AC	1.157	0.449	1	0.010	3.179	1.319	7.661
高血压	0.857	0.329	1	0.009	2.355	1.236	4.487
吸烟史	0.533	0.320	1	0.095	1.705	0.911	3.190
contant	0.542	0.226	1	0.017	0.582		

2.7 多因素Logistic回归分析高血压与AT1R AC基因型的协同致脑梗死效应 以高血压+AC基因型、吸烟史、饮酒史、年龄、BMI、血脂异常及血糖等作为自变量，以是否发

生脑梗死为应变量，用 Forward：Wald 法建立非条件 Logistic 回归模型，进行多因素分析，结果表明：高血压+AC 基因型参与增加脑梗死的发生概率，发病的相对危险度（OR）为 4.991（95%CI：1.374-18.126），$P<0.05$；吸烟史发生脑梗死的相对危险度（OR）为 1.706（95%CI：0.924-3.148），但无统计学意义（$P>0.05$）（表 6-4-16）。

表 6-4-16　高血压与 AT1R AC 基因型协同致脑梗死效应

变量	回归系数	标准误	自由度	P 值	OR 值	95%可信区间	
						Lower	Upper
高血压+AC	1.608	0.658	1	0.015	4.991	1.374	18.126
吸烟史	0.534	0.313	1	0.088	1.706	0.924	3.148
contant	-0.205	0.190	1	0.280	0.814		

3 讨论

3.1 基因多态性与疾病的关联研究　随着分子生物学知识在临床医学研究中的应用，以及分子遗传学技术、流行病学试验设计和统计学分析等研究方法的相互结合，脑梗死遗传学研究深入到了分子水平。目前用来探索基因突变与脑梗死之间的遗传流行病学研究方法主要是连锁分析和关联研究，其中关联研究主要为群体的病例对照研究，如果相关基因对遗传性状的作用较小，关联研究的统计学效力要高于连锁分析。

人类基因组中的遗传多态性较多地表现为重复序列及更为普遍的单核苷酸多态性（single nucleotide polymorphism，SNP）。SNP 是指基因组内特定核苷酸位置上存在两种不同的碱基置换，其中最少一种在群体中的频率不少于 1%。 SNP 通常只是 1 种二等位基因（biallelic）或二态的遗传变异，易于自动化批量检测，同时由于 SNP 在基因组中数量巨大，分布频密而稳定，可以提供丰富的遗传变异信息，因而被认为是新一代遗传标记。随着人类基因组计划的完成，人们越来越重视基因组的 SNP，它能充分反应不同个体、群体之间的遗传差异，有助于解释个体的表型差异、不同群体和个体对疾病特别是对复杂疾病的易感性，定位包括脑梗死在内的多基因疾病的主基因，并根据特定个体的 SNP 来设计和使用敏感药物，做到高度个体化的疾病筛选、治疗和预防。可以预见，SNP 将可能成为未来研究复杂疾病的核心成分。

3.2 病例组与对照组一般临床资料的比较　本课题研究了内蒙古地区汉族人群中 AT1R A1166C 基因多态性与脑梗死的关联关系，一般资料比较看，在脑梗死组和对照组研究对象中，两组在年龄、性别构成和体重指数（BMI）上无显著性差异（$P>0.05$），提示脑梗死组和对照组具有可比性。

3.3　AT1R 基因 A1166C 多态性与脑梗死的关联　目前，国内外针对 AT1R 基因 A1166C 多态性与脑梗死的关联研究尚少。江柳[21]等用 PCR-RFLP 的方法检测 86 例缺血性脑卒中患者，51 例高血压患者和 58 例正常人的 AT1R A1166C 和 ACE I/D 多态性，得出结论：AT1R AC、CC 型基因和 C 等位基因是高血压性脑卒中的危险因子。发现携带 ACE DD 和 ID 基因型的人群如同时携带 AT1R AC 和 CC 型基因，发生脑卒中的危险度明显增加，提示 ACE I/D 多态性与 AT1R A1166C 多态性相互作用可增加其与脑卒中之间的关系。但也有研究发现[22] AT1R 基因 1166C 等位基因可能通过对血压的影响而间接参与高血压人群脑出血的发病，但与高血压患者是否发生脑梗死可能无关。国外的研究[12、13、14]亦有不一致的结论。总之，目前关于 AT1R 基因多态性与脑梗死之间的相关性存在相反的观点，但多数研究支持 AT1R 基因多态性与高血压脑梗死之间有关联。

本研究发现脑梗死患者 AT1R 基因 1166 位点 AC 基因型频率及 C 等位基因频率均高于正常对照组（$P<0.05$），同时多因素 Logistic 回归分析显示 AT1R AC 基因型是脑梗死的易感因素，OR 值为 3.179（95%CI：1.319-7.661）。这与 Rubattu S[26]、Takami S[28]的报道相符，并且为这一观点增添了新的客观依据。迄今在各国不同人群、不同种族中调查过 AT1R 基因该位点多态性的分布频率，绝大多数的研究结果证实该多态性在正常人群中的频率在统计学意义上小于脑梗死患者，并且基因型与等位基因频率在全球各地区的报道也有很大差别，表明种族和人群的差异对基因变异的发生有影响。

3.4 AT1R 基因型对脑梗死其他危险因素的作用　本研究发现，脑梗死组不同 AT1R 基因型 AA、AC 间吸烟史、饮酒史、性别、年龄、体重指数、血压、血脂、血糖水平等无显著性差别。说明在本组人群中 AT1R 基因多态性与脑梗死的危险因素间无明显关联。脑梗死组无论有无高血压 AC 基因型频率和 C 等位基因频率均较对照组有升高；而且有高血压脑梗死组、无高血压脑梗死组及脑梗死组各组间比较 AC 基因型频率和 C 等位基因频率无显著性差异，进一步说明在本组人群中 AT1R AC 基因型与高血压无明显关系。王沙燕[11]等对深圳地区人群的研究认为，AT1R 基因 A1166C 多态性与高血压无关。此结果与其结论相同。

3.5 高血压与 AT1R AC 基因型的协同致脑梗死效应　脑梗死受环境及遗传等多种因素影响，目前国内外针对高血压与 AT1R 基因多态性的致脑梗死效应研究尚少[12、21]，只得出 AT1R 基因 AC 基因型是高血压脑梗死的危险因子，尚未说明 AT1R 基因 AC 基因型与高血压的关系及致病机制，也未阐明 AT1R 基因 AC 基因型是通过影响高血压引起脑梗死发病，还是两者协同作用引起脑梗死的发病。

本研究发现高血压与 AT1R AC 基因型对脑梗死的发病有协同作用。在进行多因素 Logistic 回归分析时显示高血压也是脑梗死的易感因素，OR 值为 2.355（95%CI：1.236-4.487）。当高血压与 AT1R AC 基因型同时存在时均较两者单独存在时发生脑梗死的相对危险度增大，OR 值为 4.991（95%CI：1.374-18.126）。提示在促使脑梗死发生的病理生理过程中，两者可能存在协同作用。AT1R 几乎介导了血管紧张素Ⅱ的主要临床效应，它可导致脑动脉和微动脉的收缩效应。促进儿茶酚胺和前列腺素释放，引起血管平滑肌细胞过度肥厚或增生，降低血管腔/壁比值，导致卒中。

本研究结果表明，高血压和 AT1R 基因 AC 基因型均是脑梗死的独立的危险因素，且两者有较强的协同作用。对高血压患者进行有效的降压治疗，积极干预危险因素，将有望减少高血压、脑梗死的发生发展。随着相关基础和临床研究的深入、样本量的加大和方法学的改进，进一步为明确 AT1R 基因多态性与高血压及脑梗死的关系提供依据，对病理生理过程的预防与个体化治疗将有可能有重要的临床意义和学术价值。

3.6 关于样本的代表性和样本量的科学性　本研究共收集 190 例样本。所有研究对象均来源于相同地区居住的汉族人群，籍贯、性别、年龄、体重指数等条件相互匹配，具有代表性。同时，我们还进行了 Hardy-Weinberg 平衡吻合度检验，以证实所研究人群达到遗传平衡，确保所得结论在本研究群体中的稳定性、可信性和代表性。Hardy-Weinberg 平衡法则是群体遗传学中的基本定律，是进行人群基因多态性研究的前提与基础。群体只有达到 Hardy-Weinberg 平衡才是遗传稳定的群体，在此基础上研究其基因分布的特点及其与疾病的关系才具有意义和代表性。由于病例对照研究中的样本来源于同一地区长期居住的同一遗传群体，一般只需对对照组人群进行遗传平衡检验就可代表整个遗传群体的情况[23]。本研究检验结果显示，所调查的中国内蒙古汉族人群中 AT1R 1166 位点上基因型的期望值与观察值吻合良好，各基因频率达到遗传平衡，具有群体代表性。

为使抽样样本能精确推断总体和提高检验效能，同时尽量节约研究成本，本研究在预实验阶段对样本量进行了计算[24]。按照预实验结果，21 名病例中发现 AC 型 7 例（33.3%），10 名对照中发现 1 例（10.0 %），取 a=0.05（双侧），β =0.01，按照公式：$N=2P(1-P)(1.96+1.282)^2/(P_1-P_2)^2$，得到样本例数为病例组和对照组各 76 例，而本研究纳入病例组与对照组分别为 100 例和 90 例，符合科学的样本量。

3.7 有关实验方法　基因多态性分析中主要涉及的环节有 DNA 的提取，目标基因片段的 PCR 体外扩增，限制性核酸内切酶酶切，琼脂糖凝胶电泳显带等。

3.7.1 模板 DNA 的提取　DNA 的提取是 PCR 反应的基础。在本实验中，采用了包头医学院基因诊断研究所赠送的裂解液，方法如前述，保证了从样本的白细胞中能够得到 20μl 以上的 DNA。

3.7.2 PCR 条件　PCR 过程中 DNA 聚合酶、d NTP 、Tris 碱、KCl、$MgCl_2$ 的合理选择是实验成败与否的关键因素。本实验采用了已经合成好的上述物质的混合物 TaqPCR MasterMix，提高了特异性 PCR 产物扩增的有效性，减少因操作步骤繁杂引起的实验误差。

3.7.3 限制性核酸内切酶酶切　经上述两组 PCR 扩增后，360bp 长的片段中包含了 A1166C 多态性的 DdeI 酶切序列（识别序列 5'…C↓TNAG…3'）；酶切效率高，特异性好。将 PCR 产物在 37℃水浴环境下用 DdeI 酶切 4h，以保证有足够长的时间使 PCR 片段能完全酶切，又不被微量的杂酶的反应干扰到整个酶切体系。在这样的酶切条件下可以保证内切酶活性，反应稳定。并且每次在酶切反应时均以之前确定的 AC 基因型标本作为阳性对照，以保证酶切结果的忠实可靠。

3.7.4 电泳及显色　判别 PCR-RFLP 的基因型通常是通过电泳实现的。本实验采用的为溴化乙啶（EB）染色的琼脂糖凝胶。该方法分离范围广，且操作简便，省时省力，但分辨率不及聚丙烯酰胺凝胶，要求电泳片段及片段间差别较大。本实验中的 PCR 产物为 360bp，酶切产物片段为 220 bp 和 140 bp，我们在配置琼脂糖凝胶时选用了较高浓度（2.0%）以提高分辨率，并适当加大电泳电压和延长电泳时间，以保证充分分离酶切片段。鉴于 EB 是强烈的诱变剂，有中度毒性，对人体有害，在操作过程中做到严格防护，及时清理操作平台和实验装置并用紫外线照射，严防污染。

4 结论

4.1 本课题研究了中国内蒙古汉族人群 AT1R 基因 A1166/C 多态性与脑梗死的关联关系，结果表明，1166AC 基因型是脑梗死的易患基因型（$P<0.05$），该基因型是脑梗死的独立危险因素，其 OR 为 3.179（95%CI：1.319-7.661）。

4.2 AT1R 基因 A1166/C 多态性与脑梗死的危险因素如年龄、性别、体重指数、吸烟史、饮酒史、血糖、血脂及血压水平等无关。

4.3 高血压是脑梗死的发病独立危险因素，其 OR 为 2.355（95%CI：1.236-4.487）。

4.4 高血压和 AT1R 基因 AC 基因型两者对脑梗死的发病有较强的协同作用。两者同时存在时，其 OR 为 4.991（95%CI：1.374-18.126）。

4.5 本课题通过临床与分子生物学实验方法获得了一组中国内蒙古汉族人群 AT1R 基因 1166 位点的分子流行病学资料，使用多种统计学方法分析了该基因位点多态性与脑梗死的关联关系，为脑梗死的遗传性研究、遗传易患基因的识别、脑梗死的防治提供了较为重要的科学依据。

【参考文献】

[1] Sagnella GA，Rothwell MJ，Onipinla AK，et al. A population study of ethnic vanation in the angiotensin converting enzyme I/D polymorphism relationships with gender，hypertention and impaired glucose metabolism. J Hypertens，1999，17：657-664.

[2] Chiu AT，Herblin WF，McCall DE，et al. Identification of angiotensin II receptor subtypes [J]. Biochem Biophys Res Commun，1989，165（1）：196-203.

[3] Carey RM，Wang Z-Q，Siragy HM. Role of the angiotensin type 2 receptor in the regulation of blood pressure and renal function [J]. 2000，35：155-163.

[4] Katsuya T，Higaki J，Ogihara T. Gene loci and polymorphisms of angiotensin II receptor [J]. Nippon Rinsho，1999，57（5）：1020-1027.

[5] Konishi H，Kuroda S，Inada Y，Fujisawa Y Novel subtype of human angiotensin II type 1 receptor：cDNA cloning and expression. Biochem Biophys Res Commun，1994，199（2）：467-474.

[6] Poirier O，Georges JL，Ricard S，et al. New polymorphisms of the angiotensin II type 1 receptor gene and their associations with myocardial infarction and blood pressure：the ECTIM study. 1998，16（10）：1443-1447.

[7] Paillard F，Chansel D，Brand E，et al. Genotype-phenotype relationships for the renin-angiotensin- aldosterone system in a normal population. 1999，34（3）：423-429.

[8] Bonnardeaux A，Davies E，Jeunemaitre X，et al. Angiotensin II type I receptor gene polymorphisms in human essential hypertension[J].Hypertension，1994，24（1）：63-69.

[9] Sugimoto K，Katsuya T，Ohkubo T，et al. Association between angiotensin II type I receptor gene polymorphism and essential hypertension：the Ohasama Study [J]. Hypertens Res，2004，27（8）：551-556.

[10] 柯晓刚，林从容，吴可贵，等.1 型血管紧张素 II 受体基因多态性与高血压病及其并发症的关系[J].中华心血管病杂志，2001，29（2）：121.

[11] 王沙燕，张阮章，翟利华，等.原发性高血压患者血管紧张素转换酶和血管紧张素受体基因多态性的研究[[J].中华老年心脑血管病杂志，2003，5（2）：133.

[12] Rubattu S，Di Angelantonio E，Stanzione R，et al. Gene polymorphisms of the renin-angiotensin-aldosterone system and the risk of ischemic stroke：a role of the A1166C/AT1 gene variant [J]. J Hypertens. 2004，22（11）：2129-2134.

[13] Takami S，Imai Y，Katsuya T，et a1. Gene polymorphism of the renin-angiotensin system associates with risk for lacunar infarction. The Ohasama study [J]. Am J Hypertens. 2000，13（2）：121-127.

[14] Rijn MJ，Bos MJ，Isaacs A，et a1. Polymorphisms of the renin-angiotensin system are associated with blood pressure，atherosclerosis and cerebral white matter pathology. [J]. J Neurol Neurosurg Psychiatry.2007.

[15] 张晨，王慧源，罗兵. 1 型血管紧张素 II 受体基因多态性与中国人脑梗死的关系 [J].青岛大学医学院学报，2000，36（3）：164-165.

[16] 元小冬，侯秋霞，吴寿岭，等.血管紧张素转换酶、血管经张素 II 受体 1 型基因多态性与脑梗死关系的横断面研究[J].中华流行病学杂志，2003，24（9）：822-826.

[17] 石静萍，张颖冬，许利刚，等.AT1R 基因多态性与原发性高血压合并脑血管病的相关性研究[J].南京医科大学学报，2004，24（5）：487-489.

[18] 中华神经科学会.各类脑血管疾病诊断要点.中华神经科杂志，1996，29（6）：379-380.

[19] Guideline Subcommittee. 1999 World Health Organization-Internal Society of Hypertension Guidelines for the Management of Hypertension. J Hypertens，1999，17：151-183.

[20] 中华心血管杂志编辑委员会血脂异常防治对策专题组.血脂异常防治建议.中华心血管杂志，1997，25（3）：169-172.

[21] 江柳，汪玉宝，徐俊峰.ACE I/D AT1R A1166C 基因多态性与高血压性脑卒中的关系[J]. 临床急诊杂志，2001，2(4)：152-156.
[22] 张秀英，王德全，许玲，等.肾素–血管紧张素系统基因多态性与 2 型糖尿病脑梗塞的关系[J].中华遗传学杂志，2001，1(6)：462-466.
[23] 江三多，吕宝忠，马慰国，等. 医学遗传数理统计方法，第 1 版，北京：科学出版社，1998：2-12.
[24] 赵仲堂. 流行病学研究方法与应用. 第 1 版. 北京：科学出版社，2000：94-99

第五节　血管紧张素II1 型受体基因多态性与原发性高血压及脑梗死的关系

孙洪英　和姬苓

【摘要】　本文详述了血管紧张素 II 1 型受体（AT1R）的基本概念及近年来对其基因研究的进展，同时回顾了其基因多态性与高血压、脑梗死的关系。

【关键词】　血管紧张素II1 型受体；基因多态性；原发性高血压；脑梗死

肾素-血管紧张素系统在机体心血管调节、电解质平衡、内环境自稳态中均起着重要的作用。血管紧张素 II 是该系统的重要成员。肾素使血浆中的血管紧张素原水解而生成一个十肽，称为血管紧张素 I，血管紧张素 I 经过肺循环时，可在血管紧张素转换酶（ACE）的作用下转变成一种八肽，即血管紧张素 II（Angiotensin II，　Ang II）。 AngII 受体有 AT1，AT2，AT3，AT4 四种亚型，已经克隆出来的有 AT1 受体（AT1R），AT2 受体（AT2R）两种。目前认为 Ang II 的生理作用几乎均是由 AT1R 介导的。这主要是因为细胞膜表面的 AT1R 结合位点大大多于 AT2R，如在血管平滑肌细胞（VSMC）AT1R 结合位点占 AngII 受体结合位点的 80%以上[1]。近年来，对 AT1R 基因结构及其与原发性高血压、脑梗死等临床疾病关联性研究不断深入，进展显著，现概述如下。

1　AT1R 的生物学特性　AT1R 主要分布于人体血管、心脏、肾脏、脑和肾上腺皮质，其主要生理效应包括收缩血管、升高血压、加快心率和心肌收缩，促进垂体激素和醛固酮分泌，抑制肾素释放、促进儿茶酚胺释放和促进细胞分裂增殖、增强 DNA 合成作用、水钠重吸收及引起血管平滑肌细胞增生、间质组织胶原表达等。AT1R 为 G 蛋白偶联受体 [2]，有 7 个跨膜区。分子量为 41kd，由 359 个氨基酸组成。

AT1R 的信号传导主要是通过第二信号系统实现的，AT1R 与相应配体（Ang II）结合后，引起 G 蛋白与受体胞内第 3 环和 C 端结合，从而触发多条信号途径，其经典的途径有：①磷脂酶 C（PLC）激活，PLC 引起细胞膜的二磷酸磷脂酰肌醇（PIP2）水解，产生第二信使肌醇三磷酸（IP3）和二酰甘油（DAG），使胞内钙释放和蛋白激酶 C（PKC）激活，激活 Ca^{2+}-ATP 酶；②电压依赖性 Ca^{2+}通道开放（胞外 Ca^{2+}内流），Ca^{2+}浓度升高；③磷脂酶 D（PLD）激活，磷脂酰胆碱分解，产生第二信使 DAG；④磷脂酶 A2（PLA2）激活，花生四烯酸释放和前列腺素合成增加；⑤腺苷酸环化酶（AC）抑制，细胞内 CAMP 下降[3]。通过上述途径，发挥其生理效应。

AT1R 的每一个细胞含有一个丝氨酸残基，可能形成对配对结合十分重要的两个二硫键。在啮齿类动物 AT1R 至少再分为 A（ATIAR）和 B（ATIBR）两个亚型。虽然 AT1AR

和 AT1BR 基因的编码序列高度同源，但两者的组织表达特性有很大不同。已明确 AT1AR 表达在成年鼠肾脏、肝脏、肾上腺、卵巢、脑、睾丸、脂肪组织、肺和心脏，而 AT1BR 只在脑、睾丸和肾上腺中可见。

2 AT1R 基因及其多态性　人类 AT1R 基因位于 3 号染色体长臂 21～25 区[4, 5]，长约 55kb，有 5 个外显子和 4 个内含子。为单拷贝基因，它编码一段 47kb 的前 mRNA，经过选择性拼接，产生成熟的 mRNA。AT1R 基因的编码区全部位于一个长约 2200bp 不含内含子结构的第 5 外显子编码的片段上，即一个开放阅读框（ORF）上。其多态性位点多位于 5′区，如第 9，16，87，133 和 186 碱基对，其中有两个碱基突变导致了氨基酸的替换；而 3′区的碱基变异则未见造成氨基酸的替换。Bonnardeaux[6]等对 60 个高血压患者的 AT1R 基因进行 PCR-SSCP（单链核苷酸多态性）分析，发现了 5 种基因多态性：T573C、A1062G、A1166C、G1517T、A1878G。进一步研究表明，仅有 A1166C 突变与人类原发性高血压相关，以下所述 AT1R 基因多态均指 A1166C 点突变。A1166C 位于 AT1R 的 3′非翻译区的 5′端，作为开放阅读框架，并不影响 mRNA 的剪接和加工，因此认为该位点不产生功能性改变，但它可能参与 mRNA 转录或翻译过程中的调控，因而影响了 AT1R 的作用。

3 AT1R 基因多态性的检测方法　AT1R 基因多态性多用聚合酶链式反应（PCR）扩增技术检测，可用 PCR-RFLP（限制性片段长度多态性）或 PCR-SSCP 技术进行分析。以 PCR-RFLP 技术为例概述其方法如下：人外周血分离白细胞，提取 DNA，设计一对引物，PCR 扩增 DNA，PCR 产物经限制性内切酶 DdeI 水解后，经 2%琼脂糖凝胶电泳分离，溴化乙啶染色紫外线下鉴定基因型。未突变纯合子 AA 型为 360bp 1 条带，突变杂合子 AC 型为 360bp、220bp、140bp 3 条带，突变纯合子 CC 型为 220bp、140bp 2 条带。

4 AT1R 基因频率分布　AT1R A116C 多态性分布在不同人群中差异很大，有研究[7,8,9]发现 AT1R 基因 1166C 等位基因在欧美国家的分布频率为 22%～36%；在日本人群的分布频率较低，为 5.6%～11%；在中国人群中的 1166C 等位基因频率为 5.46%～6.15%，中国与日本比较接近，男女之间基因型、等位基因频率差异无显著性。提示 AT1R 基因 A1166C 多态性分布具有种族差异，亚洲人群的 1166C 等位基因分布频率低于欧美国家人群。

5 AT1R 基因多态性与原发性高血压的关系　AT1R 基因在高血压发病中起着重要作用，被认为是原发性高血压的重要致病候选基因之一。Bonnardeaux[6]等于 1994 年发现 AT1R1166C 等位基因不仅与原发性高血压有相关性，而且在较重的、早发的原发性高血压亚型中有较高频率（法国人）。但由于 A1166C 突变 ORF 位于同一外显子上的 3′非翻译区的 5′端，且并无改变潜在 mRNA 多聚 A 不稳定信号的作用，因此，推测此突变不具功能性，而且与一个未被证实的 AT1R 基因的功能性突变连锁，或者同另外的能够影响心脑血管疾病发生的基因连锁，从而产生与发生心脑血管疾病间的相关性。但进一步对患病同胞的连锁分析未能证实此假说。

Dzida[10]等对波兰人群的研究结果提示：原发性高血压与 AT1R 基因位点 A1166C 多态性相关，高血压患者 C1166 变异发生率为 0.29，高于对照组 0.20（$P<0.05$）；CC 基因型频率前者为 0.10，远高于后者（$P<0.05$），并认为 A1166 基因对高血压易感性可能具有保护作用。Sugimoto K[11]等对日本人群研究却表明虽然 AT1R AC 和 CC 基因型频率高血压组较对照组高，在调整干扰因素后，不同 AT1R 基因型间血压无显著性差异。国内的研究结果也有不同，柯晓刚[12]等的研究发现原发性高血压患者 A1166C 等位基因频率明显高于正常

人。A T1R 基因 A1166C 多态性与中国人高血压的发生有关。而且 A1166C 等位基因可能是高血压发生大动脉硬化的一个易感因素。而王沙燕[13]等对深圳地区人群的研究却得出相反结论，高血压病组 C 等位基因频率与对照组比较，差异无显著性意义。苗丽娟[14] 等应用 Meta 方法系统分析后，认为中国汉族人 A1166C 基因多态性与原发性高血压有关。吴寿岭[15]等对 1007 名受检者进行研究发现，在其他危险因素存在的前提下，ACE 基因的 DD 基因型和 AT1R 基因 AC 联合基因型人群患高血压的危险性明显增加，但单一 AT1R 基因各基因型在正常血压组和高血压组的分布差异无显著性，提出在高血压的发病机制中，环境因素可能更重要。结论多样化的原因可能与遗传异质性及研究对象地域、种族不同有关，但不能排除实验方法、技术、入选对象标准、回顾性或抽样分析的偏差，也会对结论造成影响。但目前一般认为此多态性是高血压的易感因素之一。AT1R 基因 A1166C 多态性的致病机制目前还不清楚。越来越多的报道表明 1166C 等位基因与血管舒缩有关，可能通过增加动脉壁对 Ang II 的反应[16]，这种反应的增加可能与 1166C 等位基因增加 AT1R 的数目及受体结合的亲和力有关。

6 AT1R 基因多态性与脑梗死的关系 脑卒中是人类三大死亡原因之一。脑梗死受遗传与环境等多种危险因素的共同影响，控制和调节危险因素在一定程度上可降低脑梗死的发病率。肯定的无法改变的危险因素包括年龄、性别、种族、家族史等；可改变的危险因素包括：高血压、高血脂、糖尿病、心脏病、TIA、体重和不良生活行为如吸烟、饮酒、缺乏体力运动等。近年来随着动脉粥样硬化和代谢紊乱综合征研究的深入及分子生物学的发展，人类已从分子、基因水平认识危险因素并且正在寻找调控方法。目前，国内外学者对 AT1R 基因多态性与脑血管病相关性研究尚少，且结论不一。

江柳[17]等用 PCR-RFLP 的方法检测 86 例缺血性脑卒中患者，51 例高血压患者和 58 例正常人的 AT1R A1166C 和 ACE I/D 多态性，得出结论：AT1R AC、CC 型基因和 C 等位基因是高血压性脑卒中的危险因子。发现携带 ACE DD 和 ID 基因型的人群如同时携带 AT 1 R AC 和 CC 型基因，发生脑卒中的危险度明显增加，提示 ACE 基因 I/D 多态性与 AT1R 基因 A1166C 多态性相互作用可增加它们与脑卒中之间的关系。张晨[18]等也认为 AT1R 基因的 C 等位基因可能参与脑梗死的发病，尤其是女性患者脑梗死的发病。和姬苓等[19]对内蒙古地区汉族人群的研究也有相似结论，认为 AT1R 基因 A1166C 多态性可能是脑梗死发病的遗传因素。但也有不同结论，元小冬[20]等发现在具有高血压病的 AT1R 的 AA 基因型人群发生脑梗死的危险性增加。除此之外，张秀英[21]等研究了 AT1R 与 2 型糖尿病（DM2）的关系并发现 DM2 并发脑梗死组 AT1R C 等位基因频率明显高于 DM2 无脑梗死组，携带 AT1R C 型等位基因的 DM2 个体比无 A1166C 突变者脑梗死发病风险增加 3.696 倍。说明 AT1R 基因 A1166C 多态性参与 2 型糖尿病脑梗死的发病。也有研究发现[22]，AT1R 基因 1166C 等位基因可能通过对血压的影响而间接参与高血压人群脑出血的发病，但与高血压患者是否发生脑梗死可能无关。钟亚[23] 等支持 AT1R 基因多态性与脑梗死发病无关。国外的研究亦有不一致的结论，Rubattu S[24] 等认为 AT1R C1166/A 参与缺血性脑卒中发病，尤其对有高血压存在的患者发生缺血性卒中产生影响。Takami S[25] 等发现 AT1R 1166C 等位基因与高血压腔隙性脑梗塞相关。R ijn MJ[26]等认为 AT1R CC 基因型对脑卒中的发病不产生影响。总之，目前关于 AT1R 基因多态性与脑梗死之间的相关性存在相反的观点，但多数研究支持 AT1R 基因多态性与脑梗死之间有关联。

AT1R 基因多态性如何参与脑血管病发病的机制目前并不清楚。

7 结语　原发性高血压及脑梗死多为多基因遗传病，发病与否由遗传因素和环境因素共同作用，其遗传基础是由若干对基因控制的，每一对基因的作用甚微，但若干对基因的作用积累起来，可以形成一个明显的联合效应，因而对肾素-血管紧张素系统不同基因突变之间对原发性高血压及脑梗死产生的协同效应值得深入探讨。此外研究表明 AT2R 于血管受损时表达常增加，相对于 AT1R 启动血管重塑的作用，AT2R 可能起着一种相反的平衡或反馈性作用。如能将 AT1R 和 AT2R 作一系统或整体研究，将对原发性高血压、脑梗死的治疗起到积极的作用。总之，AT1R 基因多态性的明确研究为原发性高血压、脑梗死的基因治疗提供了依据和广阔前景。

【参考文献】

[1] 龚斐，张步延，黄文增.血管紧张素 II 受体拮抗剂对原发性高血压患者的肾保护作用[J].临床心血管病杂志，2001，17：78-579.

[2] Furrta H，Deng Fu G，Inagarni T. Molecular cloning and sequencing of the gene encoding human angiotensin II type 1 receptor. Biochem Biophys Res Commun，1992，28：17-26.

[3] 王伟新. 血管紧张素 II 受体拮抗剂治疗高血压的研究进展[J].国外医学药学分册，2002，29（4）：204-207.

[4] Curnow KM.Human type 1 angiotensin II（AT1R）receptor gene structure and function. Clin Exp Pharmacol Physiol Suppl，1996，3：67.

[5] Katsuya T，Higaki J，Ogihara T. Gene loci and polymorphisms of angiotensin II receptor. Nippon Rinsho，1999，57：1020-1027.

[6] Bonnardeaux A，Davies E，Jeunemaitre X，et al. Angiotensin II type I receptor gene polymorphisms in human essential hypertension[J].Hypertension，1994，24（1）：63-69.

[7] 李宏芬，沈志霞，常延河，等.中国人群血管紧张素 II-1 型受体基因 A11166/C 单核苷酸多态性频率分析.中国综合临床，2002，18（8）：701-702.

[8] Takami S，Katsuya T，Rakugi H，et al. Angiotensin II type 1 receptor gene polymorphism is associated with increase of left ventricular mass but not with hypertension. Am J Hypertens，1998，11：316-321.

[9] Nakauchi Y，Suehiro T，Yamamoto M，et al. Significance of angiotensin L converting enzyme and angiotensin II type 1 receptor gene polymorphisms as risk factors for coronary heart disease. Atherosclerosis，1996，125：161-169.

[10] Dzida G，Sobstyl J，Puzniak A，et al. Polymorphisms of angiotensin-converting enzyme and angiotensin II receptor type I gene in essential hypertension in a polish population [J]. Med sci Monit，2001，7（6）：1236-1241.

[11] Sugimoto K，Katsuya T，Ohkubo T，et al. Association between angiotensin II type I receptor gene polymorphism and essential hypertension：the Ohasama Study. [J]. Hypertens Res，2004，27（8）：551-556.

[12] 柯晓刚，林从容，吴可贵，等.1 型血管紧张素 II 受体基因多态性与高血压病及其并发症的关系[J].中华心血管病杂志，2001，29（2）：121.

[13] 王沙燕，张阮章，翟利华，等.原发性高血压患者血管紧张素转换酶和血管紧张素受体基因多态性的研究[[J].中华老年心脑血管病杂志，2003，5（2）：133.

[14] 苗丽娟，杨秋，徐应军.中国汉族人血管紧张素 II1 型受体基因 A1166C 多态性与原发性高血压关系的系统分析[J].中国综合临床，2005，21（6）：490-493.

[15] 吴寿岭，陈丽莉，洪江，等.血管紧张素转化酶及血管紧张素 II1 型基因多态性与高血压病的关系研究[J].中华心血管病杂志，2002，30（7）：397-401.

[16] Van Geel PP，Pinto YM，Voors AA，et a1.Angiotensin II type 1 receptor A1166C gene polymorphism is associated with an increase response to angiotensin II in human arteries[J].Hypertension，2000，35（3）：717-721.

[17] 江柳，汪玉宝，徐俊峰.ACE I/D AT1R A1166C 基因多态性与高血压性脑卒中的关系[J]. 临床急诊杂志，2001，2（4）：152-156.

[18] 张晨，王慧源，罗兵. 1 型血管紧张素 II 受体基因多态性与中国人脑梗死的关系 [J].青岛大学医学院学报，2000，36（3）：164-165.

[19] 和姬苓，王永福，杨国安，等. 血管紧张素 II 受体-1 基因多态性与脑血管病的关系[J]. 临床神经病学杂志，2007，1（20）：12-14.

[20] 元小冬，侯秋霞，吴寿岭，等. 血管紧张素转换酶、血管经张素 II 受体 1 型基因多态性与脑梗死关系的横断面研究[J].中华流行病学杂志，2003，24（9）：822-826.

[21] 张秀英，王德全，许玲，等.肾素-血管紧张素系统基因多态性与 2 型糖尿病脑梗塞的关系[J].中华遗传学杂志，2001，1（6）：

462-466.

[22] 石静萍，张颖冬，许利刚，等. AT1R 基因多态性与原发性高血压合并脑血管病的相关性研究[J].南京医科大学学报，2004，24（5）：487-489.

[23] 钟亚，哈黛文. 原发性高血压合并脑梗塞患者血管紧张素Ⅱ-1 型受体基因多态性的研究[J].中华遗传学杂志，2002，19（3）：201-204.

[24] Rubattu S，Di Angelantonio E，Stanzione R，et al. Gene polymorphisms of the renin-angiotensin-aldosterone system and the risk of ischemic stroke：a role of the A1166C/AT1 gene variant. [J]. J Hypertens. 2004，22（11）：2129-2134.

[25] Takami S，Imai Y，Katsuya T，et a1. Gene polymorphism of the renin-angiotensin system associates with risk for lacunar infarction. The Ohasama study[J]. Am J Hypertens，2000 ，13（2）：121-127.

[26] Rijn MJ，Bos MJ，Isaacs A，et a1. Polymorphisms of the renin-angiotensin system are associated with blood pressure，atherosclerosis and cerebral white matter pathology[J]. J Neurol Neurosurg Psychiatry.2007：12.

第六节　过氧化物酶体增殖物受体与心血管疾病

王津京　魏枫

（包头医学院第一附属医院内分泌科）

【摘要】 过氧化物酶体增殖物受体 PPAR-γ 是配体依赖性的转录因子，分布于细胞核内与配体结合产生不同的生物学作用。近年来研究表明 PPAR-γ 除与糖脂代谢相关外还与另一些造成心血管疾病的重要危险因素密切相关，如胰岛素敏感性、血压调节、动脉粥样硬化，本文对此进行综述。

【关键词】 过氧化物酶体增殖物受体；胰岛素敏感性；血压调节；动脉粥样硬化；心血管病变

1990 年 Isseman 和 Geren[1]在啮齿类动物肝脏中首次发现一种能够调节脂肪酸氧化酶基因的核转录因子，命名为过氧化物酶体增殖物激活受体（PPAR）。人类 PPAR-γ基因含 9 个外显子，其基因结构覆盖 10kb，定位于染色体 3p25 。由选择性转录起点和选择拼接的不同，PPAR-γ 分别对应于 3 种 PPAR-γ mRN A。PPAR-γ_1 和 PPAR-γ_2，产生相同的蛋白产物。PPAR 包含 6 个功能结构域，即 A、B、C、D、E 和 F；c 结构域为 DN A 结合域，能将受体定位于特异的 DNA 序列上。E 结构域为配体结合域，对二聚化、核定位、反式激活、分子沉寂、分子内抑制等过程起重要作用，A、B 结构域具有激活功能[2]。PPAR-γ的表达具有组织特异性，PPAR-γ表达范围相对广泛，PPAR-γ_2 碑主要在脂肪组织中表达，PPAR-γ仅在巨噬细胞和大肠中表达。PPAR-γ 自然的配体有三类，如 G2I62570、Gwl929 和 GW7845，是脂氧合酶、氧化修饰低密度脂蛋白（ox -LD L）或环氧化酶的产物。人工合成激动剂[唾哇烷二酮类药物（zTD）]是胰岛素增敏剂，包括曲格列酮、比格列酮、罗格列酮等，均是抗糖尿病药物，对 PPAR-γ具有高度选择性和很强的激动作用。其他如白三烯 4D 受体激动剂 YL 17 1 8 83 和环氧化酶抑制剂吲哚美辛等也是 PPAR-γ的激动剂。

1 PPAR-γ与胰岛素敏感性 利用基因敲除技术建立 PPAR-γ缺失的杂合体小鼠（PPAR 十/一），胰岛素分泌较野生型小鼠减少 25 %，但胰岛素介导的葡萄糖利用增加，肝糖输出受抑制。此外还发现 PPAR-γ 杂合子小鼠在高脂条件下并不产生胰岛素抵抗，以上两个模型均证明胰岛素敏感性增高的情况存在。PPAR-γ活性降低会导致组织中三酰甘油（TG）分布改变，B 细胞中 TG 水平增加则会导致胰岛素分泌障碍。其机制如下：①肝脏中的 TG 减少伴随葡萄糖激酶表达增加、磷酸烯醇式丙酮酸梭激酶、葡萄糖石一磷酸酶等参与糖异生的酶表达下降。说明肝脏中的 TG 减少会使糖异生作用减弱，血糖利用增加，进而促进血糖的代谢[3]。②组织内 TG 升高与胰岛素抵抗呈正相关。PPAR-γ活性中度缺失使骨骼肌中的 GT 减少，胰岛素诱导的胰岛素受体蛋白激酶 B（AKT）活性增强，使骨骼肌的信号转导得以改善，有利于葡萄糖转运、糖原的合成及储存。在胰岛素抵抗的早期，反映胰岛素的作用并最早检测到的损害是葡萄糖摄取和糖原储存的障碍。因此说明活性中度缺失可改善骨骼肌内的信号转导，改善胰岛素抵抗。③由于活性中度缺失使得胰岛 B 细胞中 TG 增多，脂肪小滴在 B 细胞中堆积影响了细胞正常的信号转导通路，使得胰岛素分泌合成产生障碍。P 以 R 活性中度缺失使脂蛋白酯酶及 CD36 合成减少，导致 TG 含量下降；与脂肪合成相关的酶类表达亦减少，使 PPAR+/–小鼠体内脂肪合成显著降低；β-3 肾上腺素能受体表达增加，脂肪酸氧化增强，阻止脂肪细胞的肥大。同时肿瘤坏死因子（TN F）、游离脂肪酸（F F A）的分泌减少、脂联素的合成增加，从而恢复外周组织对胰岛素的敏感性。PPAR-γ缺失的杂合体小鼠（PPAR+/–）血清瘦素水平显著升高且与 PPAR-γ活性呈正相关，提示瘦素水平与 PPAR-γ基因抑制的程度相平行[4]。

2 PPAR-γ与高血压　高血压的发病机制未明，但均涉及胰岛素信号转导通路的受损[5]。TZD 类药物可降低下列人群中的血压，2 型糖尿病合并高血压的患者、没有合并高血压的糖尿病患者、没有合并糖尿病的肥胖个体、没有合并糖尿病的高血压患者。几项研究提示 PPAR-γ，可以通过阻断平滑肌细胞中的钙离子通道、抑制内皮素-1 的释放和提高 C 型钠脉肽的释放而直接作用于血管基底部，PPAR-γ也可通过对胰岛素的增敏作用对血压进行调节，但 PPAR-γ相关的胰岛素抵抗可能与高血压并没有特异的相关性。有研究表示[6] PPAR-γ可通过 SHIP2 及 4 E -BP1 抑制血管紧张素 1 诱导的细胞生长，从而抑制高血压中的血管重构。此外还有研究[7]表示曲格列酮可以通过激活 PPAR-γ稳定葡萄糖转运体 4 的表达及血管平滑肌细胞的分化，两者均是与高血压相关的决定血管收缩的因素。

3　PPAR-γ与动脉粥样硬化

3.1 PPAR-γ与致炎细胞在内皮细胞、血管平滑肌细胞（VSMC）及 T 淋巴细胞中均有 PPAR-γ的表达。体外试验使用隐静脉内皮细胞提示 PPAR-γ的激活，可以抑制干扰素（IFN）-γ，诱导三种致炎的细胞因子 I P-10、IMG 、1-TAC 的表达及一系列的淋巴细胞化学毒性反应。内皮细胞中 PPAR-γ可使胰岛素诱导内皮素-1 的表达及这些细胞中一氧化氮（NO）的释放增多说明 PPAR-γ是发挥血管松弛作用的。PPAR-γ的活化通过抑制一氧化氮合酶（iNOS）、TN F-α、白介素 IL-6 来抑制炎症的发生阁。VSMC 是 PPAR-γ 激动剂重要的靶点，PPAR-γ 抑制 VSMC 的迁移、基质降解酶的释放和血管紧张素一型受体的表达。这些作用会调节脂质条纹的形成并减弱冠状动脉介入治疗后动脉对损伤的反应。Abe 等[8]报道两种标志 VSMC 分化的特异性标记物质，血管平滑肌肌球蛋白重链、a 激动蛋白的表达均上调，说明 VSMC 分化的程度增高。对于 DN A 复制及 VSMC 周期过程中的 PPAR-γ的功能的研究显示：PPAR-γ激动剂可以通过增加循环素依赖激酶抑制子 p27 的水平以及视网膜母细胞瘤磷酸化抑制 VSMC 的生长分化，使细胞周期进入停止期，PPAR-γ的活化还可以通过增加生长停滞的表达及在 Oct-1 模式下的 DN A 损伤诱导性 45 基因的表达来增加 VSMC 凋亡的发生。在单核细胞谱系中 PPAR-γ有抗炎作用和潜在的抗动脉粥样硬化的作用。在单核巨噬细胞中

PPAR-γ的抗炎作用体现在以下几个方面：PPAR-γ 激动剂可抑制诱导型 iNOS 的表达、减少清除剂受体 A、单核细胞中的明胶酶 B/基质金属蛋白酶（MM）P-1，以及单核细胞因子的表达；还可通过减少骨桥蛋白的表达、提高抗炎因子 IL-1 受体拮抗剂的表达、限制肌球蛋白重链 1 级标志物的表达。以上结果提示在这些细胞中 PPAR-Γ有广泛的抗炎作用。PPAR-γ 也参与巨噬细胞的对脂质的清除作用的稳态的调节：一方面 PPAR-γ 激活通过诱导 HDL 受体 CLA-1/SRB-l，ABCA-l，ABCG-1 及载脂蛋白（apO）E 的表达来增加巨噬细胞接到的脂质条纹的清除；另一方面 PPAR-γ通过增加氧化的 LD L 清除受体 CD36 的表达，可促进泡沫细胞的形成。也有报道[10]在轻微和严重的高胆固醇血症的情况下巨噬细胞一，缺陷会增加动脉粥样硬化的发生。在 CD4 阳性的淋巴细胞群中的 PPAR-γ激活剂可调节各组群致炎症产生的 hTl 细胞因子的表达。例如，格列酮类药物以及其天然的配体巧 d-PGJZ 会使鼠 T 细胞克隆[11]和人类 T 细胞 IL-的分泌减少。其会限制 IF N-γ及 NTF-a 的表达，从而减少 T 细胞介导的单核细胞和表皮细胞的炎症前的活动。T 细胞中即 AR-，对于 hTl 细胞因子表达的直接影响可由树突细胞中 PPAR-γ激活剂的抑制作用所阐明，其可减少 IL-12 的分泌，IL-12 是一个重要的 hTl 反应驱动因子。此外的激活可经由孔 R 而减少树突细胞的活性，而使得涉及 T 淋巴细胞激活的细胞因子、化学因子的活化聚集减少[12]。

3.2 PPAR−γ与斑块形成　Xin 等报道体外试验中 PPAR-γ激动剂抑制 VEGF 受体 1 及受体 2 的表达、减少内皮素的形成及减少由瘦素和 V E GF 诱导的内皮细胞的迁移。从而延缓斑块的进展、动脉瘤的形成及斑块内出血的发生。在动脉粥样硬化的大鼠模型中 PPAR-γ 的活化是起到保护作用的，曲格列酮和 15d-P GJZ 可使内皮细胞勃附因子-1 和 VCAM-1 的表达减少从而减少了单核巨噬细胞的聚集，以及斑块的形成。

4 PAR 心与心血管病变

4.1 PPAR-γ与血管内膜的损伤　在经过曲格列酮治疗的有血管内膜损伤的小鼠模型，内膜血浆脂蛋白减少；可使雄性 LDL 受体缺陷大鼠模型血管内膜损伤的大小减少，但在雌性大鼠中并未见到类似的作用。且损伤面积的减少是与 TNF-a 表达的减少相关的，反映了血管壁炎症程度的减少。提高 P AR-，联合激活子 l a（PG C-1）的活性对于心力衰竭有潜在的治疗作用[13]。

4.2 PPAR-γ与心肌损伤　在缺血再灌注损伤的动物模型中，格列酮类药物有助于心肌收缩功能的恢复，缺血再灌注后的心率失常的恢复，且可减少心肌细胞肥厚的发生。PPAR-γ的活化对于心肌细胞的保护作用机制包括：依赖 NF-K B/AP-1 途径的抗炎作用；可减少内皮素-1 及 NO 的生成。糖尿病患者是发生心肌损伤的高危人群，在此人群中应用 PPAR 一下激动剂，可以改善他们的心肌细胞功能。但也有研究表明 PPAR-γ激活对于心肌缺血再灌注没有保护作用[14]。

4.3 PPAR-γ与大血管疾病的防治　PPAR-γ活化可通过改善内皮细胞功能而发挥作用。对于发生了动脉粥样硬化的糖尿病患者，格列酮类药物对于血管有抗炎的保护作用，如 C 反应蛋白、血浆淀粉样蛋白 A、TNF-α、E-选择素等参数均能预测糖尿病患者大血管病变的发生危险度用其对 2 型糖尿病患者进行治疗，可明显降低 C 反应蛋白的水平、白细胞计数及血浆 MMP-9 的水平。在 2 型糖尿病合并冠心病随机对照组中，在治疗 2 周后，血浆淀粉样蛋白 A 有明显下降，治疗 6 周后 TNF- α水平有明显下降。此一研究说明罗格列酮的治疗可改变患者体内的代谢状态。在起初治疗的 2 周内用格列酮类药物治疗可以降低 sCD40L、MMP-9 的水平，它们均是反应心血管发病危险度增加的指标。其降糖作用是在治疗后 8～ 12 周起效的，由此推断 PPAR-7 对 sCD40L、MMP-9 和血糖的作用机制是不同的在一小样本（包括 1.35 例糖尿病患者，为日本人）的临床研究中，曲格列酮治疗可减少颈动脉内膜和中膜的厚度。且与对照组进行比较，其能明显减少冠状动脉腔的狭窄。但考虑到此 种药物治疗的不良反应，如体液潴留等，是否会减少患者血管病变的发病危险至今还不清楚。现仅一项研究，即 Pischon 等[16]在美国做的 6 ～8 年的前瞻性研究表明 PPAR-7 的活化与冠心病的发病危险无关。

【参考文献】

[1] Li AC，Binder CJ. [J]. Clin Invest，2004，114：1564-1576.

[2] Szanto，Nagy L . [J]. Mol Pharmacol，2005.

[3] Gumell M，David B，Savage V，et al. [J]. Clin Endocrinol Metab，2003，88（6）：2412-2421.

[4] Miles PDG，Barak Y，Ronald M，et al. [J].Physiol Endocrinol Metab，2003，284：618.

[5] Gumell M，David B，Savage V，et al. [J]. Clin Endocriol Metab，2003，88（6）：2412-2417.

[6] Benkirane K，Amiri F，Diep QN，et al. [J]. Physiol Heart Circ Physiol，2006，290：H390- H397.

[7] Atkins KB，Northcott CA，Watts SW，et al. [J].Heart Circ Physiol，2005，288：H235-H243.

[8] Crosby MB，Svenson JL，Zhang J，et al. [J].Pharmacol Exp Ther，2005，312：69-76.

[9] Abe M，Hasegawa K，Wada H，et al. [J]. Arte-CD003614.

[10] 李果明，陈建英，黄石安，等.[J].临床華萃，2004，19（4）：141-143.

[11] Guler N，Eryonucu B，Gunes A，et al. [J]. Card- iovasc Drugs Ther，2003，17（4）：371 -374.

[12] Kokov AN，Tarasov II，Barbarash LS. [J]. Ter Arkh，2005，77（8）：10-14.

[13] El-Kady T，El-Sabban K，Gabalv M，et al. [J].Am J Cardiovasc Drugs，2005，5（4）：271 -278.

第七节　缺血性脑血管病趋化因子 Fractalkine 受体 CX3CR1 基因 V249I 多态性研究

贾　璐　闫春华

【摘要】目的　探讨趋化因子 Fractalkine 受体 CX3CR1 基因 T280M 多态性在包头汉族健康人群和缺血性脑血管病人群中的分布及比较；明确缺血性脑血管病 OCSP 临床分型不同型别间 V249I 基因型频率差异；评价 V249I 不同基因型与预后的关系；了解不同地域和民族 健康人群 V249I 基因型及等位基因频率的差异；比较不同国家缺血性脑血管病人群 CX3CR1-V249I 基因型频率的差异。**方法**　研究分为两部分进行。第一部分，患者入院后进行病例登记并随访。登记内容包括：①患者一般资料（包括姓名、性别、年龄、职业、民族、住院号、地址、联系电话等）；②既往情况（既往病史及既往健康状况、吸烟饮酒史）；③住院情况（包括入院日期、入院 NIHSS 评分、GCS 评分、实验室血液学检查值、头颅影像结果、OCSP 分型、出院日期、治疗用药、并发症等）；④随访情况（生存状况、复发、治疗和康复情况和预后评估量表 Barthel Index）。第二部分，抽血做基因型检测。采用聚合酶链反应和限制性片段长度多态性法检测 163 例缺血性脑血管病患者及 100 例健康对照者 CX3CR1 基因 V249I 的多态性。**结果**　缺血性脑血管病组 CX3CR1 基因 V249I 有 VV、VI、II 三种基因型，正常对照组只有 VV、VI 基因型，两组间基因型的差异有统计学意义（$P<0.05$）；OCSP 各临床亚型的基因型频率比较有统计学差异（$P<0.05$）；缺血

性脑血管病组 CX3CR1 基因 V249I 不同基因型与预后关系的比较均无统计学差异（$P>0.05$）；包头健康汉族与法国、意大利、高加索、维吾尔族人群比较有统计学差异（$P<0.05$），与日本、傣族、景颇族、新疆汉族、湖南汉族比较无统计学差异（$P>0.05$）。包头汉族缺血性脑血管病患者与法国及日本缺血性脑血管病患者比较有统计学差异（$P<0.05$）。**结论** CX3CR1 基因 V249I 以 VV 基因型为主，V 等位基因在 CX3CR1 的基因多态性中起着主要作用；包头汉族缺血性脑血管病患者 V249I 基因有 VV、VI、II 三种类型，CX3CR1 基因在 V249I 位点的突变，可能增加缺血性脑血管病的易感性；CX3CR1 基因多态性存在地域和种族差异；欧洲和亚洲基因型频率存在差异；CX3CR1-V249I 基因多态性分布与临床分型和预后无关。

【关键词】 趋化因子受体；缺血性脑血管病；CX3CR1；V249I；基因多态性

V249I Gene Polymorphisms of Chemokine Receptor CX3CR1 in Patients with Ischemic Cerebrovascular Disease

Jia Lu　Yan Chunhua

【Abstract】 **Objective** To investigate chemokine Fractalkine receptor CX3CR1 gene V249I polymorphisms and its frequency in patients with ischemic cerebrovascular disease (ICVD). Explore the CX3CR1 gene V249I polymorphism in Baotou Han healthy people and ischemic cerebrovascular disease and comparison of the distribution of population. To understand the discrepancy between four genotype frequencies of V249I in ICVD. To evaluate the relationship of V249I different genotypes and prognosis. To understand CX3CR1 genotype and allele frequency differences among the different geographical or ethnic. **Methods** The study consists of two parts. The first part: Patients admitted to hospital, and the registration of cases and follow-up. Registration includes: ①In patients with general information (including name, sex, age, occupation, ethnicity, hospital number, address, telephone, etc.); ②Past situation (past medical history and past health status, smoking and drinking history); ③hospitalization (including admission date, NIHSS score both into and discharge of hospital, GLS score, laboratory values of hematological examination, head imaging results, OCSP type, discharge date, treatment medication, complications, etc); ④Follow-up situation (living conditions, recurrence, treatment and rehabilitation, as well as the prognosis Assessment Scale Barthel Index; The second part: Draw off blood to do genotyping. Using the method of polymerase chain reaction and restriction fragment length polymorphism to detect CX3CR1 gene V249I polymorphism between 163 cases of ischemic cerebrovascular disease and healthy controls. **Results** Ischemic cerebrovascular disease group CX3CR1 gene V249I were VV, VI, II genotypes, but the normal control group were only VV, VI genotype. And genotype differences between the two groups was statistically significant ($P<0.05$); Genotype frequency of OCSP various clinical sub-type was statistically significant difference ($P<0.05$); Ischemic cerebrovascular disease group CX3CR1 gene V249I and prognosis of different genotypes was no statistically significant difference ($P>0.05$); Baotou healthy Han Chinese with France, Italy, the Caucasus, the Uygur people have more statistically significant difference ($P<0.05$), and Japan, Dai, Jingpo and Han nations in Xinjiang, Hunan Han was no statistically significant difference($P>0.05$). The differences of Ischemic cerebrovascular disease in Baotou and France were statistically significant ($P<0.05$) . The differences of Ischemic cerebrovascular disease in Baotou and Japan were statistically significant ($P<0.05$) .**Conclusion** CX3CR1 gene V249I with VV genotype-based, Vallele polymorphism in the CX3CR1 gene plays a major role; Baotou Hans V249I patients with ischemic cerebrovascular disease are VV, VI, II three types. CX3CR1 gene V249I locus mutations may increase the susceptibility of ischemic cerebrovascular disease; There were geographic and ethnic differences in CX3CR1 gene polymorphism; No relationship among CX3CR1 gene polymorphism and clinical classification and prognosis.

【Key words】 Chemokine receptor; CX3CR1; V249I; Ischemic Cerebrovascular Disease; Polymorphism

缺血性脑血管病[1]是一种多因素共同作用的疾病，除了高血压、糖尿病、肥胖、吸烟、血脂异常等危险因素外，环境与遗传因素在发病过程中可能起着更为重要的作用。传统的危险因素不足以完全解释遗传在缺血性脑血管病发病中的作用。随着分子遗传学研究的深入[2-3]，寻求缺血性脑血管疾病的相关致病因素的研究也在不断进展[4]。

动脉粥样硬化[5-6]是缺血性脑血管病的病理基础，单核巨噬细胞的聚集和激活贯穿动脉粥样硬化的始终，趋化因子对单核巨噬细胞的迁移与聚集起着重要的调控作用。趋化因子和受体在炎症和动脉粥样硬化的发生、发展中起着重要作用。趋化因子[7-8]是由多种细胞产生的细胞因子，具有激活、趋化白细胞，吸引免疫细胞到免疫应答局部，参与免疫调节和免疫病理反应的作用。趋化因子与受体结合后参与细胞的多种病理生理过程，包括细胞生长、发育、分化、凋亡、组织损伤、肿瘤的生长和转移等。CX3CR1 通过其基因多态性调节趋化因子，影响各种疾病的发生。

Fractalkine（Fkn）[9]是人类第四家族趋化因子唯一已知的超家族成员，是 CX3C-类趋化因子的唯一代表，以膜结合和可溶性形式存在，可溶性 Fkn 对单核细胞、NK 细胞和 T 细胞具有强效趋化作用。Fkn 不仅是一种趋化因子，同时也参与白细胞转运、黏附和细胞毒活性，调节细胞因子表达，影响黏附分子、氧自由基、一氧化氮合酶和细胞凋亡。CX3CR1 是不规则趋化因子 Fkn 的高亲和力受体，在没有其他黏附分子的参与，可直接介导炎性细胞的黏附和聚集。CX3CR1 表达在绝大部分 $CD16^+$细胞、NK 细胞、大多数 $CD14^+$单核细胞和一部分 $CD3^+$T 细胞表面。趋化因子及其受体有多种病理生理功能。CX3CR1 通过其基因多态性调节趋化因子，影响各种疾病的发生[10]。

近年发现[11]CX3CR1 基因中存在 T280M、V249I 碱基突变，这种遗传变异可能影响缺血性脑血管病的遗传易感性。本研究从基因遗传学角度入手，采用聚合酶链反应和限制性片段长度多态性方法检测缺血性脑血管病患者和健康人群 CX3CR1 基因 V249I 的多态性，探讨趋化因子 CX3CR1 基因多态性与缺血性脑血管病的因果关系，同时比较不同种族、不同地域人群 CX3CR1 基因多态性的差异[12]，以及基因多态性与临床分型及预后的关系，以期找到控制脑血管发病及治疗的新方法。因此，深入研究 CX3CR1 基因多态性对揭示缺血性脑血管病的发生和发展有重要意义。

1 对象和方法

1.1 研究对象　缺血性脑血管病组（Ischemic Cerebrovascular Disease，ICVD），2009 年 1～10 月包头医学院第一附属医院神经内科收治的缺血性脑血管病患者。包括脑梗死和短暂性脑缺血发作。入组标准：缺血性脑血管病组符合 WHO 脑卒中的诊断标准[13]，并经 CT、MRI 检查证实，排除出血。正常对照组体检正常，影像学检查排除脑血管病。排除标准：排除脑出血及蛛网膜下腔出血。正常对照组：包头医学院第一附属医院同期门诊健康体检者。

1.2 实验材料　DNA 提取液由包头医学院基因诊断中心秦文斌教授赠送；引物：5′-TCATCCAGACGCTGTTTTCC -3′（上游引物），5′-AGGCATTTCCCATACAGGTG-3′（下游引物）。

1.3 实验方法　按包头医学院基因诊断中心实验方法进行。

1.4 统计分析　采用 SPSS. 11 .5 For Windows 软件包对资料进行录入及统计分析。

2 结果

2.1 一般资料：2009 年 1～10 月，前瞻性连续性登记包头医学院第一附属医院神经内科住院的缺血性脑血管病患者 163 例，采集同期我院年龄、性别相匹配的 100 名健康体检者血样。两组性别、年龄构成见表 6-4-17。缺血性脑血管病组（Ischemic Cerebrovascular Diseases，ICVD）和对照组在年龄和性别方面比较无统计学差异（$P>0.05$），具有可比性。

表 6-4-17　ICVD 组与对照组一般资料比较

指标	ICVD 组（n= 163）	对照组（n= 100）	χ^2	P
男性	112（68.71）	61（61.00）	1.63	0.201
女性	51（31.29）	39（39.00）		
年龄（岁）	66.58 ± 11.32	66.93 ± 10.98	0.24	0.807

2.2 CX3CR1 基因 V249I 电泳结果　提取两组 DNA 标本 263 份。目的产物经 AclI 酶切后，出现 1 条条带 295 bp，为突变型纯合子 II 型，出现 2 条条带 104 bp 和 191 bp，为野生型纯合子 VV 型，出现 3 条条带 104 bp、191 bp 和 295 bp，为杂合子 V I 型。结果显示，健康对照组只有 VV 和 V I 基因型，病例组有 VV、V I 和 II 三种基因型，见图 6-4-8。

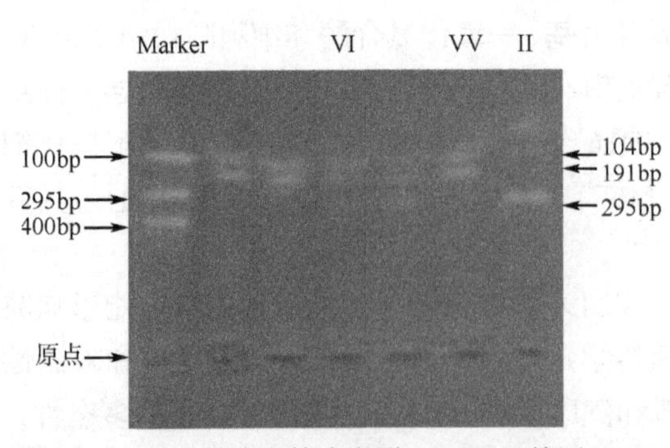

图 6-4-8　缺血性脑血管病人群 CX3CR1 基因 V249I 电泳图

2.3 Hardy-Weinberg 平衡检验　对缺血性脑血病患者组和对照组 CX3CR1-V249I 位点基因型分布进行吻合度检验，观察值与期望值无差异，符合 Hardy-Weinberg 遗传平衡定律，说明研究人群该位点基因型频率处于平衡状态，样本选择具有代表性。

2.4 CX3CR1-V249I 在包头汉族健康人群和缺血性脑血管病人群中的分布及比较　对 CX3CR1 基因 V249I 的多态性分布在缺血性脑血管病组（ICVD）与健康对照组比较，对照组只有 VV 和 VI 两种基因型，ICVD 组有 VV、VI 和 II 三种基因型；ICVD 组与对照组 CX3CR1 基因 V249I 的多态性分布差异有统计学意义（$P<0.05$），CDIV 组 I 等位基因频率（14.4%）明显高于对照组（6.0%），差异有统计学意义（$P<0.05$），见表 6-4-18。

表 6-4-18　两组 CX3CR1 基因 V249I 频率比较[例（%）]

组别	基因型			P	等位基因频率		P
	VV	VI	II		V	I	
ICVD 组	119（73.01）	41（25.15）	3（1.84）	0.008	85.58	14.42	0.036
对照组	88（88.00）	12（12.00）	0（0.00）		94.00	6.00	

2.5 不同 OCSP 分型的 CX3CR1-V249I 基因型频率比较　由表 6-4-19 可见，OCSP 各亚型在 V249I 位点上以 VV（73.0%）基因型最多，其中腔隙性梗死占 32.5%，各临床亚型的基因型频率比较有统计学差异，P=0.040。

表 6-4-19　不同 OCSP 分型 CX3CR1-V249I 基因型频率比较[例（%）]

OCSP 分型	VV	VI	II	合计	P
TACI	22（13.5）	9（5.5）	—	31（19.0）	0.040
PACI	20（12.3）	15（9.2）	1（0.6）	36（22.1）	
LACI	53（32.5）	13（8.0）	1（0.6）	67（41.1）	
POCI	24（14.7）	4（2.5）	1（0.6）	29（5.5）	
合计	119（73.0）	41（25.2）	3（1.8）	163（100.0）	

2.6 CX3CR1 基因 V249I 不同基因型别与预后的关系　由表 6-4-20 可见，一月时死亡 2 例，残疾 24 例，到三月时共死亡 3 例，残疾 11 例。采用多因素分析，排除年龄、性别、既往史、入院时病情严重程度、有无并发症和治疗对预后的影响，分析一月和三月预后与各基因型别的关系，均无统计学差异，$P>0.05$，见表 6-4-21。

表 6-4-20　一月和三月时病例组死亡残疾人数[例（%）]

时间	死亡	残疾	合计
一月	2（1.22）	24（14.72）	26（15.95）
三月	3（1.84）	11（6.75）	14（8.59）

表 6-4-21　CX3CR1 基因 V249I 不同型别与预后的关系

月份	基因型	依赖	非依赖	OR	95%CI	P
一月	VV	17	102	1.335	0.527-3.383	0.542
	VI or II	9	35			
三月	VV	9	109	0.727	0.179-2.952	0.656
	VI or II	3	40			

2.7 不同地域、民族健康人群 CX3CR1-V249I 基因型及等位基因频率的差异　将我们

的数据与国内外报道的不同地域、不同民族人群的 CX3CR1 基因多态性进行比较，由表 6-4-22 可见，各地域、民族 V249I 基因型以 VV 型为主，新疆健康汉族人群 VV 型最高 95.7%，包头健康汉族与法国、意大利、高加索、维吾尔族人群比较有统计学差异，$P<0.05$，与日本、傣族、景颇族、新疆汉族、湖南汉族比较无统计学差异。健康人群中，日本、傣族、景颇族、新疆汉族、湖南汉族、包头汉族缺乏 II 基因型。法国、意大利、高加索、维吾尔族 I 等位基因频率较其他民族高。

表 6-4-22 不同地域、民族人群 CX3CR1 基因 V249 I 基因型及等位基因频率比较

分组	例数（例）	基因型[例数（%）]			等位基因频率（%）	
		VV	VI	II	V	I
日本[12]	306	281（91.8）	25（8.2）	0（0）	95.3	4.7
法国[12]	469	236（50.3）*	203（43.3）	29（6.4）	72.1*	27.9
意大利[12]	204	108（52.9）*	84（41.8）	12（5.3）	73.0*	27.0
高加索[12]	249	126（50.6）*	104（41.8）	19（7.6）	71.5*	28.5
傣族[12]	101	91（90.1）	10（9.9）	0（0.0）	95.0	5.0
景颇族[12]	113	101（89.4）	12（10.6）	0（0.0）	94.7	5.3
维吾尔族[12]	98	71（72.4）*	23（23.5）	4（4.1）	84.2*	15.8
新疆汉族[12]	94	90（95.7）	4（4.3）	0（0）	97.9	2.1
湖南汉族[12]	150	132（88.0）	18（12.0）	0（0）	94.0	6.0
包头汉族	100	88（88.0）	12（12.0）	0（0）	94.0	6.0

* 与本研究相比，$P < 0.05$

2.8 不同国家缺血性脑血管病人群 CX3CR1-V249I 基因型比较　包头缺血性脑血管病患者 CX3CR1 基因多态性与法国、日本缺血性脑血管病患者进行比较，三地人群 V249I 基因型均以 VV 型为主，日本缺乏 II 基因型。包头缺血性脑血管病患者与法国、日本缺血性脑血管病患者比较有统计学差异，$P<0.05$，见表 6-4-23。

表 6-4-23 不同国家缺血性脑血管病患者 CX3CR1 基因 V249I 基因型比较

分组	例数	VV	VI	II	χ^2	P
法国[14]	458	234（51.1）	178（38.9）	46（10.0）	26.817	0.000
日本[15]	235	217（92.3）	18（7.7）	0（0）	28.456	0.000
包头	163	119（73.01）	41（25.15）	3（1.84）		

3 讨论　缺血性脑血管病是一类遗传和环境因素共同作用导致的疾病，占脑血管疾病的 70%～80%，干预其危险因素、降低缺血性脑血管病的发病率是防治的关键。越来越多的证据表明，遗传因素在缺血性脑血管病发病中起着重要的作用[16]。影响缺血性脑血管病的基因较多，部分已明确，还有很多结果仍不确定[6]。目前已知的大部分相关基因除直接影响缺血性脑血管病发病外，还通过影响动脉粥样硬化而起间接作用。动脉粥样硬化是缺血性脑血管病的病理学基础，包括血管壁的损伤，活性细胞因子的释放，炎性细胞向损伤

部位的迁移与聚集，血管平滑肌细胞的增殖，粥样斑块形成和破裂，使血栓形成导致卒中事件的发生[7-8]。

趋化因子是有趋化作用的细胞因子，在白细胞的黏附、聚集和迁移中起着关键的作用[17-18]。趋化因子 Fractalkine（Fkn）又称 CX3CL1，是 CX3C-类趋化因子的唯一代表，以膜结合和可溶性形式存在。可溶性 Fkn 对单核细胞、NK 细胞和 T 细胞具有强效趋化作用[4]。CX3CR1 是不规则趋化因子 Fkn 的高亲和力受体，在没有其他黏附分子的参与，可直接介导炎性细胞的黏附和聚集。趋化因子及其受体具有多种病理生理功能，许多研究表明，趋化因子及其受体具有：①在发生发育学上，调节血细胞生成、心脏发生、脉管及小脑的发育；②在肿瘤生物学上，控制肿瘤细胞增殖、血管生成和转移；③特别是在白细胞迁移上，具有牢固的黏附、运动、迁移和趋化作用[21-22]。有研究[23-24]发现趋化因子受体 CX3CR1 存在 5 个单核苷酸多态性位点的遗传变异，其中 249 和 280 位点基因的变异频率最高。

3.1 缺血性脑血管病基因多态性研究方法　本研究采用最常用的基因研究方法，即聚合酶链反应-限制性片段长度多态性（PCR-RFLP）。通过对外周血 DNA 的提取、PCR 扩增、限制性酶切、最后进行凝胶电泳判断结果，得出血标本的基因型频率和等位基因频率。本研究 CX3CR1 基因的 T280M 以点突变为主，适于用此方法研究。通过实验操作，总结以下注意事项：①DNA 的纯度、缓冲液、温度条件及限制性内切酶本身均会影响限制性内切酶的活性。为了获得条带清晰的电泳图谱，应根据具体实验选择。②凝胶电泳材料的选择：目前常用的电泳材料有琼脂糖和聚丙烯凝胶。聚丙烯凝胶适于分离小片段 DNA（5～500bp），而琼脂糖凝胶适于分离 50～200bp 的 DNA 片段。③注意电泳电极的正确摆放，带负电的 DNA 向阳极迁移。④准备 DNA 酶切反应体系时，要严格遵守各种试剂的添加顺序，以免错加和漏加。内切酶的添加要在冰上进行，反应液应进行充分混合。⑤琼脂糖凝胶电泳槽准备中，注意溴化乙啶具有毒性，配制和使用时均应戴手套，不要把溴化乙啶洒在桌面或地面上。⑥紫外灯下观察时应戴防护眼镜或有机玻璃面罩，以免损伤眼睛。

3.2 包头市缺血性脑血管病人群和健康人群的 CX3CR1-V249I 基因型的差异包头汉族健康人群和缺血性脑血管病患者的 CX3CR1-V249I 基因多态性结果显示，病例组 V249I 基因型有三种 VV、VI 和 II 型，以 VV 型为主，占 73%，健康对照组只有 VV 型和 VI 型，无 II 型，两组比较有统计学差异，与国内外研究结果一致[13、15]。提示 CX3CR1 基因在 V249I 位点的突变，可能增加缺血性脑血管病的易感性。包头汉族人群 V249 I 等位基因频率为 6%，与日本人群接近[28]，明显低于欧洲人群[29]，说明 CX3CR1 基因 V249 I 单核苷酸的多态性存在种族差异。缺血性脑血管病组 I249 等位基因频率高于对照组，说明 I249 等位基因可能是缺血性脑血管病的遗传易感因素。有研究表明，CX3CR1 突变增加了缺血性脑血管病的发病风险，其可能原因为 CX3CR1 存在多型性结构，结构影响功能，影响其在单核巨噬细胞的表达数量及 Fkn 与单核巨噬细胞的结合力，破坏 Fkn/CX3CR1 系统结合的稳定性，影响该系统对白细胞黏附、迁移和聚集及炎症反应的调节[30]。综上所述，研究认为 CX3CR1 基因多态性，特别是遗传突变子 V249 I 与缺血性脑血管病有一定相关性[31]。

3.3 CX3CR1-T280M 基因型与 OCSP 分型及预后的相关性　既往有关基因多态性的研究往往局限于基因多态性与疾病易感性的关系[32]，而忽略了不同基因型别与临床分型间的关系，以及不同基因型别预后的差别。是否不同临床分型受基因型别的影响，不同基因型别预后是否不同，目前还不明确。本研究采用国际通用的 OCSP 临床分型，分析了临床分型间基因型别的差异。OCSP 分型是 1991 年英国的 Banford 等在牛津地区进行的脑卒中大规模群体调查（OCSP）中提出了新的分型方法，它是以原发的脑血管疾病引起的最大功能缺损时的临床表现为依据，将急性脑梗死分为 4 个亚型，其分型特点是与解剖及病理生理过程相对应，最大优点是方法简便，不依赖于辅助检查的结果，在 CT、MR I 尚未能发现病灶时就可根据临床表现（全脑症状和局灶脑损害症状）迅速分型，并同时提示闭塞血管和梗死灶的大小部位[33]，与影像学有较好的对应关系[30]，同时具有较好的信度[34]和效度[35]，更加符合临床实践的需要。结果显示，LAC I 型最多，为 41.1 %，POC I 型最少，为 5.5 %，与国内报道大致相同[36]，与国外报道存在一定差异[37]，可能不同国家及人种的脑梗死病理基础及危险因素不尽相同所导致的各亚型比例不同。研究结果表明，OCSP 各亚型在 V249I 位点上以 VV（73.0%）基因型最多，各临床亚型的基因型频率比较有统计学差异，CX3CR1-V249I 基因型与 OCSP 分型间可能存在相关性。

另外，我们对不同基因型别的患者进行了登记，采用盲发随访，并对资料进行了多因素分析，排除了各种影响预后的因素对该分析的影响。结果表明，缺血性脑血管患者 CX3CR1-T280M 不同基因型的预后无差别。原因可能为：①国内外未见基因多态性与临床分型相关性研究，本研究尚属首例，可能不同基因型别与临床分型和预后确实无关，有待进一步的研究；②本研究纳入的缺血性脑血管病患者较轻，影响预后结果；③本研究样本量适中，但分配到各个分型后的样本量较小，降低了检验效能，影响统计分析的结果。

3.4 不同民族、地域健康人群的 CX3CR1-V249 I 基因型的差异　检索国内外[38-39]相关研究发现，在所有健康人群中，包头汉族与其他民族人群一样，都是以 VV 基因型为主，说明 V 等位基因在 CX3CR1 的基因多态性中起着主要作用。将本研究结果与国内外报道的不同地域、民族人群 CX3CR1-V249 I 基因多态性结果进行比较，显示包头健康汉族人群 V249I 基因型与法国、意大利、高加索、维吾尔族人群比较有统计学差异，$P<0.05$。与日本、傣族、景颇族、新疆汉族、湖南汉族比较无统计学差异。健康人群中，日本、傣族、景颇族及新疆、湖南和包头的汉族缺乏 II 基因型。法国、意大利、高加索、维吾尔族 I 等位基因频率较其他民族高。说明 CX3CR1 基因多态性分布存在明显的地域和民族差异，中国与日本基因型频率相似，而与法国、意大利、高加索差异明显；国内南北方地区相似，不同民族中，只与维吾尔族基因型频率差异明显。基因型别的地域、民族差异是否与大陆板块有关，以及不同地域种族生活习惯、气候条件影响基因突变，有待进一步验证。

3.5 不同国家的缺血性脑血管患者的 CX3CR1-V249 I 基因型的差异　包头缺血性脑血管病人群和法国、日本同类人群比较，存在统计学差异。因本研究的患者例数较少，是否确实存在欧洲和亚洲缺血性脑血管病人群间 CX3CR1-V249 I 基因型差异，有待于进行大规模的研究。

4 结论　包头健康人群 CX3CR1-V249I 基因型以 VV 型为主，I 等位基因在 CX3CR1 的基因多态性中起着主要作用；包头汉族缺血性脑血管病患者 V249I 有 VV、VI、II 三种基因型，CX3CR1 基因在 V249I 位点的突变，可能增加缺血性脑血管病的易感性；CX3CR1 基因多态性存在地域和种族差异；不同 OCSP 亚型间 CX3CR1-V249I 基因多态性分布不同；不同 CX3CR1-V249I 基因型预后相似；包头缺血性脑血管病人群 CX3CR1 基因多态性与法国、日本同类人群有差异，提示亚洲和欧洲缺血性脑血管病人群 CX3CR1- V249I 基因型可能存在差异。

【参考文献】

[1] White GE，Greaves DR. Fractalkine：one chemokine，many functions [J]. Blood，2009，113：767-768.

[2] Matarin M，Singleton A，et al. The genetics of ischemic stroke [J]. J Intern Med，2010，267（2）：139-155.

[3] Billeci AM，Agnelli G，et al. Stroke pharmacogenomics [J]. Expert Opin Pharmacother. 2009，10（18）：2947-2957.

[4] 陈海燕，樊均明. Fractalkine 及其受体 CX3CR1 与临床疾病[J]. 华西医学，2005，（02）：409.

[5] Zhao R，Wang Y，et al. Relationship between CX3CR1 genetic polymorphism and carotid atherosclerosis [J]. Artif Cells Blood Substit Immobil Biotechnol. 2010，38（1）：19-23.

[6] 申春朵，孙凯，等. 缺血性脑卒中的遗传学进展[J]. 中国分子心脏病学杂志，2006，（8）：240-243.

[7] A. Denes，P. Thornton，et al.Inflammation and brain injury_ Acute cerebral ischaemia，peripheral and central inflammation [J]. Brain，Behavior，and Immunity，2009，14：1-16.

[8] Fevang B，Yndestad A，Damas JK，et al.Chemokines and common variable immunodeficiency；possible contribution of the fractalkine system（CX3CL1/CX3CR1）to chronic inflammation [J]. Clin Immunol，2009，130（2）：151-161.

[9] Owłasiuk P，Zajkowska JM，Pietruczuk M，et al.Fractalkine--structure，functions and biological activity [J]. Pol Merkur Lekarski，2009，26（153）：253-257.

[10] Hisanori Umehara，Eda T. Bloom，et al.Fractalkine in vascular biology from basic research to clinical disease [J]. Arterioscler Thromb Vasc Biol，2004，24：34-40.

[11] Thomas M，Pandian JD. Geographical variations of prothrombotic polymorphisms：An important emerging risk factor for ischemic stroke [J]. Neurol India，2009，57（5）：523-524.

[12] 彭旭，张智博等. 湖南汉族人群 CX3CR1 基因多态性分布[J].中国优生与遗传杂志，2008，（06）：20-22.

[13] 全国第四届脑血管病学术会议标准（1995）. 中华神经科杂志，1996，29（6）：376-381

[14] Lavergne E，et al. Adverse associations between CX3CR1 polymorphisms and risk of cardiovascular or cerebrovascular disease [J]. Arteriosler Thromb Vasc Biol，2005，25（4）：847-853.

[15] Hattori H，Ito D，et al. T280M and V249I polymorphisms of fractalkine receptor CX3CR1 and ischemic cerebrovascular disease [J]. Neurosci Lett，2005，374（2）：132-135.

[16] Savarin-Vuaillat C，Ransohoff RM.Chemokines and chemokine receptors in neurological disease：raise，retain，or reduce [J]. Neurotherapeutics，2007，4（4）：590-601.

[17] Qing Wang，Xian Nan Tang，et al.The inflammatory response in stroke[J]. Journal of Neuroimmunology，2007，184：53-68.

[18] Dorgham K，Ghadiri A，Hermand P，et al.An engineered CX3CR1 antagonist endowed with anti-inflammatory activity [J]. J Leukoc Biol，2009，86（4）：903-911.

[19] Yoneda O，Imai T，et al. NK cell-mediated vascular injury [J].J Immunol，2000，164（8）：4055-4062.

[20] Goda S，Imai T，et al. CX3C-chemokine，fractalkine-enhanced adhesion of THP-1 cells to endothelial cells through integrin-dependent and-independent mechanisms [J]. J Immunol，2000，164（8）：4313-4320.

[21] Faure S，Meyer L，Costaglioli B，et al. Rap id p rogession to A IDS in H IV + individual with a structural variant of the chemokine recep tor CX3CR1 [J]. Science，2000，287（5461）：2274-2277.

[22] McDermott DH，et al. Genetic polymorphism in CX3CR1 and risk of HIV disease [J]. Science，2000，290（5499）：2031.

[23] Zhu J，Zhou Z，Liu Y，et al.Fractalkine and CX3CR1 are involved in the migration of intravenously grafted human bone marrow stromal cells toward ischemic brain lesion in rats [J]. Brain Res，2009，1287：173-183.

[24] Savarin-Vuaillat C，Ransohoff RM. Chemokines and chemokine receptors in neurological disease：raise，retain，or reduce [J]. Neurotherapeutics，2007，4（4）：590-601.

[25] Bolovan-Fritts CA，Spector SA. Endothelial damage from cytomegalovirus specific host immune response can be prevented by targeted disruption of fractalkine-CX3CR1 interaction[J]. Blood，2008，111（1）：175-182.

[26] Yoneda O，Imai T，et al. Membrane-bound form of fractalkine induces IFN-gamma production by NK cells[J]. Eur J Immunol，2003，33（1）：53-58

[27] Lavergne E，Labreuche J，Daoudi M，et al. Adverse associations between CX3CR1 polymorphisms and risk of cardiovascular or cerebrovascular disease [J]. Arterioscler Thromb Vasc Biol. 2005，25（4）：847-853.

[28] Hattori H，Ito D，Tanahashi N，et al. T280M and V249 I polymor phisms of fractalkine recep tor CX3CR1 and ischemic cerebrovascular disease [J]. Neurosci Lett，2005，374（2）：132-135.

[29] GuglA，RennerW，et al. Two polymorphisms in the fracalkine receptor CX3CR1 are not associated with peripheral arterial disease[J]. Atherosclerosis，2003，166（2）：339-343.

[30] 徐守伟，董秋立等. 炎症与动脉粥样硬化及斑块不稳定关系的研究进展[J]. 山东医药，2008，48（5）：114-115.

[31] Kimouli M，Miyakis S，et al. Polymorphisms of fractalkine receptor CX3CR1 gene in patients with symptomatic and asymptomatic carotid artery stenosis [J]. J Atheroscler Thromb. 2009，16（5）：604-610.

[32] 张成. 基因多态性与缺血性脑血管病[J]. 实用医院临床杂志. 2008，3（5）：30-31.

[33] 施咏梅. 急性脑梗死 OCSP 分型与影像学分型及病因学分型之间关系的研究[J]. 中国全科医学，2005，8（9）：724-726.

[34] Wlodek A，Sarzynska D，lugosz I，et al. A greement between the clinical Oxford sh-ire Community Stroke Project classification and CT findings in Poland [J]. Eur J N eurol，2004，11（2）：91-96.

[35] Dewey H，M acdonell R，Donnan G，et al. Interrater reliability of stroke subtype classification byneuro logists and nurses with in acommunity based stroke incidence study [J]. J Clin N euro sci,2001，8（1）：14-17.

[36] 李振东，朱良付，杨智云，等. 脑梗死急性期 OCSP 分型的效度评价[J]. 中国神经精神疾病杂志，2004，30（1）：17-20.

[37] 张成. 基因多态性与缺血性脑血管病[J]. 实用医院临床杂志，2008，3（5）：30-31.

[38] 于薇，张蕴莉，林闽，等. 趋化因子受体 CX3CR1 基因多态性与缺血性脑血管病的关系[J]. 中国现代医生，2008，（04）：27.

[39] 彭旭. 趋化因子 Fractalkine 受体 CX3CR1 基因多态性与缺血性脑血管病的相关性研究[D]. 南华大学，2008.

第五章　基因多态性与糖尿病的关系

第一节　CDKAL1基因rs4712523多态性与内蒙古地区汉族人群2型糖尿病相关

李晓晶[1]　苏　燕[1]　闫朝丽[2]　顾　丽[3]　李彩萍[2]　李爱珍[2]

（1. 包头医学院生物化学与分子生物学教研室；2. 内蒙古医学院第一附属医院；3. 包头医学院病原生物教研室）

【摘要】**目的**　研究内蒙古地区汉族人群CDKAL1（CDK5 regulatory subunit associated protein 1-like 1）基因rs4712523单核苷酸多态性（Single nucleotide polymorphism，SNP）的等位基因和基因型频率分布与2型糖尿病（Type 2 diabetes，T_2DM）的相关性。**方法**　采用等位基因特异性聚合酶链式反应（AS-PCR），对382例内蒙古地区汉族人（其中T_2DM组192例，正常对照（Normal control，NC）组190例）rs4712523进行基因分型。**结果**　T_2DM组中rs4712523的G等位基因频率和GG基因型频率分别为47.4%和6.3%，均显著高于NC组的35.3%和3.2%（P值均<0.05）。G等位基因携带者患T_2DM的风险是A等位基因的1.654倍（OR=1.654，95%CI=1.237-2.212）。**结论**　CDKAL1基因rs4712523多态性位点的G等位基因可能是T_2DM的风险等位基因，该位点A/G多态性与内蒙古地区汉族人群T_2DM具有相关性，可能是内蒙古地区汉族人T_2DM的易感基因之一。

【关键词】　2型糖尿病；单核苷酸多态性；CDKAL1基因

CDKAL1 Rs4712523 Polymorphism is Associated with Type 2 Diabetes in Han Population in Inner Mongolia

Li Xiaojing[1]，Su Yan[1△]，Yan Zhaoli[2△]，Gu Li[3]，Li Caiping[2]，Li Aizhen[2]

（1. Dept. of Biochemistry and Molecular Biology；2. Dept. of Pathogenic Biology，Baotou Medical College；3. Dept. of Endocrinology；the First Affiliated Hospital，Inner Mongolia Medical University，China）

【**Abstract**】 **Objective**　To study potential association of alleles and genotype frequencies of rs4712523 single nucleotide polymorphism in CDKAL1 gene with type 2 diabetes mellitus（T_2DM）in Han population from Inner Mongolia. **Methods**　Using allele-specific polymerase chain reaction（AS-PCR），the rs4712523 polymorphism of CDKAL1 gene was genotyped in 382 Han population from Inner Mongolia，including 190 T_2DM patients and 192 controls. **Results**

In T_2DM group, the frequencies of G allele and GG genotype of rs4712523 were 47.4%and 6.3% respectively, they were significantly higher than those (35.3%and 3.2%) in the control group ($P<0.05$). The risk of T_2DM of G allele was 1. 654 fold higher than A allele (OR=1.654, 95% CI=1.237-2.212). **Conclusions** G allele of rs4712523 polymorphism site in CDKAL1 gene may be a susceptible gene of T_2DM in Han population in Inner Mongolia.

【Key words】 type 2 diabetes; single nucleotide polymorphism; CDKAL1

2007 年全基因组研究发现，细胞周期依赖性蛋白激酶 5 调控相关蛋白 1 样 1（cyclin-dependent kinase 5 regulatory subunit associated protein 1-like 1，cdkal1）基因是人类 2 型糖尿病（Type 2 diabetes，T_2DM）最重要的风险基因之一。人 CDKLA1 定位于 6p22.3，全长 37kb，编码含有 579 个氨基酸残基的蛋白。rs4712523 位于 CDKLA1 非编码区 5 号内含子上，研究发现，其单核苷酸多态性（Single nucleotide polymorphism，SNP）与 T_2DM 发病显著相关[1-4]。由于种族遗传背景及生存环境的不同，在不同种族中印证已报道的疾病相关基因或位点对人类复杂性疾病病理机制的研究具有重要意义。本实验采用等位基因特异性聚合酶链式反应（AS-PCR）研究内蒙古地区汉族人群的 CDKAL1 基因 rs4712523 多态性是否与 T_2DM 相关性。

1 材料与方法

1.1 研究对象 T_2DM 组和正常对照组抗凝血取自 2008 年 1 月至 2009 年 12 月到内蒙古医学院第一附属医院内分泌科住院和体检的内蒙古地区无血缘关系的汉族人群。T_2DM 组 192 例（男 98 例，女 94 例，平均年龄 52.5±9.7 岁，BMI 25.31±3.27），NC 组 190 例（男 101 例，女 89 例，平均年龄 50.5±7.5 岁，BMI23.82±3.97）。T_2DM 根据 1999 年 WHO 制定的糖尿病诊断标准确诊，血样 50μL/管分装后，–40℃保存备用。以上研究方案符合人体试验伦理学标准，并得到伦理委员会的批准，受试者在受试前知情同意并签署知情同意书。

1.2 试剂 DNA 提取裂解液由包头医学院基因诊断研究所秦文斌教授惠赠；rs4712523 A/G PCR 引物（sense1：5'-CTTCTCCTTCTGTTGCACCCA-3', Sense2：5'-CTTCTCCTTCTGTTGCACCCG-3' anti-sense：5'-CTGGAAGGAAAACAAAAGCA-3'）由北京奥科生物科技有限公司合成；2×Taq Mix（内含 10×PCR Buffer、Mg^{2+}、dNTP、Taq 酶等）购自北京博迈德科技发展有限公司；琼脂糖（西班牙进口）；DL2000 DNA Marker、T 载体、DNA 凝胶回收试剂盒和质粒小量提取试剂盒均购自宝生物工程（大连）有限公司。

1.3 研究方法 DNA 提取按照本室常规方法进行[5]。利用等位基因特异性 PCR（allele-specific polymerase chain reaction，AS-PCR）进行多态性分析，引物由北京奥科生物科技有限公司合成。PCR 反应的总体积 10μl，其中 DNA 模板 1.5μl、2×Taq Mix 5μl、10μmol/L 的上下游引物各 0.5μl、灭菌水 2.5μl。rs4712523 A/G 位点的 PCR 反应条件为：94℃预变性 2min，94℃变性 60s，55℃退火 45s，72℃延伸 45s，共 35 个循环；72℃终延伸 5min。扩增产物直接进行 1%琼脂糖凝胶电泳，溴乙啶染色，紫外灯下观察记录结果并判读基因型。每种基因型产物均通过切胶回收连接 T 载体后，送北京博迈德科技发展有限公司进行测序。此外，抽取 10%的样本重复进行基因分型。

1.4 统计学分析

应用 SPSS13.0 统计学软件。计量资料以 $\overline{X}\pm s$ 表示；率的比较采用 χ^2 检验。通过 χ^2

检验判断多态性位点的基因型频率分布是否符合 Hardy-Weinberg 平衡，计算组间各基因型频率及等位基因频率；Logistic 回归分析计算 OR 值及 95%CI。

2　结果

2.1　临床参数的比较及 Hardy-Weinberg 平衡检测

T_2DM 组与正常对照组的年龄和性别之间无统计学意义，T_2DM 组的 BMI 显著高于对照组（$P<0.05$）（表 6-5-1）。对 T_2DM 组和对照组 3 种基因型的实际频数和理论频数进行 χ^2 检验，基因型频率分布均符合 Hardy-Weinberg 平衡，说明两组样本都具有群体代表性，能够反映内蒙古地区汉族人群的总体情况。

表 6-5-1　T_2DM 组和对照组的一般临床指标

group	Sex（male/female）	Age（year）	BMI（kg/m^2）
control	101/89	50.5±7.5	23.82±3.97
T_2DM	98/94	52.5±9.7	25.31±3.46*

* $P<0.05$ compared with control group.

2.2　CDKAL1 基因 rs4712523 SNP 基因型和等位基因频率分布

CDKAL1 基因 rs4712523 位点 PCR 扩增产物长度为 169bp，与测序结果吻合，分别可以得到 AA、AG 和 GG 三种基因型。T_2DM 组与正常对照组 rs4712523 位点均以 AG 基因型为主，3 种基因型在两组间的分布有显著性差异（$\chi^2=25.666$，$P<0.001$），其中 T_2DM 组的 GG 和 AG 基因型频率（6.3%，82.3%）均高于正常对照组（3.2%，64.2%）。此外，T_2DM 组 G 等位基因频率增高，A 等位基因频率降低，A 和 G 等位基因频率在两组间分布有显著性差异（$\chi^2=11.592$，$P<0.05$），G 等位基因携带者患 T_2DM 的风险是 A 等位基因的 1.654 倍（OR=1.654，95% CI=1.237-2.212）（表 6-5-2）。

表 6-5-2　T_2DM 组与对照组 CDKAL1 基因 rs4712523 位点基因型分布和等位基因频率

Group	Case	Genotype（*n*[%]）			Allele（%）	
		AA	AG	GG	A	G
NC	190	62（32.6）	122（64.2）	6（3.2）	246（64.7）	134（35.3）
T_2DM	192	22（11.5）	158（82.3）	12（6.3）	202（52.6）	182（47.4）

3　讨论

CDK5 是一种丝氨酸/苏氨酸蛋白激酶，在胰腺组织中，通过形成 CDK5/p35 复合物被激活，从而抑制胰岛素的分泌作用[6]，特别是在高血糖条件下 CDK5 的过度活化使胰岛素的释放率下降，降低胰岛素的产生和减少胰岛素基因表达[7]。研究发现 CDKAL1 在人类胰腺、骨骼肌细胞及脑组织中高度表达，其蛋白能够特异地抑制 CDK5 的活化[6-8]。也有报道认为 CDKAL1 可以通过促进 ATP 的生成，而控制 β 细胞内第一阶段胰岛素的释放[9]。因此，CDKAL1 基因突变可能导致对 CDK5 抑制作用的丧失，进而增加罹患 T_2DM 的风险。本研究对内蒙古地区汉族人群 382 例血液样本进行检测，入选本实验的两组人群在性别和年龄上均互相匹配，用 AS-PCR 对 rs4712523 A/G 基因进行基因分型，操作简便、经济、重复性好。结果表明，CDKAL1 基因 rs4712523 位点的 3 种基因型在 T_2DM 组与对照组中的分布差异有统计学意义，G 等位基因携带者患 T_2DM 的风险是 A 等位基因的 1.654 倍。以上结果说明，CDKAL1 基因 rs4712523 多态性与内蒙古地区汉族人 T_2DM 的发病具有显著相关性，G 等位基因是 T_2DM 的风险等位基因。本研究结果与目前相关文献报道的欧洲、亚洲人群[10-11]结果基本一致。但 CDKAL1 基因如何引起胰岛素分泌改变的机制尚不清楚，有待通过进一步研究来阐明。

【参考文献】

[1] Roo H，Woo J，Kim Y，et al. Heterogeneity of genetic associations of CDKAL1and HHEX with susceptibility of type 2 diabetes mellitus by gender [J]. Eur J Hum Genet，2011，19：672-675.

[2] Zhao J, Li M, Bradfield J, et al. Examination of type 2 diabetes loci implicates CDKAL1 as a birth weight gene[J]. Diabetes, 2009, 58：2414-2418.

[3] Steinthorsdottir V，Thorleifsson G，Reynisdottir I，et al. A variant in CDKAL1 influences insulin response and risk of type 2 diabetes[J]. Nat Genet，2007，39：770-775.

[4] Kirchhoff K，Machicao F，Haupt A，et al. Polymorphisms in the TCF7L2，CDKAL1 and SLC30A8 genes are associated with impaired proinsulin conversion[J]. Diabetologia，2008，51：597-601.

[5] 韩丽红，王彩丽，闫斌，等. PAI-1 基因 4G/5G 多态性与内蒙古地区 IgA 肾病的相关性研究[J]. 放射免疫学杂志，2009，22：74-76.

[6] Ching YP, Pang AS, Lam WH, et al. Identification of a neuronal Cdk5 activator-binding protein as Cdk5 inhibitor [J]. J Biol Chem, 2002，277：15237-15240.

[7] Ubeda M, Rukstalis JM, Habener JF, et al. Inhiβition of cyclin dependent kinase 5 activity protects pancreatic cells from glucotoxity [J]. J Biol Chem，2006，281：28858-28864.

[8] Wei FY, Naqashima K, Ohshima T, et al. Cdk5-dependent regulation of glucose-stimulated insulin secretion [J]. Nat Med, 2005, 11：1104-1108.

[9] Mica OI，Masashi Y，Kyota A，et al. Deletion of CDKAL1 Affects Mitochondrial ATP Generation and First-Phase Insulin Exocytosis [J]. PLoS ONE，2010，5：1-11.

[10] Scott LJ，Mohlke KL，Bonnycastle LL，et al. A genome-wide association study of type 2 diabetes in Finns detects multiple susceptibility variants [J]. Science，2007，316：1341-1345.

[11] Takeuchi F, Serizawa M, Yamamoto K, et al. Confirmation of multiple risk Loci and genetic impacts by a genome-wide association study of type 2 diabetes in the Japanese population [J]. Diabetes，2009，58：1690-1699.

第二节 内蒙古包头地区汉族人血管紧张素转换酶基因与糖尿病肾病的相关性研究

谢基明 秦文斌 雎天林 岳秀兰

【摘要】 **目的** 探讨血管紧张素转换酶（ACE）基因与糖尿病肾病（DN）发病的关系。**方法** 用 PCR 方法检测 100 例 NIDDM 患者及 63 例正常对照的 ACE 基因型。**结果** ①ACE 基因型及等位基因构成比在正常对照组和 NIDDM 组间无统计学差异；②DD 基因型及 D 等位基因频率在 DN 组（0.06）与非 DN 组（0.02）之间无显著性差异。**结论** ACE 基因多态性与 DN 发病无关。

【关键词】 血管紧张素转换酶基因；糖尿病肾病

Relationship between Angiotensin I Converting Enzyme Gene I/D Polymorphism and Diabetic Nephropathy in NIDDM in the Hans of BaoTou Inner Mongolia

Xie Ji ming　Qin Wenbin　Ju Tianlin　Yue Xiulan

【Abstract】 **Objective** To clarify if ACE gene I/D polymorphism attributes to the development of diabetic nephropathy in NIDDM. **Methods** ACE genotypes were detected with PCR amplification in 100 patient with NIDDM and 63 controls who were hans from BaoTou Inner Mongolia. **Results** ①The genotype distribution was not significantly different between 100 NIDDM and 63 normal controls; ②The DD genotype frequency was not significently different between DN group (0.06) and normal albuminuria (0.02) ($P>0.05$). **Conclusion** There was no association between ACE gene I/D polymorphism and diabetic nephropathy in type 2 diabetic patients in the hans of BaoTou Inner Mongolia.

【Key words】 Angiotensin converting enzyme gene; Diabetic nephropathy

糖尿病肾病（DN）是糖尿病患者的慢性致命性并发症，在欧美发达国家，DN已成为导致终末期肾功能衰竭的首要原因，其确切病因尚不清楚。ACE基因位于人17q23，全长21kb，含有26个外显子和25个内含子，其中在第16内含子内存在着一个287bp的Alu序列的插入/缺失（I/D）多态性[1]。现已明确证实，ACE基因多态性和血浆ACE水平有很强的相关性，DD型人的ACE水平最高，ID型其次，而II型人最低[2][3]。此外一些研究显示，糖尿病患者ACE的水平是增高的，特别是糖尿病合并肾病后ACE水平升高更加明显，DD型明显高于II型[4][5]。而且ACEI目前被认为是治疗DN的首选药物，它能有效地减少DN尿白蛋白的排泄，对DN的发生和发展有治疗作用。以上这些均说明ACE与DN发生可能存在密切关系。因此ACE基因作为DN的候选基因受到人们的普遍关注。本文利用PCR技术进行ACE基因I/D分型，意在探讨内蒙古包头地区汉族人群ACE基因与DN的关系。

1　对象与方法

1.1　研究对象

100例NIDDM患者选自内蒙古包头内科住院和门诊患者，均为包头地区汉族人，符合1985年WHO关于NIDDM的诊断标准，排除由心脏、肝脏及其他全身疾病引起蛋白尿者，病程（8.36±5.8）年。根据尿白蛋白排泄率：尿白蛋白排泄率>20μg/min者53例，为DN组，其中男22例，女31例，病程（11.07±8.1）年，年龄（62.45±9.4）岁。尿白蛋白排泄率<20μg/min者47例，为非DN组，其中男26例，女21例，病程（9.70±4.11）年，年龄（57.08±9.9）岁。两组均同时接受眼底检查，DN组伴眼底病变41例（77%），非DN组伴眼底病变13例（28%）。另选取正常对照63例，为健康体检者，其中男38例，女25例，平均年龄（37.95±6.0）岁，均为包头地区汉族人，排除内分泌疾病、心、肝、肾及高血压等疾患[6]。

1.2 方法

1.2.1 DNA 的提取

（1）取冷藏保存的抗凝血，充分混合使血细胞均匀分布于血液中。

（2）取混匀的全血 200μl 置于 1.5mlEp 管，向 Ep 管中加入裂解液 A 200μl，上下颠倒混匀。

（3）离心 12 000rpm 30s，吸弃上层红色液体，保留管底粉红色沉淀备用。

（4）向留有粉红色沉淀的 Ep 管中加入裂解液 A 400μl，振荡悬浮沉淀。

（5）离心 12 000rpm 30s，吸弃上层红色液体，保留管底白色沉淀（白细胞）备用。

（6）向留有白色沉淀的 Ep 管中加入裂解液 B 50μl，振荡器振荡使沉淀均匀分布于裂解液 B 中。

（7）沸水浴 10min 后离心 10000 rpm 3min，上清液中即含有 DNA。

1.2.2 ACE 基因分析，①普通 PCR：采用 Rigat 等[2][6]设计的 PCR 反应引物，正引物：5'-CTGGAGACCACTCCCATCCTTTCT-3'，负引物：5'-GATGTGGCCATC ACATTCGTCA GAT-3'，PCR 反应体积为 10μl，于 PE-480 型 PCR 扩增仪上进行扩增反应，首先 94℃预变性 3min，然后 35 个循环，每个循环 93℃变性 45s、58℃退火 45s 及 72℃延伸 1min，最后终未延伸 72℃ 5min。②插入特异 PCR[6]：正引物：5'-TGGGACCACAGCGCCCGCCACTAC-3′，负引物：5′-TCGCCAGCCCTCCCATGCCCATAA-3′，PCR 反应体积为 10μl，于 PE-480 型 PCR 扩增仪上进行扩增反应，首先 94℃预变性 3min，然后 35 个循环，每个循环 94℃变性 60s、78℃退火 60s 及 78℃延伸 60s。③取上述反应产物 10μl 加 2μl 载样缓冲液，2% 琼脂糖凝胶电泳，EB 染色，透射式紫外观察台观察结果。

1.2.3 统计处理：计算正常对照及 NIDDM 组 ACE 基因型及等位基因频率，确认是否符合 Hardy-Weinberg 平衡。计量资料以 $\bar{x} \pm s$ 表示，组间差异用 t 检验或方差分析，组间频率比较用 χ^2 检验。

2 结果

2.1 ACE 基因 I/D 多态性的电泳结果

ACE 基因的 I/D 多态性经 PCR 扩增可产生两种长度片段，即 490bp 的插入片段和 190bp 的缺失片段，见图 6-5-1。DD 型仅有 190bp 带型；DI 型含有 490bp 和 190bp 两种带型；II 型仅含有 490bp 带型。对于插入特异 PCR，II 型和 DI 型样本可以扩增出一条 335bp 的区带，而 DD 型样本则无任何区带。其电泳结果见图 6-5-2。

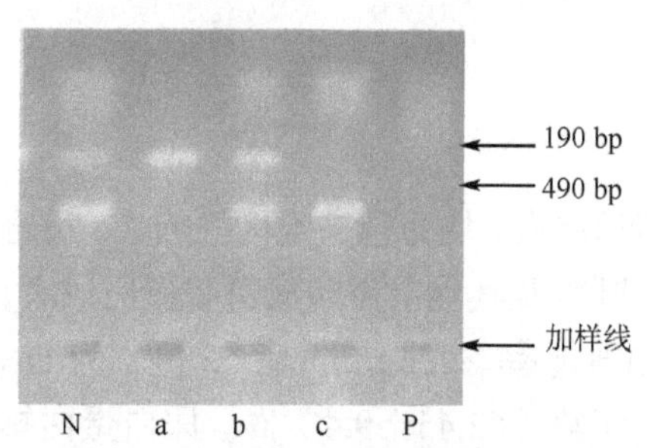

图 6-5-1 ACE 基因 PCR 电泳结果

N 为阳性对照；为 190bp 与 490bp 片段混合物；P 为阴性对照；a、b、c 为检测标本：a 为 DD 型；b 为 DI 型；c 为 II 型

2.2 Hardy-Weinberg 平衡检验

对正常对照组及 NIDDM 组的基因型频率及等位基因频率进行适合度检验，确认符合 Hardy-Weinberg 平衡，正常对照组 $\chi^2=0.51$，$P>0.05$，NIDDM 组 $\chi^2=2.01$，$P>0.05$，说明两者皆具有群体代表性。

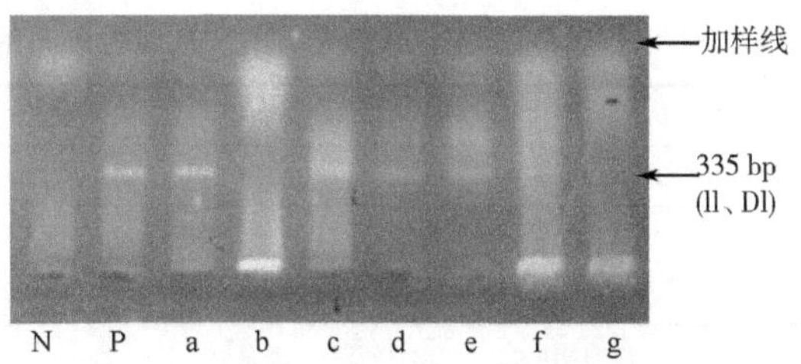

图 6-5-2　ACE 基因多态性插入特异 PCR 电泳结果

图示：N 为阴性对照，P 为阳性对照（插入特异性基因片段）；a，c，d，e 为阳性标本：其中 a 为 II，c，d，e 为 DI；b，f，g 为阴性标本：全部来自 DD 型 ACE 基因

2.3　ACE 基因多态性在正常人及 NIDDM 患者中的分布

正常对照组中 DD、DI、II 三种基因型构成分别为 10%、51%、39%；NIDDM 组分别为 4%、47%、49%，两组比较 χ^2=2.93，P>0.05；正常对照 D，I 两种等位基因分别为 34.9%，65.1%；NIDDM 组分别为 27.5%，72.5%，两组比较，χ^2=2.01，P>0.05，均无显著性差异，说明 ACE 基因 I/D 多态性与 NIDDM 无明显关联（表 6-5-3）。

表 6-5-3　ACE 基因多态性在正常人与 NIDDM 患者中分布的比较

组别	例数	基因型			等位基因	
		DD	DI	II	D	I
正常人	63	6	32	25	44（34.9）	82（65.1）
NIDDM	100	4	47	49	55（27.5）	145（72.5）

2.4　ACE 基因多态性与 NIDDM 患者临床症候的联系

在所观察的 100 例 NIDDM 患者中，ACE 基因型的分布为 DD 型 4 例，DI 型 47 例，II 型 49 例。这三组 ACE 基因型患者的性别、发病年龄、糖尿病病程、血压和体重指数（BMI）均无明显差异（表 6-5-4）。

表 6-5-4　ACE 基因型与 NIDDM 患者临床症候的联系（$\bar{x}\pm s$）

	基因型		
	DD（n=4）	DI（n=47）	II（n=49）
性别（M/F）	2/2	22/25	19/30
年龄（岁）	58.7±4.7	59.7±9.0	59.6±11
病程（率）	9.3±8.1	8.4±6.3	8.3±5.2
收缩压（kpa）	141.25±23.9	137.6±23.2	136.6±24.5
舒张压（kpa）	88.8±13.2	84.7±11.3	83.5±10.2
BMI（kg/m^2）	23±2.5	22±3.3	23±4.0

2.5　ACE 基因多态性在正常人及 DN 患者中的分布

正常对照组与 DN 组比较，基因型构成比 χ^2=2.8；等位基因构成比 χ^2=0.84，P 均>0.05，见表 6-5-5。说明正常对照组和 DN 组之间基因型及等位基因频率无显著性差异。

表 6-5-5　ACE 基因多态性在正常人与 DN 患者中分布的比较

组别	例数	基因型			等位基因	
		DD	DI	II	D	I
正常人	63	6	32	25	44（34.9）	82（65.1）
DN	53	3	21	29	27（0.30）	66（0.7）

2.6　ACE 基因多态性与 DN 的关系

DN 组与非 DN 组比较，基因型构成比 χ^2=2.9；等位基因构比成 χ^2=0.46，P>0.05，见表 6-5-6。说明 DN 组和非 DN 组之间基因型及等位基因频率无显著性差异。

表 6-5-6　ACE 基因与 DN 发病的关系

组别	例数	基因型			等位基因	
		DD	DI	II	D	I
DN	53	3（0.06）	21（0.40）	29（0.54）	27（0.26）	79（0.74）
非 DN	47	1（0.02）	26（0.55）	20（0.43）	28（0.30）	66（0.70）

3　讨论

我们的研究结果表明，正常对照组与 NIDDM 组及 DN 组相比较，ACE I/D 三种基因型和 I，D 两种等位基因的分布规律无统计学差异（P>0.05）；NIDDM 合并肾病与未合并肾病亚组间基因型频率和等位基因频率也无显著差异。本实验结果不支持 ACE 基因 I/D 多态性与 NIDDM 及 DN 相关联，这可能与 DN 发病的异质性和多基因遗传及种族有关。进一步对不同 ACE 基因型 NIDDM 患者的病程，血压，体重指数进行分析，没有发现 DD 型与高血压，肥胖之间有明显的相关性，表明 ACE 基因 DD 型个体对 NIDDM 的易感性与高血压及肥胖等因素无关联，这一点与以往的报道相似[5][7]。

ACE 基因多态性与 DN 的关系主要集中于关联性研究。自 1994 年来，国内外对 ACE 基因与 DN 易感性关系进行了大量研究与报道[8][9]。由于结果相互矛盾，在 ACE 基因多态性与 DN 关联关系上出现了激烈的争议[7][10][11][12]，有研究者认为 DD 型与 DN 发病有关，也有研究者持否定态度的报道。Kunz 等[13][14]对 1994 至 1997 年间发表的 21 项研究结果进行了回顾性分析（meta-analysis）。21 项研究累积两类糖尿病患者共 5336 名，在 12 项研究 NIDDM 患者的资料中，5 项高加索人的研究中 4 项研究未发现 DD 型和 ID 型的风险系数具有显著性[14]。而涉及日本人 NIDDM 患者的 7 项研究中 5 项支持 ACE 基因多态性与 NIDDM 患者发生 DN 有显著性关联[15][16]。国内学者廖岚，吴松华，邵咏红等[7][11][12]研究结果也认为 ACE 基因多态性与 NIDDM 肾病的发生无关。本实验支持上述研究结果，说明 ACE 基因多态性可能与内蒙古包头地区 NIDDM 发生 DN 的遗传易感性无关。

对于 ACE 基因 I/D 多态性的统计结果有研究者进行了分析，发现在 α 错误=0.05 且 β 错误=0.1 的基础上，每组样本数只需 39 例，即可得到阳性关联结果[12]。本研究每组样本均超过 39 例，在同一人种中，样本量是足够的，而且在大样本的研究中，Schmidt 等[9]对 455 例 NIDDM 患者，Dudley[10]对 430 例 NIDDM 患者，进行了 ACE 基因多态性与 DN 关系的研究也得出阴性结果，因此，样本量的大小不是影响本实验结果的主要原因。

从目前的研究结果来看，ACE 基因多态性与 DN 相关性的研究还没有明确的结论，这种不一致的结论可能是由于下列原因所造成的：①相关性研究的局限性[17][8]。一项相关性的研究只能检测标志多态性与突变疾病存在着紧密的基因连锁，而目前不确定的研究结果很可能是由于不紧密的基因连锁引起的。②样本选取的误差性[8]。基因多态性分布在不同种族之间存在明显差异性。因此选取同源性人群在研究基因多态性与肾病关系方面显得尤为重要。③表现型诊断的误差性[8][18]。表现型诊断标准的误差可能会降低检测生物间真正相关性的几率。例如，如果把白蛋白排泄率作为 DN 的诊断标准，那么对 IDDM 患者来说，80%多的微量白蛋白尿患者会发展到明显的 DN，而对于 NIDDM 患者来说，却只有 20%的患者发展到明显的 DN。④基因型的错配性[8][19]。在初次基因型筛选中，ID 基因型中的 4%～5%可能被错认为 DD 型。也有研究认为 ID 型错配为 DD 型的几率为 8%～10%。这是因为 D 区带由于其较短的碱基数而优先于 I 区带得到扩增[20]。⑤基因表达的变异性[8]。基因型完全相同的个体仍有可能有不同的表现型。同样，基因型不同的个体，可能会有同样的表型。

总之，研究糖尿病患者基因多态性具有重大意义，这一意义不仅在于揭示疾病多样化的本质及探索相应的防治措施。更重要的是发现导致糖尿病或 DN 的主要责任基因。而我们的研究表明内蒙古包头地区汉族人中 ACE 基因与 DN 的发生无关，ACE DD 型基因可能不是 NIDDM 发生 DN 的有用指标.

【参考文献】

[1] Rigat B，Hubert C，Corvol P，et al. PCR detection of the insertion/deletion polymorphism of the human angiotensin converting enzyme gene（DCP1）(dipeptidyl carboxypeptidase 1）.Nucleic Acids Res. 1992，20（6）：1433.

[2] Tiret L，Rigat B，Visvikis S，et al. Evidence，from combined segregation and linkage analysis，that a variant of the angiotensin I-converting enzyme（ACE）gene controls plasma ACE levels.Am J Hum Genet. 1992，51（1）：197-205.

[3] 郑毫义，戴玉华，邱长春. 血管紧张素转换酶基因的插入/缺失多态与其血清水平及心肌梗塞的关系. 中华心血管杂志，1997，25（1）：35-36.

[4] Marre M，Bernadet P，Gallois Y，et al. Relationships between angiotensin I converting enzyme gene polymorphism，plasma levels，and diabetic retinal and renal complications.Diabetes. 1994，43（3）：384-388.

[5] 刘志红，陈朝红，关天俊，等. 南方汉族人群中血管紧张素转换酶基因多态性的分布特点.中华医学杂志，1996，76：778-779.

[6] 折志刚，睢天林，秦文斌. 内蒙古包头地区汉族血管紧张素转化酶（ACE）基因的多态分布. 2001 届研究生毕业论文.

[7] 吴松华，项坤三，翁青，等. 糖尿病肾病与血管紧张素 I 转换酶基因多态性的研究. 中华医学杂志，1997，77（3）：183-186.

[8] Ha SK，Seo JK. Insertion/deletion polymorphism in ACE gene as a predictor for progression of diabetic nephropathy.Kidney Int Suppl. 1997，60：S28-S32.

[9] Schmidt S，Ritz E. Genetic determinants of diabetic renal disease and their impact on therapeutic interventions.Kidney Int Suppl. 1997，63：S27-S31.

[10] Dudley CR，Keavney B，Stratton IM，et al. Prospective Diabetes Study. XV：Relationship of renin-angiotensin system gene polymorphisms with microalbuminuria in NIDDM.Kidney Int. 1995，48（6）：1907-1911.

[11] 邵咏红，黄英伟，陈劲松，等. 血管紧张素转换酶基因多态性与糖尿病极其肾脏合并症发病的关系. 1999，15（1）：36-39.

[12] 廖岚，雷闽湘，韩秀云，等. 2 型糖尿病肾病与血管紧张素转换酶基因多态性的研究. 中国糖尿病杂志. 1999，7（6）：337-340.

[13] 姚小丹，刘志红.紧张素转换酶基因多态性与糖尿病肾病有关联吗?肾脏病与透析肾移植杂志，1999，8（1）92-95.

[14] Kunz R，Bork JP，Fritsche L，et al.Association between the angiotensinuconvertingenzyme-Insertin/Deletionpolymorphism diabeticnephropathy：A methodologicappraisalandsystematic review.J Am Soc Nephrol，1998，9：1653

[15] Ohno T，Kawazu S，Tomono S.Association analysis of the polymorphisms of angiotensinconverting enzyme and angiotensinogen genes with diabetic nephropathy in Japanese non-insulindependent diabetics.Metabolism，1996，45（2）：218

[16] Doi Y，Yoshizumi H，Yoshinari M，et al. Association between a polymorphism in the angiotensin-converting enzyme gene and microvascular complications in Japanese patients with NIDDM. Diabetologia，1996，39（1）：97

[17] Dudley CR，Giuffra LA，Reeders ST. Identifying genetic determinants in human essential hypertension. J Am Soc Nephrol. 1992，3（4 Suppl）：S2-S8.

[18] Yoshida H，Kon V，Ichikawa I. Polymorphisms of the renin-angiotensin system genes in progressive renal diseases. Kidney Int. 1996，50（3）：732-744.

[19] Lindpaintner K，Pfeffer MA，Kreutz R，et al. A prospective evaluation of an angiotensin-converting-enzyme gene polymorphism and the risk of ischemic heart disease. N Engl J Med. 1995，332（11）：706-711.

[20] 李大庆，张运，马玉燕，等. 山东籍汉族血管紧张素转换酶基因多态性与高血压左室肥厚的相关研究. 高血压杂志，1999，7（1）：35-38.

第三节　TCF7L2 基因 rs7903146 T/C 和 rs7901695T/C 单核苷酸多态性与内蒙古汉族人群 2 型糖尿病易感性的相关性研究*

冯秋萍[1]　李晓晶[1]　苏　燕[1#]等

1. 包头医学院基础学院生物化学教研室；2. 内蒙古医学院附属医院内分泌科

【摘要】　目的　研究内蒙古地区汉族人群中 T2DM 易感性与 TCF7L2 基因 rs7903146T/C 和 rs7901695T/C 位点单核苷酸多态性（SNPs）是否相关。**方法**　收集 T_2DM 患者和正常体检人群的抗凝血，采用等位基因特异性 PCR（AS-PCR）进行 SNPs 分析；运用 SHEsis 软件对 T_2DM 组和正常对照（NC）组的 TCF7L2 基因的 SNP s 位点进行连锁不平衡和单倍型分析。**结果**　rs7903146T/C 和 rs7901695T/C 位点的基因型分布在 T_2DM 及 NC 组间的分布差异无统计学意义（$P>0.05$），但 rs7903146T/C 位点的 T 和 C 等位基因频率在两组间的分布差异有统计学意义（$P<0.05$）。rs7903146T/C 和 rs7901695T/C 位点连锁平衡（D'=0.060），rs7901695T-rs7903146T 单倍型在 T_2DM 组的频率明显高于 NC 组（$P<0.01$，OR=1.803，95%CI：1.183～2.7487）。**结论**　在内蒙古地区汉族人群，rs7903146 位点 C→T 多态性可能与 T_2DM 关联，携带突变等位基因 T 可增加罹患 T_2DM 的风险，rs7901695 位点 C→T 多态性与 T2DM 易感性无明显相关性，但 rs7901695T-rs7903146T 单倍型与 T_2DM 发病风险相关。

【关键词】　糖尿病，2 型；TCF7L2；单核苷酸多态性；基因型频率；单倍型

Sutdy on the Relation of TCF7L2 Rs7903146T/C and Rs7901695T/C SNPs with Susceptibility to Type 2 Diabtetes Mellitus in Inner Mongolia Han People

Feng Qiuping，Li Xiaojing，Su Yan，et al.

1. Department of biochemistry and molecular biology，Bao Tou Medical college；

2. Corresponding author：Su Yan

【Abstract】　Objective　to study the susceptibility of Inner Mongolia Han people to type 2 diabetes mellitus（T2DM）and its association with the TCF7L2 rs7903146T/C and rs7901695T/C single nucleotide polymorphisms（SNPs）. **Methods**　The serum of T2DM patients and normal people in health examinations was collected. Allele-specific PCR was used to analyze the SNPs of TCF7L2 rs7903146 and rs7901695.SHEsis software was adopted to analyze the linkage disequilibrium（LD）and haplotype of SNP s of TCF7L2 of the subjects. **Results** The difference of genotype distributions of rs7903146 and rs7901695 between the T2DM and normal control（NC）groups was not statistically significant（$P>0.05$），but the difference of distribution of T and C allele frequency of rs7903146 between the two groups was statistically significant（$P<0.05$）. The linkage equilibrium of rs7903146T/C and rs7901695T/C（D'=0.060）and the frequency of rs7901695T-rs7903146T haplotype in the T2DM group were significantly higher than those in the NC group（$P < 0.01$，OR=1.803，95%CI：1.183-2.7487）.**Conclusion** In Inner Mongolia Han people，rs7903146C→T polymorphism is possibly related with T_2DM，and mutated T allelic gene can increase the risk to T2DM. However，rs7901695C→T polymorphism is not significantly related the susceptibility to T2DM，while rs7901695T-rs7903146T haplotype is related with the risk of T2DM.

【**Key words**】 Diabetes mellitus，Type2，TCF7L2；Single nucleotide polymorphisms（SNPs）；Genotype frequency；Haplotype

T2DM 是一种由遗传和环境因素相互作用引起的慢性复杂性多基因病。2006 年 Grant 等[1]首次报道 TCF7L2 基因 5 个 SNP s 位点（rs12255372、rs7903146、rs7901695、rs11196205 和 rs7895340）均与 T_2DM 易感性相关。此后，众多研究者对不同国家、地区和种族人群的 TCF7L2 基因上述位点的多态性与 T_2DM 易感性进行研究，结果表明 TCF7L2 基因多态性可能与民族、种群或地区有关[2-6]。中国人群中 TCF7L2 基因 rs7903146T/C 和 rs7901695T/C 多态性与 T_2DM 发病的研究报道不多，且内蒙古地区尚未见报道。由于不同民族和地域在 T_2DM 的遗传和表型上具有很强的异质性，同时在不同人群中 SNPs 位点的各等位基因频率分布也存在差异[7]，因此，本研究采用等位基因特异性 PCR（AS-PCR）的方法探讨内蒙古地区汉族人群 T_2DM 易感性与 rs7903146T/C 和 rs7901695T/C 是否具有相关性。

1 对象与方法

1.1 研究对象

T_2DM 组和正常对照组（NC 组）抗凝血取自 2008 年 1 月至 2009 年 12 月在内蒙古医学院第一附属医院内分泌科住院和体检的内蒙古地区无血缘关系的汉族人群。T2DM 组 193 例，男 97 例，女 96 例，平均年龄（55.90±12.63）岁，平均 BMI（25.72±3.23）。NC 组 186 名，男 87 名，女 99 名，平均年龄（58.35±15.27）岁，平均 BMI（27.08±5.27）。T2DM 病例入选 rs7903146T/C 位点及 rs7901695T/C 位点的 T2DM 组，共 186 例，男 87 例，女 99 例，平均年龄（56.55±8.78）岁，平均 BMI（21.99±3.83）。正常体检人群入选 NC 组。T2DM 根据 1999 年 WHO 制定的糖尿病诊断标准确诊，血样每管 50μl 分装后，−40℃保存备用。

1.2 研究方法

DNA 提取按照本室常规方法进行[8]。利用 AS-PCR 进行 SNPs 分析，引物（表 6-5-7）由北京奥科生物科技有限公司合成。PCR 反应的总体积 10μl，其中 DNA 模板 1.5μl、2Taq Mix（北京博迈德科技发展有限公司）5μl、10μmol/L 的上下游引物各 0.5μl、灭菌水 2.5μl。rs7903146T/C 位点的 PCR 反应条件为：94℃预变性 2min，94℃变性 25s，40℃退火 35s，

72℃延伸 45s，共 5 个循环；94℃变性 25s，44℃退火 35s，72℃延伸 45s，共 5 个循环；94℃变性 25s，48℃退火 35s，72℃延伸 45s，共 30 个循环；72℃终延伸 10min；rs7901695T/C 位点的 PCR 反应条件为：94℃预变性 2min，94℃变性 30s，60℃退火延伸 45s，共 35 个循环，72℃终延伸 5min。扩增产物直接进行 1%琼脂糖凝胶电泳，EB 染色，紫外灯下观察记录结果并判读基因型。

表 6-5-7　AS-PCR 扩增 rs7903146 和 rs7901695 位点的特异性引物序列

位点 Stie	上游正常引物（5′→3′） Upstream normal primer（5′→3′）	上游突变引物（5′→3′） Upstream mutated primer（5′→3′）	下游引物（5′→3′） Downstream primer（5′→3′）
rs7903146	TAAGCACTTTTTAGACAC	TAAGCACTTTTTAGAGAT	CTTTCACTATGTATTGT
rs7901695	AGACAGACACAAAAGCACA	AGACAGACACAAAAGCCCG	GAAACCTCCCTTACCCATT′

1.3　统计学方法

采用 SPSS11.5 软件进行统计学分析，Hardy-Weinberg 平衡吻合度、基因型、等位基因频率及其单倍型频率的差异均用 χ^2 检验，两个 SNPs 位点的连锁不平衡及单倍型构建利用 SHEsis 软件进行。

2. 结果

2.1　SNP 1（rs7903146）的分型结果

PCR 扩增产物长度为 251bp，得到 3 种基因型，分别为 CC、CT 和 TT。（图 6-5-3）。

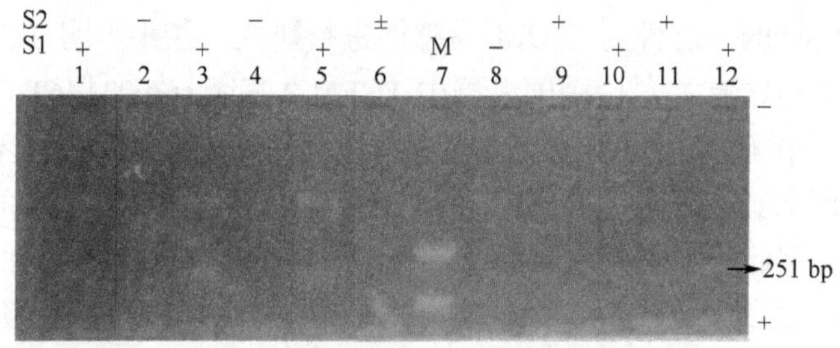

图 6-5-3　PCR 扩增 rs7903146 位点产物的电泳图

1～4 泳道：CC 基因型；8～9 泳道：TT 基因型；10～11 泳道：CT 基因型；M 泳道：DL2000 DNA Marker

2.2　SNP 2（rs7901695）的分型结果

PCR 扩增产物长度为 140bp，得到 3 种基因型，分别为 CC、CT 和 TT。（图 6-5-4）。

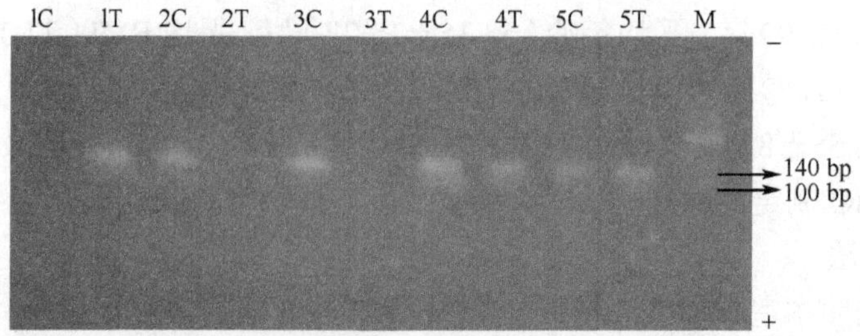

图 6-5-4　PCR 扩增 rs7901695 位点产物的电泳图

1～2 泳道：TT 基因型；3～6 泳道：CC 基因型；7～10 泳道：CT 基因型；M 泳道：DL2000 DNA Marker

2.3 临床参数的比较及 Hardy-weinberg 平衡检测

两组年龄、性别、BMI 差异无统计学意义（$P>0.05$）。T2DM 组和 NC 组基因型频率分布均符合 Hardy-weinberg 平衡，说明所取样本具有群体代表性，反映了内蒙古地区汉族人群的总体情况。

2.4 SNPs 基因型及等位基因频率分布比较

rs7903146T/C 和 rs7901695T/C 位点 PCR 扩增产物长度分别为 251bp 和 140bp，两个位点均得到 CC、CT 和 TT 基因型。rs7903146T/C 位点 T2DM 及 NC 组均以 CC 基因型为主，3 种基因型在两组间的分布差异无统计学意义（χ^2=4.268，$P>0.05$）。但 T 和 C 等位基因频率在两组间的分布差异有统计学意义（χ^2=3.903，$P<0.05$）。rs7901695T/C 位点两组均以 CT 基因型为主，3 种基因型在两组间的分布差异无统计学意义（χ^2=2.980，$P>0.05$）；T 和 C 的等位基因频率在两组间分布差异无统计学意义（χ^2=1.381，$P>0.05$）（表 6-5-8）。

表 6-5-8 Genotype and haplotype frequency of rs7903146T/C and rs7901695T/C in the T2DM and NC groups（n，%）

组别	例数	基因型			等位基因频率	
		CC	CT	TT	C	T
rs7903146T/C						
NC	186	100（53.8）	74（39.8）	12（6.5）	274（73.7）	98（26.3）
T2DM	193	89（46.1）	81（42.0）	23（11.9）	259（67.1）	127（32.9）
χ^2			4.268		3.903	
P			0.117		0.048	
rs7901695T/C						
NC	186	48（55.4）	123（117.7）	15（14.5）	274（73.7）	98（26.3）
T2DM	200	67（33.5）	118（59.0）	15（7.5）	259（67.1）	127（32.9）
χ^2			2.980		1.381	
P			0.225		0.240	

2.5 连锁不平衡及单倍型分析

利用 SHEsis 软件对 TCF7L2 基因两个 SNPs 位点进行了 LD 分析，结果显示 rs7901695T/C 和 rs7903146T/C 位点连锁平衡（D'=0.060，r^2=0.002。单倍型分析结果表明，组间的单倍型分布差异有统计学意义（$P<0.05$）。rs7901695T-rs7903146T 单倍型在 T2DM 组的频率明显高于 NC 组（$P<0.01$，OR=1.803，95%CI：1.1830～2.7487）；而 rs7901695T-rs7903146C 在 T2DM 组的频率明显低于 NC 组（$P<0.05$，OR=0.712，95%CI：0.528～0.959）。（表 6-5-9）

表 6-5-9 T2DM 组与 NC 组 rs7903146T/C 和 rs7901695 位点单倍型分析

基因 SNPs 位点	单倍型	频率		χ^2	Fisher'p	*P*	OR（95%CI）
		T2DM	NC				
TCF7L2（rs7901695 rs7903146）	C—C	123.92（0.321）	126.39（0.340）	0.301	0.583554	0.583552	0.919（0.679～1.244）
	C—T	71.08（0.184）	58.61（0.158）	0.330956	0.945	0.330898	1.207（0.826～1.764）
	T—C	123.08（0.319）	147.61（0.397）	5.011	0.025229	0.025207	0.712（0.528～0.959）
	T—T	67.92（0.176）	39.39（0.106）	7.651	0.005695	0.005689	1.803（1.183～2.748）

3. 讨论

人 TCF7L2 基因定位于染色体 10q25.3，其表达出的具有高度变异性的转录因子在维持血糖水平稳定中起重要作用[1]，因此与 T_2DM 发生密切相关。其机制可能有功能的 TCF7L2 基因表达减少、基因变异所导致 β 细胞对前胰岛素加工障碍及 WnT 信号通路异常有关[9]。2006 年 Grant 等[1]发现 TCF7L2 基因 rs7903146T/C 和 rs7901695T/C 位点与 T_2DM 相关，两个位点均存在 TT、CT 和 CC 共 3 种基因型，危险等位基因均为 T。随后科学家们对不同人群这两个位点的多态性进行了研究，结果显示，瑞典北部人群[9]和日本人群[10]的上述两种 SNPs 均与 T_2DM 患病显著相关。但对 Pima 印第安人[11]和中国香港人群[12]的研究显示，rs7903146 基因多态性与 T_2DM 无相关性。本研究结果表明，在内蒙古地区无血缘关系的汉族人群中，rs7901695T/C 和 rs7903146T/C 位点的基因型分布在 T_2DM 及 NC 组间的分布差异均无统计学意义，但 rs7903146T/C 位点的 T 和 C 等位基因频率在两组间的分布差异有统计学意义。虽然此结果与 Grant 等[1]的报道不同，但单倍型分析结果表明，上述两个位点在病例和对照组间的单倍型分布差异有统计学意义，且 rs7901695T-rs7903146T 单倍型在 T_2DM 组的频率高于 NC 组，这与 Grant 等[1]的结果基本一致。本研究中单个 SNP 位点和单倍型结果差异的原因可能是由于 TCF7L2 基因单个 SNP 位点具有的信息量和检验效能有限，样本量不足及这些位点本身在 T_2DM 及其表型上所起的作用较弱所导致，这有待于进一步加大分析的样本量。此外，单倍型分析可以提供比单个 SNP 更大的信息量和检验效能，其分析结果对于寻找与 TCF7L2 相关的易感位点更具说服力。

【参考文献】

[1] Grant S F, Thorleifsson G, Reynisdottir I. Variant of transcription factor 7-like 2(TCF7L2)gene confers risk of type 2 diabetes. Nat Genet，2006，38：320-323.

[2] Christopher J G，Eleftheria Z，Jayne M，et al. Association analysis of 6，736 U.K. subjects provides replication and confirms TCF7L2 as a type 2 diabetes susceptibility gene with a substantial effect on individual risk. Diabetes，2006，55：2640-2644.

[3] Lyssenko V，Lupi R，Marchetti P et al (2007) Mechanisms by which common variants in the TCF7L2 gene increase risk of type 2 diabetes. J Clin Invest，2007，8：2155-2163.

[4] Chandak G R，Janipalli C S，Bhaskar S. Common variants in the TCF7L2 gene are strongly associated with type 2 diabetes mellitus in the Indian population. Journal of Clinical Endocrinology Metabolism，2007，2：504-510.

[5] Laura J S，Lori L B，Cristen J W，et al. Association of Transcription Factor 7 Like 2 (TCFL2) variants with Type 2 Diabetes in a Finnish Sample. Diabetes，2006，55：2649-2653.

[6] Hrikoshi M, Hara K, Ito C, et al. A genetic variation of the transcription factor 7-like 2 gene is associated with risk of type 2 diabetes in the Japanese population. Diabetologia，2007，50：747-751.

[7] 唐新.中国汉族人群 2 型糖尿病易感基因的单核苷酸多态性研究.重庆：重庆医科大学，2009.

[8] 韩丽红，王彩丽，闫斌，等.PAI-1 基因 4G/5G 多态性与内蒙地区 IgA 肾病的相关性研究.放射免疫学杂志，2009，22：74-76.

[9] 马聪，盛宏光.一种新的 2 型糖尿病易感基因：TCF7L2.江苏大学学报：医学版，2009，4：362-365.

[10] Mayans S，Lackovic K，Lindgren P，et al. TCF7L2 polymorphisms are associated with type 2 diabetes in northern Sweden. Eur J Hum Genet，2007，3：342-346.

[11] Hayashi T，Owamoto Y，Kaku K，et al. Replication stydy for the association of TCF7L2 with susceptibility to type 2 diabetes in a Japanese population，Diabetologia，2007，50：980-984.

[12] Guo T，Hanson R L，Traurig M，et al. TCF7L2 is not a major susceptibility gene for type 2 diabetes inPimaIdians：An analysis of 3501 Individuals.Diabete，2007，12：3082-3088.

第四节　2 型糖尿病肾病与 PPAR-γ2 Pro12Ala 单核苷酸多态性的相关性研究

魏　枫　王津京　王彩丽 等
内蒙古科技大学包头医学院第一附属医院

【摘要】 PPAR-γ2 Pro12Ala（P12A）单核苷酸多态性（SNP），包括 PP、PA、AA 三种基因型，由于 AA 突变率很低，用 XA 作为 PA、AA 共同代称。受试者 301 例，用 RFLP-PCR 行基因型测定。单纯 T2DM 组 XA 基因型频率明显低于正常对照组（0.101 vs 0.283，$P<0.05$）；糖尿病肾病（DN）组及肌酐清除率减低（DN2）组中 XA 基因型者 UAlb/Cr 有明显降低（$P<0.05$）。XA 基因型携带者 T2DM 发病率降低，与 DN 发病无关。

【关键词】 多态性；单核苷酸；过氧化物酶体增殖物受体 γ2；基因型；糖尿病肾病

The Relationship between the Pro12Ala Polymorphism in PPAR-γ2 Gene and Diabetic Nephropathy In Baotou

Wei Feng　Wang Jinjing　Wang Caili et al .
The First Affiliated Hospital of Innermongolia Science &Technology University

【Summary】 301 subjects we reselected .The pro12Ala polymo rphism of PPAR-γ2 gene was screened by polymerase chain reaction and restriction fragment length polymorphism（PCR-RFLP）in 301 subjects . The frequency of the Pro12Ala mutation was significantly low er in T_2DM than in control group(0.101 vs 0.283, $P<0.05$).The geno type of XA may be independent proctective facto r for the pathog enesis of T_2DM, but showed no relationship with DN（OR = 0.284，95 % CI =0.132-0.611）.

【Key words】 Polymorphism，Mononucleotide；Peroxisome proliferato r-activ ated receptor γ2；Genotype；Diabetic nephropathy

糖尿病肾病（DN）造成的肾功能衰竭高于非糖尿病患者。PPAR-γ2 基因与糖、脂代谢密切相关。本研究旨在探讨包头地区 PPAR-γ2Pro12Ala（P12A）单核苷酸多态性（SNP）与 DN 是否相关。

1. 对象与方法

1.1　对象：包头地区汉族人群共 301 名，选取我院住院及门诊单纯 T2DM 患者 99 例（男 45 例，女 54 例），年龄 58±11 岁，DN 患者 82 例（男 42 例，女 40 例），年龄 59±13 岁。根据 MDRD 公式计算 Ccr，将 DN 患者分为 Ccr 正常（DN1）组[Ccr＞90 $ml \cdot min^{-1} \cdot (1.73m^2)^{-1}$]及 Ccr 减低（DN2）组[Ccr≤90 $ml \cdot min^{-1} \cdot (1.73m^2)^{-1}$]。DN1 组 40 例（男 19 例，女 21 例），年龄 61±9 岁；DN2 组 42 例（男 23 例，女 19 例），年龄 57±10

岁。健康对照（NC）组 120 名（男 53 名，女 67 名），年龄 59±14 岁。所有受试者均排除严重肝、肾及自身免疫性疾病。糖尿病的诊断根据 1999 年 WHO 标准。

1.2　方法：取静脉血 50μl，提取外周血白细胞基因组 DNA。应用 PCR-RFLP 方法测定基因型。上游引物 5′-CAAGCCCAGTCC TTTCTGTG-3′，下游引物 5′-AGTGAAGGAATCGCTT TCCG-3′。PCR 反应体系 25μl，其中模板 DNA2μl、上下游引物各 0.4μl、dNTP 0.25μl、缓冲液 2.5μl、Taq 酶 0.1μl、双蒸水 19.4μl。PCR 反应条件：预变性 93℃ 2min；变性 94℃ 30s，退火 55℃ 50s，延伸 72℃ 60s，循环 35 次；终末延伸 72℃ 5min。Hpa Ⅱ 酶切 37℃ 4h，2.2%琼脂糖凝胶电泳分离酶切产物，判定基因型。

1.3　统计学分析：数据应用 SPSS11.0 软件包分析。各组基因频率符合 Hardy-Weinberg 平衡，组间比较用 *t* 检验，率的比较用卡方检验。基因型与 DN 的相关性用 logistic 回归分析。用多元回归模型控制混杂因素的作用。

2　结果

2.1　PPAR-γ2 P12A：基因突变检测：用 PCR 法扩增 PPAR-γ2 的 DNA 片段，经 Hpa Ⅱ 酶切后得以下片段，PA 型（267bp、224bp、43bp）、PP 型（224bp、43bp），见图 6-5-5。

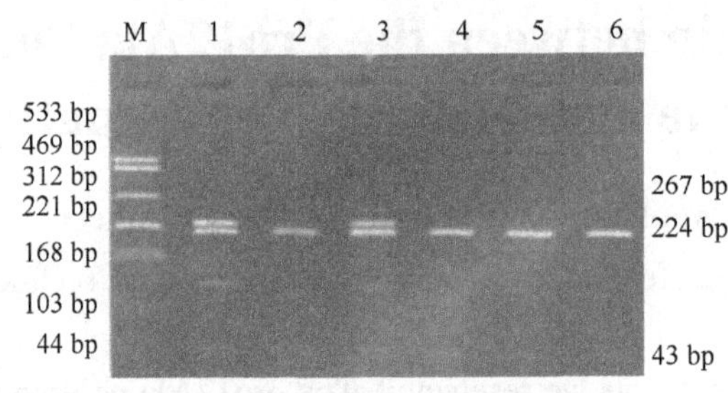

图 6-5-5　RFLP 电泳图

M 为 DNA 标准分子量标记；1、3 为 PA 型；2、4、5、6 为 PP 型

2.2　各组基因型频率分布：T2DM 组 XA 基因型频率和 Ala 等位基因频率均明显低于 NC 组（0.101 vs 0.283，*P*＜0.05；0.050 vs 0.142，*P*＜0.05），见表 6-5-10。

表 6-5-10　各组等位基因频率和基因型分布[*n*（%）]

组别	例数	基因型		等位基因	
		PP	XA	P	A
NC	120	86（717）	34（283）	206（858）	34（142）
T2DM	99	89（899）	10（101）	188（950）	10（50）
DN	82	68（829）	14（17.1）	149（90.9）	15（9.1）
DN1	40	32（800）	8（200）	72（90）	8（100）
DN2	42	36（857）	6（143）	77（917）	7（83）

注：Diabetic nephropath y（DN）w ith normal Ccr（DN1）and abnormal Ccr（DN2）　与 NC 组比较，vs Normal control group，*P<0.05

2.3　各组生化特性比较：T2DM 组中 XA 基因型者 TG、2hPG 明显下降，HDL-C 明显升高（*P* 均＜0.05）；DN 组及 DN2 组 XA 基因型者 LAlb/Cr 明显降低（*P*＜0.05），见表 6-5-11。

表 6-5-11　各组不同基因型的临床指标（$x \pm s$）

组别	基因型	例数	2hPG（mmol/L）	TG（mmol/L）	HDL-C（mmol/L）	LA lb/Cr
NC	XA	34	-	2.9±1.25	41.21 ± 079	-
	PP	86	-	1.03±0.79	21 5±0 77	-
T2DM	XA	10	10.9±4.8*	0.83±0.44	* 1 72±0 79	* 23±17
	PP	89	13.0±3.8	1.69±01.86	01 69±0 58	33±7
DN	XA	14	14.7±2.4	1.2±01.29	21 5± 56	68±21 *
	PP	68	12.4±4.0	2.44±1.96	1 46±0 83	119±91
DN1	XA	8	14.8±2.8	1.29±01.26	1 64±0 86	79±17
	PP	32	11.2±3.9	21 21±1 76	1 53±0 92	106±78
DN2	XA	6	14.5±2.7	01 08±0 8	21 93±2 5	54±17 *
	PP	36	13.6±3.8	2 72±21 8	1 39±0 7	131±100

注：同组内基因型之间的比较，intra-group XA vs PP，$*P<0.05$

2.4　关性分析：正常人群 XA 型基因是 T2DM 发病的保护因素（OR=0.284，95 %CI=0.132～0.611）。T2DM 患者中 PPAR-γ2 P12A 多态性与 DN 的发病无相关性（OR=1.354，95 %CI=0.876～2.092）。

3　讨论

DN 的发生与遗传因素有关。致病候选基因中 PPAR-γ 与人类细胞分化、脂质代谢、胰岛素敏感性等有密切关系。PPAR-γ2 基因外显子 B 的第 12 位密码子中存在 CCA-GCA 多态性，造成脯氨酸被丙氨酸的替换。有研究显示此替换（即 XA 基因型）可通过直接影响 PPARγ 的活性而改变血糖的稳态以及脂质分化的通路[1]。

PPAR-γ2 P12A 多态性与 T2DM 相关性研究，国内外报道各不相同[1,2]。本研究中，与正常对照组比较单纯 T2DM 组 XA 基因型频率和 Ala 等位基因频率均明显降低，相关分析证明包头地区汉族 XA 基因型是单纯 T2DM 发病的保护因素，与傅健等[3]报道 XA 基因可能是我国汉族人 2 型糖尿病的保护基因一致。

PPAR-γ2 P12A 多态性与 DN 的相关性研究国外报道也各不相同。Herrmann 等[4]研究表明 XA 基因型携带者尿蛋白排泄率明显降低，发展为大量蛋白尿的可能性更低，即 XA 基因型携带对 DN 的发生发展有保护作用，并随着病程的延长，这种保护作用越来越明显。Bakris 等[5]报道 PPARγ 激动剂罗格列酮可明显降低患者尿白蛋白的排出。也同样说明了 PPAR-γ 活性的改变对 DN 有保护作用。本研究发现，XA 基因型的携带与 DN 的发生无关，DN 组及 Ccr 减低 DN2 组中 XA 基因型者 UAlb/Cr 均明显降低（$P<0.05$），且以 DN2 组为著，提示携带 XA 基因型可能会因尿白蛋白排泌量的减少而使肾小球硬化的进展减慢，从而减慢 DN 患者肾功能下降速度。本研究未得出 XA 基因型携带与 DN 发病的阳性结果，原因可能与本研究样本数较少，受试人种不同、环境因素等有关。

【参考文献】

[1] Gurnell M，Savage DB，C hatt erjee VK，et al. T he metabolic syndrome：peroxisone proliferato r-act ivat ed recept or gamma and it s therapeut ic m odu lation .J Clin Endocrinol Metab，2003，88：2412-2421 .

[2] 王国英，李琼芳，邓正照，等.PPAR-γ2 基因多态性与 2 型糖尿病相关性研究. 中国糖尿病杂志，2002，10：73-76 .

[3] 傅健，池上博司，吕远栋，等.过氧化物酶体增殖物激活受体 γ2 基因 Pro12 ※Al a 可能是我国汉族人 2 型糖尿病的保护性等位基因.中华糖尿病杂志，2005，13：363-365.

[4] Herrmann SM，Ringel J，Wang JG，et al. Peroxisome prolif erat or-activated recept or-gamma2 polymorphi sm Pro12Ala i s as sociated wi th n eph ropathy in ty pe 2 diabetes：T he Berlin Diabetes Melli tu s(BeDiaM)S tudy .Diabet es，2002，51：2653-2657 .

[5] Bakris G，Viberti G，West on WM，et al.Rosiglit azone reduces urinary albumin excret ion in type 2 diabetes .J H um H ypertens，2003，17：7-12 .

第五节　包头地区过氧化物酶体增殖体受体 γ2 基因多态性与 2 型糖尿病并发冠心病的相关性研究

王津京　魏　枫　霍晓静

【摘要】　目的　探讨包头地区过氧化物酶体增殖体受体 γ2（PPAR-γ2）Pro12Ala 基因多态性与 2 型糖尿病（2DM）并发冠心病（CHD）的相关性。**方法**　入选对象 242 例，其中 2DM 患者 48 例，2DM 并发 CHD 患者 49 例，CHD 患者 45 例，另设正常对照组 100 例。应用聚合酶链反应-限制性片段长度多态性分析进行基因型测定。**结果**　2DM 并发 CHD 患者基因变异频率明显高于正常对照组（χ^2=4.08，P<0.05）。PPAR-γ2 Pr o12 Ala 等位基因携带者（X/A 型）是 2DM 并发 CHD 的独立危险因素，OR=2.457，95% CI=1.596～3.782。**结论**　包头地区 PPAR-γ2 Pro12 Ala 等位基因可以增加一般人群 2DM 并发 CHD 的患病风险。

【关键词】　2 型糖尿病；冠状动脉疾病；基因多态性；过氧化物酶体增殖体受体 γ2

Relationship between the Polymorphism of PPAR-γ2 Gene and Coronary Heart Disease in Type 2 Diabetes Mel Litus in Baotou

Wang Jinjing　Wei Feng　Huo Xiaojing

【Abstract】 Objective　To investigate the relationship between the PPAR-γ2 Pro12Ala polymorphism and coronary hear t disease（CHD）in type 2 diabetes mellitus（2 DM）in Baotou area. **Method**　Two hundred and forty-two subjects w ere selected，including 48 patients with type 2 DM，49 type 2 DM patients with CHD，45 patients with CHD and 100 healthy subjects as control. The Pro12Ala polymorphism w as screened by means of polymerase chain reaction and restriction fragment length polymorphism(PCR-RFLP)in all subjects. **Result**　①The frequency of the Pro12Ala mutation was significantly higher in subjects of CHD in type 2 DM than in subjects of control(0. 2857 vs 0. 14). ②The genotype carrying Ala allele were independent risk facto r in CH D in type 2 DM(OR=2.457，95 %CI=1.596～3.782). **Conclusion**　The Ala allele is associated with the increased risk f or the development o f CHD in type 2 DM in Baotou area.

【Key words】　Type 2 diabetes mellitus；Coronary disease；Gene polymorphism；Peroxisome proliferator-activated receptor γ2

在2型糖尿病（2DM）患者中，动脉粥样硬化性心血管病占糖尿病病死率的80%，其中冠状动脉粥样硬化又占75%[1]。2DM患者与非2DM患者相比，冠心病（CHD）的发病率和病死率增高2～4倍，急性心肌梗死的病死率增加2～3倍[2]，且冠状动脉病变为多支复合病变。因此有目的地针对2DM患者进行早期干预是改善患者生活质量和延长生命的主要措施。2DM是一种多基因异质性疾病，近年来，与糖、脂质代谢密切相关的过氧化物酶体增殖体受体γ2（PPA R-γ2）基因成为研究热点。本研究旨在探讨包头地区PPAR-γ2 Pro12Ala多态性与2DM并发CHD的相关性。

1　对象与方法

1.1　对象：研究对象来自内蒙古包头地区人群，选取我院住院及门诊患者共142例。根据1997年ADA诊断标准，2DM患者48例，男26例，女22例，年龄（59.3±11.6）岁；2DM并发CHD患者49例，男25例，女24例，年龄（60.6±10.3）岁；CHD患者45例，男23例，女22例，年龄（59.4±12.3）岁。CHD有冠状动脉造影支持其诊断。另设正常对照组100例，男50例，女50例，年龄（58.7±13.7）岁，无2DM、CHD病史及体征，实验室检查及心电图均正常。各组间年龄、性别相匹配。所有受试者均排除严重肝、肾及自身免疫性疾病。经禁食14h后，清晨空腹采静脉血10ml，用于生化指标的测定和DNA的提取。

1.2　方法

1.2.1　DNA的提取　取静脉血50μl，用碱裂解法提取外周血白细胞基因组DNA。

1.2.2　PPA R-γ2Pro12Ala基因多态性的测定　应用聚合酶链反应-限制性片段长度多态性分析（RFLP-PCR）方法。PCR引物由上海生物工程技术有限公司合成，序列为：正义链5'-CAAGCCCAGTCCT TTC TGTG-3'，反义链5'-AG TGAAGGAA TCGC TT TCCG-3'。PCR反应体系25μl，其中包括模板DNA 2μl，上下游引物各0.4U、dN TP 0.25μl、缓冲液2.5μl、Tag酶0.1μl、双蒸水19.4μl。上PCR仪，PCR反应条件：预变性93℃　2min，变性94℃　30min，退火55℃　50min，延伸72℃　60min，终末延伸限72℃　5min。再用限制性核酸内切酶Hpa　Ⅱ酶切37℃　4h。应用2.2%琼脂糖凝胶电泳分离酶切产物，经溴化乙啶（EB）染色，在紫外分光光度仪下对基因型结果进行判定。

1.2.3　资料采集　记录患者的性别、年龄、体质指数（BMI）、血压（SBP /DBP）等临床资料。取空腹静脉血3ml，检测餐后2h血糖（2hPG）、血清总胆固醇（TC）、三酰甘油（TG）、高密度脂蛋白胆固醇（HDL-C）、低密度脂蛋白胆固醇（LDL-C）及糖基化血红蛋白（HbA1c）等检验指标。

1.3　统计学处理：使用SPSS11.0统计分析软件包进行资料分析。计算各组基因频率及等位基因频率，经检验符合Hardy-Weinberg平衡，表明样本具有群体代表性。应用χ^2检验与t检验比较各组的一些基本特征及基因型的分布。使用Logistic回归分析方法分析PPA R-γ基因型与2DM的相关性。

2　结果

2.1　各组PPA R-γPro12Ala基因型及等位基因分布比较各组PPA R-γPro 12Ala的PP基因型与等位基因携带者（X/A型）及等位基因分布比较见表6-5-12。

表 6-5-12　各组 PPARY Pro12Ala 基因型及等位基因分布比较

组别	例数	基因型分布/例（%）				等位基因频率	
		PA	AA	PP	X/A	*P*	*A*
2DM 并 CHD 组	49	13（26.53）	1（2.04）	35（71.29）	14（28.71）	0.8469	0.177 1
2DM 组	48	10（20.83）	0	38（79.17）	10（20.83）	0.895 8	0.904 2
CHD 组	45	9（20.00）	0	36（80.00）	9（20.00）	0.900 0	0.1000
正常对照组	100	14（14.00）	0	86（86.00）	14（14.00）	0.9300	0.070 0

注：与正常对照组比较，$P<0.05$；X/A：PA+AA

2.2　各组内基因型间临床生化指标关系的比较各组内基因型间临床生化指标关系的比较见表 6-5-13。

2.3　PPAR-γ2 Pro12Ala 基因突变检测采用特异性引物扩增 PPAR-γ2 基因序列的 DNA 片段，经限制性内切酶 Hpa Ⅱ消化后得以下长度片段：Pro12Ala 突变（PA 型）（267bp、224bp、43bp）；PP 型（224bp、43bp），见图 6-5-6。

2.4　相关性分析 PPA R-γ2 Pro12Ala 多态性与 2DM 并 CHD 的相关性：X/A 型对 PP 型 OR=2.457，95% CI=1.596～3.782，X/A 型基因是 T2DM 并发 CHD 发病的一个独立危险因素。PPAR-γ2 Pro12Ala 多态性与单纯 2DM 和单纯 CHD 相关性不显著。

3. 讨论

2DM 并发 CHD 的发生与糖、脂质代谢异常及由它们造成的肥胖、胰岛素抵抗、内皮细胞功能紊乱直接相关。PPAR-γ 是配体依赖性的转录因子，其基因含 9 个外显子，结构覆盖 100kb，定位于染色体 3p25。由选择性转录起点和选择拼接的不同，人类染色体编码三种 PPARγ 基因，分别对应三种 PPARγmRNA，产生 γ1、γ2、γ3 三种蛋白产物。PPAR-γ 与人类脂肪分化、脂质代谢、胰岛素敏感性、血压调节、动脉粥样硬化几个方面均有密切的关系[2]。此外作为胰岛素增敏剂的噻唑烷二酮类药物也是通过作用于此受体发挥对糖尿病的治疗作用[3]。PPARγ 是否参与 2DM 并发 CHD 的发生，是否为其发生的候选基因，Toshimasa 等[4]报道 PPA Rγ2 外显子 B 的基因突变会改变此受体对糖、脂质代谢的影响。

PPA R-γ2 Pro12Ala 与 2DM 相关性研究，国内外报道不尽相同。第 1 次证实 PPA R-γ2 Pro12Ala 与 2DM 相关的证据来自于美籍日本人，提示 X/A 基因型 2DM 的患病危险降低[5]，但此一研究缺乏重复性。Deeb 等[6]报道，X/A 基因型 2DM 的患病危险降低，但发生 DM 后人群中 B 细胞功能的损害及血管并发症的发生比 PP 基因型者更加严重。本研究显示在 2DM 并发 CHD 组中。X/A 基因型患者的这一疾病的发生是 PP 基因型者的 2.457 倍（$P<0.05$），说明 X/A 基因型可以增加一般人群 2DM 并发 CHD 的患病风险。2DM 的发生主要存在血糖代谢的紊乱，CHD 是一种动脉粥样硬化性疾病，与血脂代谢紊乱密切相关。2 种疾病并发存在更严重的血糖及血脂的代谢紊乱，同时糖、脂代谢的紊乱又是加速 2DM 并 CHD 发展的重要影响因素。PPAR 是与视网膜样 X 受体（RXR）结合形成二聚体，并在 2 种转录调控因子的参与下对血糖的调节以及脂肪代谢起作用。Jochen 等[7]报道 PPAR-γ2 Pro12Ala 基因多态性与脂肪代谢异常相关，此突变能降低 LDL-C 的活性而影响 TG 的清除，表现为 PP 基因型者 TG 增高、HDL-C 降低，在肥胖个体中尤为突出。

表 6-5-13 各组内基因型间临床生化指标的关系 mmol/L，$x \pm s$

组别	基因	BMI	SBP/mmHg△	DBP/mmHg	FPG	2hPG	HbAlc/% TG	TC	HDL C LDL C
2DM 并 CHD 组	X/A	24.84±1.68	145±20.00	80.00±10.00	9.63±3.62	13.36±3.38[1)]	9.94±2.72±2.51 1.32[1)]	5.09±1.26	0.3.46±85±0.5621 1.01
	PP	24.25±2.18	148±16.00	87.00±14.00	8.28±2.19	10.75±2.91	9.75±1.98±1.98 1.05	5.06±0.84	1.27±3.11±0.48 0.84
2DM 组	X/A	25.20± 2.54	133± 19.61	85.00± 7.10	10.55± 2.89	15.32± 5.01[1)]	11.31±2.55± 2.10[1)] 1.09[2)]	5.55± 1.47	1.24±2.25± 0.69 1.37
	PP	24.21± 2.93	134± 25.19	80.00± 10.90	11.04± 14.53	11.78± 3.03	9.59±14.5± 2.42 0.79	4.78± 1.18	1.71±2.59± 0.79 1.14
CHD 组	D/A	-	150±13.23	86.67±10.41	4.10±0.44	-	2.12± 1.09	4.82±0.16	1.71±2.47±1.18 0.65
	PP		162± 22.91	90.83± 19.40	4.28± 0.52		1.81± 1.52	5.29± 1.10	1.55±2.92± 0.76 0.89
正常对照组	X/A	24.49±0.79	133±11.51	85.00±7.07	4.44±0.86	-	2.19±4.21± 1.25[1)] 0.79	4.21±0.79	3.06±0.60
	PP	24.15± 1.43	131± 18.42	80.00± 10.85	4.50± 0.66		1.03± 0.79	4.57± 0.78	2.15±3.03± 0.77 0.52

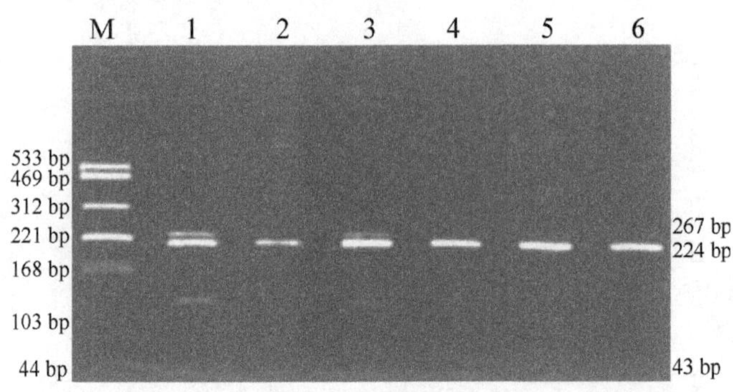

图 6-5-6　PPAR-γ2 Pro12Ala 基因的 RFLP-PCR 检测结果

M：为 DNA 标准分子量标记；1、3 为 PA 型；2、4、5、6 为 PP 型

本研究显示，2DM 并发 CHD 组中 X/A 基因型者与 PP 基因型者相比，TG、2hPG 明显升高，HDL-C 明显降低。提示 PPAR-γ2 Pro12Ala 基因多态性通过对糖、脂质代谢的调节，包括 2hPG、TG、HDL-C 影响 2DM 并发 CHD 的发生。说明 2DM 患者 PPAR-γ2 X/A 基因型患者发生大血管并发症的患病危险比一般人群更加严重。PPAR-γ2 Pro12Ala 基因多态性与 2DM 或 CHD 的关系不显著，由于本研究病例数较少，应进一步扩大样本。

【参考文献】

[1] 徐成斌. 防治糖尿病粥样硬化性心血管病的新观点[J]. 国外医学内分泌学分册，2003，26（3）：40-43.

[2] 陈在嘉. 冠心病[M]. 北京：人民卫生出版社，2002：94.

[3] AUWERX J. PPAR the ultimate thrifty gene[J]. Diabeto logia，1999，42：10-11.

[4] TOS HIMASA Y，IUNJI K，HIRONORI W，et al. The mechanism s by which both hetero zygous peroxisome proliferator-activated receptor gamma deficiency and PPAR agonist improve insulin resistance[J]. J Biol Chem，2001，276：41245-41254.

[5] MARK G，DAVID B，SAVAGE V. Peroxisome proliferatoractivated receptor and its ther apeutic modulation [J]. Clin Endocrino Me tab，2003，88：2412-2421.

[6] DEEB S S，FAJAS L，NEMOTO M，et al. A Pro12Ala substitution in PPARγ2 associated with decreased receptor activity，lower body mass index and improved insulin sensitivity[J]. Nat Genet，1998，20：284-287.

[7] JOCH EN S，JOERG K，ANDREAS H，et al. The pro line 12 alanine substitution in the perox isome proliferator-activated receptor gamma gene is associated with lipoprotein lipase activity in viv o[J]. Diabetes，2002，51：867-870.

第六节　包头地区 PPAR-γ2 基因多态性与 2 型糖尿病合并冠心病的相关性研究

王津京　魏　枫（通讯作者）　高丽君等

【摘要】 选取受试者 366 例，用 PCR-RFLP 法测定基因型（包括 PP、PA、AA 三种基因型，由于 AA 突变率很低，用 X/A 作为 PA、AA 共同代称）。发现单纯 T2DM 组 X/A 基因型频率明显低于正常对照组（0.1 vs 0.28；$P<0.05$）；T2DM 合并 CHD 组 X/A 基因型频率明显高于 T2DM 组（0.21 vs 0.1；$P<0.05$）。表明在已经发生了 T2DM 的患者中 X/A 基因型是 T2DM 合并 CHD 发病的一个独立危险因素。

【关键词】 多态性；过氧化物酶体增殖物激活受体；糖尿病，2 型；冠心病

The Relationship between Polymorphism in PPAR-γ2 Gene and Coronary Heart Disease in Type 2 Diabetes Mellitus in Baotou

Wang Jinjing Wei Feng Gao Lijun et al.

【Abstract】 The Pro12Ala polymorphism was screened by means of polymerase chain reaction and restriction fragment length polymorphism（PCR-RFLP）in 366 patients with coronary heart disease（CHD）plus T2DM in Baotou .The frequency of X/A genotype was significantly lower in T2DM than in control（0.1 vs 0.28；$P<0.05$）.The frequency of the X/A genotype w as significantly higher in the group of the T2DM plus CHD than in T2DM（0.21 vs 0.1；$P<0.05$）.The genotype of X/A is associated with a increased risk for development of CHD in T_2DM in Baotou area.

【Key words】 Polymorphism；Peroxisome proliferator-activated receptor；Diabetes mellitus，type 2；Coronary heart disease

本研究旨在探讨包头地区 PPA R-γ2Pro 12Ala 多态性与 2 型糖尿病（T2DM）合并冠心病（CHD）的相关性。

1 对象与方法

1.1 研究对象：选取我院 2004～2005 年住院及门诊汉族患者共 246 例。糖尿病根据 1999 年 WHO 标准诊断，单纯 T2DM 患者 99 例（T2DM 组）；T2DM 合并 CHD 患者（T2DM+CHD 组）87 例；CHD 患者（CHD 组）60 例。CHD 患者经 Judkin 法冠脉造影证实至少一支主要冠状动脉或其主要分支的内径有≥50%的狭窄。正常健康对照组 120 名（NC 组）。各组间年龄、性别、血压、体质指数相匹配，所有受试者均排除严重肝、肾及自身免疫性疾病。

1.2 方法：用碱裂解法提取外周血白细胞基因组 DNA。应用 PCR-RFLP 方法合成目的基因，测定 PPAR-γPro12Ala 基因多态性。引物序列：正义链 5′-CAAGCCCAGT CCTTT CTGTG-3′，反义链 5′-AGTGAAGGAATCGCT TTCCG-3′。Hpa Ⅱ酶切 37℃ 4h。2.2%琼脂糖凝胶电泳，判定基因型。

2 结果

2.1 各组基因型频率分布：T2DM 组 X/A 基因型频率（0.1 vs 0.28，$P<0.05$）、Ala 等位基因频率（0.05 vs 0.14，$P<0.05$），均明显低于 NC 组；T2DM+CHD 组 X/A 基因型频率（0.21 vs 0.1，$P<0.05$）、Ala 等位基因频率（0.1 vs 0.05，$P<0.05$），均明显高于 T2DM 组（表 6-5-14）。

表 6-5-14 各组等位基因和基因型频率比较[n（%）]

组别	例数	基因型		等位基因	
		PP	X/A	P	A
T2DM+CHD	87	69（79 31）	18（20 69）#	156（8966）	18（10 34）#
T2DM	99	89（89 9）	10（10 1）*	188（9195）	10（5 05）*
CHD	60	47（78 33）	13（21 67）	107（8917）	13（10 83）
NC	120	86（71 67）	34（28 33）	206（8583）	34（14 17）

注：与 NC 组比较 vs NC group $*P<0.05$；与 T2DM 组比较 vs T2DM group $\#P<0.05$

2.2 临床和生化特性比较：T2DM 组中 X/A 基因型者与 PP 基因型者相比较 TG、2hPG 明显下降，HDL-C 明显升高（$P<0.05$）；T2DM+CHD 组中 X/A 基因型者与 PP 基因型者比较 TG、2hPG 明显升高，HDL-C 明显降低（$P<0.05$）（表 6-5-15）。

2.3 相关性分析：PPA R-γ2 Pro12Ala 多态性与 T2DM 的相关性：正常人群中 X/A 型基因是 T2DM 发病的保护因素（OR=0.284，95% CI：0.132～0.611）；在已发生 T2DM 的患者中 X/A 型基因是 T_2DM 合并 CHD 发病的一个独立危险因素（OR=2.321，95% CI：1.008～5.349）。

3. 讨论

T2DM 的发病与遗传和环境因素有关。PPARγ 与人类脂肪分化、脂质代谢、胰岛素敏感性、血压调节、动脉粥样硬化等密切相关[1]。在 PPARγ2 外显子 B 的第 12 位密码子中存在 CCA-GCA 多态性，造成脯氨酸-丙氨酸的替换。有研究显示此替换（即 X/A 基因型）会通过直接影响 PPAR-γ 的活性而改变血糖的稳态以及脂质分化通路[2]。

本研究显示，X/A 基因型是 T_2DM 发病的独立保护因素，与 Deeb 等[3]及傅健等[4]的研究结果一致。在已发生 T_2DM 的患者中，X/A 基因型是 T_2DM 合并 CHD 发病的一个独立危险因素。这与 Deeb 等[3]的报道相同，即 X/A 基因型者 T_2DM 的患病危险降低，但发生 T2DM 后的人群中 β 细胞功能损害及血管并发症的发生比 PP 基因型者更加严重。日本的一项研究表明，糖尿病组 X/A 基因型携带者胰岛素分泌会下降。本研究由于条件所限，仅对 23 例（4 例 PA 型、19 例 PP 型）T2DM 患者进行胰岛素-C 肽释放试验，对两种基因型的 FI ns 水平进行比较，X/A 基因型携带者胰岛素分泌有所下降，但差异无统计学意义，可能为样本量较小所致。

T_2DM 合并 CHD 患者存在严重的血糖及血脂的代谢紊乱。Barroso 等[4]报道 PPA R-γ2 Pro12Ala 基因多态性与血糖稳态以及脂肪代谢异常相关。本研究的不同亚组中，X/A 基因型者 TG、HDL-C 以及 2hPG 的代谢水平有所改变。提示此基因多态性可以影响代谢通路中 TG、HDL-C、2hPG 的水平，与其成为 T_2DM 合并 CHD 的发病原因之一可能互为因果关系。

总之，本研究显示，包头地区 PPAR-γ2 X/A 基因型者 T_2DM 的患病危险性降低，但发生 T_2DM 后 X/A 基因型者发生 CHD 的危险性增加。

表 6-5-15　各组两基因型间临床生化指标比较（$x \pm s$）

组别 Group	基因型 Genotype	例数 n	2h PG (mmol/L)	TG (mmol/L)	TC (mmol/L)	HDL-C (mmol/L)	LDL-C (mmol/L)	FPG (mmol/L)	HOAM-IR
T2DM+CHD	X/A	69	14.37±4.67*	2.01±0.97*	4.95±0.95	0.62±0.61*	3.93±1.39	9.07±4.16	4.07±0.91
	PP	18	11.42±2.83	3.64±1.40	6.24±1.44	1.19±0.49	3.13±0.97	8.80±2.56	4.88±1.62
T2DM	X/A	89	10.85±4.79*	0.83±0.44*	5.01±1.76	1.72±0.79*	1.77±1.37	7.85±2.94	2.36±1.76
	PP	10	13.01±3.78	1.69±0.86	5.78±0.12	0.69±0.58	2.59±1.14	10.94±4.53	3.50±2.13
NC	X/A	86	-	2.19±1.25	4.21±0.79	4.21±0.79	3.06±0.60	4.44±0.86	-
	PP	34	-	1.03±0.79	4.57±0.78	2.15±0.77	3.03±0.52	4.50±0.66	-
CHD	X/A	47	-	2.12±1.09	4.82±0.16	1.71±1.18	2.47±0.65	4.10±0.44	-
	PP	13	-	1.81±1.52	5.29±1.10	1.55±0.76	2.92±0.89	4.28±0.52	-

注：与 PP 基因型比较 vs PP genotype，*$P<0.05$

【参考文献】

[1] 陈在嘉主编. 冠心病. 北京：人民卫生出版社，2002，94.

[2] Deeb SS，Fajas L，Nemoto M，et al.A Pro12Ala substitution in PPA Rγ2 associated with decreased receptor activity，lower body mass index and improved insulin sensitivit y .Nat Genet，1998，20：284-287.

[3] 傅健，池上博司，吕远栋.氧化物酶体增殖体激活受体 γ2 基因 Pro 12 Al a 可能是我国汉族人 2 型糖尿病的保护性等位基因. 中华糖尿病杂志，2005，13：363-365.

[4] Barroso I，Gurnell M，Crowley VE，et al. Dominant negative mutations in human PPARγ associated with severe insulin resistance，diabetes mellitu s and hypertension .Nature，1999，402：880-883.

第七节　PPAR-γ2 Pro12Ala基因多态性与2型糖尿病肥胖的相关性研究

魏　枫　王津京　高丽君等

【摘要】 **目的**　探讨 PPAR-γ2 Pro12Ala（P12A）基因多态性（包括 PP、PA、AA3 种基因型，用 X/A 作为 PA、AA 共同代称）与 2 型糖尿病（T2DM）肥胖是否相关。**方法**　根据体质指数（BMI）将 228 例 T2DM 患者分为肥胖组（BMI＞25kg/m^2，105 例）和非肥胖组（BMI≤25kg/m^2，123 例）。应用聚合酶链反应-限制性片段长度多态性分析（RFLP-PCR）进行基因型测定。比较两组患者 PPAR-γ2 P12A 基因突变率、等位基因分布情况及临床生化指标。分析 PPAR-γ2 P12A 基因与 T2DM 肥胖的相关性。**结果**　T2DM 患者中，肥胖组与非肥胖组患者 PPAR-γ2 P12A 基因突变率及等位基因分布间差别无统计学意义（$P>0.05$）。T2DM 非肥胖组 X/A 基因型者，血清三酰甘油、高密度脂蛋白水平及尿清蛋白/肌酐与 PP 基因型者比较，差别有统计学意义（$P<0.05$）。PPAR-γ2 P12A 基因多态性与肥胖的发生无相关性[OR=1.639，95%CI（0.832，3.233）]。**结论**　T2DM 患者中 PPAR-γ2 P12A 基因多态性与 T2DM 患者肥胖的发生无关。

【关键词】 基因多态性；过氧化物酶体增殖体受体 γ2；糖尿病 2 型；肥胖

Correlation of PPAR-γ2 Pro12Ala Gene Polymorphism with TypeII Diabetes Mellitus Obesity

Wei Feng　Wang Jinjing　Gao Lijun et al.

【Abstract】 **Objective**　To find out whether PPAR-γ2 Pro12Ala（P12A）gene polymorphism （including PP，PA and AA genetypes，using X/A as common name for PA and AA）is correlated with type2 diabetes mellitus（T_2DM）obesity. **Method**　According to body mass index（BMI），228 T_2DM patients were divided into obese group（BMI＞25kg/m^2，n=105 cases）and non-obese group（BMI≤25kg/m^2，n=123 cases）. We determined the genotypes by polymerase chain reaction-restriction fragment length polymorphism（RFLP-PRC），compared

PPAR-γ2 P12A gene mutationrate, distribution of alleles and clinical biochemical indicators, andanalyzed the correlation of PPAR-2 P12A gene with obesity. **Results** PPAR-γ2 P12A polymorphism might not be an independent genetic risk factor of obesity in T2DM patients[OR=1.639, 95% CI(0.832, 3.233)]; non-obese group carried Alaallele, TGA/C were significantly higher and HDL significantly lower in the mthaninthose carrying Pallele. **Conclusion** PPAR-γ2 P12A gene polymorphism, which may not be an independent genetic risk, is not correlated with obesity inT2DM patients.

【**Keyword**】 Gene polymorphism; Peroxisome proliferator-activate dreceptorγ2; Diabetes-mellitus, type2; Obesity

我国糖尿病患者居世界第二，现有近 3000 万[1]。肥胖是 2 型糖尿病（T2DM）及其并发症发病及加重的独立危险因素。T2DM 及肥胖均是多基因异质性的疾病，与糖、脂代谢密切相关的过氧化物酶体增殖物激活受体 γ2（PPAR-γ2）基因成为研究热点。本研究旨在探讨 PPAR-γ2 P12A 基因多态性与 T2DM 患者肥胖的发生是否相关。

1　资料与方法

1.1　一般资料：选取 2004 年 2 月至 2006 年 1 月包头医学院第一附属医院住院及门诊 T2DM 患者 228 例，均符合 1997 年美国糖尿病协会（ADA）诊断标准，排除严重肝、肾疾病及自身免疫性疾病。根据体质指数（BMI）将患者分为两组：肥胖组（BMI＞25kg/m^2）105 例，其中男 51 例，女 54 例，平均年龄（58.5±9.2）岁；非肥胖组（BMI≤25kg/m^2）123 例，其中男 59 例，女 64 例，平均年龄（59.1±10.5）岁。两组患者性别、年龄间具有均衡性。

1.2　方法：取空腹静脉血 3ml，检测患者临床生化指标，包括三酰甘油（TG）、胆固醇（TC）、高密度脂蛋白（HDL）、低密度脂蛋白（LDL）、空腹血糖（FPG）、餐后 2h 血糖（2hPG）、糖化血红蛋白（HbA1c）、尿清蛋白/肌酐（A/C），计算胰岛素抵抗指数（HOMA-IR）。取静脉血 50μl，用碱裂解法提取外周血白细胞基因组 DNA，用聚合酶链反应-限制性片段长度多态性方法（RFLP-PCR）。PCR 引物由上海生物工程技术有限公司合成，序列为：正义链 5′-CAAGCCCAGTCCTTTCTGTG-3′，反义链 5′-AGTGAAGGAATCGCTTTCCG-3′。PCR 反应体系 25μl，其中包括模板 DNA2μl、上下游引物各 0.4μl、dNTP0.25μl、缓冲液 2.5μl、Tag 酶 0.1μl、双蒸水 19.4μl。上 PCR 仪，PCR 反应条件：预变性 93℃ 2min，变性 94℃ 30s，退火 55℃ 50s，延伸 72℃ 60s，终末延伸限 72℃ 5min。再用限制性核酸内切酶 HpaⅡ酶切 37℃ 4h。应用 2.2%琼脂糖凝胶电泳分离酶切产物，经溴化乙啶（EB）染色，在紫外分光光度仪下对基因型进行判定。

1.3　统计学方法：用 SPSS11.5 软件包进行统计分析。各组基因及等位基因频率符合 Hardy-Weinberg 平衡。计量资料用（$x±s$）表示，进行 t 检验；基因及等位基因频率分布的比较采用 χ^2 检验；基因及等位基因与 T2DM 患者中肥胖发生的相关性采用 Logistic 回归分析。$P<0.05$ 为差别有统计学意义。

2　结果

2.1　PPAR-γ2 P12A 基因突变检测：采用特异性引物扩增 PPAR-γ2 基因序列的 DNA 片段，经限制性内切酶 HpaⅡ消化后得以下长度片段（图 6-5-7）。PA 型：267bp、224bp、43bp；

PP 型：224bp、43bp；AA 型：267bp。因 AA 型只有 1 例，故以 X/A 表示 PA、AA 两种基因型，即 Ala 等位基因携带。

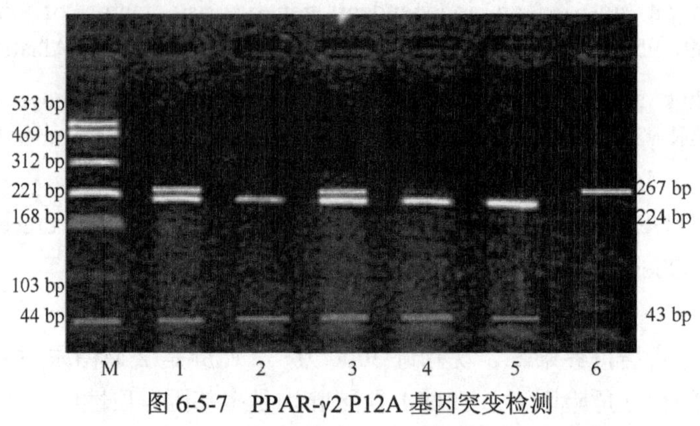

图 6-5-7 PPAR-γ2 P12A 基因突变检测

M 为 marker；1，3 为 PA 型；2，4，5 为 PP 型；6 为 AA 型

2.2 两组患者 PPAR-γ2 P12A 基因突变率及等位基因分布间差别无统计学意义（P>0.05，表 6-5-16）。

表 6-5-16 PPAR-γ2 P12A 基因型及等位基因分布比较

组别	例数	基因型		等位基因	
		PP	X/A	P	A
肥胖	105	89（84.76）	16（15.24）	193（91.97）	17（8.19）
非肥胖	123	95（77.24）	28（22.76）	217（88.21）	29（11.79）
χ^2 值		2.06		1.32	
P 值		>0.05		>0.05	

2.3 临床生化指标比较 T2DM 非肥胖组 X/A 基因型血清 TG、HDL 水平及尿 A/C 与 PP 基因型比较，差别有统计学意义（P<0.05，表 6-5-17）。

2.4 相关性分析 PPAR-γ2 P12A 基因多态性与 T2DM 患者中肥胖的发生无相关性 [OR=1.639，95% CI（0.832，3.233）]。

3 讨论

肥胖不仅是 T2DM 发病的独立危险因素，也是 T2DM 的慢性并发症，尤其是并发冠状动脉粥样硬化的重要危险因素。由于 PPAR-γ 与人类脂肪分化、脂质代谢、胰岛素敏感性、血压调节、动脉粥样硬化均有密切的关系[2]。近年来，PPAR-γ2 与 T2DM 及其并发症是否相关，成为学者研究的热点问题。PPAR-γ 是配体依赖性的转录因子，PPAR-γ2 主要在脂肪组织中表达，它所激活的靶基因主要参加脂肪分化，促进前脂肪细胞增殖分化为成熟的脂肪细胞[3]，其外显子 B 编码的 28 个氨基酸是决定 PPAR-γ2 功能活性的主要结构单位。在 PPAR-γ2 外显子 B 的第 12 位密码子中存在 CCA-GCA 多态性，造成脯氨酸-丙氨酸的替换。有研究发现，此替换（即 PPAR-γ2 X/A 等位基因的携带）会通过直接影响 PPAR-γ 的活性而改变血糖的稳态以及脂质分化的通路[4]。

表 6-5-17 两组患者不同基因型及生化指标的比较

性别		例数	BMI（KG/M^2）	TG（mmol/L）	TC（mmol/L）	HDL（mmol/L）	LDL（mmol/L）	FPG（mmol/L）	2 NPG（mmol/L）	HbA（%）	尿 A/C（μg/mg）	HCMA-IR
肥胖	X/A	16	26.9±1.0	1.9±1.5	5.0±1.1	1.3±0.9	2.9±1.9	8.3±1.9	12.3±4.0	9.6±2.7	38.9±18.5	3.3±1.0
	PP 值	89	26.8±1.6	2.4±1.8	5.4±1.6	1.4±0.6	2.8±1.2	9.6±2.8	10.4±2.1	10.3±2.5	41.2±21.4	3.9±2.4
			0.182	1.662	1.272	0.253	0.293	0.101	1.172	0.328	0.192	0.129
	P 值		0.671	0.202	0.263	0.620	0.532	0.762	0.283	0.652	0.678	0.771
非肥胖	X/A	28	23.0±1.8	1.3±0.8	4.6±1.3	1.8±0.8	2.8±1.0	7.9±2.0	11.4±4.3	9.2±2.4	23.1±16.7	4.0±1.3
	PP 值	95	22.9±1.6	1.9±0.8	5.0±1.1	1.4±0.6	3.1±1.0	8.7±2.6	12.1±3.3	10.2±2.6	43.2±16.5	3.2±1.4
			1.362	−2.019	−0.590	−2.116	0.042	0.192	0.116	0.482	9.230	0.291
	P 值		0.172	0.041	0.555	0.035	0.726	0.667	0.743	0.632	0.019	0.771

Memisoglu 等[5]研究表明，X/A 基因型者与 PP 基因型者总脂肪摄入量、脂肪类型与 BMI 间的关系是不同的，PP 基因型者高脂肪摄入较低脂肪摄入者 BMI 明显增高，而 X/A 基因型者脂肪摄入量与 BMI 无关。说明 PPAR-γ2 P12A 基因多态性是机体对脂肪摄入反应的重要调节因子。我国上海地区的一组资料表明，一般人群中超重肥胖者 X/A 基因型携带较高，非糖尿病 X/A 基因型携带者腹部皮下脂肪含量增加，与墨西哥裔美国人以及高加索妇女两组研究结果相同[6]。本研究显示：T2DM 患者中肥胖者 PPAR-γ2 P12A 基因突变率及等位基因分布与非肥胖者无差别。但 T2DM 患者中，非肥胖者 X/A 基因型的血清 TG 水平较 PP 基因型者显著降低，HDL 水平显著升高，尿 A/C 显著降低。说明 T2DM 非肥胖患者 PP 基因型血脂紊乱较 X/A 基因型严重，即 X/A 基因型者不易发生血脂紊乱；X/A 基因型者大血管发病的危险度降低，但相关的程度以及是否有其他因素的影响还需要进一步研究。相关性分析提示：T2DM 患者中 PPAR-γ2 P12A 基因多态性与肥胖的发生无关。

【参考文献】

[1] 张安玉. 糖尿病的流行形势及其防治的有关问题[J]. 中国慢性病预防与控制，2005，13（6）：257-259.

[2] Auwerx J. PPAR theultimatethriftygene[J]. Diabetologia，1999，42（1）：10-11.

[3] Rosen ED，Sarraf P，Troy AE，et al. PPARgammaisrequiredforthe differentiation of adiposetissueinvivoandinvitro[J] . MolCell，1999，4（4）：611-617.

[4] Toshimasa Y，Iunji K，Hironori W，et al. Themechanisms by which bothheterozy gousperoxisome proliferator-activatedreceptorg-ammadeficiency and PPAR agonistimproveinsulin resistance [J]. J Biol Chem，2001，276（44）：41245-41254.

[5] Memisoglu A，Hu FB，Hankinson SE，et al. SCD：Prospectivestudy of the associationbetween the Proto Alacondon12 polymorphisminthe PPARgammageneandtype2 diabetes[J]. DiabetesCare，2003，26（10）：2915-2917.

[6] 罗敏.核转录因子 PPARγ 与肥胖、糖尿病的临床联系及进展[J] .辽宁实用糖尿病杂志，2001，9（2）：49-51.

第六章　基因多态性与甲状腺疾病的关系

第一节　包头地区 TGF-β_1 基因+869T/C 多态性与甲状腺疾病关系的研究

李俊峰　魏　枫　付福山　冀　军　柴虎林　于跃利　陈　涛

【摘要】 **目的** 研究转化生长因子 β_1（TGF-β_1）+869T/C 基因多态性与甲状腺疾病的相关性。**方法** 采用序列特异性引物聚合酶链反应（PCR-sequence specific primers，PCR-SSP）方法，检测 34 例结节性甲状腺肿伴甲亢患者，33 例毒性甲状腺腺瘤患者，84 例 Graves 病患者，92 例桥本甲状腺炎患者，120 例正常对照组的 TGF-β_1+869T/C 基因多态性。**结果** 1. TGF-β_1 +869T/C 基因型及等位基因频率分布在结节性甲状腺肿伴甲亢、毒性甲状腺腺瘤与正常对照间差异有统计学意义（$P<0.05$）。2. 结节性甲状腺肿伴甲亢与毒性甲状腺腺瘤合称甲亢有结节组，其基因型及 C 等位基因频率分布与单纯 Graves 病组比较差异有统计学意义（$P<0.05$）。3. 有结节的 HT 组的 TGF-β_1+869T/C 基因型及 C 等位基因频率分布与无结节的 HT 组比较差异有统计学意义（$P<0.05$）。**结论** TGF-β_1+869T/C 基因可能与结甲伴甲亢、毒性腺瘤的发病有关，而与 GD、HT 发病无关；C 等位基因可能是包头地区汉族人群中结节性甲状腺肿伴甲亢、毒性甲状腺腺瘤的易感因素之一。CC 基因型与 C 等位基因可能与甲状腺疾病中的结节存在相关性。

【关键词】 转化生长因子 β_1；序列特异性引物聚合酶链反应；甲状腺结节

Association of TGF-β_1 Gene +869T/C Polymorphism with Thyroid Disease in Baotou

Li Junfeng　Wei Feng　Fu Fushan　Ji Jun　Chai Hulin　Yu Yueli　Chen Tao

【Abstract】 **Objective** analysis the relationship between transforming growth factor β_1（TGF-β_1）+869T/C gene polymorphism and thyroid disease. **Methods** 34 cases of nodular goiter with hyperthyroidism, 33 cases of patients with toxic thyroid adenoma, 84 cases of Graves patients, 92 cases of patients with Hashimoto's thyroiditis and 120 cases of normal control group of TGF-β_1+869T/C gene polymorphism were detected by PCR-sequence specific primers（PCR-SSP）. **Results** The distribution of TGF-β_1 +869 T/C genotype and allele frequency in nodular goiter with hyperthyroidism and toxic thyroid adenoma has a significant difference in the normal control group($P<0.05$). Nodular goiter with hyperthyroidism and toxic thyroid adenoma are collectively known as nodular hyperthyroidism group.There is a significant difference between the distribution of genotype and C allele frequency with simple Graves disease group（$P<0.05$）.There are a significant difference between the distribution of nodules HT group TGF-β_1 869T/C genotype and C allele frequency with the non-nodules HT group（$P<0.05$）.**Conclusion** TGF-β_1 +869T/C gene may be related to the incidence of nodular goiter with hyperthyroidism and toxic thyroid adenoma，and not to Graves disease and HT. C allele may be one of the predisposing factors in Chinese Han population baotou with hyperthyroid nodular goiter，toxic thyroid adenoma. CC genotype and C allele may be associated with nodular in thyroid disease .

【Key words】 Transforming growth factor-β_1（TGF-β_1）；PCR-sequence specific primers（PCR-SSP）；Thyroid nodule

转化生长因子-β_1（TGF-β_1）在介导和维持抑制某些自身抗体的耐受性等方面，有着十分重要的作用[1]。TGF-β_1 可抑制 T、B 细胞的增殖和 T 细胞毒性的产生。此外，TGF-β_1 还可以抑制细胞因子的产生并减少由 IFN-γ 诱导的 HLA-II 的表达。TGF-β_1 基因中 CC 基因型被报告与高血压有关[2]，而 T 等位基因能够增加骨质疏松、男性心肌梗死和类风湿关节炎的风险。此外，Mysliwiec[3]的研究结果也表明血清 TGF-β_1 浓度与 GD 的易感性无关。本研究采用序列特异性引物聚合酶链反应（PCR-SSP）方法技术，探讨 TGF-β_1 基因多态性与包头地区汉族人群甲状腺结节患者之间是否存在相关性，检测包头地区汉族甲状腺疾病的人群+869T/C 基因多态性，以探讨甲状腺疾病的发病机制，为临床研究及治疗提供新的线索及理论依据。

1. 材料与方法

1.1 研究对象 实验组：2007 年 7 月～2009 年 2 月期间就诊的内蒙古包头地区汉族甲状腺疾病患者，共 243 例（45 男，198 女），平均年龄（37.34±17.35）岁，结节性甲状腺肿伴甲亢患者 34 例，毒性甲状腺腺瘤患者 33 例，Graves 病患者 84 例，桥本甲状腺炎患者 92 例。正常对照组：选取来自内蒙古包头地区汉族无血缘关系的健康体检者 120 例（37 男，83 女）平均年龄（36.18±10.33）岁。所有受试对象均需排除合并其他自身免疫性疾病。

1.2 引物设计与合成 参照 GenBank TGF-β_1 基因序列数据库（序列号 BC022242）资料及引物设计软件 Primer Premier 5.0 设计引物。根据文献报道合成一对引物作为内对照，用来检测 β-actin 的基因转录产物。经计算机检索，保证与非扩增区无同源性。由上海生物工程技术有限公司合成（表 6-6-1）。

表 6-6-1 TGF-β_1 基因及质量控制的引物序列

基因多态性	引物序列	产物片段长度（bp）
+869T/C	R：5′-tcc gtg gga tac tga gac ac-3′	
	F1：5′-agc agc ggt agc agc agc a-3′	T：241
	F2：5′-gca gcg gta gca gca gcg-3′	C：241
β-actin	R：5′-gag cta cga gct gcc tga cg-3′	416
	F：5′-cct aga agc att tgc ggt gg-3′	

1.3 基因组 DNA 提取：采用碱裂解法提取基因组 DNA，PCR 反应体系（25μl）：10×PCR 缓冲液 2.5μl，$Mgcl_2$2.5μl，dNTP（10mM）0.5μl，上下游引物（10μM）各 1.25μl，

TaqDNA 聚合酶 1U，模板 DNA3μl，消毒去离子水 13.9μl。置热循环仪（PTC-51DNA 温度环器）中预变性 94℃ 120s，再按下列程序循环 35 次，即变性 94℃ 25s，退火 63℃ 35s，延伸 72℃45s，终末延伸限 72℃ 10min。PCR 产物鉴定：取 10μl PCR 产物，上样于 2%琼脂糖凝胶中电泳。电压 110V 于 1×TBE 电泳缓冲液中电泳 20min，取 MarkerI 作标记，在凝胶成像系统上观察结果。

1.4　统计学分析：运用 Hardy-weinberg 平衡规律检验样本的群体代表性，运用 SPSS13.0 统计软件包进行数据处理，取 α=0.01 为显著性检验水准，$P<0.05$ 认为差异有统计学意义。用 χ^2 检验分析各组间基因型、等位基因分布频率有无差异。用 Logistic 回归分析方法分析 TGF-β_1+869T/C 基因与疾病的相关性。用方差分析检验分析各实验组不同基因型间的人口学特征及临床指标（TT3、TT4、FT3、FT4、TSH、TgAb、TPO）的水平有无差异。

2. 结果

2.1　TGF-β_1 基因+869T/C 多态性分型：TGF-β_1 基因+869T/C 多态性检测，根据特异性扩增产物的存在与否，可区分 3 种基因型即 TT 型、CC 型、TC 型，片段长度为 241bp（图 6-6-1）。

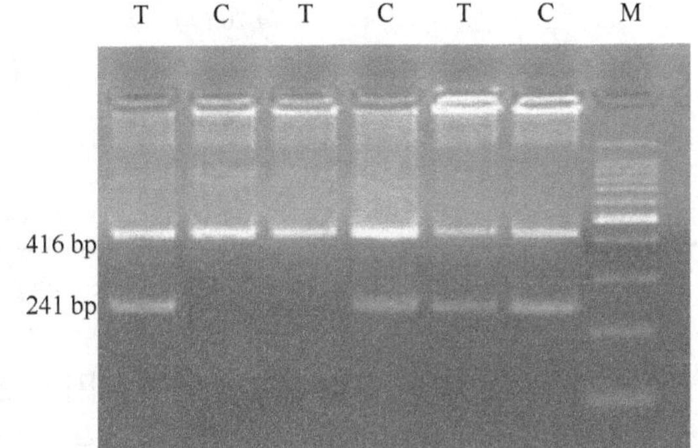

图 6-6-1　部分样本 TGF-β_1+869T/C 基因型 PCR 产物琼脂糖凝胶电泳检测结果

上图左起，第 1、2 泳道为 TT 基因型；第 3、4 泳道为 CC 基因型；第 5、6 泳道为 TC 基因型；第 1～6 泳道 416bp 的条带为内参 β-actin；第 7 泳道为 100bp DNA Marker

2.2　基因型及等位基因频率分布比较

2.2.1　各实验组与正常对照组基因型及等位基因频率分布比较：结节性甲状腺肿伴甲亢组、毒性甲状腺腺瘤组的 TGF-β_1+869T/C 基因型及等位基因频率分布与正常对照组比较差异有统计学意义（$P<0.05$）；Graves 病组、HT 组的 TGF-β_1+869T/C 基因型及等位基因频率分布与正常对照组比较均无统计学意义（$P>0.05$）（表 6-6-2）。

表 6-6-2　各实验组与正常对照组基因型及等位基因频率分布

组别	例数	基因型构成（例数%）			等位基因频率（%）	
		TT	TC	CC	T	C
结甲	34	7 （20.59）	11 （32.35）	16* （47.06）	25 （36.76）	43▲ （63.24）
腺瘤	33	8 （24.24）	11 （33.33）	14** （42.42）	27 （40.91）	39▲▲ （59.09）
GD	84	23 （27.38）	45 （53.57）	16 （19.05）	91 （54.17）	77 （45.83）
HT	92	25 （27.17）	46 （50.00）	21 （22.83）	96 （52.17）	88 （47.83）
对照	120	31 （25.83）	69 （57.50）	20 （16.67）	131 （54.58）	109 （45.42）

*χ^2=13.989，P=0.001，OR=3.543；95%CI：1.238～10.136；**χ^2=10.644，P=0.005，OR=2.712；95%CI：0.964～7.634；▲χ^2=6.731，P=0.009，OR=2.067；95%CI：1.187-3.599；▲▲χ^2=3.879，P=0.049，OR=1.736；95%CI：0.999～3.017

2.2.2　按甲状腺结节分层后各组基因型及等位基因分布频率比较：结节性甲状腺肿伴甲亢与毒性甲状腺腺瘤合称甲亢有结节组，单纯 Graves 病作为甲功亢进但无结节的对照组。甲亢有结节组的基因型及等位基因频率分布与 Graves 病组比较差异有统计学意义（$P<0.05$）（表 6-6-3）。

表 6-6-3　甲亢有结节组与单纯 Graves 病组的基因型及等位基因频率分布

组别	例数	基因型构成（例数%）			等位基因频率（%）	
		TT	TC	CC	T	C
甲亢有结节	67	15 （22.39）	22 （32.84）	30* （44.78）	52 （38.81）	82** （61.19）
结甲	34	7 （20.59）	11 （32.35）	16 （47.06）	25 （36.76）	43 （63.24）
腺瘤	33	8 （24.24）	11 （33.33）	14 （42.42）	27 （40.91）	39 （59.09）
GD	84	23 （27.38）	45 （53.57）	16 （19.5）	91 （54.17）	77 （45.83）

*χ^2=12.080，P=0.002，OR=2.875；95%CI：1.181～6.998；**χ^2=7.055，P=0.008，OR=2.000；95%CI：1.265～3.161

2.2.3　HT 有结节与 HT 无结节基因型及等位基因分布频率比较：有结节的 HT 组的 TGF-β_1 +869T/C 基因型及等位基因频率分布与无结节的 HT 组比较差异有统计学意义（$P<0.05$）（表 6-6-4）。

表 6-6-4　HT 有结节与 HT 无结节的基因型及等位基因频率分布

组别	例数	基因型构成（例数%）			等位基因频率（%）	
		TT	TC	CC	T	C
HT 有结节	32	8 （25. 00）	11 （34.38）	13* （40.63）	27 （42.19）	37** （57.81）
HT 无结节	60	17 （28.33）	35 （58.33）	8 （13.33）	69 （57.50）	51 （42.50）

*χ^2=9.047，P=0.011，OR=3.453；95%CI：1.022～11.665；**χ^2=3.922，P=0.048，OR=1.854；95%CI：1.003～3.426

2.3　各基因型间人口学特征及临床指标的比较：各实验组不同基因型间的年龄、血清 TT3、TT4、FT3、FT4、TSH、TgAb、TPO 水平均无统计学意义（$P>0.05$）。

3. 讨论

甲状腺结节常是甲状腺疾病的首要或者唯一的临床表现，其在人群中患病率为 4%～7%。甲状腺结节的病因复杂，可以是炎症、退行性变、自身免疫性疾病或肿瘤。目前，临床上习惯将甲状腺结节分为肿瘤性和非肿瘤性两类，非肿瘤性结节包括甲状腺炎、结节性甲状腺肿等，肿瘤性结节又有良恶性之分。不同病因的甲状腺结节治疗方法不同，准确鉴别甲状腺结节的性质，对于正确治疗具有重要的临床意义[4、5]。

人类的 TGF-β_1 基因定位于 19q13，其 mRNA 前体由 7 个外显子和 6 个内含子组成，具有 8 个常见基因多态性位点。其中 3 个位于在 TGF-β_1 基因 5′末端启动子区域（–988C/A、

–800G/A、–509C/T），有 3 个位于编码区（包括第 1 外显子区+869T/C、+915G/C 突变和第 5 外显子区+788C/T 位点）。杨再兴[6]等研究表明，在中国人群中，TGF-β_1 基因–509 和+869 两个位点存在基因多态性，这与 Kim[7]等的研究相一致。

在 TGF-β_1 的信号肽顺序中，第 10 位氨基酸位点上亮氨酸被替换为脯氨酸可以影响其分泌[8]；其原因是由于发生 T/C 的转换，亮氨酸被脯氨酸取代，使信号肽的极性和空间构象发生改变，使 TGF-β_1 前体蛋白质信号肽水解为成熟 TGF-β_1 的速率加快，血清 TGF-β_1 浓度增高。在 TGF-β_1 分泌上，脯氨酸（+869C 等位基因）比亮氨酸（+869T 等位基因）高 2.8 倍。此外，CC 基因型个体的血清 TGF-β_1 浓度要高于 TT 及 TC 基因型[9]。

Asmis[10]等在观察体外培养的人结节性甲状腺肿细胞时，发现大部分细胞的生长不被 TGF-β 抑制，其机制与 TGF-β 受体数下调、受体突变及受体激活后信号传导通路的改变有关。研究结果显示，对 TGF-β 抵抗的甲状腺细胞的增殖是多发性、结节性甲状腺肿的发病机理之一。此外，由于升高的 TGF-β_1 可上调纤溶酶原活化物抑制剂和金属蛋白酶组织抑制因子、结缔组织生长因子的合成，下调基质金属蛋白酶，阻止新合成的细胞外基质降解，故认为，在缺碘和硒诱导的鼠甲状腺肿中 TGF-β_1 还参与碘致甲状腺纤维化过程。

最近有报道指出，TGF-β_1 可转化 $CD4^+$、$CD25^-$T 淋巴细胞为 $CD4^+$、$CD25^+$ $FoxP3^+$调节 T 细胞[11]。TGF-β_1 不足可限制 Treg 的抑制性作用，导致自身免疫反应[12]。在 TGF-β_1+869C 等位基因的 HT 患者中，Treg 最小化的调控作用，可能会引起甲状腺的高自身免疫性破坏。

TGF-β_1 抑制细胞毒性 T 淋巴细胞的活性，因此，增加的 TGF-β_1 可能会抑制甲状腺 T 细胞毒性，保护性的抑制+869C 等位基因的 HT 患者甲状腺功能减退的过程。而在 GD 中，CC 基因型的频率与疾病的严重程度存在相关性。与 HT 相反，TGF-β_1 可能会增加 GD 的难治性和严重程度。TGF-β_1 在 GD 及 HT 的疾病严重程度方面的作用不同，而其原因至今未明，有可能是由于二者不同的恶化机制。细胞介导细胞毒反应加剧 HT；而抗体则使 GD 恶化[13]。本研究显示，包头地区汉族健康对照组人群中的 TGF-β_1 基因型在+869T/C 位点以 TC 型为主约占 57.50%，TT 约占 25.83%，CC 约占 16.67%；且该基因与包头地区汉族人群 GD、HT 发病无关，与结节性甲状腺肿伴甲亢、毒性甲状腺腺瘤患者尤其是女性患者发病相关。推测 TGF-β_1+869T/C 基因的 C 等位基因可能是包头地区汉族人群结节性甲状腺肿伴甲亢、毒性甲状腺腺瘤的易感因素。TGF-β_1+869T/C 基因与结甲、腺瘤伴甲亢的发病存在相关性；与有结节的 HT 存在相关性；提示 C 等位基因可能是结节性甲状腺疾病的危险因素之一。

【参考文献】

[1] 刘超，唐伟. 甲状腺结节和甲状腺癌的临床诊治研究[J]. 中国实用内科杂志，2007，9：1331-1333.

[2] Rivera MA，Echegaray M，Rankinen T，et al. TGF-β_1 gene-race interaetions for resting and exercise blood pressure in the HERITAGE Family Study[J].J Appl Physiol，2001，9：1808-1813.

[3] Mysliwiec J，Kretowski A，Stepien A，et al. Interleukin 18 and transforming growth factor β_1 in the serum of patients with Graves'ophthalmopathy treated with corticosteroids[J]. Int Immunopharmacol，2003，3：549-552.

[4] 陈灏珠. 实用内科学. 第 12 版. 北京：人民卫生出版社，2005：1129-1169.

[5] 《中国甲状腺疾病诊治指南》编委会. 中国甲状腺疾病诊治指南.中华医学会内分泌学会，2008，60-64.

[6] 杨再兴，王皓，高春芳，等，转化生长因子 β_1 基因多态性对乙型肝炎肝硬化的影响[J]. 中华医学杂志，2005，85(15)：1021-1026.

[7] Kim JY，Lee HS，Im JP，et al.Association of transforming growth factor beta1 gene polymorphisms with a epatocellular carcinoma risk in patients with chronic hepatitis B virus infection[J].Exp MolMed，2003，35：196-202.

[8] Dunning AM, Ellis PD, McBride S, et al. A transforming growth factor beta1 signal peptide variant increases secretion in vitro and is associated with increased incidence of invasive breast cancer[J].Cancer Res，2003，63：2610-2615.

[9] Yokota M, Ichihara S, Lin TL, et al. Association of a T29→C polymorphism of the transforming growth factor-b1 gene with genetic susceptibility to myocardial infarction in Japanese[J]. Circulation，2000，101：2783-2787.

[10] Amis LM，Kaempf J，Gruenigen CV，et al. Acquired and naturally occurring resistance of thyroid follicular cells to the growth inhibitory action of transforming growth facto-β_1（TGF-β_1）[J]. J Endocrinol，1996，149：485-496.

[11] Wan YY，Flavell RA. Identifying Foxp3-expressing suppressor T cells with a bicistronic reporter[J]. Proc Natl Acad Sci USA，2005，102：5126-5131.

[12] Aoki CA，Borchers AT，Li M，et al. Transforming growth factorb（TGF-β）and autoimmunity[J]. Autoimmun Rev，2005，4：450-459.

[13] H Yamada，M Watanabe，T Nanba，et al. The +869T/C polymorphism in the transforming growth factor-β_1 gene is associated with the severity and intractability of autoimmune thyroid disease[J]. British Society for Immunology，Clinical and Experimental Immunology，2008，151：379-382.

第二节　TRAIL 基因多态性与甲状腺疾病的临床试验研究

张永红　魏　枫　苏日娜　柴虎林　于跃利　魏翠英

【摘要】　目的　探讨细胞凋亡因子（TRAIL）1525 位点基因多态性在中国汉族包头地区人群中的分布及其与甲状腺疾病的相关性。**方法**　选择 272 例均参照 2008 年《中国甲状腺疾病诊治指南》确诊甲状腺疾病患者和 78 例正常对照组作为研究对象，应用聚合酶链式反应-限制性内切酶片段长度多态性（PCR-RFLP）方法对上述患者进行多态性检测。组间等位基因及基因型频率的比较用卡方检验，组间计量资料比较用方差分析。**结果**　1. 结节组包括结节性甲状腺肿组、腺瘤组与对照组 TRAIL 基因 1525 位点多态性比较均具有显著性差异（$P<0.05$）；但结节的大小在各基因型间比较无显著性差异（$P>0.05$）。2. 按性别分层后发现，各实验组女性患者与对照组女性间 TRAIL 基因 1525 位点基因型频率分布比较，具有显著性差异（$P<0.05$）。3. Graves 病组中合并突眼与否及桥本甲亢与桥本甲减组 TRAIL 基因多态性分布组间比较，差异无统计学意义（$P>0.05$）。**结论**　TRAIL 基因 1525 位点多态性与甲状腺疾病明显相关，提示 TRAIL 基因可能参与了甲状腺疾病的病理生理过程。

【关键词】　TRAIL；甲状腺疾病；基因多态性

Clinical Trials about Gene Polymorphism of TRAIL and Genes and Thyroid Disease

Zhang Yonghong　Wei Feng　Su Rina　Chai Hulin　Yu Yueli　Wei Cuiying

【Abstract】　Objective　Probe in TRAIL +1525 G /A gene polymorphism in patients with thyroid disease；Systematical research on the relation between individual gene polymo-rphism and thyroid diseases in chinese patients of baotou area. **Method**　272 patients with thyroid disease diagonosed according to 2008 year about guidance of thyroid diease for treatment and diagonose in china and 78 healthy control subjects . TRAIL gene 1525 polymorphism was typed by（PCR-RFLP）.Alleles and genotypes were assessed by chi-squaretest，and measurement data of interclass by analyzed with variance test. **Results** 1. The comparision of the genotype distributions among nodular goiter group，adenoma group and healthy control were significantly different（$P<0.05$）; But the relationship of nodule size with distribution of genotype frequencies was not statistic-ally significant（$P<0.05$）. 2. Stratified by gender and found that TRAIL +1525 G /A locus genotype frequency distribution among female patients of each experimental groups and healthy women'group were significantly different（$P<0.05$）. 3. In Graves disease，TRAIL genotype and allele frequency distribution between groups combined with proptosis or not，the difference was not statistically significant（$P<0.05$），These results are equally applicable to Hashimoto's thyroiditis group between hypothyroidi-sm or hyperthyroidism（$P>0.05$）. **Conclusion** TRAIL gene 1525 polymorphism was significantly associated with thyroid disease，suggesting that TRAIL gene may be involved in the pathophysiology of thyroid disease.

【**Key words**】 TRAIL；Thyroid disease；Gene polymorphism

近年来，随着人们生活饮食结构的变化，甲状腺疾病的发病率有进一步增高的趋势，严重影响了人们的生活水平，已成为全球普遍关注的医学问题和社会问题。甲状腺疾病包括结节性甲状腺肿、甲状腺瘤、自身免疫性甲状腺疾病和甲状腺癌等多种疾病。目前研究认为，甲状腺疾病的发病机制系多因素所致，如由遗传、放射、免疫、地理环境因素、碘缺乏、化学物质刺激及内分泌变化等多方面综合刺激所致。近年来细胞凋亡进入了人们的视线，细胞凋亡的正常与否与多种疾病密切相关，细胞凋亡对机体生长发育，维持自稳态，免疫系统对自身抗原的免疫耐受起重要作用，细胞凋亡过度或减少都可导致疾病的发生。目前，凋亡因子在甲状腺疾病的病理过程中的作用，引起许多学者的关注。

肿瘤坏死因子相关凋亡诱导配体（TNF related apoptosis inducing ligand，TRAIL，Apo-2L）及其受体（TRAILR）是新近发现的介导细胞凋亡的信号分子，它们相互结合启动细胞内信号转导，诱导细胞发生凋亡，在机体的免疫调节和肿瘤细胞凋亡及维护机体组织细胞稳态方面起重要的作用。研究表明，细胞凋亡不仅维持甲状腺滤泡上皮细胞的自稳态，同样在自身免疫性甲状腺疾病的破坏机制和增殖性甲状腺疾病的细胞死亡中也起重要作用[1]，同时 TRAIL 具有诱导多种肿瘤细胞凋亡，而对正常细胞基本无影响特殊功能[2]，故自发现以来一直被视为极具潜力的特异性抗肿瘤分子。

目前国内有人用免疫组化和酶联免疫吸附试验方法显示 TRAIL 或 sTRAIL 在自身免疫性甲状腺疾病和甲状腺癌中都呈现特征性表达或升高，但关于 TRAIL 单核苷酸多态性与甲状腺疾病之间的关系国内外尚未见报道，因此，本研究对中国包头地区的汉族人群中甲状腺疾病患者和正常对照者进行 TRAIL 基因 1525 位点多态性检测，旨在从基因水平上评估 TRAIL 在甲状腺疾病的发病机制中的作用。

1　材料与方法

1.1　研究对象：选取 2007 年 9 月～2009 年 9 月在包头医学院第一附属医院确诊内蒙古包头地区就诊的甲状腺疾病患者 272 例，男 94 例、女 178 例，平均年龄为（41.05±14.42）

岁，诊断均符合 2008 年《中国甲状腺疾病诊治指南》标准。正常对照组 78 例，男 37 例、女 41 例，平均年龄为（42.35±16.52）岁。所有受试对象均需排除合并其他自身免疫性疾病且均无血缘关系。

1.2 主要试剂：Taq DNA 聚合酶 2.5U/ml（RoadGen 诺德金生物科技有限公司），MAKER、琼脂糖、限制性内切酶 RsaI、10xPCR Buffer[100mMKcl，80mM（NH_4）$_2SO_4$]，100mMTris-HCl（pH9.0）NP-40（上海生物工程技术有限公司，Chinese）。

1.3 TRAIL 基因 1525 位点多态性基因型分析。

1.3.1 外周血 DNA 的提取：所有受试患者及健康对照者均禁食 8h 后清晨空腹采 2ml 静脉血，加入 EDTA（乙二胺四乙酸二钠，EDTA•NAZ•H20）抗凝用于提取基因组 DNA（步骤参照说明书进行）。

1.3.2 PCR 扩增目的基因片段：根据 GenBank 中 TRAIL 基因核苷酸序列 Aceession（NOU3751）资料及软件 Primer Premier 5.0 设计引物。用于扩增 TRAIL+1525G/A 位点的引物（由上海生物工程技术有限公司合成，Chinese）序列如下：

上游：5′-AACATCTTCTGTCTTTATAATC-3′

下游：5′-AAATAACACGTACTTACTGAAG-3′

PCR 扩增条件：94℃ 3 分钟预变性，然后 94℃ 30 秒，48℃ 55 秒，72℃ 45 秒，共 30 个循环，最后 72℃延伸 10 分钟。整个 PCR 循环过程共历时 3 小时，扩增产物为 484bp。

1.3.3 RFLP 分析：取 PCR 扩增产物 12μl，加入限制性内切酶 Rsal1μl，于 65℃水浴 3 小时，用 2%琼脂糖凝胶电泳分离，溴化乙啶染色，以 UVP-凝胶成像系统观察和分析结果。

1.4 统计学分析：TRAIL 基因 1525 位点基因型数目用直接计数法计数，并据此计算每组基因型频率和等位基因频率，以 Hardy-weinberg 平衡规律检验分析病例组与对照组样本的群体代表性。用 SPSS13.0 统计软件进行统计分析，Logistic 回归分析方法分析 TRAIL 基因 1525 位点多态性与疾病的相关性，计数资料用 χ^2 检验，$P<0.05$ 认为差异有统计学意义。

2 结果

2.1 TRAIL 基因 1525 位点基因型的 Hardy-Weinberg 平衡检测

各实验组与正常对照组的基因型频率均符合 Hardy-Weinberg 平衡法则，证实本实验所取样本均具有群体代表性，χ^2 检验 $P<0.05$，表明资料代表性好。且该位点等位基因突变情况与酶切结果一致，说明 PCR-RFLP 分析基因型方法比较可靠。

2.2 TRAIL 基因 1525 位点多态性酶切结果分析

基因组 DNA 经 PCR 扩增后 TRAIL 目的基因片段为 484bp。内切酶 Rsal 酶切后有三种情况，若有 473bp、1lbP 两种 DNA 序列，则该位点为纯合子 GG 基因型；若有 286 bp、187bp、11bp 三种 DNA 序列，则该位点为突变纯合子 AA 基因型；若有 473bp、286bp、187bP、11bp 四种 DNA 序列，则该位点为杂合子 GA 基因型（图 6-6-2）（llbp 条带观察不到，但并不影响结果的判定）。

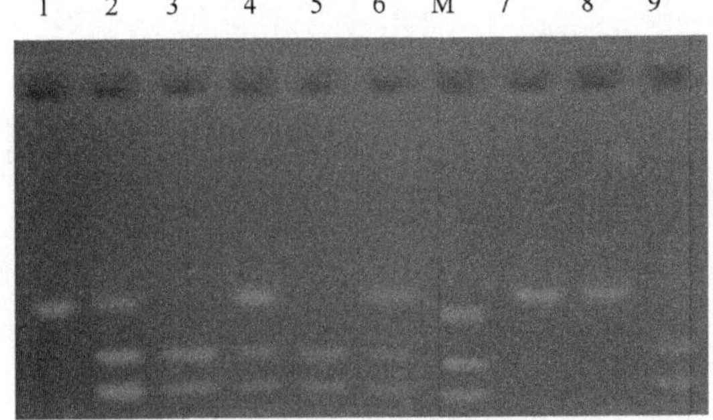

图 6-6-2　TRAIL 基因 1525 位点 RsaI 酶切电泳图

1、7、8 泳道为 GG 基因型；2、4、6 为 AG 基因型；3、5、9 泳道为 AA 基因型；M 泳道为 Maker 标记

2.3　各实验组 TRAIL 基因 1525 位点多态性分析

2.3.1　与健康对照组比较显示，结节组包括结节性甲状腺肿组、腺瘤组 1525 位点基因型和 G 等位基因频率分布均明显高于健康对照组，具有显著性差异（$P<0.05$），但结节的大小在各基因型间比较差异无统计学意义（$P>0.05$）（表 6-6-5）。

表 6-6-5　各实验组与正常对照组基因型与等位基因频率分布的比较

组别	n	基因型（频率）				等位基因（频率）		
		GG	AG	AA	P_1	G	A	P_2
结甲	67	27（40.3%）	30（44.8%）	10（14.9%）	0.006*	84（62.7%）	50（37.3%）	0.023*
GD	76	19（25.0%）	43（56.6%）	14（18.4%）	0.411	81（54.0%）	71（46.0%）	0.490
HT	71	19（26.8%）	41（57.7%）	11（15.5%）	0.325	79（55.6%）	63（44.4%）	0.279
腺瘤	58	26（44.8%）	22（38%）	10（17.2%）	0.001*	74（63.8%）	42（36.2%）	0.018**
对照	78	13（16.7%）	51（65.4%）	14（17.9%）		77（49.4%）	79（50.6%）	

注：与正常对照组比较 *$P<0.05$；OR*=1.724，95%CI：1.077～2.758；OR**=1.808 95%CI：1.105～2.956

2.3.2　按性别分层后发现，结节性甲状腺肿组、腺瘤组、Graves 病组、桥本甲状腺炎组的女性患者与健康对照组女性间 TRAIL 基因 1525 位点基因型频率分布的比较，具有显著性差异（P=0.001，P=0.001，P=0.042，P=0.021；$P<0.05$），其中结节性甲状腺肿组女性患者 G 等位基因频率明显高于健康对照女性组（P=0.011，$P<0.05$）（表 6-6-6）。

2.3.3　Graves 病组中合并突眼与否与 TRAIL 基因型和等位基因频率分布比较，差异无统计学意义（$P>0.05$）；桥本甲亢与桥本甲减 TRAIL 基因型和等位基因频率分布比较，差异无统计学意义（$P>0.05$）（表 6-6-7）。

3　讨论

肿瘤坏死因子相关凋亡诱导配体（TRAIL）又称为 Apo2L（ligand），是介导细胞凋亡的信号分子，1995 年由 Wiley 发现、1996 年 Pitti 等[3]分离并鉴定的 TNF 超家族成员，由 281 个氨基酸组成的蛋白质。TRAIL 与 TRAIL 受体（TRAILR）结合后，通过胞内信号传导通路，发挥其生物学功能。

表 6-6-6　各实验组及正常对照组不同性别的基因型频率分布

组别		n	基因型					等位基因			
			GG	AG	AA	组内 P	组间 P	G	A	组内 P	组间 P
结甲						0.834				0.825	
	男	22	8（36.4%）	11（50.0%）	3（13.6%）		0.752	27（61.4%）	17（38.6%）		0.526
	女	25	19（42.2%）	19（42.2%）	7（15.6%）		0.001*	57（63.3%）	33（36.7%）		0.011*
GD						0.508				0.290	
	男	34	7（20.6%）	19（55.9%）	8（23.5%）		0.674	33（48.5%）	35（51.5%）		0.413
	女	42	12（28.6%）	24（57.1%）	6（14.3%）		0.042*	48（57.1%）	36（42.9%）		0.088
HT						0.408				0.266	
	男	15	2（13.3%）	10（66.7%）	3（20.0%）		0.568	14（46.7%）	16（53.3%）		0.419
	女	56	17（30.4%）	31（55.4%）	8（14.2%）		0.021*	65（58.0%）	47（42.0%）		0.052
腺瘤						0.736				0.151	
	男	23	10（43.5%）	10（43.5%）	3（13.0%）		0.421	30（65.2%）	16（34.8%）		0.288
	女	35	14（40.0%）	12（34.3%）	9（25.7%）		0.001*	40（57.1%）	30（42.9%）		0.104
对照											
	男	37	10（27.0%）	21（56.8%）	6（16.2%）						
	女	41	3（7.3%）	30（73.2%）	8（19.5%）						

注：与正常对照组比较 $^{*}P<0.05$，OR* = 2.207，95% CI：1.197～4.068

表 6-6-7　桥本甲状腺炎组中甲亢与甲减及 Graves 病组突眼与否基因型及等位基因频率分布

	桥本甲亢	桥本甲减	P	突眼	无突眼	P
	n=31	n=40		n=32	n=44	
基因型频率			P=0.179			P=0.587
GG	2（6.45%）	9（22.5%）		4（12.5%）	9（20.5%）	
AG	20（64.5%）	21（52.5%）		20（62.5%）	23（52.3%）	
AA	9（29.0%）	10（25.0%）		8（25.0%）	12（27.3%）	
等位基因频率			P=0.232			P=0.728
G	24（38.7%）	49（54.4%）		28（43.8%）	41（46.6%）	
A	38（61.3%）	41（45.6%）		36（56.2%）	47（53.4%）	

注：各组之间的比较 $P>0.05$，无统计学意义

目前已有研究表明，人体许多组织都对 TRAIL 诱导的凋亡敏感，如人肝细胞、胸腺、神经细胞、甲状腺细胞等都对 TRAIL 诱导的凋亡敏感[4]。新近发现 TRAIL 可促进肝脂肪变，调节脂质代谢，其与肥胖、LDL、FFA 等的相关性研究均有报道[5]。TRAIL 也被认为是免疫调节因子[6]，参与机体的免疫调节、免疫自稳及免疫监视，并对病毒感染性疾病、自身免疫性疾病等都有一定的作用[8]。有关 TRAIL 多态性与疾病的关系，目前国外报道的有 TRAIL 启动子及 TRAIL 第五外显子 3'-UTR 区有多发性硬化症的致病基因型[9]。其与甲状腺疾病的关系如下：

3.1　非毒性结节甲状腺肿是一种非自身免疫性甲状腺疾病，研究显示[10]，正常甲状腺组织和非毒性甲状腺肿都存在低水平的细胞凋亡，而且凋亡水平接近。甲状腺结节的形成是由甲状腺细胞增生和细胞死亡的不均衡性而致。本研究结果显示，结节性甲状腺肿组和腺瘤组与正常对照组 TRAIL 基因 1525 位点的基因型频率和等位基因频率比较，具有显著性差异。（结甲组 VS 对照组：基因型频率比较 $\chi^2=9.176$，$P=0.006$，等位基因频率比较 $\chi^2=5.185$，$P=0.023$；腺瘤组 VS 对照组：基因型频率比较 $\chi^2=9.806$，$P=0.001$，等位基因频率比较 $\chi^2=5.809$，$P=0.018$。）在结节性甲状腺肿组、腺瘤组 TRAIL 基因 1525 位点 GG 基因型构成比高于正常对照组，用 Logistic 回归分析方法显示：结节性甲状腺肿组 G 等位基因明显高于对照组（$P=0.023$，$P<0.05$；OR=1.724，CI：1.077～2.758），腺瘤组 G 等位基因明显高于对照组（$P=0.018$，$P<0.05$；OR=1.808，CI：1.105～2.956），即携带 GG 基因型的人不论性别均易患结节性甲状腺疾病。实验同时对携带不同基因型的结节性甲状腺肿患者的结节大小作统计学分析后，结果显示无显著性差异（$P>0.05$），即携带基因型的不同与结节的大小没有关系。

3.2　细胞凋亡是自身免疫性疾病中是一个很重要的病理过程，在 Graves 病（GD）和桥本甲状腺炎（HT）患者甲状腺组织这一过程已被证实[11]。浸润淋巴细胞局部分泌细胞因子，诱导 Fas/TRAIL 死亡分子的不适当表达及凋亡控制蛋白 Bcl-2 下调，从而导致自身免疫性甲状腺炎中特征性的甲状腺细胞破坏。甲状腺细胞在炎性细胞因子的作用下，可自行诱导 TRAIL 受体的表达，促进甲状腺细胞的凋亡，导致甲状腺炎的发生。

在本实验用单核苷酸多态性分析，结果显示 HT 女性患者的 GG 基因型表达率相对正常对照女性人群的比例增高，有显著性差异（$P<0.05$）。因为 HT 患者甲状腺是逐步的破

坏过程，随着病程的进展甲状腺腺体破坏增多，分泌甲状腺素的功能降低，后来表现为甲减的症状。这与我们的结果一致，即 HT 甲亢和 HT 甲减与基因型和等位基因频率分布无显著性差异（$P>0.05$）。即 HT 在甲状腺功能亢进和甲状腺功能减退为同一病症的不同病理过程，与携带的基因型没有关系。

3.3　在 Graves 病中，随甲状腺激素浓度的增加体外培养的淋巴细胞 TRAIL 表达率及淋巴细胞的凋亡率增加，使得甲状腺滤胞细胞逃脱 T 细胞介导细胞毒性作用，故在 Graves 病时甲状腺滤胞凋亡减少浸润性淋巴细胞凋亡增加，此进一步加重增生及功能亢进。

本实验用单核苷酸多态性分析结果显示，Graves 病中女性患者 GG 基因型表达率相对于正常对照组比例增高，有显著性差异（$P<0.05$）。Graves 病中按有无突眼分组，经 χ^2 检验统计后（$P>0.05$），无显著性差异。即浸润性突眼是球后脂肪组织填充的自身免疫性反应过程，而单纯性突眼又与甲状腺毒症所致的交感神经兴奋性增高有关，二者均与 TRAIL 诱导的凋亡无关。

总之，本研究表明中国汉族人群包头地区 TRAIL 基因 1525 位点存在 G/A 多态性，TRAIL 基因中 GG 基因型是结节性甲状腺疾病的易感基因型，而女性人群中具有 GG 基因型的人易患各种甲状腺疾病包括（结节性甲状腺疾病、自身免疫性甲状腺疾病），说明 1525 位点 G 等位基因是甲状腺疾病的易感基因，TRAIL 基因可能与甲状腺疾病的发病有关联。

【参考文献】

[1] Davi R，Bedi GC，Engstrom LW，et al.Regulation of death receptor expression and TRAIL/Apo2L induced apoptosis by NF-kappaB Nat Cell Biol，2001，3：409-416.

[2] Jo M，Kim TH，Seol DW，et al.apoptosis induced in normal human hepatoeytes By tumor necrosis factor-related apoptosis-inducing ligand [J]. Nat Med，2000，6（5）：5647

[3] Pitti RM，Masters S，Ruppert S. et al. Induction of apoptosis by Apo-2 1igand，a new member of the tumor necrosis factor Cytokine family [J].J Biol Chem，1996 May 31；271（22）：12687-90.

[4] Lamhamedi-Cherradi SE，Zheng SJ，Maguschak KA，et al .Defectiveth thymocyte apoptosis and accelerated autoirnmune diseases inTRAIL-/-mice [J]. Nat Immunol，2003，4（3）：255-60.

[5] Malhi H，Barreyro FJ，Isomoto H，et al. Free fatty acids sensitise hepatocytes to TRAIL mediated cytotoxicity [J].Gut.2007，56（8）1124-31.

[6] A. Anel A，Bosque J，Naval A.Pineiro L，Larrad M.A，Alava M.J，Martinez-Lorenzo，Apo-2L/TRAIL and immune regulation [J].Front Biosei.12（2007）2074-2084.

[7] Lub-de Hooge MN，devries EG，dejong S，et al.Soluble TRAIL concentrations are raised in patients with systemic lupus erythematosus [J].Alnn Rheum Dis，2005 Jun；64（6）：854-8.

[8] Morel J，Audo R，Hahne M，et al. Tumor necrosis faetor-related apoptosis-inducing ligand（TRAIL）induce rheumatoid arthritis synovia fibroblast proliferation through mitogen-aetivated protein kinases and phosphatidylinositol3-kinase/Akt [J]. Jbiolchem，2005，280（16）：15709-18.

[9] SookoianS，Castano G，Gemma C，et al.Common genetic variations in transcription factor are associated with nonalcoholic fatty liver disease [J].World J Gastroenterol 2007，13（31）：4242-5

[10] Mezosi E，Yamazaki H，Bretz JD，et al. Apoptosis in thyroid epithelial cells from goiter nodules J Clin Endocrinol Metab，2002 Sep；87（9）：4264-72

[11] Wang SH，Baker JR.The role of apoptosis in thyroid autoimmunity.[J]Thyroid. 2007，Oct；17（10）：975-9.

第三节 转化生长因子-β_1基因+869T/C位点的多态性与自身免疫性甲状腺疾病的关系

李俊峰 魏 枫 张永红 闫 斌 王艳良 赵彦飞 封 凯 陈 涛 王家宏

【摘要】 **目的** 观察转化生长因子β_1（TGF-β_1）+869T/C基因多态性与自身免疫性甲状腺疾病疾病严重程度的关系。**方法** 重型桥本甲状腺炎患者158例，轻型桥本患者125例；重型Graves病患者129例，轻型Graves病患者130例；健康对照组144例。入组患者及健康对照均选自包头医学院第一附属医院就诊患者及体检健康人群，取肘静脉血，采用序列特异性引物聚合酶链反应（PCR-sequence specific primers，PCR-SSP）方法检测血中TGF-β_1+869T/C基因多态性。**结果** 在桥本甲状腺炎组、Graves病组，TGF-β_1+869T/C基因型、等位基因频率分布变化不明显，与对照组比较差异无统计学意义（χ^2值分别为1.488、0.439，0.626、0.005；P均>0.05）。重型桥本甲状腺TT基因型及T等位基因频率[34.81%（55/158）、58.86%（186/316）]显著高于轻症病例组[17.60%（22/125）、43.60%（109/250）]，组间比较差异有统计学意义（χ^2值分别为14.040、13.026，P均<0.05）。重型Graves病CC基因型及C等位基因频率[21.03%（31/129）、51.16%（132/258）]显著高于轻症病例组[13.85%（18/130）、40.38%（105/260）]，组间比较差异有统计学意义（χ^2值分别为12.225、6.061，P均<0.05）。TGF-β_1+869T/C基因型与桥本甲状腺炎、Graves病组中重型病例存在相关性，C基因会增加Graves病的疾病严重程度（OR=1.546，95% CI=0.192～2.190），而T基因则会使桥本甲状腺炎加重（OR=1.851，95% CI=1.323～2.589）。**结论** TGF-β_1+869T/C基因多态性与重度自身免疫性甲状腺病存在相关性。

【关键词】 甲状腺疾病；转化生长因子β_1；PCR；单核苷酸多态性

Association of Transforming Growth Factor-β_1 Gene 869T/C Polymorphism with Autoimmune Thyroid Disease

Li Junfeng Wei Feng Zhang Yonghong Yan Bin Wang Yanlang Zhao Yanfei Feng Kai Chen Tao Wang Jiahong

【Abstract】 **Objective** To clarify whether the +869T/C polymorphism in the transforming growth factor-β_1（TGF-β_1）gene，which was associated with TGF-β1 expression，was involved in the severity of Graves disease（GD）and Hashimoto's thyroiditis（HT）. **Methods** They genotyped the TGF-β_1+869T/C polymorphism by PCR-sequence specific primers（PCR-SSP）in genomic DNA samples in blood from 158 patients with HT who developed hypothyroidism before they were 45 years old（severe HT）and 125 untreated，euthyroid patients with HT who were older than 45 years（mild HT）. They also examined 129 euthyroid patients with GD who had been under treatment and were still positive for anti-thyrotropin receptor antibodies (intractable GD), 130 euthyroid patients with GD in remission and 144 healthy controls. **Results** It had no infference between GD, HT groups and control group (χ^2=1.488, 0.439; 0.626, 0.005, $P>0.05$). The frequency of the TT genotype and the T allele were higher in group with severe HT[34.81% (55/158)、58.86% (186/316)] than in those with in mild HT[17.60%(22/125), 43.60%(109/250); χ^2=14.040, 13.026 $P<0.05$]. In contrast, the frequency of the CC genotype was higher in group with intractable GD[21.03% (31/129), 51.16% (132/258)] than in group with GD in remission [13.85% (18/130), 40.38% (105/260); χ^2= 12.225, 6.061, $P<0.05$]. TGF-β_1+869 T/C genotype had the correlation, with severe groups of HT and GD. C gene would increase in severity of GD (OR=1.546, 95% CI=0.192～2.190), and T gene would increase in severity of HT (OR=1.851, 95% CI=1.323～2.589)。Conclusion The +869T/C polymorphism in the TGF-β_1 gene is associated with the severity and intractability of autoimmune thyroid disease.

【Key words】 Thyroid disease; Transforming growth factor beta1; PCR; Polymorphism, single nucleotide

桥本甲状腺炎和Graves病是自身免疫性甲状腺病（简称AITD）。桥本甲状腺炎和Graves病的严重程度在不同病人中表现各异，虽然免疫性的差异影响着 AITD 疾病发展的程度变化，但其发病机制目前仍不清楚。有文献报道[1]，干扰素（IFN）-γ 基因（与 IFN-γ 的高生成有关）的+874A/T 多态性 T 等位基因，在严重桥本甲状腺炎患者的基因频率要高于轻症患者，转化生长因子（TGF）-β_1 在介导、维持或抑制某些自身抗体的耐受性等方面，有着十分重要的作用[2]。TGF-β_1 可系统的调节免疫系统，并且对甲状腺起非特异性作用，为此，作者通过基因型和频率分析，探讨 TGF-β1 +869T/C 基因多态性与自身免疫性甲状腺疾病的关系。

1 对象与方法

1.1 主要试剂和仪器 DNA 裂解液（包头医学院基因诊断中心提供）；Taq DNA 聚合酶 2.5U/L（北京 RoadGen 诺德金生物）；Marker-1（包头医学院基因诊断中心提供）；PCR 仪（PTC-100 型，美国 MJ Rrsearch 公司）；电泳凝胶成像分析系统（Cheni Imager 5500，美国 Alpa Innotech 公司）。

1.2 对象 桥本甲状腺炎患者 283 例，其中男性 59 例、女性 224 例，平均年龄（37.67±21.25）岁，结合病史及实验室、影像学检查分为重型桥本甲状腺炎组（45 岁以下且已发生甲状腺功能低下），轻型桥本甲状腺炎组（45 岁以上，甲状腺功能正常，未经特殊治疗）。Graves 病患者 259 例，男性 66 例、女性 193 例，平均年龄（37.34±20.35）岁，结合病史及实验室检查分为重型 Graves 病组[甲巯咪唑 5～15mg/d 治疗至少 3 年，且甲状腺受体抗体（TRAb）仍呈阳性]，轻型 Graves 病组（停药至少 3 年，甲状腺功能正常、TRAb 阴性）。正常对照组 144 例，选取的健康体检者，其中男性 42 例，女性 102 例，平均年龄（36.18±19.33）岁。所有受试对象均需排除其他自身免疫性疾病、肝肾功能异常等疾病，所有入组对象均知情同意。

1.3 样品采集及处理 所有受试者均于清晨空腹采静脉血，乙二胺四乙酸抗凝（EDTA），–20℃冰箱冻存。

1.4　引物设计与合成　参照 GenBank TGF-β_1 基因序列数据库（序列号 BC022242）资料及引物设计软件 Primer Premier 5.0 设计引物。TGF-β_1+869T/C 引物：上游 1：5′-AGCAG CGGTAGCAGCAGCA-3′，上游 2：5′-GCA GCGGTAGCAGCAGCAGCG-3′；下游：5′-TCCG-TGGGATACTGAGACAC-3′；上游 1 扩增 T 基因，上游 2 扩增 C 基因，扩增产物片段长度 241 bp。内参 β-肌动蛋白（actin）引物：上游：5′-CCTAGAAGCATTTGCGGTGG-3′，下游：5′-GAGCTA CGAGCTGCCTGACG-3′，扩增产物片段长度 416 bp。上述引物均在上海生工生物工程技术服务有限公司合成。

1.5　基因组 DNA 提取：采用碱裂解法提取基因组 DNA，步骤如下：室温融化冻存 EDTA 抗凝血，取 50μl 血至于 EP 管中，加双蒸水到 1.0ml 混匀，室温下静置 15min；3000r/min（离心半径=4cm）离心 3min，弃上清后加入 DNA 裂解液 60μl，旋涡振荡 100s；煮沸 10min，流水冷冻 4min，旋涡振荡 100s；11500r/min（离心半径=10cm）离心 4min；上清液中即含基因组 DNA，放入 4℃冰箱中保存备用。PCR 反应，反应体系（25μl）：10×PCR 缓冲液 2.5μl，$MgCl_2$2.5μl，dNTP（10mM）0.5μl，上下游引物（10μl）各 1.25μl，TaqDNA 聚合酶 1U 0.1μl，模板 DNA3μl，消毒去离子水 13.9μl。反应条件：94℃　120s；94℃　25s，63℃　35s，72℃　45s，35 个循环；72℃　10min。产物鉴定：取 10μl PCR 产物，上样于 2%琼脂糖凝胶中，电压 110V，电泳 20min，取 Marker-1 作标记，在凝胶成像系统上观察结果。

1.6　基因分型标准：TT 基因型：扩增后有 T 基因，无 C 基因；CC 基因型：扩增后有 C 基因，无 T 基因；TC 基因型：扩增后有 T 和 C 基因。

1.7　统计学分析：采用 SPSS13.0 统计软件包进行数据处理。采用 χ^2 检验分析各组间基因型、等位基因分布频率；使用 Logistic 回归分析方法分析 TGF-β1 +869T/C 基因与自身免疫性甲状腺疾病的相关性（危险度，OR；95%可信区间，95%CI）。

2　结果

2.1　TGF-β_1 基因+869T/C 多态性：电泳结果显示，TGF-β_1 基因+869T/C 分为 TT、CC、TC 3 种基因型，片段长度均为 241bp，见图 6-6-3。

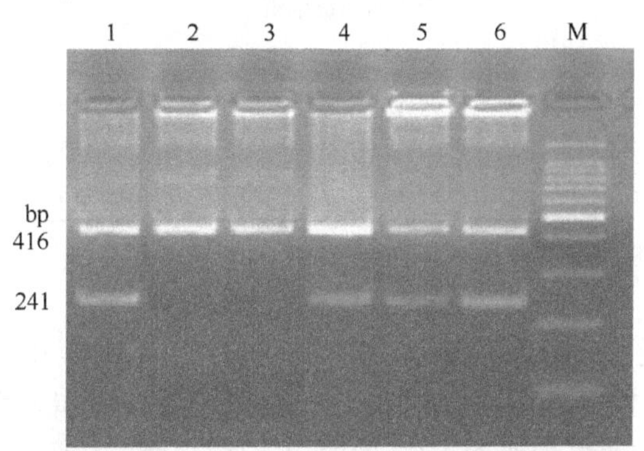

图 6-6-3　TGF-β_1 基因+869T/C 多态性电泳图

上图左起，第 1、2 泳道，扩增出有 T 基因，无 C 基因，即为 TT 基因型；第 3、4 泳道，扩增出 C 基因，无 T 基因，即为 CC 基因型；第 5、6 泳道，扩增出 T 和 C 基因，即为 TC 基因型；第 1～6 泳道 416bp 的条带为内参 β-actin；第 7 泳道为 Marker

2.2　TGF-β_1+869T/C 基因型及等位基因频率在桥本甲状腺炎和 Graves 病中的分布：TGF-β_1 +869T/C 基因型、等位基因频率分布，桥本甲状腺炎组、Graves 组与对照组比较差异无统计学意义（χ^2 值分别为 1.488、0.439、0.626、0.005；$P>0.05$），见表 6-6-8。

表 6-6-8　3 组人群 TGF-β_1+869T/C 基因型及等位基因分布频率比较

组别	例数	基因型（例数，%）			等位基因频率（基因数，%）	
		TT	CC	TC	T	C
HT 组	283	77（27.21）	141（49.82）	65（22.97）	295（52.12）	271（47.88）
Graves 组	259	71（27.41）	139（53.67）	49（18.92）	281（54.25）	237（45.75）
对照组	144	37（25.69）	83（57.64）	24（16.67）	157（54.51）	131（45.47）

注：表中 HT 为桥本甲状腺炎

2.3　TGF-β_1 +869T/C 基因型及等位基因频率在重、轻型桥本甲状腺炎和 Graves 病中的分布：在桥本甲状腺炎组，重型病例组 TT 基因型、T 等位基因频率显著高于轻症病例组，组间比较差异有统计学意义（χ^2 值分别为 14.040、13.026，$P<0.05$）。在 Graves 病组中，重型病例组 CC 基因型、C 等位基因频率显著高于轻症病例组，组间比较差异有统计学意义（χ^2 值分别为 12.225、6.061，$P<0.05$），见表 6-6-9。

表 6-6-9　重型与轻型桥本甲状腺炎和 Graves 病 TGF-β_1+869T/C 基因型及等位基因频率分布比较

组别	例数	基因型（例数，%）			等位基因频率（基因数，%）		
		TT	TC	CC	T	C	合计
HT 组							
重型	158	55[a]（34.81）	76（48.10）	27（17.09）	186[a]（58.86）	130	216（41.14）
轻型	125	22（17.60）	65（52.00）	38（30.40）	109（43.60）	141	250（56.40）
Graves 病组							
重型	129	28（21.71）	70（54.26）	31[a]（21.03）	126（48.84）	132[a]	258（51.16）
轻型	130	43（33.08）	69（53.08）	18（13.85）	155（59.61）	105（40.38）	260

注：表中 TT 为桥本甲状腺炎；同种疾病重轻症间比较，a：$P<0.05$

2.4　桥本甲状腺炎和 Graves 病与 TGF-β_1+869T/C 基因型及等位基因频率的 Logistic 回归分析：结果显示，TGF-β_1+869T/C 基因型与 HT、Graves 病组中重型病例存在相关性，C 基因会增加 Graves 病的疾病严重程度（OR=1.546，95%CI=0.192～2.190），而 T 基因则会使桥本甲状腺炎加重（OR=1.851，95% CI=1.323～2.589）。

3　讨论

人类的 TGF-β_1 基因定位于 19q13，其 mRNA 前体由 7 个外显子和 6 个内含子组成，具有 8 个常见基因多态性位点。在中国人群中，TGF-β_1 基因-509 和+869 两个位点存在基因多态性[3]。在 TGF-β_1 的信号肽顺序中，第 10 位氨基酸位点上亮氨酸被替换为脯氨酸可以影响其分泌[4]；其原因是由于发生 T/C 的转换，亮氨酸被脯氨酸取代，使信号肽的极性和空间构象发生改变，使 TGF-β_1 前体蛋白质信号肽水解为成熟 TGF-β_1 的速率加快，血清 TGF-β_1 浓度增高。在 TGF-β_1 分泌上，脯氨酸（+869C 等位基因）比亮氨酸（+869T 等位基因）高 2.8 倍。此外，CC 基因型个体的血清 TGF-β_1 浓度要高于 TT 及 TC 基因型[5]。TGF-β_1 抑制细胞毒性 T 淋巴细胞的活性，促进 IFN-γ 表达[2]；而这些通常被认为是，在 HT 中甲状腺损害的主要效应因子，轻症 HT 患者活化的细胞毒性 T 淋巴细胞的比例要低于重症桥本甲状腺炎[6]，同时 IFN-γ 水平则相对减低，且在 T 细胞中，胞内 IFN-γ 表达减少[7]。因此，增加的 TGF-β_1 可能会抑制甲状腺 T 细胞毒性，保护性的抑制+869T/C 等位基因的 HT 患者甲状腺功能减退的过程。在 TT 基因型（与 TGF-β_1 的低表达相关）的 HT 患者中，T 淋巴细胞抗甲状腺组织的细胞毒性可能没有被抑制，由此导致了甲减的快速进展。

TGF-β_1 可转化 $CD4^+$ $CD25^-$T 淋巴细胞为 $CD4^+$ $CD25^+$ FoxP3+调节 T 细胞，TGF-β_1 不足可限制 Treg 的抑制性作用，导致自身免疫反应[8]。在 TGF-β_1+869T/C 基因 T 等位基因高表达的 HT 患者中，Treg 最小化的调控作用，可能会引起甲状腺的高自身免疫性破坏。在 Graves 病组中，重型 Graves 病患者 CC 基因型及 C 等位基因的频率要显著高于轻型 Graves 病患者，这种情况与桥本甲状腺炎相反，TGF-β_1 可能会增加 Graves 病的疾病严重程度。TGF-β_1 在 Graves 病及桥本甲状腺炎的疾病严重程度方面的作用不同，而其原因至今未明，有可能是由于二者不同的恶化机制。细胞介导细胞毒反应加剧桥本甲状腺炎；而抗体性的作用则使 GD 恶化。在细胞介导细胞毒性反应起主要作用的组织损害中，TGF-β_1 可抑制自身免疫性疾病进展，如类风湿性关节炎和自身免疫性胰腺炎[9]。相反，在自身抗体起主要作用的自身免疫性疾病，诸如重症肌无力症[10]，TGF-β_1 可使其加重。因此，TGF-β_1 可能恶化免疫性疾病的病理条件，尤其是在如自身抗体和 IgE 等抗体引起的免疫性疾病中，TGF-β_1 基因+869T/C 多态性与桥本甲状腺炎及 Graves 病患者的疾病严重程度存在相关性。

【参考文献】

[1] Ito C，Watanabe M，Okuda N，et al. Association between the severity of Hashimoto's disease and the functional +874A/T polymorphism in the interferon-gamma gene[J]. Endocr J，2006，53（4）：473-478.

[2] Li MO，Wan YY，Sanjabi S，et al. Transforming growth factor-beta regulation of immune responses[J]. Annu Rev Immunol，2006，24：99-146.

[3] 杨再兴，王皓，高春芳，等，转化生长因子 β_1 基因多态性对乙型肝炎肝硬化的影响[J]，中华医学杂志，2005，85（15）：1021-1026.

[4] Dunning AM，Ellis PD，McBride S，et al. A transforming growth factor beta1 signal peptide variant increases secretion *in vitro* and is associated with increased incidence of invasive breast cancer[J]. Cancer Res，2003，63（10）：2610-2615.

[5] Yokota M，Ichihara S，Lin TL，et al. Association of a T29→C polymorphism of the transforming growth factor-β_1 gene with genetic susceptibility to myocardial infarction in Japanese[J]. Circulation，2000，101（24）：2783-2787.

[6] Watanabe M，Yamamoto N，Maruoka H，et al. Independent involvement of CD8+ CD25+ cells and autoantibodies in disease severity of Hashimoto's disease[J]. Thyroid，2002，12（9）：801-808.

[7] Mazziotti G，Sorvillo F，Naclerio C，et al. Type-1 response in peripheral CD4+ and CD8+ T cells from patients with Hashimoto's thyroiditis[J]. Eur J Endocrinol，2003，148（4）：383-388.

[8] Aoki CA，Borchers AT，Li M，et al. Transforming growth factor β（TGF-β）and autoimmunity[J]. Autoimmun Rev，2005，4（7）：450-459.

[9] Peng Y，Laouar Y，Li MO，et al. TGF-β regulates *in vivo* expansion of Foxp3-expressing $CD4^+$ $CD25^+$ regulatory T cells responsible for protection against diabetes[J]. Proc Natl Acad Sci USA，2004，101（13）：4572-4577.

[10] Shi FD, Bai XF, Xiao BG, et al. Nasal administration of multiple antigens suppresses experimental autoimmune myasthenia gravis, encephalomyelitis and neuritis[J]. J Neurol Sci, 1998, 155（1）: 1-12.

第四节 TRAIL 与甲状腺疾病的相关性研究

张永宏 魏 枫

【摘要】 越来越多证据显示凋亡在自身免疫性及增殖性甲状腺疾病的发病机制中起到重要作用，肿瘤坏死因子相关凋亡诱导配体（TRAIL）是近年来新发现的凋亡因子，本文就 TRAIL 与甲状腺疾病的关系作一简要综述。

【关键词】 凋亡；肿瘤坏死因子相关凋亡诱导配体；甲状腺疾病

TRAIL and Different Thyroid Diseases Correlation Study

Zhang Yonghong Wei Feng

【Abstract】 More and more evidence of apoptosis is playing an important role in the pathogenesis of autoimmune and proliferation thyroid disease. tumor necrosis factor-related apoptosis-inducing ligand（TRAIL）is a new apoptosis factor discovery in recent years, In this paper, the relationship between TRAIL and thyroid disease, gives a brief review.

【Key words】 Apoptosis; Tumor necrosis factor-related apoptosis-inducing ligand; Thyroid disease

细胞凋亡，是一种被高度调节且不同于坏死的细胞死亡机制，是每个器官正常工作所必需的生理现象，在正常组织的发生发展、调节机体的免疫状态和肿瘤细胞凋亡及维护机体组织细胞稳态方面起着重要的作用。目前来看它是有基因激活和蛋白合成参与的细胞代谢，事实上凋亡的信号开始于我们器官的每一个细胞，如果正常凋亡调控被干扰就会导致许多疾病，包括自身免疫性甲状腺功能紊乱和肿瘤性甲状腺疾病。

1. TRAIL 的生物学特征

肿瘤坏死因子相关凋亡诱导配体（tumor necrosis factor related apop tosis inducing ligand，TRA LI）又称为 Apo2L（ligand），是 Wiley1995 年发现的 TNF 超家族成员，是一类Ⅱ型膜糖蛋白[1]，广泛分布于人体多种组织，包括 T、B 淋巴细胞，但在脑组织、肝及睾丸中无表达。在 TNF 家族中，TRAIL 与 FasL 同源性最高（23.2%），像大多数 TNF 家族成员一样，单体形式的 TRAIL 分子具有高度的寡。聚化倾向，形成分子量分别为 48kD，66kD 的二聚体和三聚体[1]，Seol[2]证实 TRAIL 的三聚体形式较二聚体有更强的促凋亡作用。TRAIL 最主要的生物学特点为选择性细胞毒作用，即仅诱导肿瘤细胞、转化细胞或病毒感染细胞凋亡，而不能诱导正常细胞凋亡。其生物学效应是通过结合于细胞膜上的相应受体而产生，与细胞免疫应答、炎症反应及各种疾病的病理学改变密切相关。

2. TRAIL R 的生物学特征

TRAIL 受体基因定位于 8q21222，许多肿瘤的发生与该段染色体上基因的缺失和突变有关。目前已发现 TRAIL 的 4 种膜结合受体：死亡受体（death receptor，DR）DR4、DR5，诱骗受体（decoy recptor）DcR1、DcR2，以及 1 种可溶性受体 OPG。在胞浆区，DR4 和 DR5 具有能够启动凋亡信号的关键序列死亡域（death domain，DD），能够引起宿主细胞的凋亡。诱骗受体 DCR1 和 DCR2，和分泌型受体 OPG，它们没有或缺少完整的 DD[3]，因此不能转导凋亡信号，它们的作用是竞争性的抑制 DR4 和 DR5 与 TRAIL 的结合，以对抗死亡受体可能引起机体的损伤。正常组织不只表达 DR4 和 DR5，也表达 DCR1 和 DCR2，而后两者没有死亡区域或结构不完整，所以不能诱导凋亡，可使正常组织免遭破坏。

3. TRAIL 诱导凋亡的信号机制

TRAIL 与细胞表面 DR4、DR5 结合后激活 DR4、DR5 形成同源或异源三聚体，此三聚体和细胞浆内的 FADD（Fas-assoeiateddeathdomain）、Caspase-8 结合形成死亡信号诱导复合物，激活 Caspase-8，进而启动线粒体依赖和线粒体非依赖两种途径诱导细胞凋亡，具体过程如下：①启动线粒体非依赖的细胞凋亡途径：Caspase-8 活化后，通过激活下游效应 Caspase（如 Caspase-3、Caspase-7 等），引发 Caspase 瀑布式级联放大反应而导致细胞凋亡②启动线粒体依赖的细胞凋亡途径：活化的 Caspase-8 激活细胞浆中 Bcl-2 家族成员 Bid 形成 tBid，tBid 转移至线粒体膜，引起线粒体跨膜电位下降、通透性改变，促使凋亡因子如细胞色素 C 和 Smac/DIABLO 释放进入胞浆，细胞色素 C 与凋亡酶激活因子-1Apaf-1 及 pro-Caspase-9 结合形成凋亡蛋白酶体，激活 Caspase-9、Caspase-3 和 Caspase-7 而导致细胞凋亡。此途径在 Caspase-8 浓度很低，不能直接激活效应 Caspase 的情况下可发生[4]，即该途径对活化 Caspase-8 的反应更灵敏。此外，TRAIL 与其受体结合还能通过 TRADD 途径激活核转录因子（NF-κB）来调节细胞凋亡。NF-κB 是 Rel 蛋白家族成员，它在细胞凋亡过程中具有双相调节作用，目前研究认为 NF-κB 主要参与拮抗 TRAIL 的凋亡作用[5]。有研究显示在 TRAIL 诱导细胞凋亡的信号中，TRADD 途径受 FADD 的调控。由此可见，TRAIL 诱导细胞凋亡信号转导通路是相互联系的，具体哪一途径占优势则取决于细胞类型。

4. TRAIL 在甲状腺细胞中的表达及与甲状腺疾病的关系

1986 年 Mahmoud I 在观察过量的碘对患碘缺乏甲状腺疾病鼠甲状腺的毒性中，首次描述了甲状腺细胞凋亡[6]，甲状腺与细胞凋亡的关系引起了众多学者的重视。Hammound 等[7]用流式细胞术或原位染色技术，直接检测出结节性甲状腺肿（MNG）、Graves 病和桥本甲状腺炎患者的甲状腺组织中均存在细胞凋亡。越来越多的研究证实[8]，凋亡在自身免疫性及增殖性甲状腺疾病的发病机制中起到重要作用，而且相关的凋亡路径是复杂且高度调控的。

（1）自身免疫性甲状腺疾病（AITD）属器官特异性自身免疫病，其发病机制目前仍不十分清楚。细胞凋亡是自身免疫性疾病中是一个很重要的病理过程，在 Graves 病和桥本甲状腺炎患者甲状腺组织这一过程已被证实[9]。在甲状腺激素增加的 Graves 病中，甲状腺滤胞上皮细胞增生肥大，甲状腺滤胞的凋亡属于稀有事件。既往研究发现 Graves 病患者的外周血 T 淋巴细胞明显少于正常个体，也有研究证实 Graves 病是一个针对促甲状腺素受体特异的 T、B 淋巴细胞浸润、激活的慢性病理过程[10]，随甲状腺激素浓度的增加体外培养的淋巴细胞 TRAIL 表达率及淋巴细胞的凋亡率增加，提示甲状腺激素不仅上调外周血淋巴细胞 TRAIL 表达，也可能上调甲状腺局部淋巴细胞 TRAIL 表达，与甲状腺滤胞或淋巴细胞表面的死亡受体 DR4 或 DR5 结合促进淋巴细胞的凋亡，使得甲状腺滤胞细胞逃脱 T 细胞介导细胞毒性作用，故在 Graves 病时甲状腺滤胞凋亡减少浸润性淋巴细胞凋亡增加，此进一步加重增生及功能亢进。也有研究显示[11]，Graves 病的甲状腺细胞可能因为促甲状腺激素受体抗体的抗凋亡作用所保护，或者因为可溶性 Fas 或 FasL 的过度表达而产生了一种抗甲状腺细胞凋亡的潜在能力而有利于浸润淋巴细胞的凋亡。

（2）桥本甲状腺炎（HT）以甲状腺特异性抗体出现，大量淋巴细胞浸润和甲状腺滤泡结构萎陷、破坏、滤泡上皮细胞破坏为特征。其可能的发病机制是由于不恰当的 Fas 或 TRAIL 凋亡分子的表达和凋亡抑制蛋白 Bcl-2 表达的下调的结果，其中也可能包括浸润性淋巴细胞局部释放细胞因子而引起甲状腺细胞的破坏[13]。Bretz 等[12,13]研究证实 HT 病人细胞死亡受体 DR4、DR5 在甲状腺细胞中表达增强，在炎性细胞因子的作用下，甲状腺细胞可自行诱导 TRAIL 受体的表达，促进甲状腺细胞的凋亡；细胞因子 IL-1β、TNF-α，二者协同诱导甲状腺细胞表达死亡受体并增强甲状腺细胞及免疫细胞对 TRAIL 的敏感性并且提供了 TRAIL 介导凋亡的信号，促进细胞凋亡；而 INF-γ 却有相反作用[13]。进一步研究[14，15]揭示经 IL-1β 和 TNF-α 处理后甲状腺细胞对 TRAIL 介导的凋亡敏感性增加，是通过增加 TRAIL 及其受体、caspase-7 前体和促凋亡蛋白 Bid 的表达，抑制细胞外信号调节激酶（Erk）途径实现的。现已认为 TRAIL 可能参与桥本甲状腺炎的发病和病理改变过程，通过甲状腺滤泡上皮细胞自分泌或旁分泌的 TRAIL 与自身表达的 TRAILR1 和/或 TRAILR2 相互作用，诱导甲状腺滤泡上皮细胞发生凋亡，破坏甲状腺组织，并非是浸润淋巴细胞通过其表达的 TRAIL 发挥细胞毒作用。有学者也发现，在实验性自身免疫性甲状腺炎（G-EAT）进展过程中，外源性的 TRAIL 对其所起的诱导作用很小，却十分明显地抑制了 G-EAT 炎症的消除同时增加了甲状腺的纤维化，而这与其高表达的促炎因子和促凋亡分子 TRAIL 以及甲状腺中炎性细胞分泌的对抗凋亡的因子如 FLIP and Bcl-xL 有关。最终表明外源性的 TRAIL 与 G-EAT 的发生关系不大，但至少部分性的与其炎症的消除有关，这又决定于甲状腺上皮细胞和炎症细胞调节促炎和抗炎因子以及促凋亡或抗凋亡分子的表达平衡[16]。

（3）结节性甲状腺肿的具体发病机制和凋亡在其中的作用目前仍不十分清楚，但有研究显示[17]，状腺细胞增生和细胞死亡的不均衡性是结节形成或癌症发生发展的关键性。通常情况下，在甲状腺肿和正常甲状腺细胞中，TRAIL 和 FasL 介导的凋亡受抑制而导致甲状腺细胞的异常增生，但在炎性因子 TNF-α、IL-1β 等存在的情况下，所有正常甲状腺细胞可被致敏而对 TRAIL 介导的凋亡敏感，相反，大多数甲状腺肿细胞却仍表现对 TRAIL 或 FasL 等诱导的凋亡有抵抗，它们表现出了至少对一个死亡受体有抵抗，而甲状腺肿的大小与对 TRAIL 介导凋亡的敏感性成反比。研究显示甲状腺肿细胞对 TRAIL 的抵抗似乎与转录调控或细胞表面死亡受体和诱骗受体的表达无关，增加蛋白酶体的活性可以使甲状腺肿细胞对 TRAIL 两个死亡受体都产生抵抗。总之[18]，甲状腺肿源性甲状腺细胞对 TRAIL 和 FasL 的抵抗是甲状腺肿细胞异常生长调节的一个新的方面。

（4）Bretz 等[13]发现体外培养的正常原代甲状腺滤泡上皮细胞和乳头状甲状腺癌细胞系中都表达 TRAILRI 和 TRAILR2mRNA，但它只是有效选择性地杀死了癌细胞并没有影响正常细胞，也没有引起体内器官的毒性或炎症。尽管如此，相对于 TRAIL 可诱导多种人类肿瘤细胞的凋亡，TRAIL 在甲状腺癌细胞中作用却存在一定的抵抗性，有学者[19]利用流式细胞术在6种甲状腺癌细胞株TPC-1、FTC-133、FTC-236、FTC-238、XTC-1 and ARO82-1中检测细胞凋亡数，实验显示除了TPC-1，其他癌细胞株都对TRAIL有抵抗性，在TRAIL浓度为800ng/ml时，其生长抑制也小于20%。而在化疗药物（曲格列酮、紫杉醇、环已酰亚胺和格尔德霉素）的预处理下前三者均明显增强了 TRAIL 诱导凋亡的作用，它们有TRAIL单独所不能达到的效果。也有人同时在人和小鼠体内利用核糖核酸酶保护测定和蛋白印记杂交法证实，TRAIL在细胞因子INF-γ的参与下使得促凋亡因子前体BAK蛋白水平明显增加，从而触发了一些抵抗性甲状腺癌细胞（如间变性甲状腺肿瘤细胞）的凋亡[20]目前有学者用蛋白质印记杂交和免疫组化法研究证实[21]，在甲状腺滤泡衍生肿瘤组织中还存在着独特的抗凋亡蛋白BAG3，此蛋白分子独特存在于甲状腺癌中但在甲状腺结节或腺瘤中无表达。它通过小干扰核酸（siRNA）降低了癌细胞对TRAIL介导的凋亡敏感性，从而使癌细胞持续存活。但不可否认的是，TRAIL 联合蛋白酶体抑制剂 Bortezomib 对于间变性的甲状腺癌细胞起到协同的凋亡作用[22]，其机制是通过下调Bcl-2、Bcl-xL和上调p21蛋白、促凋亡分子（SMAC/Diablo）从而活化了线粒体介导的凋亡途径；而TRAIL在敏感细胞中可以活化外源性凋亡路径，二者联合同时活化内外源性凋亡路径可以克服抗凋亡机制，这为具有抗化学药物的间变性甲状腺癌提供了一种很有效的治疗措施。最近研究发现[23]，一种天然的抗生素-衣霉素通过抑制生存素（survivin）和细胞周期蛋白-1（cyclin-D1）的表达也可促进TRAIL诱导的凋亡。TRAIL这种选择性毒性作用在甲状腺癌的治疗方面有着潜在的前景。

5. 展望

目前已发现多种凋亡诱导基因，在许多生理或病理中发挥着各自的作用，其中肿瘤坏死因子相关凋亡诱导配体（TNF-related apoptosis-inducing li gand，TRAIL）及其受体（TNF-related apoptosis-inducing ligand recpertor，TRAILR）在自身免疫性甲状腺疾病中是如何表达和分布而最终导致的临床特征和转归的不同还不太明了，进一步的探讨TRAIL及其受体在其疾病中的发生和发展，为自身免疫性甲状腺疾病的诊断和治疗提供更多的理论依据和有效的途径。在甲状腺肿或癌中独特的凋亡方式更是我们今后研究的重点，将为一些难治性甲状腺癌的治疗开启新的思路。

【参考文献】

[1] Wiley SR，Schooley K，Smolak PJ，et al. Identification and characterization of a new member of the TNF family that induces apoptosis. J Immunity，1995，3：673-682. PMID：8777713.

[2] Seol DW，Billiar TR.Cystcine 230 modulates tumor necrosis factor related Apoptosis inducing ligand activity. J Cancer Res，2000，60（12）：3152-3163. PMID：10866303.

[3] Davi R，Bedi GC，Engstrom LW，et al. Regulation of death receptor expression and TRAIL/Apo2L induced apoptosis by NF-kappaB. Nat Cell Biol，2001，3：409-416. PMID：11283615.

[4] Kischkel FC，Lawrence DA，Chuntharapai A，et al.Apo2L/TRAIL-dependent recruitment of endogenous FADD and caspase-8 to death receptors 4 and 5. J Immunity，2000，12（6）：611-620. PMID：10894161.

[5] Ehrhardt H，Fulda S，Schmid，et al.TRAIL induced survival and proliferation in cancer cells resistant towards TRAIL-induced apoptosis mediated by　NF-κB. J Oncogene，2003，22（25）：3842-3852. PMID：12813457.

[6] Bretz JD，Baker JD. Apoptosis and autoimmune thyroid disease：following a TRAIL to thyroid destruction. J Clin Dndocrinol，2001，55：1-11. PMID：11453945.

[7] Hammound LJ，Lowdell MW，Cerrano PG，et al.Analysis of apoptosis in relation to tissue destruction associated with Hashimoto's autoimmune thyroiditis.J Pathol，1997，182：138-144. PMID：9274522.

[8] Kandror VI，Krainova SI，Kriukova IV，et al.On the mechanisms of thyrocyte proliferation and death in autoimmune thyroid

diseases. Vestn Ross Akad Med Nauk，2006，(9-10)：56-61. PMID：17111926.

[9] Tsatsoulis A. The role of apoptosis in thyroid disease. Minerra Med，2002，93 (3)：169-80. PMID：12094148.

[10] WalezakH，MillerRE，Ariail K，et al. Tumoricidal activity of tumor necrosis faetor related apoptosis inducing tumor necrosis faetor-related apoptosis-inducing ligand in vivo. Nat Med，1999，5：157-163. PMID：9930862.

[11] Stojanovic J，S refanovic D，Vulovic D，et al.Role of apoptosis in pathogenesis of thyroiditis. Med Pregl，2009，62(1-2)：49-52. PMID：19514601.

[12] Bretz JD，Mezosi E，Giordano C，et al.Inflammatory cytokine regulation of TRAIL-mediated apoptosis in thyroid epithelial cells. Cell Death Differ，2002，7 (3)：274-286. PMID：11859410.

[13] Bretz JD，James R，Baker，Jr. et al apoptosis and autoimmune thyroid disease：following a TRAIL to thyroid destruetion. J Clin Endoerinol (Oxf)，2001，55 (1)：1-11. PMID：11453945.

[14] Mezosi E，Wang SH，Utsugi S，et al.Interleukin-1β and tumor necrosis factor (TNF) -α sensitize human thyroid epithelial cells to TNF-related apoptosis-inducing ligand-induced apoptosis through increases in procaspase-7 and Bid，and the down-regulation of p44/42 mitogen-activated protein kinase activity. J Clin Endocrinol Metab，2004，89：250-257. PMID：14715858.

[15] Mezosi E，Wang SH，Utsugi S，et al.Induction and regulation of Fas-mediated apoptosis in human thyroid epithelial cells.Molecular Endocrinology，2005，19：804-811. PMID：15563545.

[16] Fang Y，Sharp GC，Yagita H，et al .critical role for TRAIL in resolution of granulomatous experimental autoimmune thyroiditis. J Pathol，2008，216 (4)：505-513. PMID：18810759.

[17] Mezosi E，Yamazaki H，Bretz JD，et al. Apoptosis in thyroid epithelial cells from goiter nodules. J Clin Endocrinol Metab，2002，87 (9)：4264-4272. PMID：12213883.

[18] Bossowski A，Moniuszko A，Bowzy J，et al. Role of apoptosis in autoimmune thyroid disoders Endokryhol diahetol chor przemiany. Materii wieku kozw，2006，12 (3)：216-220. PMID：17020659.

[19] Park JW，Wong MG，Lobo M，et al.Modulation of tumor necrosis factor-related apoptosis-inducing ligand-induced apoptosis by chemotherapy in thyroid cancer cell lines. Thyroid，2003，13 (12)：1103-10. PMID：14751030.

[20] Wang SH，Mezosi E，Wolf JM，et al. IFNgamma sensitization to TRAIL-induced apoptosis in human thyroid carcinoma cells by upregulating Bak expression. Oncogene，2004，23 (4)：928-935. PMID：14647456.

[21] Gennaro C，Massimo A，Anna B，et al. The antiapoptotic protein BAG3 is expressed in thyroid carcinomas and modulates apoptosis mediated by tumor necrosis factor-related apoptosis-inducing ligand. J Clin Endocrinol Metab，2007，92(3)：1159-1163. PMID：17164298.

[22] Concetta C，Luana A，Raffaella G，et al. Proteasome inhibitors synergize with tumor necrosis factor-relate apoptosis-induced ligand to induce anaplastic thyroid carcinoma cell death J. Clin Endocrinol Metab，2007，92 (5)：1938-1942. PMID：17327374.

[23] Zhang HY，DuZX，Lip BQ，et al.Tunicamycin enhances TRAIL-induced apoptosis by inhibition of cyclin D1 and the subsequent downregulation of suvivin. Exp Mol Med，2009，41 (5)；362-369. PMID：19307757.

第七章　基因多态性与慢性支气管及肺疾病的关系

第一节　CYP2A6基因多态性与慢性阻塞性肺疾病的相关性研究

张　圆[1]　韩丽莎[1*]　秦文斌[2]

（1. 包头医学院基础学院；2. 包头医学院基因诊断研究所）

【摘要】　目的　探讨细胞色素P4502A6（Cytochrome P450 2A6，CYP2A6）基因多态性与慢性阻塞性肺疾病（Chronic Obstructive Pulmonary Disease，COPD）遗传易感性的关系。**方法**　采用病例-对照研究方法和聚合酶链反应-限制性片断长度多态性（PCR-RFLP）技术，检测和分析COPD组（60例）与正常对照组（60例）的代谢酶等位基因型。**结果**　CYP2A6wt等位基因频率在COPD组（96.7%）高于对照组（81.7%），两组比较差异有显著性（$P<0.05$），OR值为6.510（95%CI=1.376～30.792），此等位基因为COPD的危险因子，同时还发现吸烟并携带CYP2A6wt等位基因者较吸烟但携带CYP2A6del等位基因者患COPD的风险性提高31.09倍，携带CYP2A6wt等位基因的吸烟者较不吸烟者患COPD的风险性增加6.56倍。**结论**　CYP2A6基因多态性可能与COPD的发病有关；CYP2A6wt可能是COPD的危险因子，且CYP2A6wt等位基因与吸烟在COPD发病学中可能存在交互作用。

【关键词】　细胞色素P4502A6；慢性阻塞性肺疾病；基因多态性

Study on Relationship between Polymorphism of CYP2A6 and Chronic Obstructive Pulmonary Disease

Zhang Yuan[1]　Han Lisha[1*]　Qin Wenbin[2]

（1. School of Basic Medicine，Baotou Medical College；2. Institution of Gene diagnose Baotou Medical College）

【Abstract】　Objective　To investigate the relationship of Cytochrome P450 2A6（CYP2A6）gene polymorphism with Chronic Obstuctive Pulmonary Disease（COPD）heredity susceptibility. **Methods**　A case-control study which detected CYP2A6 alleles of 60 patients with COPD and 60 controls by polymerase chain reaction-restriction fragment length polymorphism，which included CYP2A6*1（CYP2A6wt or wt）、CYP2A6*2、CYP2A6*3 和 CYP2A6*4（CYP2A6del or del）. **Results**　The frequency of CYP2A6wt allele was 96.7% and 81.7% in COPD group and control group，That of CYP2A6del allele was 3.3% and 18.3% in two groups respectively. A highly significant difference was found between the two groups（$P<0.05$）.

The results of Binary Logistic Regression showed that the people who carried with CYP2A6wt allele had a 5.04 fold higher risk of COPD than those who carried with CYP2A6del allele（95%CI=1.03～25.11）, but not found the relationship between CYP2A6del and COPD. CYP2A6*2 and CYP2A6*3 were not found. Meanwhile，We found the smoker who carried with CYP2A6wt allele had a 31.09 fold higher risk of COPD than those who carried with CYP2A6del allele. The smokers who carried with CYP2A6wt allele had a 6.56 fold risk of COPD than the nonsmokers who carried with CYP2A6wt allele. **Conclusion** The gene polymorphism of CYP2A6 may be related to the occurrence of COPD. CYP2A6wt may be a risk factor of COPD, and remarkably increase COPD susceptibility of the smokers. In addition，a close interaction was existed between CYP2A6wt and smoking in the occurance of COPD.

【**Key words**】 Cytochrome P450 2A6；Chronic obstuctive pulmonary disease；Gene polymorphism

目前认为 COPD 的发生取决于环境因素和基因因素的相互作用，吸烟是导致 COPD 发病最重要的因素。烟草中的外源性氧化物质进入体内经以 CYP 和 GSTs（谷胱甘肽硫转移酶）为代表的Ⅰ、Ⅱ相代谢酶激活或降解排出，代谢酶活性的差异导致个体对 COPD 易感性的不同。CYP2A6 是尼古丁的主要代谢酶，此酶的活性水平直接影响尼古丁在体内的代谢，而且 CYP2A6 被认为可能是参与个体吸烟行为的重要环节之一[1]。CYP2A6 野生型等位基因（即 CYP2A6*1 或 CYP2A6wt）编码的酶具有正常活性，而 CYP2A6 基因缺失（即 CYP2A6*4 或 CYP2A6del）会导致酶活性下降，使体内尼古丁代谢减慢，对烟草需要量减少，保护吸烟者不易产生依赖[2]。国内外学者对 CYP2A6 的研究多集中在其基因变异与个体吸烟行为的关系，而关于 CYP2A6 基因多态性与 COPD 发病关系的内容甚少。本文旨在探讨 CYP2A6 基因多态性与 COPD 的关系，为确定 COPD 易感性遗传标记提供依据。

1 材料与方法

1.1 研究对象及相关资料

COPD 组按照 2003 年中华医学会呼吸病学分会 COPD 诊治指南[3]综合分析确定，其中肺功能检查（$FEV_1/FVC<70\%$）作为主要标准，均无家族遗传史，病例由内蒙古科技大学包头医学院第一附属医院、内蒙古医学院第三附属医院、包头市中心医院、鄂尔多斯市中心医院等提供。正常对照组为体检健康者，未患呼吸系统相关疾病，由包头医学院第一附属医院检验科提供。COPD 组与正常对照组受试者均为内蒙古地区汉族人，无血缘关系，用相同的调查表收集研究对象的一般资料（表 6-7-1）。

表 6-7-1 研究对象的一般资料

组别	例数（n）	男/女（n）	年龄（岁）	吸烟史（男/女，n）	吸烟指数（支年）	FEV_1/pre（%）	FEV_1/FVC（%）
COPD 组	60	41/19	70.77±7.1	30/9	532±28	49.0±0.4	53.2±1.5
对照组	60	43/17	69.52±8.6	15/5	543±31	80.5±3.6	86.7±4.6

注：计量资料以 $\bar{X}\pm s$ 表示；FEV_1：第一秒用力呼气容积；Pre：（FEV_1）预计值；FVC：用力肺活量；$^*P<0.05$

1.2　基因组 DNA 的制备

①枸橼酸钠抗凝的冻存血，室温放置自然融化后取 50μl 到 1.5ml 的 EP 管中，加双蒸水至 1ml，混匀，室温静置 15 分钟后 3000rmp 离心 1 分钟，弃上清留残液；②向 1.5ml 的 EP 管中加裂解液 60μl，振荡器上剧烈振荡约 100 秒；③56°C 水浴 30 分钟，沸水煮 10 分钟，流水冷却约 50 秒，振荡器再次剧烈振荡约 100 秒；④11 500rmp 高速离心 4 分钟，上清液中含有模板 DNA。

1.3　CYP2A6 等位基因检测

根据文献[4]由上海生工生物工程公司合成 CYP2A6 引物 Kd1F（5′-CCTGATCGACTAGGCGTGGTA-3′）和 E3R（5′-TCGTCCTGGGTGTTTTCCTTC-3′），目的片断为 215bp，对已扩增出的 CYP2A6 基因产物用 *Msp*I、*Xcm*I、*Dde*I 内切酶分别进行酶切，进一步鉴定其等位基因型。

1.3.1　PCR 扩增

①PCR 反应体系：总体系为 25μl，DNA 模板 3μl，上下游引物各 0.2μl，4×dNTP0.4μl，Taq DNA 聚合酶 0.5U，10×buffer2.5μl，余体积加双蒸水补齐。②反应条件：预变性 94℃ 2min，变性 94℃ 30s，退火 56℃ 45s，延伸 72℃ 1min，终止延伸 72℃ 5min，35 个循环。③取 8μl 反应液置于 2%琼脂糖凝胶电泳（含 0.5mg/L 溴化乙啶）上电泳，电压 100V，电泳时间 30min，紫外灯下观察结果，拍照记录。

1.3.2　限制性片断长度多态性（RFLP）分析

取 PCR 扩增产物 12μl，加内切酶 0.5μl，酶切 buffer 2μl，再加双蒸水至总体积 20μl 于 37℃温育 4h，然后进行 3%琼脂糖凝胶电泳，电压 100V，电泳时间 40 分钟，紫外灯下观察并于凝胶成像系统摄影记录。

1.4　统计学处理

应用 SPSS10.0 软件包对检测结果进行统计学分析，t 检验比较 COPD 组和对照组的年龄情况；χ^2 检验比较不同等位基因型在 COPD 组和对照组的频率分布等；Binary Logistic Regression 分析基因多态性与吸烟及 COPD 易感性间的关系，以比值比 OR（odds ratio）和 95%CI（可信区间）表示相对危险度。

2　结果

2.1　CYP2A6 基因 PCR 扩增产物电泳

引物 CYP2A6 Kd1F、CYP2A6E3R 扩增出的 CYP2A6 基因产物为 215bp，部分 DNA 未扩增出产物者判断为 CYP2A6del（图 6-7-1）。

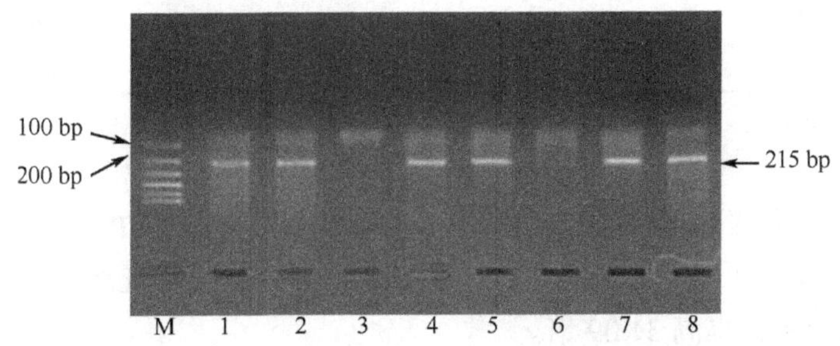

图 6-7-1　CYP2A6 基因 PCR 产物电泳图谱

M：100bp DNA ladder；Lane1、2、4、5、7、8：the PCR products of CYP2A6 gene；Lane3、6：CYP2A6 gene deletions

2.2 CYP2A6 基因 PCR 产物 *Msp*I、*Xcm*I 和 *Dde*I 酶切电泳

本实验所有 COPD 患者及对照组健康人的 PCR 扩增产物，均未被 *XcmI* 和 *DdeI* 内切酶切割；所有扩增出的PCR产物均被*MspI*内切酶切割成99bp、64bp和52bp三个片断(图6-7-2)。

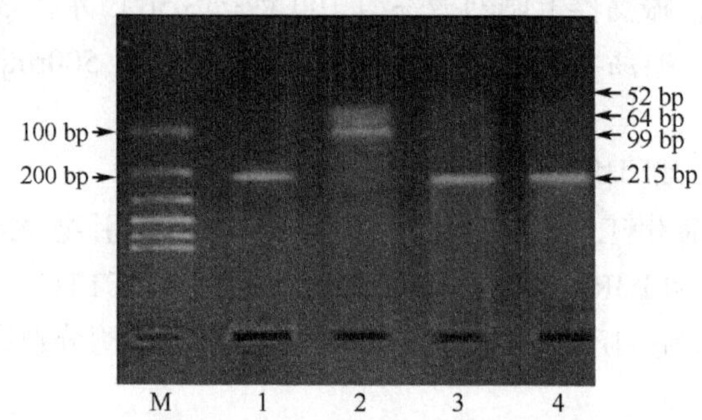

图 6-7-2 CYP2A6 基因 *Msp*I、*Dde*I、*Xcm*I 酶切电泳图

M：100bp DNA ladder；Lane1：the undigested PCR product（215bp）；Lane2～4：the RFLP of the PCR product，each was digested by *Msp*I（Lane2，52bp、64bp and 99bp）、*Dde*I（Lane3）and *Xcm*I（Lane4），respectively

2.3 CYP2A6 基因多态性与 COPD 易感性的关系

CYP2A6wt 和 CYP2A6del 等位基因在 COPD 组与对照组的分布见表 6-7-2。

表 6-7-2 COPD 组和对照组 CYP2A6 等位基因分布的比较

CYP2A6 allele（%）	COPD（n=60）	Control（n=60）	χ^2	OR	95%CI
del	2（3.3）	11（18.3）		1.000	
wt	58（96.7）	49（81.7）	6.988	6.510	1.376～30.792

由此表可以看出，CYP2A6wt 与 CYP2A6del 等位基因在两组间分布有显著性差异，且 CYP2A6wt 等位基因可能是 COPD 的危险因子。

2.4 吸烟和 CYP2A6 基因多态性与 COPD 易感性的关系

吸烟和 CYP2A6 基因多态性与 COPD 易感性的关系见表 6-7-3。

表 6-7-3 吸烟与 CYP2A6 基因多态性及 COPD 易感性的关系

Smoking status	CYP2A6 allele	COPD （n=60）	Control（n=60）	χ^2	OR	95%CI
Nonsmoker	del	1	2		1.000	
	wt	20	38	0.000	1.045	0.091～12.329
Smoker	del	1	9		1.000	
	wt	38	11	16.912$^{\triangle}$	31.092	3.537～272.911

△与对照组比较 $P<0.01$

由此表可看出，不吸烟携带 CYP2A6wt 等位基因者较携带 CYP2A6del 等位基因者无明显增加患 COPD 的风险；而吸烟并携带 CYP2A6wt 等位基因者较携带 CYP2A6del 等位基因者患 COPD 的风险性提高 31.09 倍。

2.5 CYP2A6 基因多态性和吸烟与 COPD 易感性的关系

CYP2A6 基因多态性和吸烟与 COPD 易感性的关系见表 6-7-4。

表 6-7-4　CYP2A6 基因多态性与吸烟及 COPD 易感性的关系

CYP2A6 allele	Smoking status	COPD（n=60）	Control（n=60）	χ^2	OR	95%CI
del	Nonsmoker	1	9		1.000	
	Smoker	1	2	0.971	0.682	0.193～4.519
wt	Nonsmoker	20	38		1.000	
	Smoker	38	11	19.848△	6.561	2.768～15.554

△与对照组比较 $P<0.01$

由此表可看出，携带 CYP2A6del 等位基因的吸烟者较携带该基因的不吸烟者患 COPD 的风险无明显增加；而携带 CYP2A6wt 等位基因的吸烟者较携带该等位基因的不吸烟者患 COPD 的风险性增加了 6.56 倍。

3　讨论

CYP2A6 是 CYP 超基因家族中重要的一员，主要表达于肝脏，特征性酶反应为香豆素 7-羟化反应，该酶除了对很多药物和/或环境化合物的清除有重要作用，还是烟草中尼古丁的主要代谢酶。众多研究表明 CYP2A6 发挥代谢作用存在个体差异，CYP2A6 基因变异是决定 CYP2A6 酶活性的首要因素[5]。CYP2A6 与 CYP2A13、CYP2A7 同属于 CYP2A 基因家族，位于人 19q12-19q13.2 区域[6]。近几年不断有国外学者报道关于 CYP2A6 新的等位基因，到目前已鉴定出包括正常功能相关的 CYP2A6wt 在内的 30 种等位基因，而且在不同种族中这些等位基因的分布有差异，亚洲人中 CYP2A6wt、del、*7 和*9 的频率较高[7]。CYP2A6del 由于 CYP2A6 和 CYP2A7 基因（从内含子 8 至 3-端非编码区域）发生不平等互换，导致一条 CYP2A6 基因缺失，使编码的酶的活性丧失，中国人群 CYP2A6del 的发生频率较高（约为 15.1%）。CYP2A6*2 和 CYP2A6*3 等位基因也与酶活性的降低有关，但在亚洲人中出现的频率很低[8]。

吸烟是 COPD 发病中最重要的危险因素，多数研究表明 CYP2A6 基因变异影响尼古丁代谢，是否依赖血清尼古丁水平调节的吸烟行为来参与 COPD 的发生发展，或是通过独立于吸烟史而发挥作用，目前仍不清楚。本研究正是基于这种思路和目的，采用 PCR-RFLP 方法进行内蒙古地区汉族人群 CYP2A6 等位基因分析，该方法简单、稳定、可靠且特异性好，结果发现 CYP2A6wt 等位基因频率在 COPD 组高于对照组，差异有显著性（$P<0.05$），OR 值为 6.510，说明此等位基因为危险因子，可使 COPD 的患病风险增加；CYP2A6del 等位基因频率在 COPD 组低于对照组，两组比较差异有显著性（$P<0.05$），但未发现该等位基因与 COPD 的发病相关（OR 值为 1.000），因此与 Minematsu 等[9]研究的结果不同；未检测到 CYP2A6*2 和 CYP2A6*3 等位基因。通过对 CYP2A6 基因多态性与吸烟以及与 COPD 易感性之间的关系进行的多层次、多角度的分析，发现不吸烟携带 CYP2A6wt 等位基因者与携带 CYP2A6del 等位基因者比较无明显增加患 COPD 的风险；而吸烟并携带 CYP2A6wt 等位基因者与携带 CYP2A6del 等位基因者比较患 COPD 的风险性提高 31.09 倍；携带 CYP2A6del 等位基因的吸烟者与不吸烟者比较患 COPD 的风险无明显增加；而携带 CYP2A6wt 等位基因的吸烟者与不吸烟者比较患 COPD 的风险性增加了 6.56 倍，以上提示吸烟和 CYP2A6wt 等位基因有协同作用，二者同时存在可明显增加 COPD 的患病风险。关于 CYP2A6wt 等位基因与吸烟及 COPD 易感性相关的可能机理是：（1）Xu C 等人研究证实具有 CYP2A6wt 等位基因的人开始吸烟的年龄要早，且吸烟持续时间较长，戒烟的可能

性也低，故成为嗜烟者的危险性增加[10]；（2）携带 CYP2A6wt 等位基因的吸烟者，体内尼古丁代谢过程加快，血、脑中尼古丁维持时间缩短，吸烟的"渴望"强而吸烟量多，易发展为重度吸烟者，从而罹患 COPD 的风险较高；（3）可能烟雾中的某些物质经 CYP2A6 代谢后，其产物破坏了蛋白酶-抗蛋白酶平衡和氧化剂-抗氧化剂平衡，随后通过一些酶的作用及氧化应激反应促进了 COPD 的发生发展。COPD 患者体内氧化应激因素增强，可以直接对肺脏造成氧化损伤，还能通过促进炎症介质产生而导致大量活性氧的释放，从而加剧对肺脏的损伤作用。

本文只是初步探讨了 CYP2A6 基因多态性与内蒙古地区汉族人群 COPD 易感性的关系，对于 CYP2A 家族各亚型间是否具有代谢协同作用，CYP2A6 遗传多态性究竟在多大程度上影响烟草的代谢能力，以及如何影响患 COPD 的风险性等问题，仍有待于进一步研究和讨论。

【参考文献】

[1] Messina ES, Tyndale RF, Sellers EM. A major role for CYP2A6 in nicotine C-oxidation by human liver microsomes[J].J Pharmacol Exp Ther，1997，282（3）：1608-1614.

[2] Tyndale RF，Sellers EM. Genetic variation in CYP2A6-mediated nicotine metabolism alters smoking behaviour [J].Ther Drug Monit，2002，24（1）：163-171.

[3] 中华医学会呼吸病学分会慢性阻塞性肺疾病学组.慢性阻塞性肺疾病诊治指南[J].中华结核和呼吸杂志，2002，25(8)：453-460.

[4] Kitagawa K，Kunugita N，Katoh T，et al. The significance of the homozygous CYP2A6 deletion on nicotine metabolism：a new genotyping method of CYP2A6 using a single PCR-RFLP [J].Biochem Biophys Res Commun，1999，262：146-151.

[5] Tricker AR. Nicotine metabolism, human drug metabolism polymorphisms, and smoking behaviour[J].Toxicology, 2003, 183(1-3)：151-173.

[6] Messina ES，Tyndale RF，Sellers EM. A major role for CYP2A6 in nicotine C-oxidation by human liver microsomes [J].J Pharmacol Exp Ther，1997，282（3）：1608-1614.

[7] Nakajima M，Yokoi T. Interindividual variability in nicotine metabolism：C-oxidation and glucuronidation [J].Drug Metab Pharmacol，2005，20（4）：227-235.

[8] Oscarson M, McLellan RA, Gullsten H, et al. Characterisation and PCR-based detection of a CYP2A6 gene deletion found at a high frequency in a Chinese population [J].FEBS Lett，1999，448（1）：105-110.

[9] Minematsu N，Nakamura H，Iwata M，et al. Association of CYP2A6 deletion polymorphism with smoking habit and development of pulmonary emphysema [J].Thorax，2003，58（7）：623-628.

[10] Xu C, Goods S, Sellers EM, et al. CYP2A6 genetic variation and potential consequences[J]. Adv Drug Deliv Rev, 2002, 54(10)：1245-1256.

第二节　干扰素 gamma（IFN-γ）基因多态性与内蒙古地区汉族人群慢性阻塞性肺疾病（COPD）的相关性研究

刘　佳　韩丽莎　秦文斌

（内蒙古科技大学包头医学院，内蒙古包头 014060）

【摘要】 **目的**　研究 IFN-γ+874 位点基因多态性在内蒙古地区汉族人群 COPD 患者中的频率分布，并分析其与内蒙古地区汉族人群 COPD 的关系。**方法**　采用病例-对照研究，选择病例和对照，进行相关资料的问卷调查，抽取研究对象的血液标本，用 PCR-SSP 方法检测 IFN-γ+874 位点在病例与对照组中的各种基因型频率与等位基因频率。**结果**　COPD

组 IFN-γ 基因+874AA、AT、TT 基因型的频率分别为 82.8%、17.2%和 0，正常对照组 AA、AT、TT 基因型的频率分别为 63.4%、33.3%和 3.1%，COPD 组 IFN-γ+874 位点 AA 基因型频率及 A 等位基因频率均高于对照组，差异有统计学意义。**结论**　IFN-γ+874 位点基因多态性可能与内蒙古地区汉族 COPD 遗传易感性相关。

【关键词】　慢性阻塞性肺疾病；干扰素；基因多态性

Association of Interferon-gamma +874 Gene Single Nucleotide Polymorphism with Susceptibility to Chronic Obstructive Pulmonary Disease

Liu Jia　Han Lisha　Qin Wenbin

（Innermongolia University of Science and Technology，Baotou Medical College，Baotou 014060，China）

【Abstract】　**Objective**　To explore the distribution of genotype and allele frequencies of the genetic polymorphisms of IFN-γ+874 in patients with COPD and analyze the relationship between the genetic polymorphisms of IFN-γ and COPD. **Methods**　Through 1：1 case-control study，we select cases and controls.Then，we make a questionnaire study.DNA was extracted from peripheral blood leukocytes.Genotyping of the IFN-γ+874T/A was done by PCR-SSP analysis.All PCR primer sets were designed to amplify the fragment containing each of the polymorphisms. The data were analyzed by statistical method. **Result**　IFN-γ+874 SNP was tested successfully for every subject. Frequencies of AA，AT and TT genetype were 82.8%，17.2% and 0 in the COPD group，and 63.4%，33.3% and 3.1% in the HS .A significant difference was found in the frequency distribution of IFN-γ+874 genetype beween the two groups（χ^2=6.073 P=0.013）. In the COPD group the AA genetype was more common than in HS. **Conclusion** There is an association between IFN-γ+874 SNP and COPD. This study suggested the possibility that IFN-γ+874 SNP might be important in determining and individuals susceptibility to development of COPD.

【Key word】　COPD；the interferon gamma；polymorphism genetics

慢性阻塞性肺病（chronic obstructive pulmonary disease，COPD）是一种常见的呼吸系统疾病，是以慢性气流阻塞，并呈进行性发展为特征的疾病。近年来其在全球的发病呈上升趋势。COPD 严重危害人类健康，降低生活质量。探索其发病机制，研究治疗方法成为目前亟待解决的问题。COPD 的发病是由环境因素和遗传基因共同作用引起的，其病因及发病机制尚未完全阐明，但目前细胞因子在 COPD 发生发展中的作用越来越受到重视。细胞因子是一类低分子量的糖蛋白或多肽，具有免疫调节的作用，其合成受遗传基因所控制。干扰素 gamma（IFN-γ）是一种调节细胞功能的小分子多肽，调节机体的细胞免疫功能，通过刺激巨噬细胞，激活中性粒细胞、血管内皮细胞及使蛋白酶-抗蛋白酶系统失衡等作用参与 COPD 气道炎症的形成[1,2]。干扰素 gamma 第一内含子区+874 位点 A/T 单核苷酸多态性（single nucleotide polymorphism，SNP）直接影响与其转录因子的结合能力，从而影响转录及 IFN-γ 的表达量[3,4]。IFN-γ+874 位点基因多态性是否与 COPD 相关，到目前为止，尚未见文献报道。本研究采用病例-对照方法对内蒙古地区 64 例 COPD 患者和 66 例健康体检者的 IFN-γ+874A/T 基因多态性进行检测，分析探讨 IFN-γ 基因多态性与内蒙古地区 COPD 的关系，为 COPD 发病机制的深入研究提供理论依据。

1　材料与方法

1.1　研究对象　COPD 组按照 2003 年中华医学会呼吸病学分会 COPD 诊疗指南[5]综合分析确定，病例由内蒙古科技大学包头医学院第一附属医院，内蒙古医学院第三附属医院，包头市中心医院，鄂尔多斯市中心医院提供。正常对照为健康体检者，未患呼吸系统相关疾病，由包头医学院第一附属医院检验科提供。COPD 组与正常对照组均为内蒙古地区汉族人，无血缘关系。

1.2　试剂与仪器　PCR 扩增反应体系试剂购自北京鼎国生物工程公司，DNA 抽提试剂由本实验室提供，引物由上海生工生物工程公司合成。主要仪器：PCR 仪（The Perkin-Elmer Corporation PE480），紫外透射反射分析仪（上海康禾光电仪器有限公司），DYCZ-24D 型垂直电泳槽（北京六一仪器厂），GZ-1 型多用振荡器（北京冰箱电机厂。）

1.3　方法

1.3.1　总 DNA 提取：静脉采血 2.0ml，以枸橼酸钠抗凝，于−20℃冰箱中保存。总 DNA 提取采用常规方法提取，试剂由本实验室提供。步骤如下：（1）枸橼酸钠抗凝的冻存血，室温放置自然融化后取 50μl 到 1.5ml 的 EP 管中，加双蒸水至 1ml，混匀，室温静置 15 分钟后 3000rmp 离心 1 分钟，弃上清留残液；（2）向 1.5ml 的 EP 管中加裂解液 60μl，振荡器上剧烈振荡 100 秒；（3）沸水煮 10 分钟，流水冷却约 50 秒，振荡器再次剧烈振荡约 100 秒；（4）11500rmp 高速离心 4 分钟，上清液中含有模板 DNA。

1.3.2　引物设计和合成 引物设计参照文献[6]由上海生工生物工程公司合成。正向引物 P1 序列：5′-ttcttacaacacaaaatcaaatca-3′，正向引物 P2 序列：5′-ttcttacaacacaaaatcaaatct-3′，内参正向引物 P3 序列：5′-gccttccaaccattccctta-3′，反向引物 p4 序列：5′-tcacggatttctgttgtgtttc-3′

1.3.3　PCR 及 IFN-γ+874 SNP 鉴定：采用联合聚合酶链反应顺序特异性引物法（PCR-SSP）对 IFN-γ 的基因进行检测。每个样本设立三个反应管，分别加有特异引物 P1、P2、P3。PCR 反应体系：总反应体积为 12.5μl，包括：10×PCRbuffer：1.25μl，4×dNTP：0.25μl，DNA 模板：2μl，TaqDNA 聚和酶（2U/μl）：0.5μl，上下游引物个 0.1μl，灭菌双蒸水加至：12.5μl。PCR 反应条件：预变性：94℃ 2min，变性：94℃ 25s，退火：60℃ 35s，延伸：72℃ 45s，10 个循环后，变性：94℃ 25s，退火：56℃ 35s，延伸：72℃ 45s，20 个循环，总延伸：72℃ 5min，每次检测至少设置 2 个空白对照，PCR 反应产物于 1.5%琼脂糖凝胶电泳，紫外灯下观察结果。

1.3.4　统计学处理：采用 spss15.0 建立数据库，对检测结果进行统计学分析。

2　结果

2.1　PCR 扩增

特异引物 P1 扩增出的 IFN-γ 基因 AA 产物，和 P2 扩增出的 IFN-γ 基因 AT 产物均为 261bp，内参引物 P4 扩增产物为 426bp，见图 6-7-3。

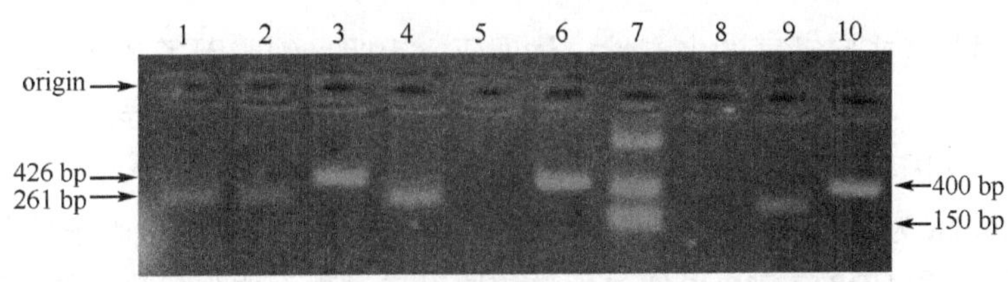

图 6-7-3　IFN-γ+874 基因 PCR 扩增产物电泳图

第 1、4、8 泳道为 T；第 2、5、9 泳道为 A；第 3、6、10 泳道为内参，第 7 泳道为 Marker，由此可知第一个样本为 AT 杂合子（1、2、3 泳道），第二个样本为 TT 纯和子（4、5、6 泳道），第三个样本为 AA 纯和子（8、9、10 泳道）

2.2　IFN-γ+874 基因型频率及等位基因频率的比较

COPD 组 IFN-γ 基因+874AA，AT，TT 基因型的频率分别为 82.8%，17.2%和 0，正常对照组 AA，AT，TT 基因型的频率分别为 63.4%，33.3%和 3.1%，见表 6-7-5，COPD 组中 IFN-γ 基因 AA 型频率高于对照组，差异有显著性意义（χ^2=6.073 P=0.013）。COPD 组 IFN-γ 基因+874AA 型占优势。COPD 组 A 等位基因频率高于对照组，差异有统计学意义（χ^2=5.356，P=0.021）。

表 6-7-5　COPD 组与对照组 IFN-γ 基因型及等位基因频率

组别	IFN-γ 基因型频率			IFN-γ 等位基因频率	
	AA（%）	AT	TT	A	T
COPD	53（82.8）	11（17.2）	0（0.0）	117（91.4）	11（8.6）
对照组	42（63.6）	22（33.3）	2（3.1）	106（80.3）	24（19.7）

3　讨论

COPD 是具有气流阻塞性特征的慢性支气管炎和（或）肺气肿，其确切发病机制仍不清楚，涉及细胞分子生物学机制、蛋白酶-抗蛋白酶系统、氧化剂的作用、感染等。而以细胞毒性 T 细胞（CD8+T 细胞），巨噬细胞及中性粒细胞为主的气道壁及肺泡隔的慢性炎症和进行性发展的气道阻塞是 COPD 的两大特点[7, 8]。气道慢性炎症贯穿 COPD 的发生发展的始终。国内外大量的研究结果显示[9,11]：COPD 急性发作期患者气道腔主要的炎症细胞为中性粒细胞（NEU），与健康对照组比较有显著性差异，且中性粒细胞/白细胞%与 FEV1%pre 负相关，即气道内中性粒细胞浸润的程度可反映气道阻塞的程度，中性粒细胞浸润越多气道阻塞愈严重；中性粒细胞聚集于气道的机制并未完全清楚，但是致炎因子与抗炎因子的失衡起了一定的作用。研究表明[12]，气道炎症是一种特殊的免疫反应，T 淋巴细胞起重要调节作用。炎症细胞在气道的局部聚集、炎症介质和细胞因子的释放等是形成和维持气道炎症并进而引起组织损伤和气道功能障碍的主要原因。COPD 气道炎症是通过免疫细胞产生的多种细胞因子介导相互作用的一种慢性炎症。由免疫细胞产生的 IFN-γ 与 COPD 的发病关系近来也日益受到重视，它有可能是连接 COPD 发病机制中细胞分子生物学和蛋白酶/抗蛋白酶系统失衡的桥梁[13]。

细胞因子是一类由免疫细胞（如单核/巨噬细胞、T 细胞、B 细胞、NK 细胞等）和某些非免疫细胞（如血管内皮细胞、表皮细胞、纤维母细胞等）经刺激而合成、分泌的生物活性物质。它广泛参与免疫应答和炎症反应的介导和调节[14]。多种细胞因子及炎症介质介导了慢性阻塞性肺疾病气道非特异性炎症，细胞因子在炎症细胞向气道聚集、活化中起重要作用。细胞因子的合成及水平为遗传基因所控制，个体差异很大，差异的主要原因在于细胞因子基因调节区或启动区的多态性。体外研究表明，细胞因子基因多态性影响个体的细胞因子表达水平，不同个体其细胞因子分泌量差异很大，这种差异并非免疫调节所致，而是由细胞因子基因型变异所决定。

干扰素 gamma 为Ⅱ型干扰素，为一种低分子量的糖蛋白，是细胞因子的重要组成之一，产生于 CD4+TH1 和 CD8+TC1，可通过促进抗原呈递过程而增强免疫功能，是单核/巨噬细胞强有力的激活因子，可介导 T 细胞对 AMs 的激活，IFN-γ 还可激活中性粒细胞，促进其呼吸爆发；并激活血管内皮细胞，促进 CD4+T 细胞与内皮细胞的黏附及血管外渗出，参与人体炎症和免疫反应。IFN-γ 是 COPD 发病过程中的重要细胞因子，其在体内的作用与细胞因子、化学因子和介质的网络密切相关。IFN-γ 的合成及合成量为遗传基因所控制，IFN 基因位于染色体 12q13-q24，位于基因表达调控区序列的基因 SNP 在疾病的个体差异方面有重要意义。已有报道 IFN-γ 第一内含子区存在 CA 重复序列。当 CA 重复 12 次时，IFN-γ 表达量最高。同时，在 CA 重复序列 5′末端+874 位点 A/T 多态性与 CA 序列重复次数相关，即 TT 为高表达基因型，AA 为低表达基因型，AT 为中等表达基因型。+874 位点正好位于转录因子 N F-κB 的结合位点，此处出现 SNP 直接影响与转录因子的结合能力，从而影响转录致使 IFN-γ 的表达量低下[15]。Wang 等[1]对肺内特异性高表达 IFN-γ 的成熟转基因小鼠的肺部表型进行了研究，结果表明：IFN-γ 在成鼠肺中的表达能导致再许多方面类似人类 COPD 损害的表现，由此可以推想，人类体内 IFN-γ 高表达的基因多态性，可能与其 COPD 的患病风险有关[16]，而且目前尚无 IFN-γ 基因多态性与 COPD 遗传易感性的报道。为明确 IFN-γ 基因多态性与 COPD 的发病是否相关，本实验对内蒙古地区 64 例 COPD 患者和 66 例健康成人的 IFN-γ 基因多态性进行检测分析，研究结果显示 IFN-γ+874 位点 AA 基因型频率在 COPD 组高于对照组，A 等位基因型频率在 COPD 组亦高于对照组，差异均有统计学意义（$P<0.05$），提示 IFN-γ+874 位点基因多态性与 COPD 的发病具有一定相关性，携带 AA 基因的个体可能增加 COPD 的患病危险，其原因可能是炎症与抗炎作用失衡，然而 COPD 是一种多因素参与的疾病，其中环境因素和遗传因素均起着重要作用。具体机制有待进一步研究，本研究结果只为进一步探讨 COPD 发病机制提供一定的理论与实验基础。

【参考文献】

[1] Wang Z, Zheng T, Zhu Z, et al. Interferon gamma induction of pulmonary emphysema in the adult murine lung[J].Exp Med, 2000, 192：1587-1600.

[2] 徐凌，蔡柏蔷，朱元珏，等. 吸入糖皮质激素对慢性阻塞性肺疾病大鼠模型白细胞介素 4/干扰素 γ 和基质金属蛋白酶的影响[J].中国呼吸与危重监护杂志，2004，3：86～90.

[3] Billiau A，Heremans H，Vermeire K，et al . Immunomodulatory properties of interferon-γ[J].An update，1998，856：22-32.

[4] Pravica V, Asderakis A, Perrey C, et al . In vitro production of IFN-gamma correlations with CA repeat polymorphism in the human IFN-γ gene. Immunogenet，1999，26：1-3.

[5] 中华医学会呼吸病学分会慢性阻塞性肺疾病学组.慢性阻塞性肺疾病诊治指南[J].中华结核和呼吸杂志，2002，25(8)：453-460.

[6] Dolores Lo′pez-Maderuelo, Francisco Arnalich, Rocio Serantes, et al. MontielInterferon-γ and Interleukin-10 Gene Polymorphisms in Pulmonary Tuberculosis[J]. American journal of respiratory and critical care medicine，2003，167：970-975.

[7] Jeffery PK. Lymphocytes，chronic bronchitis and chronic obstructive pulmonary disease[J]. Novartis Found Symp，2001，234：149-161.

[8] de Boer WI，Sont J K，van Schadewijk A，et al. Monocyte chemoattractant protein 1，interleukin 8，and chronic airways inflammation in COPD[J]. Pathol，2000，190：619-626.

[9] Ronchi MC, Piragino C, Rosi E, et al.Role of sputum differential cell count indetecting airway inflammation in patients with chronic bronchial asthma or COPD[J]. Thorax，1996，51：1000-1004.

[10] Pavord I D，Pizzichini M，Pizzichini E，et al.The use of induced sputum to investigate airway inflammation[J].Thorax，1997，52：498-501.
[11] 张晓云，张焕萍，杜永成，等. 支气管哮喘患者诱导痰白细胞介素 13 的检测及其临床意义[J]. 中国实用内科杂志，2004，24（11）：684-685.
[12] van Aalderen W，Sprikkelman AB，HoekstraMO，et al. Is childhood asthma an inflammatory disease[J].Allergy.1999：54SuPPI49：62-67.
[13] 徐淑凤，朱宝玉.慢性阻塞性肺疾病与白介素 4、8 和干扰素-γ 的关系[J]. 国外医学呼吸系统分册，2003，23（1）：15-18.
[14] 龚非力. 基础免疫学[M]. 武汉：湖北科学技术出版，1998，116-126.
[15] 郭红梅，王晓红，朱启镕.婴儿巨细胞病毒肝炎 IFN-γ+874 单核苷酸多态性研究[J].临床儿科杂志，2007，25（7）：534-536.
[16] 鲁晓勇，刘进. 慢性阻塞性疾病的细胞因子基因易感性[J]. 国外医学呼吸系统分册，2004，24（6）：383-387.

第三节　支气管哮喘与糖皮质激素受体基因多态性的关系

云哲琳（综述），王冬梅（审校）
（内蒙古包头医学院，内蒙古包头 014040）

细胞和 T 淋巴细胞等多种炎性细胞及细胞因子参与的以呼吸道高反应性和呼吸道重构为特点的呼吸道慢性炎症性疾病，它已成为当今世界上最常见的慢性疾病之一。全国至少有 2000 万的患儿，且有逐年上升的趋势。支气管哮喘的发病机制及支气管哮喘治疗中的药物作用机制，尤其是支气管哮喘相关的基因多支气管哮喘（简称哮喘）是由嗜酸粒细胞、肥大态性研究成为目前针对支气管哮喘研究的热点。

【摘要】 支气管哮喘是由多种细胞及细胞组分参与的呼吸道慢性非特异性炎症，肾上腺糖皮质激素抗炎治疗已成为哮喘现代治疗的主要方法。但有少数患者对激素治疗的敏感性低而称为“激素抵抗性哮喘”。激素抵抗的机制还不是十分清楚，基于糖皮质激素需要通过糖皮质激素受体来发挥生物学效应的机制，激素抵抗可能与 GR 基因多态性导致的 GR 结构和功能异常有关。

【关键词】 支气管哮喘；激素抵抗；糖皮质激素受体；基因多态性

Relationship between Bronchial Asthma and Glucocorticoid Receptor Gene Polymorphism

Yun Zhelin，Wang Dongmei
（Inner Mongolia Baotou Medical College，Baotou 014040，China）

【Abstract】 The bronchial asthma which consists of more cell and celelular component was the nonspecificity inflammation in airway，the treatment of adrenal glucocorticosteroid has been the main modern therapy for asthma. But a few patients were insensitive to hormonal therapy as “hormonal resistance asthma”. Its pathogenesis was unknown，glucocorticoid need transit glucocorticoid receptor to educe mechanism of biological effect，hormonal resistance may relate with GR gene polymorphism leading to abnormality of GR structure and function.

【Key words】 Bronchial asthma；Hormonal resistantance；Glucocorticosteroid receptor；Gene polymorphism

1 概述

支气管哮喘的发病机制十分复杂，遗传和环境因子共同影响哮喘的发生和发展，其本质是呼吸道炎症性疾病。糖皮质激素成为目前临床上治疗支气管哮喘最有效的药物之一，它通过与糖皮质激素受体（glucocorticoid receptor，GR）的结合，抑制了多种炎性细胞及因子的活化和释放，减少血管的渗透性，从而降低呼吸道高反应性。但是，临床上近年来发现有少数哮喘患者对激素治疗的敏感性低，称为激素抵抗型哮喘。中华医学会《支气管哮喘防治指南》诊断标准规定，将口服泼尼松治疗 7d 后第 1s 用力呼气容积改善＜15%的称为激素抵抗型哮喘[1]。激素抵抗是一个复杂的问题。其病因及发病机制还不是十分清楚。目前认为，糖皮质激素抵抗主要与患者的遗传背景、体内的炎症状态、GR 的亲和力异常、GR 亚单位表达异常有关[2-3]。

2 GR 基因的分子结构和作用机制

GR 为核受体超家族成员之核受体委员会[4]已于 1999 年将糖皮质激素受体及其基因正式命名为 NR3C1（nuclear receptor subfamily 3，group C，member1）。GR 在人类和动物体内分布极为广泛，它是主要存在于细胞液中的由热休克蛋白 90、热休克蛋白 70 和亲免素构成的一种可溶性结合蛋白，相对分子质量约 3×10^5，沉降系数为 3～8s[5-6]，基因位于染色体 5q31-q32 内并且包含 10 个外显子。GR 基因蛋白 mRNA 经过转录、剪接，可以形成下列四种 mRNA 亚型：GRa、GRp、GRS、GR_7[7-8]，其中唯一活跃的受体形式是 GRa，GRp 是 GRa 的内源性拮抗剂，它不与配体结合，但可以和糖皮质激素反应原件结合，阻碍 GRa 发挥生物学作用[9]。其他亚型是对缺乏全潜能的 h-GR/NR3C1 基因进行转录后修正的结果[10-11]。糖皮质激素受体是一种由单个多肽链构成，包含 777 个氨基酸的蛋白质。其类固醇结合亚单位包含三个功能区，功能区 C，作为免疫原性和其他生物特性的载体，位于氨基酸 1～421，占受体容积的一半。功能区 B，位于氨基酸 421～486，负责 DNA 的连接。该区域包含半胱氨酸残基，同锌一起构成复合物，促进 DNA 的连接并决定其三级结构。在受体分子的终端，存在一个区域即功能区 A，该区域主要负责与糖皮质激素的连接[12]。GR 有两个指纹状结构，是 GR 与细胞核中 DNA 结合的结构基础。糖皮质激素依赖细胞内 GR 而发挥作用，GR 的作用如同配基激活的转录因子，将特异靶基因水平上的转录信号转导给转录反应。目前认为糖皮质激素的作用机制是：当糖皮质激素依靠其脂溶性以被动扩散的方式透过细胞膜进入胞质，与胞质内 GR 结合成糖皮质激素 4 糖皮质激素受体（GC-GCR）复合物。此时，该复合物尚没有活性，随即通过磷酸化作用发生构型改变，与热休克蛋白 90 解离，暴露出 DNA 结合区，转变为有活性的 GC-GCR 复合物，并移行到细胞核内，与核内 DNA5′上游启动子区域的糖皮质激素反应元件结合，启动 DNA 的基因转录过程，一方面诱生抗炎蛋白质的合成，另一方面使炎性介质合成减少，从而抑制炎性反应。而后，GC-GCR 复合物可以通过脱磷酸化使 GR 与糖皮质激素解离，热休克蛋白 90 重新覆盖 DNA 结合区，并且释放到细胞质中，形成 GR 的循环[13]。

3 糖皮质激素受体基因及其多态性

Bray 等[14]总结了人类 NR3C1 突变与 GC 抵抗的联系，发现涉及 GR 基因 15 种错义、3 种无义密码子、3 种移码、1 种接合位点、2 种选择性接合突变和 16 种多态性现象。已有研究表明，大部分的家族性 GC 抵抗患者存在着 NR3C1 基因突变所致的 GR 功能缺陷。Hur1ey 等[15]最先研究了 3 个家族性 GC 抵抗患者的 NR3C1，发现一处 D641V 点突变，此突变的纯合子表现出严重的 GC 抵抗，其后，相继有学者[16-17]研究报道了 NR3C1 基因突变，如 2023-2024+Zde1GAGT、2317G＞A（V7291）及 2373T（GI747M）等，可导致家族性 GC 抵抗，而且大都经转染分析等证实有 GR 功能的严重缺陷，因此认为 NR3C1 突变所致的 GR 结构、功能异常可导致 GC 抵抗。

到目前为止，在 GR 基因的编码序列，即 2～9 号外显子均已发现多个有意义的多个多态性基因位点。目前认为哮喘激素抵抗的产生与 GR 的数量、GR 与受体的亲和力和激素-GR 复合体与 DNA 的结合力降低有关。研究表明，GR 基因存在多个单核苷酸多态性位点，其中包括 R23K、I559N、R477H、D641V、G679S、V729I 等，其突变可导致基因转录活性丧失或下降、一些多态性基因蛋白表达产物活性降低甚至不具有生物活性等，最终导致受体数量的降低或激素与受体亲和力的下降，产生激素抵抗[14,9]。对于糖皮质激素受体基因多态性在激素抵抗型哮喘中的作用的研究，目前主要集中在 ER22/23EK、R477H、G679S 及 Bcl4 上。

3.1　GR 基因 ER22/23EK 多态性

ER22/23EK 多态性是指位于 GR 基因外显子 2 密码子 22 和 23 处的两个连锁单核苷酸突变[15]。其中，密码子 22 突变由 GAG—GAA，但未引起氨基酸改变，均编码谷氨酸；密码子 23 由 AGG—AAG，导致精氨酸被赖氨酸所取代，为错义突变。Spijker 等[21]采用聚合酶链反应/单链构象多态方法研究了居住在荷兰的激素抵抗性哮喘患者，发现在糖皮质激素受体基因中存在多个基因多态性位点，外显子 2/1 密码子 22 由 GAG—GAA，但未引起氨基酸改变，均编码谷氨酸，密码子 23 由 AGG—AAG，导致精氨酸被赖氨酸所取代，外显子 2/5 密码子 363 由 ATT—GTT，导致天冬氨酸被丝氨酸取代，同时在外显子 4、5、9 均有多态性存在。但未发现糖皮质激素受体基因的多态性与激素抵抗性哮喘之间存在明显联系。刘震天等[23]对 20 例哮喘患者进行研究，未发现糖皮质激素受体外显子 2/1 密码子 23 多态性的存在。

3.2　GR 基因 R477H 多态性

R477H 位于 GR 的 DNA 结合区域，是 GR 基因第 4 外显子 1430 位点碱基产生 G＞A 突变，使原有的精氨酸变为组氨酸，继而使 GR 的结构发生变化。体外研究证实，R477H 突变的 GR 的亲和力维持在正常水平，但与激素结合后向核内的迁移明显减缓，并丧失了与 DNA 结合的能力[23]。国内学者赵峰等[24]首次在陕西汉族哮喘人群中检测了 R477H 的多态性分布，结果发现，GA+AA 基因型在激素抵抗型哮喘中的比例显著高于激素敏感型哮喘及健康对照者，等位基因 A 可能是激素抵抗产生的易感基因。GG、GA 和 AA 三种基因型在各组均未发现 GR kd 值的显著差异，也就是说，尽管激素抵抗型哮喘 GR 亲和力较激素敏感型哮喘和健康者显著降低，但这种变化与 R477H 突变无关。学者们推测，由于 R477H 位于 GR 的 DNA 结合区域，R477H 突变有可能是通过降低了 GR 与 DNA 的结合能力，继而减弱了 GR 的转录功能而导致激素疗效的降低。

3.3　GR 基因 G679S 多态性

G679S 是 GR 基因第 8 外显子 2035 位点碱基 G＞A 产生突变，使原有的丝氨酸变为甘氨酸，继而使 GR 的结构发生变化。G679S 位于 GR 基因的配体结合区域（ligand-binding domain，LBD），体外研究证实，G679S 突变的 GR 比野生型 GR 的转录活性下降了 55%，其受体与糖皮质激素的亲和力也下降了 50%，并且与激素结合后向核内的迁移明显减缓[25]。因此，G679S 与激素抵抗的产生有可能相关。赵峰等 [23] 学者首次在陕西汉族哮喘人群中检测了 G679S 的分布，结果发现，GA+AA 型在 SR 哮喘中的比例显著高于激素敏感型哮喘及健康对照者，并且 GA+AA 型在 SR 哮喘患者中 GR 的亲和力明显低于 GG 型，表明 G679S 突变可使 GR 与激素的亲和力下降，由此导致激素对哮喘治疗效果的下降。而同时，不同基因型在各实验组中血清皮质醇浓度均无差异，表明激素抵抗的产生与血清皮质醇浓度无关。因此，初步认为，G679S 基因多态性与哮喘激素抵抗的产生有关，等位基因 A 可能是激素抵抗产生的易感基因，而 G679S 突变引起激素抵抗的分子机制尚需进一步深入研究。

3.4　GR 基因 Bcl4 多态性

Bcl4 位于 GR 基因内含子 2 下游，其等位基因 C 具有较高的突变频率，Murray 等[27]报道了 GR 基因内含子中一个限制性片段长度多态性（RFLP），由一个 2.3kb 的小片段和一个 4.5kb 的大片段组成。此后，陆续有一些相关性研究探讨此变异在肥胖症中的作用。其单核苷酸多态性为 C—G 的突变，位于外显子 2 下游 646 核苷酸处，形成 2.2kb 和 3.9kb 的片段，C 碱基发生频率最高，可被认为是野生型碱基。第一个 Bcl4 多态性相关研究由 Weaver 等报道[29]，显示肥胖者和正常体质量者之间 Bcl4 多态性频率并无差别。然而与 CC 和 CG 携带者相比，肥胖组中 GG 纯合子携带者胰岛素水平增高，胰岛素抵抗增强。Panarelli 等的报道中，G 等位基因和体质量指数之间没有相关性，但发现 GG 携带者皮肤血管收缩增强，在注射布地奈德（一种合成性 GC）后，表明提高了活体内 GC 敏感性。相反，此研究表明在活体内，白细胞对地塞米松的亲和力和敏感性降低。虽然这些结果没有明显的统计学差异，但也表明这种多态性可能有组织特异性效果。

波兰 Pietras 等学者就 GR 激素受体基因 Bcl4 单核苷酸多态性与哮喘的关系作了初步探索，该研究选取了 55 例支气管哮喘患者和 70 例健康志愿者，且这些志愿者符合：无支气管哮喘或其他肺部疾病史及症状，无过敏史或过敏症状，无异位性皮肤病史及阿司匹林过敏史。该研究发现，GR 激素受体基因 Bcl-1 单核苷酸多态性与哮喘存在相关性，哮喘组 GG 的发生频率明显高于健康对照组，等位基因 G 为哮喘易感基因，C 到 G 的突变，使糖皮质激素受体基因转录活性下降，导致糖皮质激素受体功能异常，与激素的亲和力减低，从而降低对激素的敏感性。Bcl4 多态性发挥效应的分子机制尚不明确，由于 Bcl4 多态性位于内含子，没有转染实验能够解释这种机制。也不排除以下可能：内含子多态性与 GR 基因启动子区域的其他多态性相连锁，这可能导致 GR 表达增加，或可提高 mRNA 稳定性的 3′端未翻译区的变异，但回顾分析未发现任何多态性连锁。另一个可能性是与 GR 基因附近的其他基因连锁。虽然已知内含子变异影响剪接过程，但 Bcl4 位点的点突变不在调控性的剪接点附近。

关于 Bcl4 多态性与激素抵抗型哮喘的关系有待进一步探讨和研究，国内目前还没有见到相关报道。Tadeusz Pietras 等学者的研究为 GR 基因 Bcl-1 单核苷酸多态性与激素抵抗性哮喘的关系开创了先河，但是实验未发现多态性现象与年龄、性别的关系，且由于样本量不足的缘故，此结果还待进一步证实。

4　小结

糖皮质激素作为调控基本生命过程，控制免疫与炎性反应的最重要的内源性类固醇激素，其在临床治疗中的作用备受关注。因此，针对临床治疗中所出现的对激素敏感性不同的研究也随之成为热点。纵观以上几种激素抵抗型哮喘与多态性位点的研究，不难看出，迄今为止，还不能精确地定义某个基因座的作用，特殊基因的位置，支气管哮喘发病机制与 NR3C1 基因的单个核苷酸多态性现象。随着人类基因组计划的进一步实施，分子生物学技术的巨大推动，今后对 GR 的分子结构、亚型及其相关功能将得到深入和完善，同时，更灵敏、经济、快速的基因变异检测技术的建立，可能发现更多影响机体对糖皮质激素敏感性的基因突变多态性，不久的将来，一定能最终阐明影响糖皮质激素个体反应性的遗传学差异，为新药研发、制订个体化基因治疗方案奠定基础。

【参考文献】

[1] Barnes PJ. Glucocorticosteroids：current and future directions [J]. BrJ Pharmacol，2011，163（1）：29-43.

[2] Goleva E，Li LB，Eves PT，et al. Increased glucocorticoid receptor beta alters steroid response in glucocorticoid insensitive asthma [J] .AmJ Respir Crit Care Med，2006，173（6）：607-616.

[3] Lewis-Tuffin LJ，Jewell CM，Bienstock RJ，et al. Human glucocorticoid receptor beta binds RU-486 and is transcriptionally active [J] . Mol Cell Biol，2007，27（6）：2266-2282.

[4] Nuclear Receptors Nomenclature Committee. A unified nomenclature system for the nuclear receptor superfamily [J] . Cell，1999，97（2）：161463.

[5] Pietras T，Panek M，Kuna P，et al. Frequencies of Bcl I，E22E，and N363S of h-GR/NR3C1 restriction fragment length polymorphisms of glucocorticoid receptor gene in Polish adult population [J] . Med Sci Monit，2010，16（10）：CR475-CR479.

[6] Pujols L，Xaubet A，Ramirez J，et al. Expression of glucocorticoid receptors alpha and beta in steroid sensitive and steroid insensitive interstitial lung diseases [J]. Thorax，2004，59（8）：687-693.

[7] Yudt MR，Cidlowski JA. The glucocorticoid receptor：coding a diversity of proteins and respomes through a single gene [J] . Molecular Endocrinology，2002，16（8）：17194-726.

[8] Panek M，Pietras T，Kuan P，et al. The analysis of the factors influencing the development of glucocorticoid resistance in the etio-pathogenesis of severe bronchial asthma [J] . Postepy Biochem，2010，56（4）：373-382.

[9] Rosmond R. The glueocorticoid receptor gene and its association to metabolic syndrome J . Obesity Res，2002，10（10）：1078-4086.

[10] Adcock IM，Barnes PJ. Molecular mechanisms of corticosteroid resistance [J] . Chest，2008，134（2）：394-401.

[11] Korn SH，Wouters EF，Wesseling G，et al. Interaction between glucocorticoids and beta2-agonists：alpha and beta glucocorticoid-re-ceptor mRNA expression in human bronchial epithelial cells [J]. Biochem Pharmacol，1998，56（12）：1561-1569.

[12] Goleva E，Li LB，Eves PT，et al. Increased g1 ucocorticoid receptor beta alters steroid response in glucocorticoid-insensitive asthma [J]. AmJ Respir Crit Care Med，2006，173（6）：607-616.

[13] Wilson SM，Shen P，Rider CF，et al. Selective prostacyclin receptor agonism augments glucocorticoid-induced gene expression in human bronchial epithelial cells [J] . J Immunol，2009，183（10）：6788-6799.

[14] Bray PJ，Cotton RG. Variations of the human glucocorticoid receptor gene（NR3C1）：pathological and in vitro mutations and polymorphisms [J]. Hnm Mutat，2003，21（6）：557-568.

[15] Hurley DM，Katl M，Lamberts SW，et al. Familial glucocorticoid resistance caused by a splice site deletion in the human glucocorticoid receptor gene [J] . J Clin Endocrinol Metab，1993，76（3）：683-689.

[16] Bhandare R，Damera G，Baneriee A，et al. Glucocorticoid receptor interacting protein-1 restores glucocorticoid responsiveness in steroid-resistant airway structural cells [J] . Am J Respir Cell Mol Biol，2010，42（1）：945.

[17] Maltese P，Canestrari E，Palma L，et al. High resolution melting（HRM）analysis for the detection of ER22/23EK，Bcl I，and N363S polymorphisms of the glucocorticoid receptor gene [J]. Steroid Biochem Mol Biol，2009，113（3/5）：269-274.

[18] Ito K，Chung KF，Adcock IM. Update on glucocorticoid action and resistance J . Allergy Clin Immunol，2006，117（3）：522-543.

[19] Charmandari E，Kino T，Chrousos GP. Familial sporadic glucocorticoid resistance：clinical phenotype and molecular mechanisms [J]. Ann N Y Acad Sci，2004，1024：168481.

[20] Goleva E，Eves PT，Li LB，et al. Increased glucocorticoid receptor beta alters steroid response in glucocorticoid insensitive asthma [J] . Am J Respir Crit Care Med，2006，173（6）：607-616.

[21] pijker AT，van Rossum EF. Glucocorticoid receptor polymorphisms in major depression. Focus on glucocorticoid sensitivity and neuro-cognitive functioning [J]. Ann N Y Acad Sci，2009，1179：199-215.

[22] 刘震天，周世良，张梅.糖皮质激素受体基因外显子 2/1 密码子 23 多态性与支气管哮喘的相关性研究[J]. 江西医学院学报，2006，46（6）：66-69.

[23] Charmandari E, Kino T, Ichijo T, et al. Functional characterization of the natural human glucocorticoid receptor (hGR) mutants hGRaR477Hand hGRaG679S associated with generalized glucocorticoid resistance [J]. Clin Endocrinol Metab, 2006, 91(4): 15354543.

[24] 赵峰，蔡累，李树钧，等.糖皮质激素受体基因 R477H 多态性与激素抵抗型哮喘的关系[J]. 临床肺科杂志，2009，14(5)：597-599.

[25] I to K, Yamamura S, Essilfie-Quaye S, et al. Histone deacetylase 2-mediated deacetylation of the glucocorticoid receptor enables NF-kappaB suppression [J]. Exp Med, 2006, 203 (1): 7-13.

[26] 赵峰，蔡累，王安辉，等.糖皮质激素受体基因 G679S 多态性与激素抵抗型哮喘的相关性[J]. 第四军医大学学报，2009，30 (6)：541-544.

[27] Murray JC, Smith RF, Ardinger HA, et al. RFLP for the glucocort-coid receptor (GRL) located at 5q1 1-5q13 [J]. Nucleic Acids Res, 1987, 15 (16): 6765.

[28] van Rossum EF, Koper JW, van den Beld AW, et al. Identification of the BclI polymorphism in the glucocorticoid receptor gene: association with sensitivity to glucocorticoids in vivo and body mass index [J]. Clin Endocrinol (Oxf), 2003, 59 (5): 585-592.

[29] Weaver JU, Hitman GA, Kopelman PG. An association between a Bcl I restriction fragment length polymorphism of the glucocorticoid receptor locus and hyperinsulinaemia in obese women [J]. Mol Endocrinol, 1992, 9 (3): 295-300.

第四节　CC16 基因 38A/G 多态性与慢性阻塞性肺疾病的相关性研究

张　坤　韩丽莎　秦文斌

（包头医学院病理生理学教研室，内蒙古包头 014060）

【摘要】 **目的**　探讨 Clara 细胞分泌蛋白（CC16）基因 38A/G 多态性与内蒙古地区汉族人群慢性阻塞性肺疾病（COPD）的相关性。**方法**　采用病例—对照研究方法和聚合酶链式反应—限制性片段长度多态性（PCR—RFLP）技术，检测和分析 COPD 组（70 例）与正常对照组（70 例）CC16 基因第 1 外显子 38 位点的各种基因型和等位基因频率。**结果**　COPD 与对照组 CC16 基因第 1 外显子 38 位点的基因型频率和等位基因频率差异无统计学意义（$P>0.05$）；COPD 组与对照组中吸烟者 CC16 基因型频率比较差异有统计学意义（$\chi^2=6.853, P<0.05$），COPD 组吸烟者 AA 基因型频率较不吸烟者明显增多（32.7%与 8.0%），AA 型吸烟者患 COPD 的风险是非 AA 型吸烟者的 4.082 倍。**结论**　吸烟与 CC16 基因第 1 外显子 38A/G 多态性在 COPD 的发病中存在交互作用，CC16 基因可能是微效基因，其作用的发挥与吸烟密切相关。

【关键词】 慢性阻塞性肺疾病；基因多态性；CC16 基因

Study on the Relationship between Polymorphism of CC16 38A/G and Chronic Obstructive Pulmonary Disease

Zhang Kun　Han Lisha, Qin Wenbin

(Department of pathophysiology, Baotou Medical College, Baotou 014060, China)

【Abstract】 **Objective**　To detect the association between the susceptibility of Chronic Obstructive Pulmonary Disease (COPD) and polymorphism of Clara cells secretory protein (CC16) gene in innermongolia population of Han nationality. **Methods**　A case—control study was used to detect the genotypes of 38A/Ginexon1 ofCC16 gene of 70 patients with COPD and 70 controls from innermongolia urban by polymerase chain reaction—restriction fragment length polymorphism（PCR—RFLP）. **Results** No significant differences were observed in the frequencies of polymorphic genotypes and alleles in site 38 in exon 1 of CC16 gene between COPD and control subjects（$P>0.05$，genotype frequency：AA：25.7% vs 21.4%；GG：32.9% vs 31.5 %；AG：41.4% vs 47.1%，A allele frequency：46.4% vs 45.0%；G allele frequency：53.6% vs 55.0%）. There was significant difference in the frequency of CC16 genotypes between the smokers in both groups（$\chi^2=6.853, P<0.05$）. The frequency of genotypes AA was remarkable increased in the smokers in COPD patients（32.7% vs 8.0%）. **Conclusions** Theinteraction of CC16 gene polymorphism and smoking might exist in the occurance of COPD. CC16 gene might be a minor gene，and the effect of it is associated with smoking.

【Key words】 Chronic Obstuctive Pulmonary Disease；Polymorphism；Clara cells secretory protein（CC16）gene

慢性阻塞性肺疾病（COPD）是一种以气流受限为多研究，如 COPD 发病与 α1-抗胰蛋白酶（α1-AT）特征的疾病，发病的危险因素包括个体因素和环境因基因、肿瘤坏死因子α（TNF-α）基因、肺泡表面活性素。在环境因素中，吸烟是引起 COPD 的确定性因素，物质相关蛋白（SPs）基因等有关[1-2]，但结果不一致，但发现仅有 15.1%的吸烟者发展成 COPD[3]；有关遗可能是因为种族、地域等因素的不同造成的。CC16 基传因素的研究发现 COPD 的发生有家族聚集现象，个因第 1 外显子存在 38A/G 多态性，其多态性变化是否别患者在年龄很小时就存在气道阻塞，COPD 患者的参与 COPD 的发病，目前研究甚少，本文将 CC16 作为同胞兄弟姐妹的发生率也明显高于整体人群[4]。近候选基因，通过病例—对照、PCR—RFLP 的方法探讨年来，国内外学者对 COPD 的遗传易感基因进行了许 CC16 基因多态性与内蒙古汉族人群 COPD 发病是否相关，以确定该遗传标记在 COPD 发病中的可能作用。

1　材料与方法

1.1　样本　COPD 组按照 2002 年中华医学会呼吸病学分会 COPD 诊治指南[5]确定，均无家族遗传病史，病例由包头医学院第一附属医院、包头市中心医院等提供，共 70 例，其中男性 51 例、女性 19 例，年龄 61～84 岁，平均 71 岁；对照组为健康体检者，共 70 例，由包头医学院第一附属医院检验科提供，其中男性 48 例、女性 22 例，年龄 58～79 岁，平均 69 岁。病例组和对照组在性别和年龄分布方面差异无统计学意义（$P>0.05$）。所有受试者均为内蒙古地区汉族人，无血缘关系。两组中，吸烟人数分别为 49 例和 25 例，其中男性分别为 40 例和 19 例。

1.2　标本采集与保存抽取　COPD 患者及健康体检者外周静脉血 2ml 于含枸橼酸钠的抗凝管内，放入–20℃冰箱中保存。

1.3　方法

1.3.1　基因组　DNA 的制备冻存血室温放置自然融化后取 50μl 到 1.5ml 的 EP 管中，加双蒸水至 1ml，混匀后 3000rmp 离心 1min，弃上清液，然后加裂解液（包头医学院基因诊断研究所提供）60μl，剧烈振荡 100s，沸水煮 10min，流水冷却 50s，再次剧烈振荡 100s；

11 500rmp 高速离心 4min，上清液中即含有模板 DNA。

1.3.2 PCR 在 25μl 的反应体系中，含 DNA 模板 100～200ng，上下游引物各 10pmol（F：5'-CAGTATCTTATGTAGAGCCC-3'；R：5'-CCTGAGAGTTCCTAAGTCCAGG-3'），Taq DNA 聚合酶 0.8U（北京鼎国生物工程公司），10 buffer 2. 5μl，dNTPs 20pmol。PCR 反应条件：预变性 94℃ 2min，变性 94℃ 30s，退火 58℃ 45s，延伸 72℃ 1min，终止延伸 72℃ 5min，35 个循环。目的片断为 258bp。

1.3.3 RFLP 在 20μl 的反应体系中，含 PCR 扩增产物 12μl，限制性内切酶 Sau96I 0.5U（北京赛百盛基因技术有限公司），10×buffer 2μl。25℃温育 4h 后进行琼脂糖凝胶电泳，电压 100V，电泳时间 25min，紫外灯下观察并拍摄记录，只有一条 258bp 片段的为 38AA 纯合子，有 130bp 和 128bp 两条片段的为 38GG 纯合子，有 258bp、130bp 和 128bp 片段的为 38AG 杂合子。

1.3.4 统计学处理应用 SPSS 15.0 软件包对检测结果进行统计学分析。基因型频率及等位基因频率的差异比较用 χ^2 检验。$P<0.05$ 为差异有统计学意义。

2 结果

2.1 COPD 组和对照组 CC16 基因 38A/G 多态性基因型和等位基因频率的比较 38A/G 多态性基因型频率和等位基因频率在 COPD 和正常对照两组间比较差异无统计学意义，见表 6-7-6。

表 6-7-6 COPD 组和对照组 CC16 基因 38 A/G 多态性基因型和等位基因频率的比较

组别	例数	基因型						等位基因			
		AA	频率（%）	AG	频率（%）	GG	频率（%）	A	频率（%）	G	频率（%）
COPD 组	70	18	25.7	29	41.4	23	32.9	65	46.4	75	53. 6
对照组	70	15	21.4	33	47.1	22	31.5	63	45.0	77	55. 0

注：COPD 组与对照组比较，基因型频率 χ^2=0.553，$P>0.05$；等位基因频率 χ^2= 0.058，$P>0.05$

2.2 COPD 组和对照组中吸烟者 CC16 基因 38A/G 多态性基因型和等位基因频率的比较吸烟者组间比较，等位基因频率差异无统计学意义；两组基因型频率差异有统计学意义，吸烟者 COPD 组 AA 基因型频率增多，见表 6-7-7。AA 型吸烟者患 COPD 的风险是非 AA 型吸烟者的 4.082 倍，OR=4.082，95% CI=1.018～16.367。

COPD 组和对照组中吸烟者 CC16 基因 38A/G 增多，见表 6-7-7。AA 型吸烟者患 COPD 的风险是非 AA 多态性基因型和等位基因频率的比较吸烟者组间比型吸烟者的 4.082 倍，OR=4.082，95% CI=1.018，等位基因频率差异无统计学意义；两组基因型频率 1.018～16.367。

表 6-7-7 COPD 组和对照组中吸烟者 CC16 基因 38 A/G 多态性基因型和等位基因频率的比较

组别	例数	基因型						等位基因	
		AA	频率（%）	AG	频率（%）	GG	频率（%）	A	频率（%）
COPD 组	49	16	32. 7	18	36.7	15	30. 6	52	53.1 46
对照组	25	2	8. 0	16	60. 0	7	32. 0	19	38. 0 31

注：两组比较，基因型频率 χ^2=6.853，$P<0.05$；等位基因频率 χ^2=3.009，$P>0.05$

3　讨论

CC16 基因位于染色体 11q13 区域，全长 4995bp，此基因含 3 个外显子和 2 个内含子[3]。外显子 1 下游非编码区的第 38 位碱基 G 可被 A 替代[4]，G38A 多态性与 CC16 基因的转录活性相关，在某些疾病的发生中有意义，如哮喘、IgA 肾病、结节病等[6]。在 COPD 发病的过程中，有许多炎性细胞、炎性介质参与。有研究显示 CC16 蛋白具有抗炎、免疫调节作用。肺部铜绿假单胞菌感染后血浆及支气管肺泡灌 CC16 基因 38 A/G 多态性与慢性阻塞性肺疾病的相关性研究洗液中 CC16 的表达受到抑制，而在炎症反应减弱过程中 CC16 水平又有所恢复，表明 CC16 对铜绿假单胞菌感染所致炎症反应有抑制作用[7]。体外实验也证明，CC16 抑制巨噬细胞和中性粒细胞的活性、抑制单核细胞产生 γ 干扰素（IFN-γ）、抑制 IFN-γ 的生物学活性[8]，说明 CC16 在肺部细菌感染过程中调节炎症反应，在炎症防御中发挥重要作用。

近年来国外研究发现 CC16 基因第 1 外显子 38 AA 突变纯合子个体血浆中 CC16 水平降低，并且与哮喘的发病有关。用大鼠吸入香烟烟雾制作 COPD 模型，电镜观察肺 Clara 细胞形态，发现 COPD 大鼠终末细支气管和呼吸性细支气管 Clara 细胞以及 Clara 细胞分泌颗粒减少，表明 Clara 细胞受损及其分泌 CC16 减少削弱了机体保护机制，导致肺损伤[9]，可见大鼠 COPD 发病与吸烟及 CC16 抗炎活性的变化有关，提示 CC16 减少与气道病变及 COPD 的发病密切相关，CC16 基因影响 CC16 抗炎活性。因此探讨 CC16 基因多态性、CC16 含量变化以及与 COPD 发病间的关系，有助于揭示三者间的相互关系。本研究结果显示，吸烟者 COPD 组 AA 型基因频率增多，AA 型吸烟者患 COPD 的风险是非 AA 型吸烟者的 4.082 倍，说明吸烟与 38 A/G 多态性可能在 COPD 的发病中存在交互作用，但其具体机制还需进一步的研究。

【参考文献】

[1] 谢俊刚，徐永健，张珍祥，等.肺泡表面活性物质相关蛋白 A 基因多态性与慢性阻塞性肺疾病易感性的关系[J].中华医学遗传学杂志，2005，22（1）：91-93.

[2] Karadag F，Ozcan H，Karul AB，et al. Sex hormone alterations and systemic inflammation in chronic obstructive pulmonary disease[J]. Int J Clin Pract，2007，（11）：25-28.

[3] Torres JP，Campo A，Casanova C，et al. Gender and chronic obstructive pulmonary disease in high-risk smokers [J]. Respiration，2006，73（3）：306-310.

[4] Hersh CP，Demeo DL，Lange C，et al. Attempted replication of reported chronic obstructive pulmonary disease candidate gene associations [J]. Am J Respir Cell Mol Biol，2005，33（1）：71-78.

[5] 中华医学会呼吸病学分会慢性阻塞性肺疾病学组.慢性阻塞性肺疾病诊治指南[J].中华结核和呼吸杂志，2002，25(8)：453-460.

[6] Martin AC，Laing IA，Khoo SK，et al. Acute asthma in children：Relationships among CD14 and CC16 genotypes，plasma levels，and severity[J]. Am J Respir Crit Care Med，2006，173（6）：617-622.

[7] 王文志，刘春涛，王曾礼，等.铜绿假单胞菌感染模型中 CC16mRNA 表达水平的研究[J].中国呼吸与危重监护杂志，2002，1（2）：80-83.

[8] Ohchi T，Shijubo N，Kawabata I，et al. Polymorphism of Claracell 10-KD protein gene of sarcoidosis[J]. Am J Respir Crit Care Med，2004，169（2）：180-186.

[9] 张红，何冰，迟春花，等.吸烟者 Clara 细胞形态和功能的改变[J]. 心肺血管病杂志，2002，21（4）：242-245.

第八章 基因多态性与肾脏疾病的关系

第一节 GSTT1 基因多态性与 IgA 肾病易感性的研究

高雅琼[1]，王彩丽[1*]，秦文斌[2]，高丽君[2]，南　蕾[1]，贾妮亚[1]
（1 包头医学院第一附属医院肾内科；2 内蒙古基因诊断研究所）

【摘要】 **目的** 了解谷胱甘肽硫转移酶 T1（glutathion S-transferase-theta）基因多态性与内蒙古包头地区汉族人群 IgA 肾病易感性的相关性。**方法** 利用聚合酶链反应-限制性片段长度多态性（PCR-RFLP）技术检测。随机收集包头医学院第一附属医院肾内科 IgA 肾病患者 120 例为病例组，健康体检者 113 例作为对照组。**结果** GSTT1 基因缺失型频率在 IgA 肾病患者组中为 45.0%（54/120）；在健康体检组中为 53.1%（60/113），（χ^2=1.527，P=0.217＞0.05）。二者之间差异无统计学意义。**结论** GSTT1 基因多态性与内蒙古包头地区汉族人群 IgA 肾病发生无相关性。

【关键词】 IgA 肾病；谷胱甘肽硫转移酶；基因多态性

Study on the relation between Glutathion S-transferase-theta Polymorphism and IgA Nephropathy

Gao Yaqiong[1]，Wang Caili[1*]，Qin Wenbin[2]，Gao Lijun[2]，Nan Lei[1]，Jia Niya[1]
（1 The First Hospital Affiliated to BaoTou Medical College;
2 Gene Diagnose Research Institute of Inner Mongolia[*]）

【**Abstract**】 **Objective** To investigate whether the glutathion S-transferase-theta T1 gene polymorphism played a role in IgA nephropathy in Han population in BaoTou region of Inner Mongolia. **Methods** The polymorphism of glutathione S-transferase-theta gene was studied with PCR-RFLP in one hundred and twenty-one patients with IgA Nephropathy and one hundred and eight controls. **Result** The missing genotypic frequencies of glutathion S-transferase-theta in IgA Nephropathy was 45.0%（54/120）and the group of control was 53.1%（60/113）. **Conclusion** The gene polymorphism of glutathion S-transferase-theta is not associated with IgA nephropathy in Han population in BaoTou region of Inner Mongolia.

【**Key words**】 IgA nephropathy；glutathion S-transferase-theta；Gene Polymorphism

谷胱甘肽硫转移酶（Glutathi one S2transferases，GSTs），一种二聚体同工酶，是体内参与生物转化的最重要的Ⅱ相代谢酶之一，能催化谷胱甘肽（glutathi one，GSH）与许多亲电子化合物结合，包括氧化苯、不饱和脂肪酸、环境致癌因子以及氧化应激产物等，使其极性增强，毒性降低并易于排出体外。GSTs 不但具有重要的抗癌、解毒去毒作用，同时还具有过氧化物酶活性，保护机体细胞免受氧化损伤，从而有效避免 H_2O_2 诱导的细胞死亡[1]。GSTs 酶的生物学功能主要是减少 GSH 的酸解离常数，使得其具去质子化作用及有更多的反应性巯基形成从而催化其与亲电性物质轭合。环境中许多化学致癌物（如多环芳烃类化合物）和烷化剂等化疗药物均为亲电性物质[2]。GSTs 是一个超基因家族，主要有四种亚型：al pha（A1），mu（M1），pi（P1）和 theta（T1），GSTT1 是其中重要的一种。GSTT1 基因在人群中存在普遍的多态性现象，其基因多态性表现为基因部分和全部缺失。这种缺失造成相应的编码酶蛋白表达的缺失，导致人体的某些生物代谢发生变化，增加对各种疾病和损伤的易感性，最终影响人体健康。已有研究证实 GSTT1 基因多态性与人类癌症、白血病等疾病有相关性。但是其与 IgA 肾病关系如何并未见报道。本文旨在探讨该基因多态性是否与内蒙古包头地区汉族人群 IgA 肾病发生有关。

1 对象与方法

1.1 对象

1.1.1 IgA 肾病组：包头医学院第一附属医院肾内科经皮肾穿刺活检证实为 IgA 肾病患者 120 例，年龄 13～76 岁，平均 33.0±12.1 岁，男 54 例，女 56 例。IgA 肾病病理诊断标准采用 2001 年全国肾活检病理诊断标准[3]。均排除继发性肾脏疾病和其他合并症及并发症。

1.1.2 正常对照组：包头医学院第一附属医院 113 名体检正常的健康人员，年龄 22～52 岁，平均（28.4±6.0）岁，男 56 例、女 57 例。

1.2 方法

1.2.1 基因组 DNA 的提取：枸橼酸钠抗凝的冻存血，室温自然融化；取 50μl 加入 1.5mlEP 管中，加双蒸水至 1ml，混匀，室温静置 15min；离心 3000rpm，3min，弃上清；加生理盐水至 1ml，混匀，离心 3000rpm，3min，弃上清；再加双蒸水至 1ml，混匀，离心 3000rpm，3min，弃上清；向 EP 管中加裂解液 50μl，振荡器上剧烈振荡 100s；沸水浴 10min，迅速置于冰水中 10min，再剧烈振荡 100s；高速离心 11 500rpm，4min。上清液中含有模板 DNA。

1.2.2 主要试剂与仪器：PCR 仪（PE480 The Perkin-Elmer Corporation）；高速离心机（TGL-16B，上海安亭厂）；电泳仪（DF-D，北京六一仪器厂）；紫外线分析仪（KH-UVⅢ型，上海康禾光电有限公司）；TaqDNA 聚合酶（北京鼎国生物技术有限公司）；引物（上海生物工程有限公司）；DNA 裂解液、载样缓冲液（包头医学院基因诊断研究所）；DNA Marker（天为时代有限公司）。

1.2.3 引物合成：用于 PCR 扩增的引物参照文献

正向引物：5′-TTC CTT ACT GGT CCT-CAC ATC TC-3′

反向引物：5′-TCA CCG GAT CAT GGC CAG CA-3′

对应的 GSTT1 基因片段长度为 480bp，同时设立长度为 318bp 的内对照，以证明缺失 GSTT1 基因片段的个体为正常实验情况，排除 DNA 提取的操作错误.

1.2.4 聚合酶链反应：扩增总体系为 12.5μl，10×PCR buffer（含 Mg^{2+}）1.25μl，dNTP 2μl（1.25 mmol/L），上、下游引物各 0.5μl（33μg/ml），无菌水 5.75μl，Tag 酶 0.5μl，模板

DNA 2μl。PCR 循环参数：94℃预变性 2min 后进入 35 个循环，94℃变性 30s，56℃退火 45s，72℃延伸 60s。最后 72℃总延伸 10min。2%琼脂糖凝胶电泳，电压 100V，时间 30min，在紫外透射仪下观察结果。

1.3　统计学分析：用 SPSS 11.5 软件对病例组与对照组 GSTT1 基因缺失型进行卡方检验分析，$P<0.05$ 记为有统计学意义。

2 结果

PCR 结果：GSTT1 的长度是 480bp，实验设立的内对照为 318bp，Markerde 的 bp 数为：480bp，318bp，150bp（图 6-8-1 及表 6-8-1）。

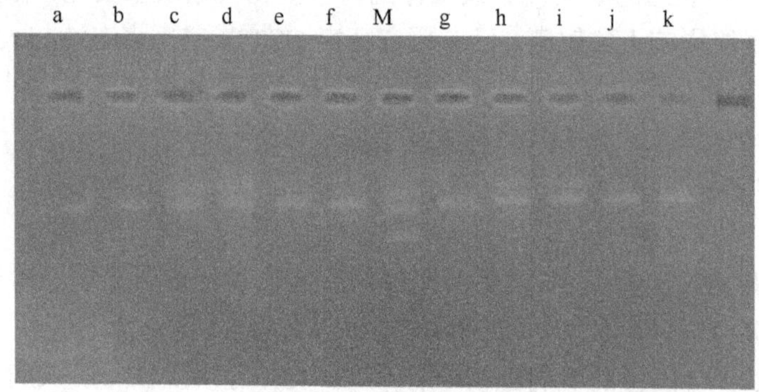

图 6-8-1　IgA 肾病患者 GSTT1 基因多态性电泳图

1. a b e f g j k 只有内对照 318bp，没有 480bp 目的条带，为 GSTT1 基因缺失型；2. c d h i 既有内对照 318bp，也有 480bp 目的条带，是 GSTT1 基因型

表 6-8-1　GSTT1 基因型分布

组别	例数	基因型%	
		GSTT1 型	GSTT1 缺失型
正常对照组	113	53（56.9）	60（53.1）
IgA 肾病组	120	66（55.0）	54（45.0）

3 讨论

IgA 肾病是最常见的原发性肾小球肾炎，是引起终末期肾功能衰竭的重要原因之一。一些研究成果显示某些基因如血管紧张素转换酶（ACE）基因、血管紧张素Ⅱ-1 型受体基因、PAI-1 基因、白细胞介素 1 受体基因、肿瘤坏死因子基因、内皮一氧化氮合酶基因、补体 C4 基因、人类白细胞抗原基因、子宫球蛋白基因等的多态性与 IgA 肾病的易感性、发病机制、病理类型及进展和预后等明显相关[5]。

GSTs 基因家族是一个巨大的超基因家族，就表型而言，每一类同工酶中又包括很多亚型；就基因型而言，每一类都有很多不同基因位点。到目前为止，GSTs 的 4 种基因，即 GSTM1、GSTM3、GSTP1 和 GSTT1 已证实具有多态性，基因的多态性可引起酶活性的改变，导致对潜在致癌物代谢能力的差异，这种差异是构成个体肿瘤易感性的遗传基础之一[6-8]。

通常，GSTs 催化 GSH 与亲电子物质结合形成硫醇尿酸，经肾脏排出体外。其亦可作为转运蛋白转运亲脂化合物，如胆红素、胆酸、类固醇激素和不同的外源性化合物。其通过酶促和非酶促反应，解除化学诱变剂、促癌剂以及脂质和 DNA 氢过氧化物的毒性，保护正常细胞免受致癌和促癌因素的影响，在抗诱变及抗肿瘤中起重要作用[9]。

GSTs 能催化还原型的谷胱甘肽（glutathione，GSH）的巯基（-SH）结合到疏水的化合物上，使亲电子的化合物变成亲水的物质，易于从胆汁或尿液中排泄[10]。通过这种方式将体内各种有潜在毒性的物质及亲脂性化合物降解排出。某些 GSTs 同功酶含有非硒依赖性谷胱甘肽过氧化酶活性，能清除脂类自由基，有抗脂质过氧化的作用。本实验证明了，在内蒙古包头地区汉族人群中，IgA 肾病发生与 GSTT1 基因的缺失没有关系。IgA 肾病的易感基因在查阅文献的过程中也未见与 GSTT1 基因有关的相关报道。在诸多实验中，可看到 GSTT1 与 GSTM1 乃至 GSTP1 均有协同作用，因此，在今后还可就此标本再做 GSTM1、GSTP1 的多态性，观察其协同作用，也许会另有新的发现。

【参考文献】

[1] Hayes JD, Strange RC. Glutatione S-transferase polymorphisms and their biological consequence[J]. Pharmacology, 2000, 61(3): 154-166.

[2] 陈丽君. 谷胱甘肽 S-转移酶基因家族的研究进展[J]. 皖南医学院学报，2003，22（2）：144-145.

[3] 全国肾活检病理研讨会.肾活检病理诊断标准指导意见[J].中华肾脏病杂志，2001，17：270-275.

[4] 吴涤，陈大方，刘学，等. CYP1A1-HincII 和 GSTT1 基因遗传多态性与原发性痛经关系分析[J]. 中华医学遗传学杂志，2001，18（1）：47-50.

[5] 张帆. IgA 肾病与基因多态性.临床和实验医学杂志. 2007，6：171-173.

[6] Park LY，Muscat JE，Kaur T，et al. Comparison of GSTM pol-ymorphismsand risk for oral cancer between African-Americans and Caucasians[J]. Pharmacogenetics，2000，10（2）：123-131.

[7] Butkiewicz D，Grzybowska E，Phillips DH，et al.Polymorph-isms of the GSTP1 and GSTM1 genes and PAH-DNA ad-ducts in human mononuclear white blood cells[J]. Environ Mol Mutagen，2000，35（2）：99-105.

[8] Coles BF，Anderson KE，Doerge DR，et al.Quantitative analysis of interindividual variation of glutathione S-transferase ex-pression in human pancreas and the ambiguity of correlatinggenotype with phenotype[J].Cancer Res，2000，60（3）：573-579.

[9] 聂立红.谷胱甘肽硫-转移酶研究进展[J].中国病理生理杂志，2000，16（11）：1240-1243.

[10] Hayes JD，Pul ford DJ. The glutathione S-trans ferase super2gene family：regulation of GST and the contribution of the is oenzymes to cancer chemoprotection and drug resistance [J]. Crit Rev Biochem Mol Biol，1995，30（6）：445-600.

第二节　PAI—1 基因 4G/5G 多态性与内蒙古地区 IgA 肾病的相关性研究

韩丽红，王彩丽，闫斌，高丽君，秦文斌

【摘要】　目的　探讨纤溶酶原活化物抑制剂-1（plasminogen activator inhibitor-1，PAI-1）基因启动子区 4G/5G 多态性与内蒙古地区 IgA 肾病的相关性。**方法**　随机收集包头医学院第一附属医院肾内科 IgA 肾病患者 100 例，另设 100 名健康体检者为对照组。采用等位基因特异多聚酶链反应（ASPCR）法进行 PAI-1 4G/5G 基因型分析。**结果**　A 肾病组的 4G/4G 基因型发生频率（41%）显著高于对照组（23%，$P<0.01$）。**结论**　PAI-I14G/4G 基因型与 IgA 肾病显著相关。

【关键词】　IgA 肾病；纤溶酶原激活物抑制剂-1；基因多态性

Study o te Relation btween Plasminogen Activator Inhibitor-1 Gene 4G/5G polymorphism and IgA Nephropathy

Han Lihong，Wang Caili，Yan Bin，Gao Lijun，Qin Wenlin

【Abstract】 Objective To investigate whether the PAI-1 gene polymorphism played a role in IgA nephropathy .The 4G/5G allelic polymorphism in the PAI-1 gene promotor region were genotyped by PCR using allele specific polymerase chain reaction（ASPCR）from the peripheral blood leukocytes of one hundred patients with IgA nephropathy and one hundred normal controls. Results Genotypic frequencies of PAI-1 4G/4G（41%）in IgAN were higher than the group of control（23%）（$P<0.05$）.Conclusion PAI-1 4G allele homozygous genotype might be the major risk factors of IgA nephropathy .

【Key words】 IgA nephropathy; Plasminogen activator inhibitor-1; Gene Polymorphism

IgA 肾病以免疫球蛋白 A 弥漫性沉积于肾小球系膜区为特征，是最为常见的原发性肾小球肾炎，也是晚期肾病的主要原因。IgA 肾病是一种多基因病，多种因素与该病的发生及发展有关。在 IgA 肾病进展过程中，细胞外基质（extracelluar matrix，ECM）增多是引起肾脏 ECM 积聚并导致肾纤维化的主要机制。纤溶酶原激活物抑制剂-Ⅰ（plasminogen activator inhibitor-Ⅰ，PAI）活性的改变能够调节 ECM 的积聚与降解[1]。PAI-1 基因启动子区 4G 等位基因与血清高 PAI-1 水平相关，并可增强 PAI-1 活性[2]，因此认为 PAI-1 在 ECM 积聚过程中起重要作用。本文旨在探讨该基因多态性是否与中国内蒙古地区汉族人 IgA 肾病发生有关。

1 对象与方法

1.1 对象 （1）IgA 肾病组：包头医学院第一附属医院肾内科经皮肾穿刺活检证实为 IgA 肾病患者 100 例，7～58 岁，平均（30±5）岁，男 53 例、女 47 例。IgA 肾病病理诊断标准采用 2001 年全国肾活检病理诊断标准[3]。均排除继发性肾脏疾病和其他合并症及并发症。（2）正常对照组：100 名体检正常的健康人员，22～42 岁，平均（27±3）岁，男 51 名、女 49 名。

1.2 方法

1.2.1 基因组 DNA 的提取：枸橼酸钠抗凝的冻存血室温放置，自然融化。取 50μl 血加入 EP 管中，加双蒸水至 1ml 混匀，室温静置 15 分钟。离心 3000rpm，1 分钟，弃上清。加裂解液 60μl，振荡器上剧烈振荡，沸水煮 10 分钟，冷却，再剧烈振荡，高速离心 11 500rpm，4 分钟。上清液中即含有模板 DNA。

1.2.2 PAI-1 基因多态性检测：采用等位基因特异多聚酶链反应（allele specific polymerase chain reaction，ASPCR）扩增目的基因片段。参照参考文献[1]方法，共同下游反向引物 P1：5′-TGC AGC CAG CCA CGT GAT TGT CTA G-3′，上游正向 4G 引物 P2：5′-GTC TGG ACA CGT GGG GA-3′，5G 引物 P3：5′-GTC TGG ACA CGT GGG GG-3′，同时在 4G、

5G 上游引物更远端设立对照正向引物作为内对照（positive control），以证实 4G、5G 扩增的特异 PCR 片段非条件不适造成的非特异片段，P4：5′-AAG CTT TTA CCA TGG TAA CCC CTG GT-3′。每个样本 DNA 均同时进行 3 个体系 PCR 反应即 P2P1、P3P1、P4P1，PCR 扩增总体系为 12.5μl，10×PCR buffer 缓冲液（含 Mg^{2+}）1.25μl，dNTP 各 2μl（1.25 mmol/l），上、下游引物各 0.5μl（33μg/ml），无菌水 5.75μl，Tag 酶 0.5μl（Promega 公司），模板 DNA 2μl（1μg/μl）。PCR 循环参数：94℃预变性 2min 后进入 35 个循环，94℃变性 30s，61℃退火 45s，72℃延伸 60s。最后 72℃总延伸 10 min。2%琼脂糖凝胶电泳，电压 100V，时间 30min，在紫外透射仪下观察结果。

1.3　统计学分析 用 SPSS 软件对两组 PAI-1 基因型和等位基因频率差异进行卡方检验分析。

2 结果

2.1　PCR 结果 pc 为 PCR 产物内对照，4G、5G 的 PCR 扩增产物均为 139bp。4G 纯合子只有 4G 一条区带，5G 纯合子只有 5G 一条区带，而 4G5G 杂合子则有 4G、5G 两条区带（图 6-8-2）。Marker 为 LG（150bp、400bp）。

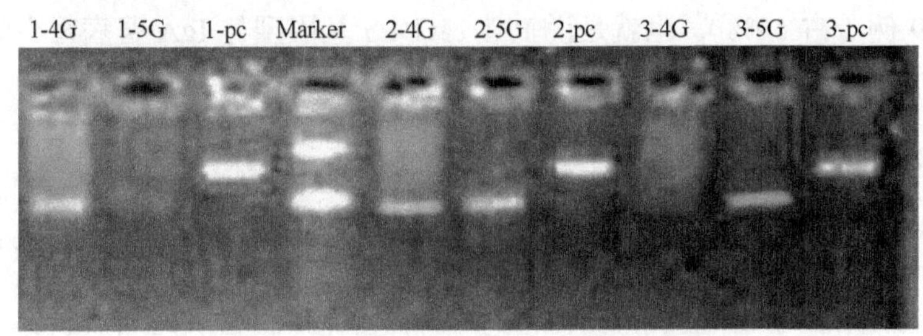

图 6-8-2　IgA 肾病患者 PAI-1 基因电泳图

2.2　IgA 肾病组和正常对照组 PAI-1 4G/5G 基因频率分布见表 6-8-2。经遗传平衡检测证明，IgA 肾病患者与对照组均符合 Hardy-Weinberg 平衡，具有群体代表性。PAI-1 基因多态性在 IgA 肾病组中，4G/4G 型纯合子 41 例（41%），4G/5G 型杂合子 45 例（45%），5G/5G 型纯合子 14 例（14%），4G 型和 5G 型等位基因频率分别为 63.5%和 46.5%，PAI-1 基因多态性在正常人群中的分布对照组中，4G/4G 型纯合子 23 例（23%），4G/5G 型杂合子 62 例（62%），5G/5G 型纯合子 15 例（15%），4G 型和 5G 型等位基因频率分别为 54%和 46%。利用 SPSS11.0 软件进行卡方检验得出 IgA 肾病组 4G/4G 基因型的频率显著高于正常对照组（χ^2=7.445，P<0.01）。正常对照组 4G/5G 基因型的频率高于 IgA 肾病组（χ^2=5.808，P<0.05）。IgA 肾病组 5G/5G 基因型的频率与正常对照组无差异（χ^2=0.040，P>0.05）。4G、5G 等位基因频率比较无统计学差异（χ^2=1.818，P>0.05）

表 6-8-2　IgA 肾病组与正常对照组 PAI-1 基因 4G/5G 频率的比较

组别	例数	基因型频率（%）			等位基因频率（%）	
		4G4G	4G5G	5G5G	4G	5G
IgA 肾病组	100	41	45	14	63.5	36.5
正常对照组	100	23	62	15	54	46

3 讨论

IgA 肾病是最常见的原发性肾小球肾炎，是引起终末期肾功能衰竭的重要原因之一。

一些研究成果显示某些基因如血管紧张素转换酶（ACE）基因、血管紧张素Ⅱ-1 型受体基因、白细胞介素 1 受体基因、肿瘤坏死因子基因、内皮一氧化氮合酶基因、补体 c4 基因、人类白细胞抗原基因、子宫球蛋白基因等的多态性与 IgA 肾病的易感性、发病机制、病理类型、及进展和预后等明显相关[4]。

PAI-1 是一种丝氨酸蛋白水解酶抑制剂，除具有纤维蛋白溶解作用外，还具有 ECM 的降解、激活酶原和潜在的生长因子作用。有研究表明，PAI-1 在慢性肾小球肾炎、糖尿病肾病、局灶节段性肾小球硬化和其他纤维化的肾脏疾患中起重要作用[5]。Suzuki 等[6]报道 4G/4G 基因型与日本人 IgA 肾病进展密切相关。ANGELA 等人报道 PAI-1 虽然不是系统性红斑狼疮和紫癜性肾病的易感基因，但 4G 基因可加速该病的发展[7]。何立群等研究原发性肾小球疾病患者中 PAI-1 4G/4G 基因型和 4G 等位基因与肾小球硬化显著相关，PAI-1 4G/4G 基因型携带者的血浆 PAI-1 水平升高[8]。丁瑞等研究发现 PAI-1 基因启动子区 4G/5G 多态性不是 IgA 肾病发生的易感因素，但可能是 IgA 肾病病情加重的危险因子[9]。

本实验得出的结论虽然和其他得出的结果有不同之处，可能是样本选择有关，其中肾小球增生者 59 例（占 59%），也就是说 PAI-14G/4G 基因型与 IgA 肾病肾小球增生显著相关。或者是加大样本量得出的结论更可靠，有待于进一步研究。

【参考文献】

[1] Teresa YHW，Peter P，Cheuk CS，et al. Association of plasminogen activator inhibitor-1 4G/4G genotype and type 2 diabetic nephropathy in Chinese patients. Kidney International，2000, 57：632-638.

[2] Jeng JR. Association of PAI-1 gene promoter 4G/5G polymorphism with plasma PAI-1 activity in Chinese patients with and without hypertension. AmJ Hypertens，2003，16：290-296.

[3] 全国肾活检病理研讨会.肾活检病理诊断标准指导意见.中华肾脏病杂志，2001，17：270-275.

[4] 张帆.IgA 肾病与基因多态性.临床和实验医学杂志，2007，6：171-173.

[5] Rerolle JP，Hertiy A，Nguyen G，et al. Plasminogen activator inhibitor type 1 is a potential target in renal fibrogenesis. Kidney Int，2000，58：1841-1850.

[6] Suzuki H，Sakuma Y，Kanesaki Y，et al. Close relationship of plasminogen activator inhibitor-1 4G/5G polymorphism and progression of IgA nephropathy. Clin Nephrol，2004，62：173-179.

[7] Angela YMW，Peter P，Fernand MML，et al.Plasminogen activator inhibitor-1 gene polymorphism 4G/4G genotype and lupus nephritis in Chinese patients. Kidney International，2001. 59，1520-1528.

[8] 何立群，肖黎，郑平东，等.纤溶酶原激活物抑制剂-1 基因启动子区 4G/5G 多态性与 IgA 肾病肾小球硬化的相关性研究.上海医学，2003，26：815-817.

[9] 丁瑞，陈香美，刘述文，等.PAI-1 基因 4G4G 基因型与 IgA 肾病易感性及临床表现的关系. 中华医学遗传学杂志，2006，23：449-451.

第三节　干扰素-γ 基因多态性与 IgA 肾病临床、病理及预后的相关性

贾妮亚，张艳辉，南　蕾，王彩丽

【摘要】 **目的**　探讨 IgA 肾病患者干扰素-γ（IFN-γ）基因+874 位点单核苷酸多态性与临床特征、病理类型及预后的关系。**方法**　从 IgA 肾病的患者和健康对照者外周血中提

取 DNA，采用序列特异性引物聚合酶链反应（PCR-SSP）技术检测 IFN-γ 基因+874 位点单核苷酸多态性，对其中 41 例患者进行（1～60）个月的随访。比较两组的基因型和等位基因的分布，分析基因型与临床特征、病理类型及预后的关系。**结果** （1）IgA 肾病患者的 AA 基因型频率和 A 等位基因频率显著高于对照组（$P<0.05$）；（2）不同基因型组间发病时的血压、24h 尿蛋白定量有显著性差异（$P<0.05$）；（3）不同病理类型间基因型构成无显著性差异。（4）TT 基因型患者功能减退时间显著快于 AA 基因型（$P<0.05$）。**结论** （1）AA 基因型可能是 IgA 肾病的易感基因，A 等位基因可能是易患遗传因素，并且可能影响患者 24h 尿蛋白定量和血压水平；（2）该基因单核苷酸多态性与 IgA 肾病 Hass 病理分级（病理类型）不存在相关性；（3）IFN-γ 基因+874 位点单核苷酸多态性可能是影响 IgA 肾病患者进展和预后的危险因素。

【关键词】 干扰素；基因多态性；IgA 肾病

The Correlation between IFN-γ Polymorphism and Clinical Feature，Pathology Type and Prognosis of IgA Nephropathy

Jia Niya，Zhang Yanhui，Nan Lei，Wang Caili

【Abstract】 **Objective** To study the relationship between the single nucleotide polymorphism（SNP）in IFN-γ+874 and pathological clinical features，pathological type and prognosis in patients with IgA nephropathy. **Method** Extract DNA from IgA nephropathy patients and normal controls. The SNP in IFNγ+874 gene was determined by special sequence primer of polymerase chain reaction（PCR-SSP）. Forty-one patients had been followed up for 1～60 months. IFNγ+874 genetype and allele frequency were compared between patients with IgA Nephropathy and normal controls.In addition，the associations of IFNγ+874 polymorphism with pathological clinical features，pathological types and prognosis were analyzed in patients with IgA nephropathy. **Result** （1）The proportion of AA-genetype and A-allele are remarkably higher in IgA nephropathy；（2）The patients with IgA nephropath have significantly different blood pressure and 24h-Urine protein of onset in different genetypes；（3）NO significant difference of genetype distribution in IFN-γ+874 has been found between the patients with pathological types；（4）The patients of TT-genetype have significant difference in renal function decreasing time. **Conclusion** （1）AA-genetype may be the predisposing genes while A-allele may be the factor of genetic liability and may influence the blood pressure and 24h-Urine protein；（2）The SNP in IFN-γ+874 has no correlation with pathological types in IgA nephropath；（3）The single nucleotide polymorphism SNP in IFNγ+874 is probably the influencing factor for the progress and prognostic of IgA nephropath .

【Key words】 Interferon（IFN）；Gene polymorphism；IgA nephropath

原发性 IgA 肾病（primary IgA nephropathy，IgAN）在亚洲和太平洋地区、欧洲南部及大洋洲发病率较其他地区高，我国的发病率约占原发性肾小球疾病 40%～47.2%，近十年来有上升趋势[1]，是导致慢性肾衰特别是青少年患者肾衰的主要病因之一。有资料表明，有 25%～50%的患者经 20 年可进展至终末期肾衰竭[2]。其发病机制还未能完全阐明，有关其进展和预后的相关因素的报道也尚不一致。免疫、炎症和遗传机制是目前研究的主要集中领域。干扰素-γ（IFN-γ）作为一种重要的免疫调节因子，在免疫介导性肾损伤中起重要作用。国内外有关 IFN-γ 与肾病的研究表明 IFN-γ 是可能影响肾功能的因素之一，但关于 IFN-γ 基因与肾病尤其是 IgA 肾病的研究国内尚无报道。本文旨在通过 PCR 技术来探讨干扰素-γ（IFN-γ）单核苷酸基因多态性在 IgA 肾病中的分布特点及该基因多态性与临床指标和病理类型的相关性，从而判断 IFN-γ 单核苷酸基因多态性与 IgA 肾病的易感性、进展及预后的关系。

1 材料与方法

1.1 研究对象

1.1.1 IgA 肾病组：在包头医学院第一附属医院就诊的 IgA 肾病的患者 131 例，男性 68 例、女性 63 例，年龄（13～76）岁，平均年龄（34.0±12.1）岁，经肾穿刺免疫荧光证实为 IgA 肾病，病理分级符合 Haas 分级标准，临床排除系统性红斑狼疮、过敏性紫癜、慢性肝脏疾病等继发性 IgA 肾病；对其中 41 例患者进行（1～60）个月随访。

1.1.2 正常对照组：138 名年龄、性别与 IgAN 患者组匹配的健康体检者及献血员，尿检均无异常，男性 60 例、女性 78 例，年龄（14～87）岁，平均年龄（40.0±14.4）岁。以上患者及正常对照组人群系内蒙古地区、无血缘关系的汉族人群。

1.2 方法

1.2.1 从 IgA 肾病患者及对照者外周血中提取 DNA 采用序列特异性引物聚合酶链反应（PCR-SSP）扩增。引物 IFN-γ 基因+874 位点特异正向引物 1：5′-TTCTTACAACAC- AAAATCAAATCT-3′；特异正向引物 2：5′-TTCTTACAACACAAAATCAAATCA-3′；通用反向引物：5′-TCAACAAAGCTGATACTCCA-3′扩增产物为 262bp 的基因片段。内参照正向引物：5′-TATGATTCTGGCTAAGGAATG-3′扩增产物为 440bp 的基因片段。应用 2%琼脂糖 4.0g/dl 溴乙啶凝胶方法电泳（120V 20min），在紫外透射自动成像分析仪上进行成像，记录结果。

1.2.2 数据处理：所有数据统计用 SPSS17.0 软件包处理。

2 结果

2.1 IFN-γ 基因+874 位点 PCR 扩增产物电泳结果

IFN-γ 基因+874 位点 PCR 扩增目的片段大小均为 262bp，内参产物片段大小为 440bp，可有 3 种结果：①IFN - γ 基因 AA 纯合子，电泳结果为引物 1 扩增出的 262bp 的目的带 5；②IFN - γ 基因 TT 纯合子，电泳结果为引物 2 扩增出的 262bp 的目的带 7；③IFN - γ 基因 AT 杂合子，电泳结果为引物 1 和 2 扩增出的 262bp 的目的带 1、2（图 6-8-3）。

2.2 统计结果

2.2.1 应用 Hardy-Weinberg 定律进行检验 两个群体都符合了遗传平衡（$P>0.05$）。

2.2.2 基因型和等位基因分布：由于 IgA 肾病组与对照组中 TT 及 AT 基因型数量均较少，将以上两组基因型合并后统计。IgA 肾病组与正常对照组比较，IgA 肾病组 AA 基因型频率高于 TT+AT 基因型频率且显著高于对照组（$P<0.05$），A 等位基因频率显著高于对照组（$P<0.05$），见表 6-8-3。

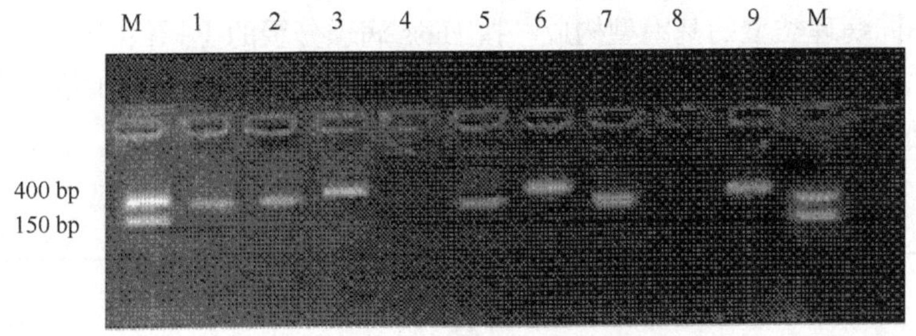

图 6-8-3　三种基因型产物电泳图

M 为 Marker（150bp 400bp）；1、2 为 IFN-γ 基因 AT 杂合子（262bp 和 262bp 产物）；4、5 为 IFN-γ 基因 AA 纯合子（262bp 产物）；7、8 为 IFN-γ 基因 TT 纯合子（262bp 产物）；3、6、9 为内参（440bp 产物）

表 6-8-3　IgA 肾病组与对照组基因型和等位基因分布

组别	例数	基因型		等位基因	
		AA	TT+AT	T	A
IgA 肾病组	131	105（0.802）*	26（0.198）	30（0.115）	232（0.885）**
对照组	138	92（0.667）	46（0.333）	52（0.188）	224（0.812）

*$P<0.05$，**$P<0.05$

2.2.3　IgA 肾病组不同基因型临床特征及病理分级比较：不同基因型计量资料比较：TT 基因型患者的收缩压明显低于其他两组基因型（$P<0.05$），TT 基因型患者的舒张压低于其他两基因型且与 AT 基因型间存在统计学意义（$P<0.05$），AA 基因型患者的 24h 尿蛋白定量显著高于 TT+AT 基因型（$P<0.05$），血肌酐、肌酐清除率、血浆白蛋白、血红蛋白和血补体 C_3 在三种基因型间无统计学差异，见表 6-8-4、表 6-8-5；计数和等级资料非参数检验：不同基因型的性别构成、Hass 病例分级（病例类型）及镜下血尿无统计学差异，$P>0.05$。

表 6-8-4　三种基因型计量资料描述

计量资料	基因型		
	TT（n=4）	AA（n=105）	AT（n=22）
收缩压（mmHg）	100.0±0.0*	123.5±16.9	128.8±24.1
舒张压（mmHg）	65.0±7.1*	80.7±10.1	85.2±18.1
24h 尿蛋白定量（g/24h）	2.17±1.76*	3.12±1.12	1.54±0.94

*单向方差分析 $P<0.05$

表 6-8-5　AA 基因型与 TT+AT 基因型计量资料描述

计量资料	基因型	
	AA	TT+AT
收缩压（mmHg）	123.5±16.9	126.3±24.4
舒张压（mmHg）	80.7±10.1	83.5±18.3
24h 尿蛋白定量（g/24h）	3.12±3.12	1.62±1.05*

注：两独立样本 t 检验*$P<0.05$

2.2.4　不同病理类型的基因型构成　按 Hass 病理分级的 Ⅰ+Ⅱ；Ⅲ；Ⅳ+Ⅴ将 IgA 肾病组分为三组比较三组间的三种基因型构成，结果显示，不同病理类型间的基因型构成无统计学差异，见表 6-8-6。

表 6-8-6　病理组间基因型构成

组别	例数	基因型	
		AA	TT+AT
Ⅰ+Ⅱ	43	34（0.791）	9（0.209）
Ⅲ	68	53（0.779）	15（0.221）
Ⅳ+Ⅴ	16	14（0.875）	2（0.125）

2.2.5　Kaplan-Meier 生存分析：以肾穿为零点，肌酐清除率＜60ml/min 或较肾穿时血肌酐增倍或肌酐清除率减半为终点事件。41 名随访患者的 Kaplan-Meier 生存分析整体比较，三种基因型肾功能下降存在显著性差异，$P<0.05$；各基因型组两两比较显示，肾穿后肾功能下降在 AA 基因型组与 TT 基因型组间存在统计学差异，倾向于 TT 基因型较快，AA 基因型较慢，见表 6-8-7，图 6-8-4。

表 6-8-7　三种基因型生存分析两两比较

基因型	TT		AA		AT	
	χ^2（Log-Rank）	*P* 值	χ^2（Log-Rank）	*P* 值	χ^2（Log-Rank）	*P* 值
TT			8.669	0.003*	0.340	0.560
AA	8.669	0.003*			0.617	0.432
AT	0.340	0.560	0.617	0.432		

*AA 基因型与 TT 基因型生存分析比较 $P<0.01$

3 讨论

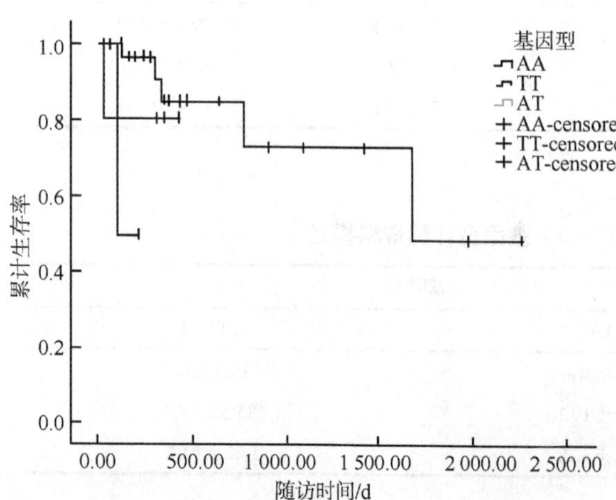

图 6-8-4　三种基因型 Kaplan-Meier 生存曲线

3.1　基因型和等位基因分布

统计结果提示，AA 基因型可能是 IgA 肾病的易感基因型，A 等位基因可能是遗传易感因素。此结论与意大利 Francesco PS 等学者的研究结果一致[3]。IFN-γ 内含子+874 位点恰好位于转录因子 NF-kappaB 的结合位点，此处出现 SNP 可改变转录因子的结合位点，直接影响与转录因子的结合能力和 IFN-γ 的 mRNA 转录，进而影响基因的表达[4, 5]。有研究表明 IFN-γ+874 AA 为低表达基因型、AT 为中等表达基因型、TT 为高表达基因型[4]。IFN-γ 内含子基因多态性影响免疫复杂疾病的易感性是以免疫调节系统紊乱为特点的[6]。越来越多的证据证明，Th1/Th2 的平衡决定人类肾小球肾炎的损伤和演变模式，其中 Th1 主要分泌 IL-2、IFN-γ、肿瘤坏死因子（TNF）。可以认为，AA 基因型致 IFN-γ 的低表达可能与 IgA 肾病的易感性相关。

3.2 不同基因型发病时的临床特征

统计分析示，发病时高表达的 TT 基因型患者的血压低于其他两种基因型，AA 基因型患者的 24h 尿蛋白定量显著高于 TT+AT 基因型。广泛的动物和人类肾脏病研究认为系膜细胞的增生和系膜基质的集聚是肾小球肾炎的主要病理特征[8]，有研究显示 IFN-γ 是对抗系膜细胞分裂的因子[9]，提示 IFN –γ 可以抑制肾小球增生性病变，对肾小球损伤有保护作用。不难理解，高表达的 TT 基因型患者会分泌较多的 IFN –γ 来抑制系膜细胞增生，阻止肾小球增生硬化，减少肾小球缺血性损伤，继而减少对 RAS 系统的激活，在降低患者血压水平的同时也降低了尿蛋白。

3.3 不同病理类型间的基因型构成

结果显示，不同病理类型的基因型构成无统计学差异。IFN–γ+874 位点基因多态性与 IgA 肾病病理类型没有相关性。尽管有研究认为 IFN-γ 通过抑制系膜细胞增生，阻止肾小球增生硬化，但这一保护作用能否足以对抗其他促使肾小球硬化的因素进而影响 IgA 肾病患者的病理类型还不得而知。目前国内外还没有该基因多态性与肾病病理类型相关研究的报道。所以有必要扩大样本量或采取其他病理分级法进一步验证这一结论。

3.4 Kaplan-Meier 生存分析

以肾穿为零点，统计结果显示，高表达的 TT 基因型患者肾穿后肾功能的下降在显著加快。IgA 肾病患者血清 IFN-γ 水平和其外周血单核细胞培养产生的 IFN-γ 水平均高于正常对照组，而且与肾小球率过滤的下降和肾小球损害程度相平行[10-12]，同时 IFN-γ 可以上调 B 细胞活化因子（BAFF）的产生，致使 IgA 肾病患者体内 IgA 的产生增多加重免疫复合物的形成和沉积。提示，TT 基因型可能通过 IFN-γ 的高表达引起肾功能损害，加重肾功能恶化。由于研究随访患者较少，有待于加大样本量及增加患者随访比例后进一步证实。

总之，IFN-γ 基因+874 位点单核苷酸多态性可能是 IgA 肾病的易感因素；可能影响患者血压和 24h 尿蛋白水平；与 Hass 病理分级（病理类型）无关；IFN-γ 基因+874 位点单核苷酸多态性可能加重 IgA 肾病肾功能恶化并影响其预后，但有待于进一步证实。

【参考文献】

[1] 谢静远，陈楠.IgA 肾病的临床进展.中国内科实用杂志，2011，31（2）：90-93.

[2] Huang HD，Lin FJ，Li XJ，et al. Genetic polymorphisms of the renin-angiotensin-aldoster one system in Chinese patients with end-stage renal disease secondary to IgA nephropathy. Chin Med J（Engl），2010，123（22）：3238-3242.

[3] Francesco PS，Giuseppina CD，Domenica T，et al. Role of interferon-c gene polymorphisms in susceptibility to IgA nephropathy：a family-based association study. European Journal of Human Genetics，2006，14（2）：488-496.

[4] Pravica V，Perrey C，Stevens A，et al.A single nucleotide polyorphism in the first intron of the human IFN-γ gene：ab-solute correlation with apolymorphic CA microsatellite markerof high IFN-γ gene.Hum Immunol，2000，61（9）：863-866.

[5] Henri S，Stefani F，Parzy D，et al.Description of three new polymorphisms in the intronic and 3′ U TR regions of the human interferon gamma gene.Genes Immun，2002，3（1）：124.

[6] Phoon RK，Kitching AR，Odobasic D，et al. T-bet deficiency attenuates renal injury in experimental crescentic glomerulonephritis. J Am Soc Nephrol，2008，19（3）：477-485.

[7] Gomez-Guerrero C，Hernandez-Vargas P，Lopez-Franco O，et al.Mesangial cells and golmerular IFNlammation：from the

pahogenesis to novel therapeutic approaches.Curr Drug Targets IFNamm Allergy，2005，4（3）：341-351.

[8] Zahner G，Wolf G，Schroeder S，et al.Inhibition of platelet-derived grouth facter-induced mesangial cell proliferation by cyclooxygenase-2 overexpression is abolished through reactive oxygen species.FEBS Lett，2006，580（10）：2523-2528.

[9] Yano N，Endoh M，Naka R，et al.Altered synthesis of in-terferon-gamma and expression of interferon-gamma re-ceptor by peripheral blood mononuclear cells from patients with IgA nephropathy and non-IgA proliferative glomeru-lonephritis.J Clin Immunol，1996，16（1）：71-79.

[10] Paust HJ，Ostmann A，Erhardt A，et al.Regulatory T cells control the Th1 immune response in murine crescentic glomerulonephritis.Kidney Int，2011，80（2）：154-164.

[11] Cheng CF，Lin H. Acute kidney injury and the potential for ATF3-regulated epigenetic therapy. Toxicol Mech Methods，2011，1（4）：362-366.

[12] Goto T，Bandoh N，Yoshizaki T，et al. Increase in B-cell-activation factor（BAFF）and IFN-gamma productions by tonsillar mononuclear cells stimulated with deoxycytidyl -deoxyguanosine oligodeoxynucleotides（CpG-ODN）in patients with IgA nephropathy. Clin Immunol，2008，126（3）：260-269.

第四节　内蒙古汉族TNF β基因多态性与IgA肾病的相关性

王　程[1]，王彩丽[2]，高丽君[1]，雎天林[1]，秦文斌[1]

（1. 内蒙古基因诊断研究所 2. 包头医学院第一附属医院肾内科）

【摘要】 **目的**　研究内蒙古地区汉族人群中IgA肾病与TNFβ基因多态性的关系。**方法**　采用聚合酶链反应-限制性片段长度多态性（PCR-RFLP）技术对IgA肾病患者79例及正常对照80例TNFβ1069位点等位基因A→G单碱基突变多态性进行了分析。**结果**　内蒙古地区汉族IgAN患者TNFβ*1/1纯合子和TNFβ*2/2纯合子检出率与正常对照组比较均有较大差异（$\chi^2_{1/1}=5.58$，$P<0.01$；$\chi^2_{2/2}=4.76$，$P<0.01$）；TNFβ*2等位基因频率（68.99%）较正常人（53.75%）明显升高（$\chi^2=7.78$，$P<0.01$，RR=1.91）。**结论**　TNFβ*2基因可能与IgA肾病发病易患性相关。

【关键词】　肿瘤坏死因子β；基因多态性；IgA肾病

Study on the Relationship between the Polymorphism of TNFβ and IgA Nephropathy of Han Nationality Chinese in the Inner Mongolia Autonomous Region

Wang Cheng[1]，Wang Caili[2]，Gao Lijun[1]，Ju Tianlin[1]，Qin Wenbin[1]

（1. Gene Diagnosis Institute of Inner Mongolia，BaoTou，Inner Mongolia autonomous region，014010；2. Department of nephropathy，the First Affiliated Hospital，Baotou Medical College，BaoTou，Inner Mongolia autonomous region，China）

【Abstract】 **Objective**　To study the relationship of tumor necrosis factor beta（TNFβ）polymorphism with human IgA nephropathy of Han nationality Chinese in the Inner Mongolia autonomous region. **Methods**　The A→G single base mutation polymorphism in TNFβ 1096 locus were analyzed among 80 normal controls and 79 IgA nephropathy patients by using polymerase chain reaction-restriction fragment length polymorphism (PCR-RFLP). **Results** The genetype frequency of the TNFβ*1/1 and the TNFβ*2/2 in IgA nephropathy patients was higher significantly than that of the normal controls ($\chi^2_{1/1}$=5.58, $P<0.01$; $\chi^2_{2/2}$=4.76, $P<0.01$); The gene frequency of the TNFβ*2 in IgA nephropathy patients was higher significantly than that of the normal controls (IgAN patients 68.99%, normal controls 53.75%, χ^2=7.78, $P<0.01$, RR=1.91). **Conclusion** TNFβ*2 allelic frequency is associated with IgA nephropathy.

【**Key words**】 tumor necrosis factor-β; gene polymorphism; IgA nephropathy

IgA 肾病（IgA nephropathy，IgAN）为临床常见的原发性肾小球疾病之一，它是一种有关 IgA 沉淀于肾小球系膜区而造成的肾小球疾病。肿瘤坏死因子（tumor necrosis factor，TNF）基因与主要组织相容性复合体（major histocompatibility complex，MHC）基因紧密连锁，其中 TNFβ 基因位于人类染色体 6p23-q12，HLA-B 和 HLA-C 位点之间的 HLA-Ⅲ抗原决定簇内，含有 4 个外显子和 3 个内含子，具有若干多态性位点。TNFβ 基因转录起始点下游第 252 位点（+252 位点，即 TNFβ 基因第 1069 位点）处鸟嘌呤（G）-腺嘌呤（A）碱基变化分出两个等位基因，它们之间存在着结构和功能上的差异，第 1069 位点为 G 称为 TNFβ*1，具有 Nco Ⅰ 限制性内切酶的识别位点，而第 1069 位点为 A 则称为 TNFβ*2，没有 Nco Ⅰ 限制性内切酶的识别位点[1]。

国内外关于 TNFβ 基因与 IgAN 的相关研究的结论不尽相同，我们采用聚合酶链反应-限制性片段长度多态性（ploymerase chain reaction-restriction fragment length polymorphism，PCR-RFLP）方法探讨内蒙古地区汉族人群 TNFβ 等位基因多态性与 IgAN 的相关性。

1 对象与方法

1.1 研究对象 ①IgA 肾病组：在包头医学院第一附属医院就诊的 IgA 肾病患者 79 例，男性 43 例、女性 36 例，年龄 7～76 岁，平均年龄（32.35±13.84）岁，经肾穿刺免疫荧光证实为 IgA 肾病，临床排除 SLE、过敏性紫癜、慢性肝脏疾病等继发性 IgA 肾病；②正常对照组：80 名年龄、性别与 IgAN 患者组匹配的体检健康者，男性 45 例、女性 35 例，年龄 14～71 岁，平均年龄（34.38±11.22）岁。以上患者及正常对照组人群系内蒙古地区、无血缘关系的汉族人群。

1.2 仪器和试剂 仪器：480 型 PCR 扩增仪（美国 PE 公司），TGL-B16 型高速离心机（上海安亭厂），电泳仪（北京若比邻公司），KH-UVⅢ 紫外透射自动成像分析仪（上海康禾光电仪器公司）。试剂：TaqDNA 聚合酶（上海生工生物工程有限公司），限制性内切酶 Nco Ⅰ（北京赛百盛生物工程有限公司），裂解液和 DNA 分子量标准 Marker（包头医学院基因诊断研究所）。

1.3 方法

1.3.1 基因组 DNA 的抽提：从 EDTA-K^+抗凝外周血中提取有核细胞，加入裂解液静置 15min 后离心，弃上清液、振荡后 58℃水浴 45min，再离心后备用。

1.3.2 引物及合成：TNFβ 基因第 1069 位点特异性引物按蒋黎华[2]的报道设计，由上海生工生物工程有限公司合成及纯化。正负引物分别为：5′-CCGTGCTTCGTGCTTTGGACTA-3′；5′-AGACGTTCAGGTGGTGTCA-3′，对应产物为 TNFβ 基因第 1、2 外显子的 427bp 的基因片段。每个 PCR 扩增反应体系为 13μl。其中包括：基因组 DNA，1.5μl，

10×buffer，1.25μl，正负引物，各 0.175μl，dNTP，0.25μl（浓度为 10μmol/l），Taq 酶，0.05μl（5U/μl）；H_2O，9.6μl，石蜡，1d。扩增条件：93℃预变性 2min，93℃变性 30s，64℃退火 35s，72℃延伸 40s，共 35 循环，继后 72℃终末延伸 6min。

1.3.3 产物鉴定及分析 每个酶切体系为 22μl。其中包括：PCR 扩增反应产物，12μl，10×Buffer，2μl，NcoI 酶，0.5μl（10U/μl），Acetyl BSA（乙酰化牛血清白蛋白），0.2μl，H_2O，7.3μl。混匀，37℃水浴 4h。取消化后产物采用琼脂糖 30g/L 溴乙啶凝胶方法电泳，在紫外透射自动成像分析仪上进行成像，记录结果。

1.3.4 数据处理 TNFβ 基因频率及基因型频率用直接记数法，采用 χ^2 检验进行 Hardy-Weinberg 平衡吻合度检验，TNFβ 基因型频率和基因频率的构成比用 χ^2 检验进行比较，用 Woolf 公式计算相对风险度（relative risk，RR）大小及 95%可信区间（95% confidence interval，95%CI）。

2 结果

2.1 TNFβ 基因型及等位基因频率 用 3′，5′TNFβ 引物进行 PCR 扩增反应可获得第 1 外显子到第 2 外显子长度为 427bp 的一段基因片段扩增产物，经限制性内切酶 Nco Ⅰ 作用后（酶切位点为 1064 与 1065 之间的碳碳三键），根据基因不同，产生 3 种酶切结果：①TNFβ*1/1 纯合子，扩增的基因片段含有 Nco Ⅰ 的酶切位点，可被完全酶切为 231bp、196bp 两条带；②TNFβ*1/2 杂合子，产生不完全酶切，出现 427bp、231bp、196bp 三条带；③TNFβ*2/2 纯合子，扩增的基因片段没有 Nco Ⅰ 的酶切位点，不能酶切，则只出现 427bp 一条带，具体见图 6-8-5。

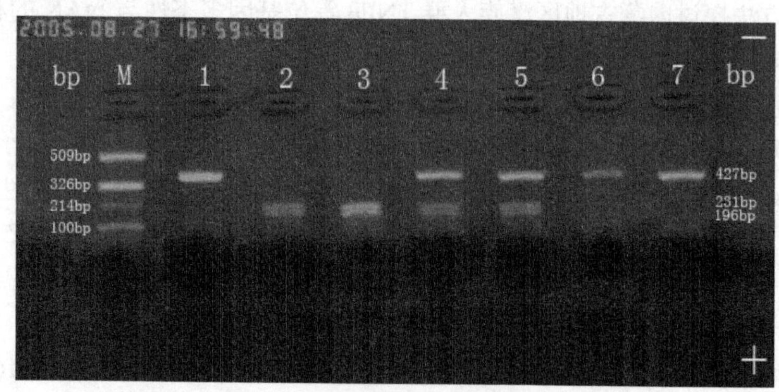

图 6-8-5 TNFβ 基因酶切产物 3%琼脂糖凝胶电泳结果

M：DNA 分子量标准 Marker；1：未别酶切的原产物；2、3：TNFβ*1/1 纯合子；4、5：TNFβ*1/2 杂合子；6、7：TNFβ*2/2 纯合子

表 6-8-8 TNFβ 基因型及等位基因频率在 IgA 肾病及健康对照组中的分布

等位基因	IgA 肾病组（n=79）例数（%）	正常对照组（n=80）例数（%）
基因型频率		
TNFβ*1/1 纯合子	7（8.86）	18（22.50）
TNFβ*1/2 杂合子	35（44.30）	38（47.50）
TNFβ*2/2 纯合子	37（46.84）	24（30.00）
基因频率		
TNFβ*1	49（31.01）	74（46.25）
TNFβ*2	109（68.99）	86（53.75）

2.2 IgAN 患者与正常对照组 TNFβ 等位基因频率及基因表型分布，见表 6-8-8。应用 Hardy-Weinberg 定律进行检验，两个群体都达到了遗传平衡（$P>0.05$）。由表 6-8-8 可以看出，在基因型频率分布中，IgAN 患者与正常对照两组相比，TNFβ*1/1 纯合子和 TNFβ*2/2 纯合子检出率有较大差异，而 TNFβ*1/2 杂合子检出率无显著性差异（$\chi^2_{1/1}=5.58$，$P<0.05$；$\chi^2_{1/2}=0.164$，$P>0.05$；$\chi^2_{2/2}=4.76$，$P<0.05$）；在基因频率分布中，IgAN 患者与正常对照两组比较发现 IgAN 患者 TNFβ*2 等位基因频率显著高于正常人群（$\chi^2=7.78$，$P<0.01$，RR=1.91）。

3 讨论

本研究结果显示，内蒙古地区汉族 IgAN 患者 TNFβ*1/1 纯合子和 TNFβ*2/2 纯合子检出率与正常对照组比较均有较大差异，TNFβ*2 等位基因频率显著高于正常人群，TNFβ*1 等位基因频率较正常人群低，说明 TNFβ*2 基因可能是 IgAN 发病的易感基因标记，可认为 TNFβ 基因多态性与 IgAN 的发病有关。与国内外大部分学者报道相同，Lee EY[3]发现 TNFβ*2 等位基因与 IgAN 相关，而 Medcraft J[4]却得到了相反的结论；我国蒋黎华等[2]研究发现 TNFβ 基因与 IgA 肾病发病易患性相关，倪红兵等[5]也同样得出 TNFβ 基因第 1069 位点的 TNFβ*2 等位基因频率与 IgA 肾病相关的结论。Lee SH 等[1]曾经报道体外用植物血凝素刺激韩国籍人外周血单核细胞，提示 TNFβ*1 纯合子产生 TNFβ 的水平高于 TNFβ*2 纯合子。考虑到 TNFβ 在免疫系统中所起的作用，也许这可以解释 TNFβ 等位基因与自身免疫病 IgAN 之间的相关性。

应当指出，由于 TNFβ 基因位于 MHCⅢ抗原基因簇内，与具有高度多态性 MHC Ⅰ类及Ⅱ类抗原基因相邻，并与 HLA 的某些单倍体有连锁不平衡，且 Nco I 所识别的 TNFβ 等位基因的结构和诱导水平上存在差异，可能与 MHC 相关的自身免疫性疾病的易感性有关，故 TNFβ 基因多态性在 IgAN 的发生、发展中是起主要作用，还是辅助作用，或是其它因素的协同作用，或者只是其他主要因素的标记，都还不明确。此外到目前为止，人们只研究了 TNFβ 基因多态性对 TNF 产量的影响。TNFβ 基因多态性对 TNFβ 的活性的影响还没有研究，TNFβ 基因多态性是否导致机体产生异常活性的 TNFβ，进而影响了疾病的病程，这些都有待于进一步研究和讨论。

【参考文献】

[1] Lee SH，Park SH，Min JK，et al. Decreased tumor necrosis factor beta production in TNF*2 homozygote：an important predisposing factor of lupus nephritis in Koreans [J]. Lupus，1997，6（7）：603-609.

[2] 蒋黎华，许玲娣，陈楠，等. IgA 肾病与肿瘤坏死因子 B 基因多态性研究 [J]. 中华肾脏病杂志，1999，15（1）：54.

[3] Lee EY，Yang DH，Hwang KY，et al. Is tumor necrosis factor genotype（TNFA2/TNFA2）a genetic prognostic factor of an unfavorable outcome in IgA nephropathy [J]. Korean Med Sci，2001，16（6）：751-755.

[4] Medcraft J，Hitman GA，Sachs JA，et al. Autoimmune renal disease and tumour necrosis factor beta gene polymorphism [J]. Clin Nephrol，1993，40（2）：63-68.

[5] 倪红兵，张芹，鞠少卿，等. IgA 肾病与肿瘤坏死因子 β 基因多态性的关联性研究 [J]. 现代检验医学杂志，2004，19（5）：14-16.

第五节 肌球蛋白重链 9 基因单核苷酸多态性与内蒙古自治区汉族 IgA 肾病临床、病理及预后的关系

王彩丽[1] 田园青[2] 刘丽萍[1] 贾妮亚[1] 南蕾[1]

（1. 包头医学院第一附属医院肾内科 2. 天津海河医院肾内科）

【摘要】 目的 探讨肌球蛋白重链（MYH）9 基因单核苷酸多态性与内蒙古自治区汉族 IgA 肾病患者临床特征、病理及预后的关系。**方法** 以经肾组织活检确诊的 IgA 肾病患者 148 例为研究对象，对其中 56 例患者进行了 1～97 个月的随访。取外周血提取 DNA，采用 PCR 限制性片段长度多态性分析（RFLP）法检测 MYH9 基因 Rs3752462、Rs4821480 位点单核苷酸多态性。研究各位点基因型与 IgA 肾病患者临床特征的相关性。分析不同基因型与疾病进展和预后的关系。**结果** （1）Rs3752462 位点符合 Hardy-Weinberg 平衡，RS4821480 位点不符合 Hardy- Weinberg 平衡。（2）IgA 肾病患者 MYH9 基因 Rs3752462 位点 TT 基因型患者的收缩压低于 CC+CT 基因型（$P<0.05$）。Rs4821480 位点 GG 基因型与 TT+GT 基因型两组患者收缩压、舒张压、年龄差异有统计学意义（$P<0.05$）jcr、肌酐清除率、血白蛋白、血红蛋白、镜下血尿、蛋白尿程度等临床指标及病理 HASS 分级、肾病理改变在 Rs4821480 位点、Rs3752462 位点 3 种基因型组间差异无统计学意义。（3）Kaplan-Meier 生存分析提示 Rs3752462 位点 CC 基因型、Rs4821480 位点 TT 基因型患者肾活检到肾功能减退时间显著较短（$Z^3<0.05$）。**结论** MYH9 基因 Rs3752462 位点 C 等位基因是引起 IgA 肾病患者高血压损害的独立危险因素。MYH9 基因 Rs4821480 位点 3 种基因型多态性与患者预后相关。携带 Rs3752462 位点 C 等位基因、Rs4821480 位点 T 等位基因可能影响患者的预后。

【关键词】 肌球蛋白重链 9；多态性，单核苷酸；IgA 肾病

Association of MYH9 Gene Single Nucleotide Polymorphism with Clinic，Pathology and Prognosis of IgA Nephropathy Patients Among Han Nationality Population in Inner Mongolia

Wang Caili，Tian Yuanqing，Liu Liping，Jia Niya，Nan Lei

【Abstract】 Objective To study the association of MYH9 gene single nucleotide polymorphism（SNP）with clinical manifestation，pathology and prognosis of IgA nephropathy（IgAN）patients of Han nationality population in Inner Mongolia Autonomous Region. **Method** One hundred and forty-eight IgAN patients proven by biopsy were enrolled in the study. Fifty-six patients were followed up for 1～97 months. DNA was extracted from the peripheral blood of above patients. PCR restriction fragment length polymorphism（RFLP）assay was used to detect the single nucleotide polymorphisms of MYH9 gene Rs3752462，Rs4821480 sites. Association of different genotypes with clinical features，pathology and prognosis im patients with IgA nephropathy was examined. **Result** （1）Rs3752462 site was consistent with Hardy-Weinberg equilibrium，while Rs4821480 site did not meet the Hardy-Weinberg equilibrium.（2）IgAN patients with MYH9 gene Rs3752462 site TT genotype had lower systolic blood pressure as compared to those with CC +CT D01：l0.3760/cma.j.issn. 1001-7097.2012.10.007 genotype（$P<0.05$）. There were significant differences in systolic blood pressure，diastolic blood pressure and age between patients with Rs4821480 site GG genotype and patients with TT or GT genotype（$P<0.05$）. There were no significant differences in Scr，Ccr，plasma albumin，hemoglobin，microscopic hematuria，proteinuria，pathological HASS classification，pathological lesion among Rs4821480 site GG，TT，GT genotypes.（3）Kaplan-Meier survival analysis revealed the time from renal biopsy to renal function decline was shorted in patients with Rs3752462 site CC genotype and Rs4821480 she TT genotype. **Conclusions** C allele of MYH9 gene Rs3752462 site is an independent risk factor of high blood pressure damage in IgAN patients. Polymorphism of 3 genotypes of MYH9 gene Rs4821480 site is associated to the prognosis of patients. Carrying Rs3752462 site C allele and Rs4821480 site T allele may affect the prognosis of patients.

【Key words】 Myosin heavy chain 9；Polymorphism，single nucleotide；IgA nephropathy

原发性 IgA 肾病是目前发病率最高的原发性肾小球肾炎，目前的观点认为 IgA 肾病是一组多基因疾病，但哪些基因参与其发病尚不完全清楚。非肌性肌球蛋白重链 9 基因（nonmuscle myosin heavy chain 9，MYH9）编码非肌性肌球蛋白重链 IIA（nonmuscle myosin heavy chain II A，NMMHC-II A），该蛋白是非肌细胞骨架的重要组成部分（正常情况下 NMMHC-HA 主要表达于近曲小管并呈弥散分布，还可定位于肾小球足细胞和系膜细胞[p]）。最近的研究证实 NMMHC- IIA 与非裔美国人慢性肾脏病相关，我们通过 PCR 技术探讨 MYH9 单核苷酸基因多态性在内蒙古自治区汉族 IgA 肾病患者中的分布特点，分析 MYH9 单核苷酸基因多态性与 IgA 肾病患者临床特征、疾病进展的关系。

1. 对象与方法

1.1 研究对象 收集本院 2000 年至 2009 年住院或门诊 IgA 肾病患者 148 例，经背组织病理学检查确诊。男 75 例、女 73 例，平均年龄（33.49±11.94）岁（年龄 13～76 岁），IgA 肾病的诊断标准按照 2001 年制定的病理诊断标准指导意见排除系统性红斑狼疮（SLE）、过敏性紫癜、慢性肝脏疾病、强直性脊柱炎肾损害和银屑病肾损害等继发性 IgA 沉积疾病。对其中 56 例患者进行 1～97 个月随访，随访期间出现下述情况之一为随访终点（标记为 1）：肌酐清除率＜15ml/min 或血肌酐水平较肾穿刺时倍增。其余为肾功能稳定者（标记为 0）。所有病例系常住内蒙古地区、但无蒙古族血缘的汉族人群。所有研究对象均获知情同意并自愿参加，该项目得到包头医学院第一附属医院医学伦理委员会批准。

1.2 实验方法：取患者外周静脉血中提取基因组 DNA。采用聚合酶链式反应-限制性片段长度多态性（PCR-RFLP）方法检测。Rs3752462 位点引物序列：上游 5′GGCATCGAGTGGAACTT CATC-3% 下游 5′GGTGGTCTTCTGGGACTG-3′，扩增产物 367bp。Rs4821480 位点引物序列：上游 5′GCCACACAGAACAGAAAGC-3′下游 5′GGCTG GC/OTTAGTGTTGG-3′、扩增产物 440bp。扩增条件：94℃预变性 3 min，94℃变性 35℃退火 45s，72℃延伸 55s，共 30 个循环。酶切体系 PCR 产物 10μl 含 Rsal 内切酶（Rs3752462 位点）0.5μ、缓冲液 2μl Dral 内切酶（Rs4821480 位点）0.5μl、缓冲液 2μl，双蒸水 7.5μl 温育箱过夜 Q 应用 2%琼脂糖 40g/d 溴乙啶凝胶方法电泳（电压 120 V，20 min），在紫外透射自动成像分析仪上成像。

1.3　统计学处理：所有数据应用 SPSS17.0 软件包处理。基因频率进行 Hardy-Weinberg 平衡吻合度检验。计量数据以表示，各组间计量资料的比较采用独立样本£检验和单因素方差分析处理。各组间计数、等级资料比较采用#检验。采用 Kaplan-Meier 生存分析方法绘制生存曲线，组间比较采用 log-rank 检验。

2. 结果

2.1　MYH9 基因位点 PCR 结果：MYH9 基因 Rs3752462 位点 PCR 扩增目的片段大小为 367bp，酶切后有 3 种结果：（1）MYH9 基因 TT 纯合子，电泳结果为 291 bp 目的带；（2）MYH9 基因 CT 杂合子，电泳结果为 367 bp、291 bp 目的带；（3）MYH9 基因 CC 纯合子，电泳结果为 367 bp 目的带，见图 6-8-6。

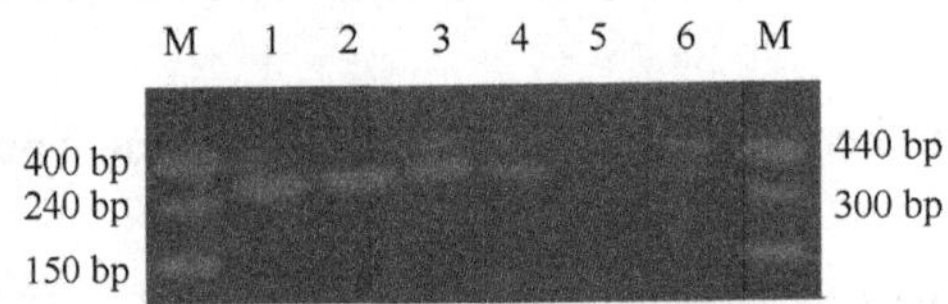

图 6-8-6　MYH9 基因 Rs3752462 位点酶切后 PCR 电泳结果

1、2：MYH9 基因 TT 纯合子酶切片段（291bp）；3、4：MYH9 基因 CT 杂合子酶切片段（367bp 和 291bp）；5、6：MYH9 基因 CC 纯合子酶切片段（367bp）

MYH9 基因 Rs4821480 位点 PCR 扩增目的片段大小为 440bp，酶切后有 3 种结果：（1）MYH9 基因 TT 纯合子，电泳结果为 300 bp 目的带；（2）MYH9 基因 GT 杂合子，电泳结果为 440bp，300 bp 的目的带；（3）MYH9 基因 GG 纯合子，电泳结果为 440bp 目的带，见图 6-8-7。

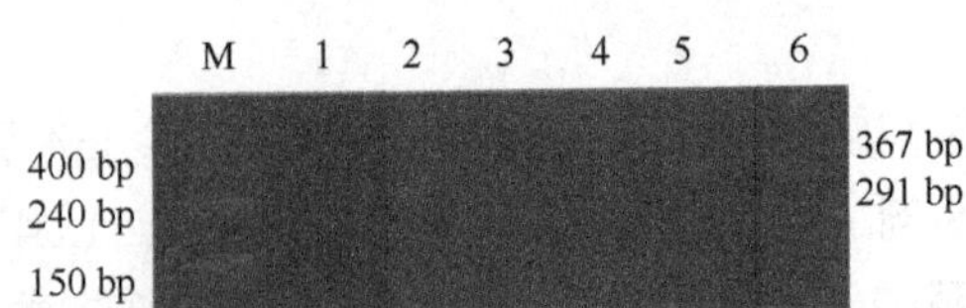

图 6-8-7　MYH9 基因 Rs4821480 位点酶切后 PCR 电泳结果

1、2：MYH9 基因 TT 纯合子酶切片段（300 bp）；3、4：MYH9 基因 GT 杂合子酶切片段（440bp>300bp）；5、6：MYH9 基因 GG 纯合子酶切片段（440bp）

2.2　基因位点遗传平衡检验：应用 Hardy- Weinberg 定律检验群体是否符合遗传平衡，结果提示 Rs3752462 位点群体符合遗传平衡（$P>0.05$），Rs4821480 位点不符合遗传平衡（$P<0.05$）。

2.3　3 种基因表型间临床特征比较：Rs3752462 位点 3 种基因型分析结果显示，CC + CT

基因型与 TT 基因型患者收缩压差异有统计学意义（$P<0.05$），见表 6-8-9。Rs4821480 位点 3 种基因型分析结果显示，3 种基因型组间年龄差异有统计学意义（$P<0.05$），见表 6-8-10。GG 基因型与 TT+GT 基因型组间收缩压、舒张压、年龄差异均有统计学意义（$P<0.05$），见表 6-8-11。血肌酐、肌酐清除率、血白蛋白、血红蛋白、镜下血尿等临床特征在两个位点 3 种基因型间差异均无统计学意义。

表 6-8-9　Rs3752462 位点 CC+CT 基因型与 TT 基因型患者临床资料（ih）

项目	CC+CT	TT
年龄（岁）	33.59±12.73	33.39± 11.20
收缩压（mm Hg）	126.51 ±20.68	119.46±14.42[a]
舒张压（mm Hg）	82.19±14.04	78.51±9.28
尿蛋白量（g/24 h）	3.09±3.05	2.37±2.39
血肌酐	125.90± 102.69	117.25±92.14
肌酐清除率（ml/min）	90.00±32.05	93.19±41.69
血红蛋白（g/L）	138.42±21.43	165.82±206.12
血补体 C3（g/L）	1.75±2.83	1.25±0.63

注：与 CC+CT 基因型组比较，a. $P<0.05$

表 6-8-10　Rs4821480 位点 3 组基因型患者临床资料

项目	GG（n=30）	GT（n=107）	TT（n=11）
年龄（岁）	29.67±7.43	34.43± 12.99	34.73±9.61[a]
收缩压（mmHg）	116.00±13.03	124.76±18.71	124.55±20.67
舒张压（mmHg）	76.33±9.19	81.23±12.53	82.73±11.91
尿蛋白量（g/24h）	2.59±2.03	2.80±2.98	2.45±2.36
血肌肝（μmol/L）	101.93±49.49	127.01±109.91	129.93±83.01
肌酐清除率（ml/min）	98.23±35.12	90.64±39.04	84.03±20.91
血浆 IgG（g/L）	9.10±2.95	9.30±3.20	10.34±4.86
血浆 IgM（g/L）	1.25±0.47	1.93±3.42	1.46±0.93
血浆 IgA（g/L）	3.12±1.46	2.61±1.67	2.39±1.86
血浆补体 C3（g/L）	1.47±0.85	1.58±2.39	0.99±0.57
血浆白蛋白（g/L）	38.60±5.90	37.21 ±8.02	35.88 ± 8.88
血红蛋白（g/L）	206.88±327.26	138.88±21.57	137.00±26.28

注：3 组间两两比较，a.$P<0.05$

表 6-8-11　Rs4821480 位点 GG 基因型与 TT+GT 基因型患者临床资料

临床资料	GG	GT+TT
收缩压（mmHg）	116.00±13.03	124.74±18.81[a]
舒张压（mmHg）	76.33±9.19	81.37±12.43[a]
年龄（岁）	29.67±7.43	34.46±12.68[a]

注：与 GG 基因型组比较，a.$P<0.05$

2.4　Kaplan-Meier 生存分析：以肾穿刺时间为零点，eGFR <15 ml/min 或 Scr 增倍为

终点事件。采用 Kaplan-Meier 生存分析方法比较 56 例随访患者 1～97 个月（平均随访时间 24 个月）发生终点事件概率。Rs3752462 位点 CC 基因型肾功能下降明显；基因型组两两比较，CC 基因型与 CT 基因型组间差异有统计学意义（$P<0.05$），见图 6-8-8。Rs4821480 位点 TT 基因型肾功能明显下降；基因型组两两比较，GG 基因型与 TT 基因型差异有统计学意义（$P<0.05$），见图 6-8-9。

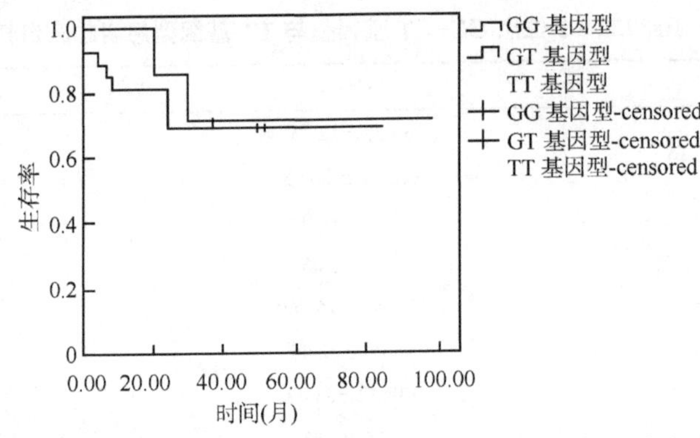

图 6-8-8　Rs3752462 位点 3 种基因型患者 Kaplan-Meier 生存曲线

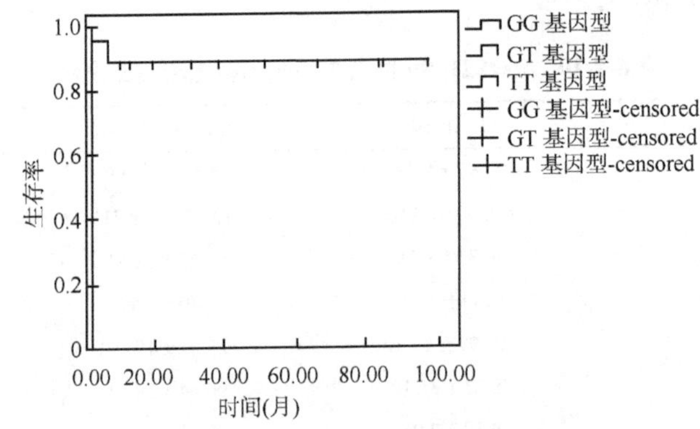

图 6-8-9　Rs4821480 位点 3 种基因型患者 Kaplan-Meier 生存曲线

2.5　基因表型与血压的关系：根据有、无高血 压病史分组后作为应变量，将患者起病时年龄、24h 尿蛋白量、基因型、Hass 分级分别赋值作为自变量进行 Logistic 回归分析。结果显示，Rs3752462 位点 TT 基因型是 IgA 肾病高血压损害的独立保护因素（OR= –0.533，$P<0.05$，95%CI：0.368～0.935）。

3. 讨论

IgA 肾病是一种复杂性多基因、多因素参与发病的疾病，遗传因素与 IgA 肾病的发病和进展有关，其易感性及疾病进展可能与某些基因的多态性相关[6-9]。最近的研究发现 MYH9 基因多态性与肾脏疾病相关[3-4]。MYH9 主要在肾小球（特另 IJ 是足细胞）、肾小管和小管周围毛细血管表达。正常肌球蛋白聚积在足细胞及系膜细胞[10]，肌球蛋白的异常聚集与足细胞和肾小管上皮细胞细胞骨架破坏有关，可导致肾脏疾病进展。Ghiggeri 等[10] 研究发现，个体 MYH9 基因突变，在电镜下表现为局灶足细胞足突消失，足细胞裂孔隔膜缺失，表明足细胞受损。但导致肾脏疾病发生、发展的序列是如何变异的仍不十分清楚[3]。基于以上理论，我们结合该基因突变位点与 HIV-FSGS、高血压有关的相关位点，并结合我国汉族人 MYH9 基因多态性与非洲裔美国人进行比较，选择适合我国汉族人特点的基因多态性位点 Rs3752462、Rs4821480 位点进行关联研究，探讨中国汉族人种 IgA 肾病与该基因两个位点的相关性。

本研究结果提示，Rs3752462 位点 TT 基因型收缩压低于 CC+CT 基因型；Rs4821480 位点 GG 基因型收缩压及舒张压均低于 TT+GT 基因型。按患者发病时有、无高血压病史作为应变量，将发病时年龄、24 h 尿蛋白量、基因型分别赋值作为自变量，进行 Logistic 回归分析后发现，Rs3752462 位点 TT 基因型是 IgA 肾病高血压损害的独立保护性因素，而等位基因 T 突变为 C 可能导致高血压的发生。Kopp 等的研究结果证实 MYH9 基因 Rs4821481 位点与高血压肾病相关。Freedman 等[12] 证实非裔美国人高血压相关肾病与 MYH9 基因多态性相关。综上研究结果，说明 MYH9 基因某些位点与高血压肾损害相关，具体该基因是直接 影响血压还是通过影响肾脏疾病进展进而影响血压还有待进一步证明。

我们的研究发现 Rs3752462 位点 CT 基因型患者的收缩压高于其他两组基因型，很多遗传学研究也证实这一现象，即杂合子影响表型效果比纯合子强[13]，携带杂合基因患者血压水平高于携带纯合基因患者血压水平，其具体机制尚不清楚。我们以往在 IFN-7 基因多态性与内蒙古汉族 IgA 肾病患者的研究中发现，IFN-7 基因+874 位点 AT 基因型患者血压高于 AA 型及 TT 型。在 TNF-3 基因多态性与内蒙古汉族 IgA 肾病患者的研究中发现 TNF-3*l/2 基因型高于 TNF-P*1/1、TNF-p*2/2 基因型[1]这两项研究均符合此规律。

我们对 56 例随访患者进行 1～97 个月的 Kaplan-Meier 生存分析，发现 Rs3752462 位点 CC 基因型肾功能下降明显；基因型组间两两比较，CC 基因型与 CT 基因型组间差异有统计学意义，说明 C 等位基因可能引起肾功能恶化。Rs4821480 位点 TT 基因型肾功能下降明显，基因型组间两两比较，GG 基因型与 TT 基因型组间差异有统计学意义，T 等位基因可能引起肾功能恶化。该基因对 IgAN 生存的影响，原因可能有以下几点：①该基因影响血压，进而导致肾功能的恶化。②足细胞脱落在肾小球硬化和多种肾小球疾病的进展中起重要作用，IgA 肾病从某种程度上也可被看作是一种继发性的“足细胞病”MYH9 在肾小球（特别是足细胞）、肾小管和小管周围毛细血管表达，异常的肌球蛋白聚集破坏足细胞和肾小管上皮细胞细胞骨架，足细胞受损导致肾功能恶化。③该基因多态性与肾脏疾病进展有关。

我们发现 Rs4821480 位点不符合 Hardy- Weinberg 平衡，同时发现 Rs4821480 位点 Hardy- Weinberg 不平衡并与年龄相关。Hardy-Weinberg 不平衡的原因包括突变、选择、遗传漂变、迁移。在本研究中，Rs4821480 位点 Hardy-Weinberg 不平衡可能受自然选择的影响。我们推测该基因多态性影响了患者的预后，引起了基因的自然选择，导致该位点 Hardy-Weinberg 不平衡。此外，美国生物技术信息中心（NCBI）基因库中 Rs4821480 位点 Hardy-Weinberg 也不平衡，更进一步支持了我们的研究结果。

由于本研究样本量偏小，尤其是有随访信息资料的患者数较少，其结论还有待于进一步加大样本量进行研究，增加患者随访比例后再验证。

【参考文献】

[1] Christelle A，Nicolas V，Bertrand K，et al. Expression of the nonmuscle myosin heavy chain IIA in the human kidney and screening for MYH9 mutations in Epstein and Fechtner Syndromes. J Am Soc Nephrol，2002，13：65-74.

[2] Ghiggeri GM，Caridi G，Magrini U，et al. Genetics，clinical and pathological features of glomerulonephritis associated with mutations of nonmuscle myosin IIA（Fechtner syndrome）. Am J Kidney Dis，2003，41：95-104.

[3] Kao WH，Klag MJ，Meoni LA，et al. MYH9 is associated with nondiabetic end-stage renal disease in African Americans. Nat Genet，2008，40：1185-1192.

[4] Kopp JB，Smith MW，Nelson GW，et al. MYH9 is a major- effect risk gene for focal segmental glomerulosclerosis. Nat Genet，2008，40：1175-1184.

[5] 邹万忠.肾活检病理诊断标准指导意见.中华肾脏病杂志，2001，17：270-275.

[6] Hsu SI，Ramirez SB，Winn MP，et al. Evidence for genetic factors in the development and progression of IgA nephropathy. Kidney Int，2000，57：1818-1835.

[7] Barratt J，Feehally J，Smith AC. Pathogenesis of IgAnephropathy. Semin Nephrol，2004，24：1972-2171.

[8] Chow KM，Wong TY，Li PK. Genetics of common progressive renal disease. Kidney Int Supp 1，2005，94：S41-S45.

[9] Barratt J，Feehally J. IgA nephropathy. J Am Soc Nephrol，2005，16：2088-2097.

[10] Ghiggeri GM，Caridi G，Magrini U. et al. Genetics，clinical and pathological features of glomerulonephritis associated with mutations of nonmuscle myosin IIA（Fechtner syndrome）. Lab Invest，2003，83：115-122.

[11] Kopp JB，Smith MW，Nelson GW，et al. MYH9 is a major- effect risk gene for focal segmental glomerulosclerosis. Nat Genet，2008，40：1175-1184.

[12] Freedman BI，Hicks PJ，Bostrom MA. Polymorphisms in the non-muscle myosin heavy chain 9 gene（MYH9）are strongly associated with end-stage renal disease historically attributed to hypertension in African Americans. Kidney InL 2（X）9，75：736-745.

[13] Chen Y，Rao F，Rodriguez-Flores JL，et al. Common genetic variants in the chromogranin A promoter alter autonomic activity and blood pressure. Kidney Int，2008，74：115-1125.

第六节　IgA 肾病相关基因的研究进展

王　程

原发性 IgA 肾病（IgA nephropathy，IgAN）首先由 Berger 在 1968 年报道，系指肾小球系膜区以 IgA 沉淀为主的原发性肾小球疾病，又称系膜 IgA 肾病。IgA 肾病是世界上尤其亚洲地区，最为常见的原发性肾小球肾炎，是肾小球源性血尿最常见病因，也是引起终末期肾功能衰竭的重要原因之一。在中国占原发性肾炎患者的 25%～50%，主要以男性青年居多。迄今 IgAN 的发病机制尚不完全清楚，许多证据表明 IgAN 具有种族、地区和家族遗传性，遗传因素在 IgAN 的发生中起重要作用，其可能是一种多基因病。Gharavi 等学者[1]收集了经活检确诊的意大利 24 个和美国 6 个 IgAN 家系进行连锁分析研究，通过全基因组扫描研究后将 IgAN 相关基因定位于 6q22-23 区，在 D6S1040 处 Lod 值达到 516 并有显著意义，并发现其呈不完全外显的常染色体显性遗传方式；在 3p23-24 处也发现 Lod 值＞110 的区域，但无统计学意义。近年来，随着分子生物学、分子遗传学的发展和人类基因组计划的基本完成，对单基因疾病和多基因疾病的相关基因研究日趋深入，相关基因分析法对微效基因有较高的检出率且能实现精确定位，故常被采用。本文就 IgAN 相关基因的研究进展作一综述。

1 相关基因

1.1 人类白细胞抗原基因 人类白细胞抗原（human leuco-cyte antigen，HLA）基因位于第 6 号染色体上（6p21-31），全长 3600kb，是具有高度多态性的遗传标记。自 20 世纪 70 年代以来，利用血清学和细胞学方法就已开展 HLA 抗原与 IgAN 发生的相关研究。随着 PCR 技术的广泛应用，在澳大利亚和法国人中的研究，Berthoux FC 等[2]最先报道了 HLA-Bw35 和 IgAN 发生的相关。日本 Kasiwabara[3]等的研究中则报道患者与 HLA-DQw4 显著相关。1999 年 Scolari 等[4]对意大利 IgAN 家族应用 RFLP 技术分析基因频率发现 HLA-DRB1@8 增高。Doxiadis 等[5]发现 IgAN 患者其 HLA-DR5 频率较正常人高（RR=21990）。最近，有学者[6]报道在 313 例散发日本 IgAN 患者中，发现 HLA-DRA 基因与 IgAN 发病危险性增加明显相关；相反，作为 IgAN 的保护基因，HLA-DRB1@0602 被 Drouet 等在 2002 年发现[7]。20 世纪 90 年代，王福庆等应用血清细胞学技术发现 HLA-DR4 频率增高，但无统计学意义。2003 年廖运华等[8]应用 PCR-SSO 技术检测中国北方汉族正常人发现 HLA-DRw12 基因频率增高。上述结论既得到了部分的证实，也有少数不一致，可能的原因有：研究人种的不同；研究对象人数较少；肾活检选取的对象标准不一；疾病遗传的异质性以及环境因素对基因的影响等。因此，还需要设计前瞻性的大组研究以及家族性分析来发现 IgAN 与 HLA 的相关性。

1.2 子宫球蛋白基因 子宫球蛋白（Uteroglobin，UG）是一种类细胞因子样的蛋白质，进化上高度保守，有多种生理功能。Kundu 等[9]在 2000 年在美国研究发现 UG 基因敲除或反义寡核苷酸转基因小鼠可自发产生类 IgAN 的临床病理改变。近年来 UG 基因上 1 号外显子 5c 端非编码区 G38A 单核苷酸多态性（SNP）在 IgAN 中相关性研究较多。研究显示 AA 基因型的患者预后差，其原因可能是 AA 基因型患者 UG 基因转录明显下降，而使患者体内的 UG 减少，抑制炎症的能力和免疫调节能力降低，导致对肾脏保护作用的下降。

1.3 T 细胞受体（T cell receptor，TCR）基因 T 细胞在 IgAN 患者体内高度活跃，同时血清中由 T 细胞分泌的细胞因子明显增多，这使人们怀疑 T 细胞受体基因多态性与 IgAN 相关。在对日本儿童 IgAN 患者 TCR 基因多态性研究中[10]发现含有 10kb TCR CB 等位基因频率与 IgAN 相关；而对中国 IgAN 患者的研究中[11]发现含有 7kb TCR CA 等位基因的患者可能存在 T 细胞活跃增加导致疾病的发生。

1.4 肾素-血管紧张素系统（renin-angiotensin system，RAS）基因

1.4.1 血管紧张素原基因 血管紧张素原（angiotensinogen，AGT）基因编码区存在 M235T 基因多态性，并发现 TT、MT 基因型血浆中血管紧张素原水平明显高于 MM 型。在该基因-20 处存在 C、A 多态性，C(-20)仅存在于 T235 等位基因中，Goto 等报道 C(-20)是导致 IgAN 病情进展的独立危险因素。这可能是由于 A（-20）C 基因多态性在转录水平上调节了 RAS 系统从而影响 IgAN 的进展。

1.4.2 血管紧张素 Ò1 型受体基因 血管紧张素 Ò1 型受体（AT1R）基因存在 A1166C 基因多态性。有研究报道 IgAN 患者中未发现该基因与 IgAN 的发生、发展有关系。刘志红等发现 AT1R 基因可能是一个保护性的基因。

1.4.3 血管紧张素转换酶基因 血管紧张素转换酶（Angio-tensin-converting enzyme，ACE）基因有三种基因型，即插入纯合型（II）、缺失纯合型（DD）及插入/缺失杂合型（I/D）。

该基因调空血浆中 ACE 的水平，DD 基因型者最高，DI 基因型者次之，II 基因型者则最低。ACE 基因多态性与 IgA 肾病关联的研究近 2 年才有报道，Harden 首先在 Lancet 杂志上发表他们的研究成果，笔者对 100 例自种人 IgAN 进行了回顾性研究，发现在与正常对照组比较时，DD、ID 和 II 三种基因型频率均没有差异，但是 D 等位基因纯合子（DD 型个体）患者倾向于发病年龄较早，需要接受肾脏替代治疗的时间也早，提示 DD 基因型患者病情进展快，DD 基因型与 IgAN 的严重程度增加有关。

1.5 细胞因子（cytokine，CK）基因

1.5.1 白细胞介素基因 白细胞介素 1（IL-1）又称淋巴细胞活化因子（lymph action factor，LAF）基因多态性表现为数日可变的串联重复（variable numberof tandem repeat，VNTR），其重复序列长 86bp。有报道携带 IL1B2 和 IL1RN* 2 等位基因同时不伴 TNF2 等位基因者易患 IgAN，但与预后无关。也有研究发现 IL1RN* 2 等位基因在 IgAN 患者和对照组无明显差别，但证明和病情的严重性相关。还有学者报道存在 IL1RN* 2 等位基因的患者预后差。关于其他 IL 基因，国外学者进行了较多的研究。发现 IL-4、IL-6、IL-10 基因与 IgAN 的发生密切相关。

1.5.2 肿瘤坏死因子基因 肿瘤坏死因子（tumor necrosisfacter，TNF）是一类能直接造成肿瘤细胞死亡的细胞因子，根据其来源和结构分为两种，即 TNF-A 和 TNF-B。TNF-A 基因发现 2 个 SNP 位点，一个位于 308 处，另一个位于第二内含子和第三外显子之间。2001 年在韩国，研究发现 TNFA2/TN-FA2 基因型频率在 IgAN 患者组与对照组中并无差异，而是病情进展的危险因素。关于 TNFB 基因与 IgAN 的相关研究在国外较少，我国倪红兵等研究发现 TNFB 基因第 1 069 位点的 TNFB* 2 等位基因频率与 IgA 肾病发病易患性相关。

1.6 黏附分子基因 五大类黏附分子（adhesion molecule，AM）中的选择素家族（selectin family）包括血小板选择素（platelet-selectin，PS）、内皮细胞选择素（endothelium-selectin，ES）、白细胞选择素（leukocyte-selectin，LS），编码基因定位于 1q22-25。Takei 等研究了 ES 基因 13 个、LS 基因的 15 个、PS 基因的 6 个 SNP，发现 2 个 ES 基因和 6 个 LS 基因与 IgAN 相关，且存在连锁不平衡，它们对应的选择素在肾小球和肾小管间质病变的发生中起重要作用。而在我国目前还没有相关的研究，我们还有很大的空间来进行探索。

1.7 露糖结合蛋白基因 甘露糖结合蛋白（mannose bindingprotein，MBP），或称甘露糖结合凝集素（mannose-binding lec-tin，MBL），其基因第 54 号密码子存在 GGCyGAC 的单核苷酸多态性。我国学者龚如军在他早期的研究中发现 IgAN 大量免疫复合物沉积的患者 MBP 变异型等位基因（GAC）的发生频率显著高于单纯 IgA 沉积的患者。而后他确定了 MBP 基因多态性对 IgAN 患者的免疫沉积的发生有重要意义之后，又证实了 MBP 基因 GGCyGAC 的变异对 IgAN 患者的免疫沉积的多样性也有很大的影响。

1.8 其他相关性研究 国内外研究发现与 IgAN 的发生和发展具有相关性的基因还有 NPHS1，转化生长因子（TGF）B1-509C/T 基因多态性，C-IFN，一氧化氮合酶（NOS）MUC20 基因串联重复片段，溶酶原激活抑制物 1（PAI-1）基因启动子 4G/5G 多态性，载脂蛋白 E 等基因。

综上所述，近年来利用分子生物学先进技术，通过疾病的相关性分析对 IgAN 的相关

基因进行研究，取得了一些进展，但由于 IgAN 的发病机制十分复杂，临床表现也具多样，目前得到的结论离疾病真实的遗传因素还有相当大的距离。相信随着人类基因组计划的顺利完成和各个基因功能的明确，IgAN 的相关基因必将得到充分阐明。

【参考文献】

[1] Gharavi AG，YanY，Scolari F，et al. IgA nephropathy，the most common cause of glomerulonephritis is linked to 6q22-231. NatGene， 2000，26（3）：354-357.

[2] Berthoux FC，Gagne A，Sabatier JC，et al. HLA-Bw35 and mesangial IgA glomerulonephritis.N Engl JMed，1978， 298（18）：1034-1035.

[3] Kashiwabara H，Shishido H.HLA in IgA glomerulonephritis. Tissue Antigen，1980，16：411.

[4] Scolari F，Amoroso A，Savoldi S，et al. Familial clustering of IgA nephropathy further evidence in an Italian population.AmJ Kidney Dis，1999，33（5）：857.

[5] Doxiadis L，Delange P，Deviries F，et al. Protective and susceptible HLA polymorphisms in IgA nephropathy patientswith end-stage renel failure.Tissue，Antigen，2001，57（4）：344.

[6] Akiyama F，Tanaka T，Yamada R，et al. Single-nucleotide polymorphisms in the classÒregion of themajorhistocompatibility complex in Japanese patientswith immunoglobulin A nephropathy. JHum Gene， 2002，47（10）：532-538.

[7] Drouet M，Aupetit C，Denizot Y，et al. Analysisof three geneticmarkets in IgA nephropathy patients from a sigle region.ClinNephro，2002，57（4）：253.

[8] 廖运华，黄莉，孙安远，等.HLA-DR12 基因与广西地区汉族 IgA 肾病关系的研究.中华肾脏病杂志，2003，19（3）：188-189.

[9] Zhang Z，Kundu GC，Zheng F，et al. Insight into the physiological function（s）of uteroglobin by gene-knockout and antisense-transgenic approaches.AnnN Y Acad Sc，2000，923：210-233.

第七节 内蒙古汉族 IgA 肾病患者 TNFα、β 基因多态性与临床特征、病理类型及预后关系的研究

南 蕾 王彩丽

（包头医学院第一附属医院肾内科）

【摘要】 **目的** 研究内蒙古汉族 IgA 肾病患者 TNFα、β 基因多态性与临床特征、病理类型及预后的关系。**方法** 选 100 例内蒙古汉族 IgA 肾病患者（对其中 33 例患者进行 1～60 个月的随访）及 105 例正常对照组，采用聚合酶链式反应—限制性片段长度多态性分析（PCR-RFLP）技术检测 TNFα、β 基因多态性，分析不同基因型与 IgA 肾病临床特征、病理类型及预后的关系。**结果** （1）IgA 肾病患者 TNFα 的 3 种基因型与健康对照组间差异无显著性（$P>0.05$）。（2）TNFα 的 3 种基因型与 IgA 肾病患者的年龄、血压、血尿、尿蛋白、白蛋白、肾功能及病理间无显著关系。（3）多因素 logistic 回归分析表明高血压病史、蛋白尿是除 TNFα 基因型、Haas 分级及发病时年龄外引起肾脏损害加重的独立危险因素。（4）采用 Cox 比例风险模型将多因素对预后的影响进行分析，结果显示 TNFα 不同基因型、发病时 Ccr 水平是除蛋白尿、Haas 分级、高血压病史和肉眼血尿以外影响 IgA 肾病患者预后的独立危险因素。（5）TNFα 的 Kaplan-Meier 生存曲线显示，以肾穿为零点，各种 TNFα 基因型的患者在肾穿后肾功能的下降倾向于 TNFα*1/2 基因型最快，TNFα*1/1 基因型次之，TNFα*2/2 最慢。（6）IgA 肾病患者的 TNFβ*2 等位基因频率（63.5%）较正常人（54.3%）

升高（χ^2=8.59，P<0.01）。（7）TNFβ 的 3 种基因型与 IgA 肾病患者的年龄、血压、血尿、尿蛋白、肾功能及病理改变间无显著关系。（8）多因素 logistic 回归分析表明 TNFβ 基因型是除高血压病史、蛋白尿及发病时年龄外引起肾脏损害加重的独立危险因素（P=0.000，OR=1.507）。（9）采用 Cox 比例风险模型将多因素对预后的影响进行分析，结果显示发病年龄、蛋白尿、Haas 分级、高血压病史、TNFβ 基因型、肉眼血尿和发病时 Ccr 水平是影响肾病患者预后的保护因素。（10）TNFβ 的 Kaplan-Meier 生存曲线显示，以肾穿为零点，各种 TNFβ 基因型的患者在肾穿后肾功能的下降倾向于 TNFβ*1/1 基因型最快，TNFβ*2/2 基因型次之，TNFβ*1/2 最慢。**结论**　（1）高血压病史、蛋白尿是除 TNFα 基因型、Haas 分级及发病时年龄外引起肾脏损害加重的独立危险因素。（2）TNFα 不同基因型、发病时 Ccr 水平是除蛋白尿、Haas 分级、高血压病史和肉眼血尿以外影响肾病患者预后的独立危险因素。（3）TNFα*1/2 基因型可能是 IgA 肾病慢性化进展的危险因子之一。（4）TNFβ*2 等位基因频率与 IgA 肾病发病易患性相关，可认为 TNFβ 基因多态性与 IgAN 的发病有关。（5）TNFβ 基因型是除高血压病史、蛋白尿及发病时年龄外引起肾脏损害加重的独立危险因素（P=0.000，OR=1.507）。（6）TNFβ*1/1 基因型可能是 IgA 肾病慢性化进展的危险因子之一。

【关键词】 肿瘤坏死因子；基因多态性；IgA 肾病；限制性片段长度多态性

Study on the Relationship between the Gene Polymorphism of TNFα、β Pathological、Clinical and Prognosis in Patients IgA Nephropathy of Han Nationality Chinese in the Inner Mongolia Autonomous Region

Nan Lei　Wang Caili
（the First Affiliated Hospital of Baotou Medical College，BaoTou）

【Abstract】 **Objective**　To Study on the Relationship between the Gene Polymorphism of TNFα、β pathological、clinical and prognosis in Patients IgA Nephropathy of Han nationality Chinese in the Inner Mongolia autonomous region. **Methods**　one hundred patients with biopsy were proven IgA nephropathy. Thirty-three patients had been followed-up for 1-60months.one hundred and five healthy donors served as normal controls. The single base change polymorphism in TNFα、β gene were determined by using polymerase chain reaction-restriction fragment length polymorphism（PCR-RFLP）. TNFα、β gene type and allele frequency　were compared between patients with IgA Nephropathy and normal controls.In addition，associations of TNFα、β polymorphism with blood pressure，hematuria，proteinuia，pathological lesions prognosis of renal function were analyzed in patients with IgA nephropathy. **Results**　（1）Distribution of TNFα polymorphism in patients with IgA nephropathy and normal controls showed no difference.（2）TNFα polymorphism in patients of IgA nephropathy with blood pressure、hematuria、proteinuia、Albumin、pathological lesions prognosis of renal function showed no difference.

（3）The logistic regression analysis indicated that even after adjusting for the effect of age of patients、Hass Gradethe TNFα genotype and proteinuria、hypertension was an independent risk factor for the deteriorated at the time of diagnosis.（4）Cox'proportional hazard model analysis implied that even after adjusting for the effect of proteinuria，hypertension the TNFα genotype and renal function at the time of diagnosis was an independent risk factor for the development of IgAN.（5）Kaplan-Meier survival curve of TNFα show TNFα*1/2 genetype of renal function declining is the fastest, TNFα*1/1 genetype is faster, TNFα*2/2 is slowly.（6）The gene frequency of the TNFβ*2 was significantly in IgA nephropathy patients that in the normal controls（IgAN patients 63.5%，normal controls 54.3%，χ^2=8.59，$P<0.01$）.（7）TNFβ polymorphism in patients of IgA nephropathy with blood pressure、hematuria、proteinuia、Albumin、pathological lesions prognosis of renal function showed no difference.（8）TNFβ polymorphism in patients of IgA nephropathy with blood pressure，hematuria，proteinuia，pathological lesions prognosis of renal function showed no difference.（9）The logistic regression analysis indicated that even after adjusting for the effect of age of patients、Hass Gradethe proteinuria、hypertension and TNFβ genotype was an independent risk factor for the deteriorated at the time of diagnosis.（10）Cox' proportional hazard model analysis implied that even after adjusting for the effect of proteinuria，hypertension、renal function at the time of diagnosis and the TNFβ genotype was an independent protective factor for the development of IgAN.（11）Kaplan-Meier survival curve of TNFshow TNFβ*1/1 genetype of renal function declining is the fastest，TNFβ*2/2 genetype is faster，TNFβ*1/2 is slowly. **Conclusion**（1）even after adjusting for the effect of age of patients、Hass Gradethe TNFα genotype and proteinuria、hypertension was an independent risk factor for the deteriorated at the time of diagnosis.（2）Cox' proportional hazard model analysis implied that even after adjusting for the effect of proteinuria，hypertension the TNFα genotype and renal function at the time of diagnosis was an independent risk factor for the development of IgAN.（3）TNFα*1/2 genetype maybe one of the genetic markers for disease progression in IgA Nephropathy of Han nationality Chinese in the Inner Mongolia autonomous region.（4）TNFβ*2 allelic frequency is associated with IgA nephropathy. In Mongolia patients of Han nationality.（5）even after adjusting for the effect of age of patients、Hass Grade the proteinuria、hypertension and TNFβ genotype was an independent risk factor for the deteriorated at the time of diagnosis.（6）TNFβ*1/1 genetype maybe one of the genetic markers for disease progression in IgA Nephropathy of Han nationality Chinese in the Inner Mongolia autonomous region .

【Key words】 Restriction fragment length IgAN Tumor Necrosis Factor Restriction fragment length polymorphism.

原发性 IgA 肾病（IgAN）是世界上尤其亚洲地区最常见的原发性肾小球肾炎疾病，是引起终末期肾功能衰竭的重要原因之一，在中国占原发性肾小球疾病患者 25%～50%，北大医院张宏等人利用本院肾脏疾病数据库统计，IgA 肾病占原发性肾小球疾病患者 47.5%，而且该比例近年呈上升趋势[1]，在内蒙古地区我科观察占原发性肾小球肾炎的 1/3。然而面对其高的发病率迄今 IgA 肾病发病机制仍不完全清楚，目前认为感染、免疫反应、炎症介质、遗传与 IgA 肾病发病有关，随着分子生物学、分子遗传学的发展，遗传因素在 IgA 肾病的发生中起重要作用，目前认为 IgA 肾病可能是一种多基因病，对多基因病的易感基因的研究日渐深入。

我们研究的目的是想从基因水平上进一步验证 TNFα 和 TNFβ 基因型及等位基因频率在 IgA 肾病及健康对照组中的分布；分析 IgA 肾病患者临床特征及相关指标与 TNFα 和 TNFβ 基因多态性的关系；了解内蒙古地区汉族 TNFα 和 TNFβ 基因多态性是否与 IgA 肾病各种病理类型及预后有关。试图探讨 IgA 肾病发病的易感因素及其预后的影响因素，更好的指导临床治疗，提高患者的生存率及生存质量。

1. 材料与方法

1.1 研究对象 ①IgA 肾病组：在包头医学院第一附属医院就诊的 IgA 肾病患者 100 例，男性 55 例、女性 45 例，年龄 7～61 岁，平均年龄（32.07±10.52）岁，经肾穿刺免疫荧光证实为 IgA 肾病，病理分级符合 Haas 分级标准[2]，临床排除 SLE、过敏性紫癜、慢性肝脏疾病等继发性 IgA 肾病；对其中 33 例患者进行 1～60 个月随访，随访期间出现下述情况之一者为随访终点（用 IgA 肾病 1 标记）：血肌酐较肾穿刺时升高 1 倍，肌酐清除率下降 1/2，或进展至 ESRD；其余为肾功能稳定者（用 IgA 肾病 2 标记）。②正常对照组：105 名年龄、性别与 IgAN 患者组匹配的健康体检者及献血员，尿检均无异常，男性 47 例、女性 58 例，年龄 14～71 岁，平均年龄（34.38±11.22）岁。以上患者及正常对照组人群系内蒙古地区、无血缘关系的汉族人群。

1.1.1 仪器和试剂

1.1.1.1 仪器 480 型 PCR 扩增仪（美国 PE 公司），TGL-B16 型高速离心机（上海安亭厂），电泳仪（北京若比邻公司），KH-UVⅢ紫外透射自动成像分析仪（上海康禾光电仪器公司），OLYMPUSBH-2 相差显微镜（日本），URISCAN-PRO 尿液分析仪（韩国盈东），721 分光光度计（上海），流式尿沉渣分析仪（日本东亚）。

1.1.1.2 试剂 TaqDNA 聚合酶（上海生工生物工程有限公司），限制性内切酶 Nco Ⅰ（北京赛百盛生物工程有限公司），裂解液和 DNA 分子量标准 Marker：（包头医学院基因诊断研究所）。

1.2 方法

1.2.1 基因组 DNA 的抽提：从 EDTA-K^+抗凝外周血中提取有核细胞，加入裂解液静置 15min 后离心，弃上清液，水浴，再离心后备用。

1.2.2 聚合酶链反应（PCR）引物：TNFα 基因 308 位点正引物：5′-AGGCAATA GGTTTTG AGGGGCAT-3′，负引物：5′-TCCTCCCTGCTCCGATTCCG-3′。TNFβ 基因第 1069 位点特异性引物按蒋黎华[3]的报道设计。正引物：5′-CCGTGCTTCGTGCTTTGGACTA-3′ 负引物；5′-AGACGTTCAGGTGGTGTCA-3′，对应产物 TNFα 基因扩增产物为 107bp 的基因片段，TNFβ 基因第 1、2 外显子的 427bp 的基因片段。反应体系：TNFα、TNFβ，每个 PCR 扩增体系为 20μl。扩增条件：预变性，变性，退火，延伸，共 35 循环，继后 72℃终末延伸 5min。

1.2.3 产物鉴定及分析 酶切：TNFα、TNFβ：每个酶切体系为 22μl。其中包括：PCR 扩增反应产物 12μl，10×Buffer2μl，NcoI 酶 0.5μl（10U/μl），H_2O5.5μl。混匀，37℃水浴 5h。电泳：应用琼脂糖 3.0g/dl 溴乙啶凝胶方法电泳，在紫外透射自动成像分析仪上进行成像，记录结果。

1.2.4 数据处理 计量数据以均数±标准差（$x \pm s$）表示，TNFα、β 基因频率及基因型频率用直接记数法，计数资料的比较采用 χ^2 检验，进行 Hardy-Weinberg 平衡吻合度检验，计量资料用方差分析，所有数据统计用 SPSS13.0 软件包处理。生存曲线采用 Kaplan-Meier 统计。

2. 结果

2.1 TNF 基因频率及等位基因频率

2.1.1 TNFα-308 位点 PCR 扩增产物片段大小为 107bp，经限制性内切酶 Nco I 作用后，产生 3 种酶切结果（图 6-8-10）。

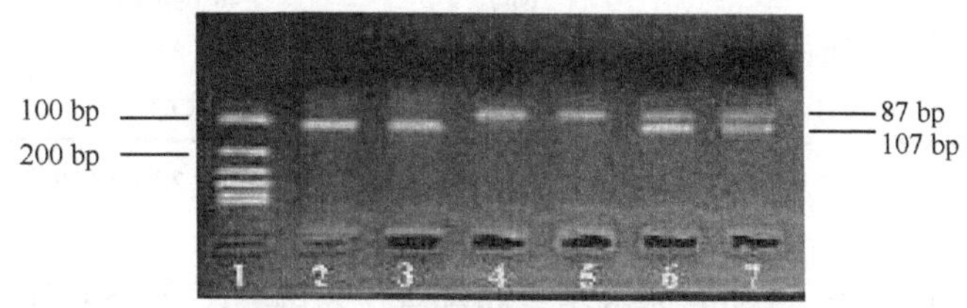

图 6-8-10 TNFα 基因多态性电泳图谱

1 为 Marker（100bp Ladder）；2、3 为 TNFa2/2 纯合子（只有 107bp 产物）；4、5 为 TNFa1/1 纯合子（只有 87bp 产物）；6、7 为 TNFa1/2 杂合子（有 107bp 和 87bp 产物）

2.1.2 用 3′，5′TNFβ 引物进行 PCR 扩增反应获得长度为 427bp 的一段基因片段扩增产物，经限制性内切酶 Nco I 作用后，根据基因不同，产生 3 种酶切结果（图 6-8-11）。

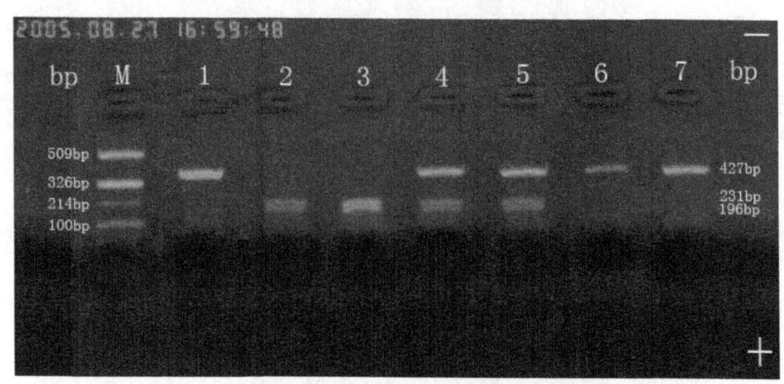

图 6-8-11 TNFβ 基因酶切产物 3%琼脂糖凝胶电泳结果

M：DNA 分子量标准 Marker；1：未被酶切的原产物；2、3：TNFβ*1/1 纯合子；4、5：TNFβ*1/2 杂合子；6、7：TNFβ*2/2 纯合子

2.2 IgAN 患者与正常对照组 TNF 等位基因频率及基因表型分布见表 6-8-12，图 6-8-12～图 6-8-15。应用 Hardy-Weinberg 定律进行检验，两个群体都达到了遗传平衡（$P>0.01$）。

表 6-8-12　IgAN 患者与正常对照组 TNF 等位基因频率及基因表型分布

			IgAN（100 例）	对照组（105 例）
TNF α	基因型	TNF α *1/1	12（12.0）	25（23.8）
		TNF α *1/2	52（52.0）	48（45.7）
		TNF α *2/2	36（36.0）	32（30.5）
	等位基因（%）	TNF α *1	76（38.0）	98（46.7）
		TNF α *2	124（62.0）	112（53.3）
TNFβ	基因型	TNF β *1/1	13（13.0）	26（24.8）
		TNF β *1/2	47（47.0）	44（41.9）
		TNF β *2/2	40（40.0）	35（33.3）
	等位基因（%）	TNF β *1	73（36.5）	96（45.7）
		TNF β *2	127（63.5）	114（54.3）

TNFα：1）χ^2=4.84，$P>0.05$；2）χ^2=4.65 $P>0.05$。TNFβ：1）χ^2=4.15，$P<0.05$；2）χ^2=8.59，$P<0.01$

从表 6-8-12 中可看出，TNFα 基因型分布和等位基因频率在 IgA 肾病和健康组中没有明显差别。TNFβ 两组比较有显著性差异（χ^2=4.15，$P<0.05$）；可见 IgA 肾病患者 TNFβ*2 等位基因频率高于正常人群（χ^2=8.59，$P<0.01$），提示 TNFβ 基因多态性与 IgA 肾病患者的发病有关（图 6-8-13）。

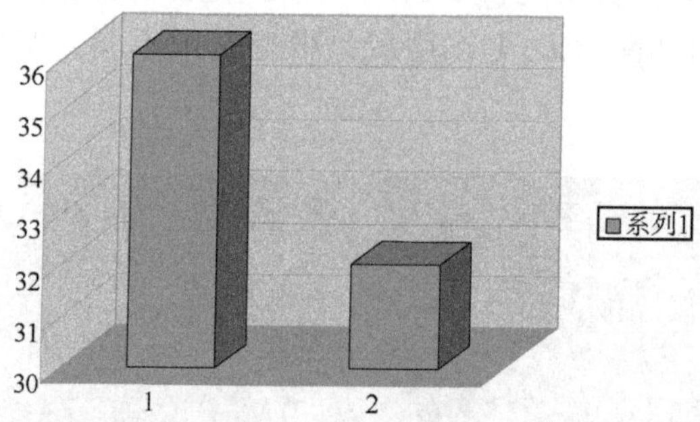

图 6-8-12　IgA 肾病患者与正常人群 TNFβ*2 等位基因频率的比较（1.IgA 肾病；2.正常人）

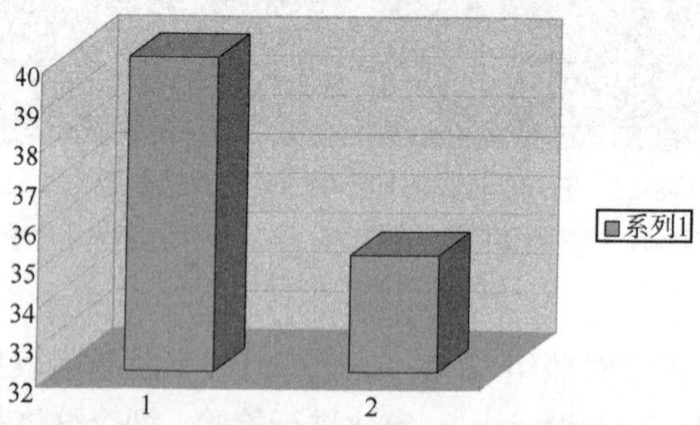

图 6-8-13　IgA 肾病患者与正常人群 TNFβ*2/2 等位基因的比较（1.IgA 肾病；2.正常人）

2.3　TNF 基因型及等位基因频率与 IgA 肾病各种病理类型的关系（表 6-8-13、表 6-8-14）

表 6-8-13　TNFα 基因型与 IgA 肾病各种病理类型的关系

Haas 分级	TNF α *1/1	TNF α *1/2	TNF* α 2/2	合计
Ⅰ级	2	17	14	33
Ⅱ+Ⅲ级	9	20	19	48
Ⅳ+Ⅴ级	1	4	9	14
合计	12	41	42	95

注：χ^2=5.67，r=4，P>0.05

从表中可看出，TNFα 基因多态性与 IgA 肾病患者病理损害无关。

表 6-8-14　TNFβ 基因型与 IgA 肾病各种病理类型的关系

Haas 分级	TNFβ*1/1	TNFβ*1/2	TNFβ*2/2	合计
Ⅰ级	3	10	20	33
Ⅱ+Ⅲ级	6	16	25	57
Ⅳ+Ⅴ级	3	10	5	18
合计	12	36	50	108

注：χ^2=5.31，r=4，P>0.05。

从表中可看出，TTNFβ 基因多态性与 IgA 肾病患者病理损害无关。

2.4　IgA 肾病患者临床特征及相关指标在不同 TNF 基因型患者中的比较（表 6-8-15、表 6-8-16）

表 6-8-15　TNFα　基因型在 IgA 肾病中临床特征的比较

	TNFα*1/1	TNFα*1/2	TNF*α2/2
	（n=12）	（n=52）	（n=36）
年龄（岁）	34.92 ± 8.08	32.29 ± 10.94	30.87 ± 10.65
病程（月）	16.58 ± 5.19	23.60 ± 14.84	17.55 ± 6.69
收缩压（mmHg）	120.00 ± 12.9	117.50 ± 18.40	125.28 ± 24.20
舒张压（mmHg）	79.17 ± 7.33	76.97 ± 10.99	79.65 ± 13.97
血浆白蛋白（g/l）	37.15 ± 6.86	38.04 ± 5.61	36.53 ± 6.09
尿蛋白定量（g/d）	3.647 ± 3.23	1.91 ± 2.30	2.95 ± 2.46
镜下血尿（/hp）	44.16 ± 44.51	53.01 ± 38.53	49.27 ± 40.73
血肌酐（μmol/L）	107.80 ± 37.57	110.62 ± 97.40	135.49 ± 166.97
肌酐清除率（ml/s）	83.94 ± 31.92	93.77 ± 34.28	94.27 ± 37.12

注：1mmHg=0.133kPa；P>0.05，从表中可看出，年龄、病程、收缩压、舒张压、血浆白蛋白、尿蛋白定量、镜下血尿、血肌酐和肌酐清除率在三种 TNFα 基因型中没有明显意义

表 6-8-16　TNFβ　基因型在 IgA 中临床特征的比较

	TNFβ*1/1	TNFβ*1/2	TNFβ*2/2
	（n=13）	（n=47）	（n=40）
年龄（岁）	34.15±6.22	30.74±11.35	32.95±10.59
病程（月）	19.35±13.08	22.06±13.87	19.30±8.29
收缩压（mmHg）	120.00 ± 12.74	124.04 ± 25.05	116.75 ± 10.43

续表

	TNFβ*1/1	TNFβ*1/2	TNFβ*2/2
	（n=13）	（n=47）	（n=40）
舒张压(mmHg)	76.15 ± 10.43	78.45 ± 13.01	78.56 ± 10.82
血浆白蛋白(g/l)	38.29 ± 7.78	37.14 ± 5.61	37.44 ± 5.77
尿蛋白定量(g/d)	2.10 ± 1.38	2.44 ± 2.45	2.68 ± 2.92
镜下血尿(/hp)	49.92 ± 44.04	54.38 ± 41.20	45.02 ± 36.55
血肌酐(μmol/l)	94.86 ± 23.41	138.14 ± 171.98	104.95 ± 48.11
肌酐清除率(ml/s)	94.07 ± 22.31	86.82 ± 37.22	99.34 ± 34.84

注：1mmHg=0.133kPa；P>0.05，从表中可看出，年龄、病程、收缩压、舒张压、血浆白蛋白、尿蛋白定量、镜下血尿、血肌酐和肌酐清除率在三种 TNFβ 基因型中没有明显意义

2.5 影响 IgA 肾病肾功能的危险因素（表 6-8-17~表 6-8-20）

表 6-8-17 TNFα 基因型中影响 IgA 肾病肾功能可能的危险因素与赋值

因素	变量名	赋值说明
年龄（岁）	X_1	<20=1，20～40=2，≥40=3
高血压病史	X_2	无=0，有=1
蛋白尿（g/d）	X_3	<1=1，1～3.5=2，≥3.5=3
基因型	X_4	TNFα*1/1=1，TNFα*2/2=2，TNFα*1/2=3
Haas 分级	X_5	1 级=1，2 级=2，3 级=3，4 级=4，5 级=5

表 6-8-18 多因素回归分析进入方程中的自变量及有关参数的估计

进入变量	回归系数 B	标准误 S.E	Wald	Exp（B）	P 值	Exp（B）95%可信区间
X_2	1.627	0.873	6.213	5.237	<0.01	（1.424，19.253）
X_3	0.884	0.391	5.114	3.201	<0.01	（1.125，5.209）
X_1	1.217	0.519	5.508	3.377	0.19	（1.222，9.332）
X_4	0.154	0.415	0.138	0.857	0.71	（0.38，1.934）

根据 Ccr 水平（Ccr<60 ml/min 以及 Ccr≥60 ml/min 分组后作为应变量，将发病时年龄、高血压病史、蛋白尿、基因型、Haas 分级分别赋值，作为自变量进行 Logistic 回归分析。表明高血压病史、蛋白尿是除基因型、Haas 分级及发病时年龄外引起肾脏损害加重的独立危险因素。

表 6-8-19 TNFβ 基因型中影响 IgA 肾病肾功能可能的危险因素与赋值

因素	变量名	赋值说明
年龄（岁）	X_1	<20=1，20～40=2，≥40=3
高血压病史	X_2	无=0，有=1
蛋白尿（g/d）	X_3	<1=1，1～3.5=2，≥3.5=3
基因型	X_4	TNFβ*1/1=1，TNFβ*2/2=2，TNFβ*1/2=3
Haas 分级	X_5	1 级=1，2 级=2，3 级=3，4 级=4，5 级=5

表 6-8-20　多因素回归分析进入方程中的自变量及有关参数的估计值

进入变量	回归系数 B	标准误 S.E	Wald	Exp（B）	*P* 值	Exp（B）95%可信区间
X_4	0.807	0.143	31.68	1.507	<0.001	（0.219，0.802）
X_2	1.404	0.627	5.021	4.073	0.025	（1.192，13.913）
X_3	0.360	0.310	1.347	4.536	0.246	（0.781，2.6318）
X_1	0.193	0.332	1.377	0.852	0.561	（0.727，2.817）

根据 Ccr 水平（Ccr<60 ml/min 以及 Ccr≥60 ml/min 分组后作为应变量，将发病时年龄、高血压病史、蛋白尿、基因型、Haas 分级分别赋值作为自变量进行 Logistic 回归分析。表明基因型是除高血压病史、蛋白尿及发病时年龄外引起肾脏损害加重的独立危险因素（*P*=0.000，OR=1.507）。

2.6　IgA 肾病预后可能的影响因素（表 6-8-21~表 6-8-24）

表 6-8-21　TNFα 基因型中 IgA 肾病预后可能的影响因素及量化值

因素	变量名	量化值
年龄（岁）	X_1	岁
蛋白尿（g/d）	X_2	<1=1，1～3.5=2，≥3.5=3
Haas	X_3	1 级=1，2 级=2，3 级=3，4 级=4，5 级=5
高血压病史	X_4	无=0，有=1
基因型	X_5	TNFα*1/1=1，TNFα*2/2=2，TNFα*1/2=3
肉眼血尿	X_6	无=0，有=1
Ccr（ml/min）	X_7	≥90=1，60～90=2，30～60=3，15～30=4，<15=5

表 6-8-22　Cox 模型筛选的危险因素及参数估计

变量	B	SE	Wald	*P* 值	Exp（B）	Exp（B）95%可信区间
X_7	1.441	0.287	25.154	0.0000	4.223	（2.405，7.416）
X_4	0.967	0.426	5.138	<0.10	1.380	（0.165，1.089）

将对预后可能的危险因素发病年龄、蛋白尿、Haas 分级、高血压病史、基因型、肉眼血尿、发病时 Ccr 水平进行量化。结果显示不同基因型、发病时 Ccr 水平是除蛋白尿、Haas 分级、高血压病史和肉眼血尿以外影响肾病患者预后的独立危险因素。

表 6-8-23　TNFβ 基因型中 IgA 肾病预后可能的影响因素及量化值

因素	变量名	量化值
年龄（岁）	X_1	岁
蛋白尿（g/d）	X_2	<1=1，1～3.5=2，≥3.5=3
Haas	X_3	1 级=1，2 级=2，3 级=3，4 级=4，5 级=5
高血压病史	X_4	无=0，有=1
基因型	X_5	TNFβ*1/1=1，TNFβ*2/2=2，TNFβ*1/2=3
肉眼血尿	X_6	无=0，有=1
Ccr（ml/min）	X_7 ≥90=1，60～90=2，30～60=3，15～30=4，<15=5	

表 6-8-24　Cox 模型筛选的危险因素及参数估计

变量	B	SE	Wald	*P* 值	Exp（B）	Exp（B）95%可信区间
X_2	0.987	0.495	3.923	0.139	0.559	（0.259，1.208）
X_3	0.137	0.318	0.187	0.665	0.872	（0.468，1.624）
X_6	1.192	0.503	5.602	0.018	0.304	（0.113，0.815）
X_5	0.200	0.157	1.633	0.201	0.819	（0.602，1.113）
X_4	1.157	0.247	22.006	0.500	3.180	（1.961，5.156）

将对预后可能的危险因素发病年龄、蛋白尿、Haas 分级、高血压病史、基因型、肉眼血尿、发病时 Ccr 水平进行量化。结果显示发病年龄、蛋白尿、Haas 分级、高血压病史、基因型、肉眼血尿和发病时 Ccr 水平是影响肾病患者预后的保护因素。

2.7　Kaplan-Meier 生存曲线图（图 6-8-14、图 6-8-15）

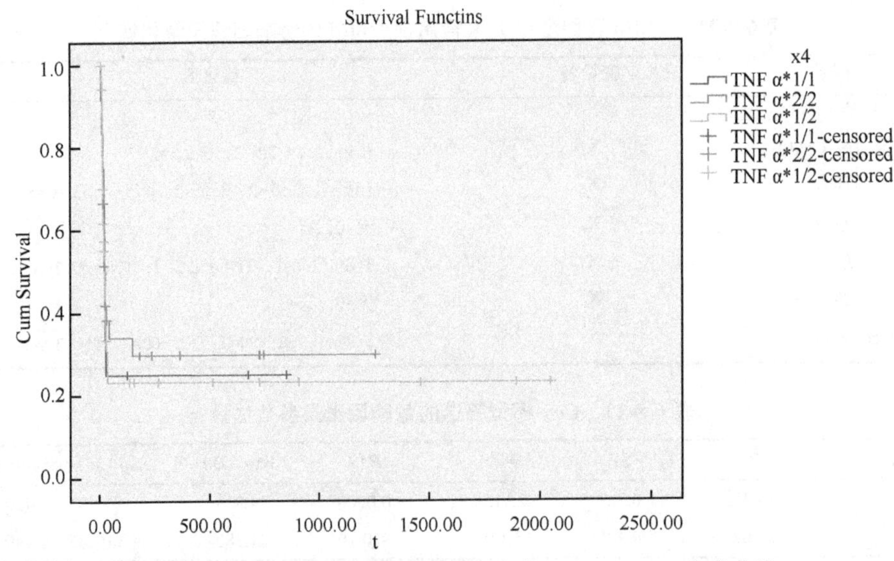

图 6-8-14　TNFα 不同基因型随访患者的 Kaplan-Meier 生存曲线

33 名随访患者的 Kaplan-Meier 生存曲线显示，以肾穿为零点，各种 TNFα 基因型的患者在肾穿后肾功能的下降倾向于 TNFα*1/2 基因型最快，TNFα*1/1 基因型次之，TNFα*2/2 最慢，TNFα*1/2 基因型可能是影响 IgA 肾病慢性化进展的危险因子之一。

33 名随访患者的 Kaplan-Meier 生存曲线显示，以肾穿为零点，各种 TNFβ 基因型的患者在肾穿后肾功能的下降倾向于 TNFβ*1/1 基因型最快，TNFβ*2/2 基因型次之，TNFβ*1/2 最慢。TNF*β1/1 基因型可能是影响 IgA 肾病慢性化进展的危险因子之一。

3. 讨论

IgA 肾病或 Berger 病是最常见的肾小球疾病，其人群发病率为 15～40pmp/年，发病情况具有很大的种族地域差异，1/3 的患者在发病 10～20 年内进展到终末期肾衰[ESRD][3,4]。IgA 肾病以肾小球系膜区颗粒状的 IgA 免疫球蛋白沉积为特征，临床与实验已证实 IgA 肾病是免疫复合物参与的自身免疫性疾病，疾病的易感性与遗传因素相关。研究发现 TNF 基因多态性在自身免疫性肾脏疾病中起重要作用。

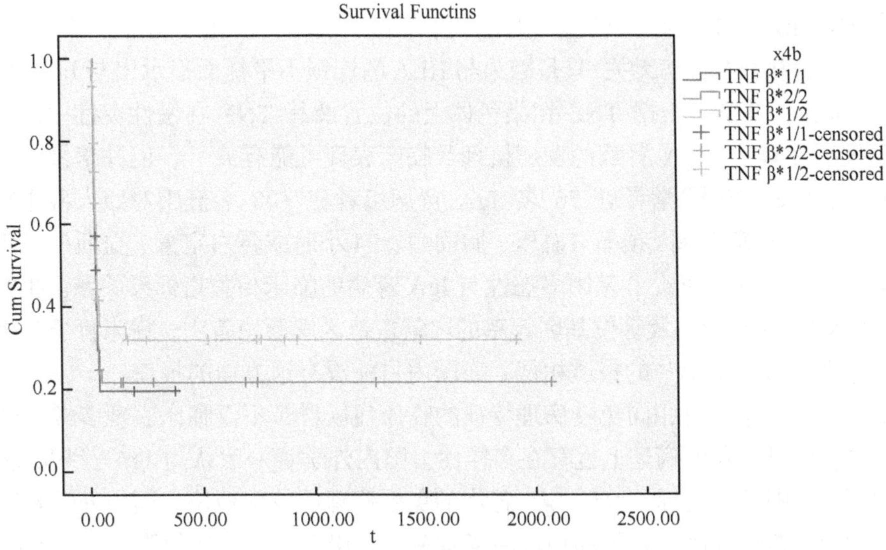

图 6-8-15　TNFβ 不同基因型随访患者的 Kaplan-Meier 生存曲线

TNF 是体内 T 淋巴细胞产生的具有多种生物活性的重要细胞因子，有抗肿瘤、抗病毒、抗感染及免疫调节作用，以及能使血小板在内皮细胞聚积血栓形成，还可诱发系膜细胞产生组织因子样活性物质及使前凝血物质活性增加，影响凝血及纤溶系统。可见 TNF 是具有多种生物活性的重要细胞因子，在 IgA 肾病的发生、发展过程中可能起着重要的病理、生理作用。

本研究结果显示，内蒙古地区汉族 IgA 肾病患者 TNFα*2/2 等位基因高于正常人群，IgA 肾病患者 TNFα*2 等位基因频率高于正常人群，但统计结果显示 IgA 肾病患者 TNFα 的 3 种基因型及等位基因频率与健康对照组间差异无显著性。我们的结论与 Shu KH 等以前的报道相似[5]。TNFα 是一个炎症细胞因子，它参与肾损害，包括 IgA 肾病[1]的免疫调节。TNFα 是由肾小球的血管细胞或循环中的巨噬细胞合成的[6, 7]，TNF 激活肾小球膜细胞释放凝血素，纤溶酶原激活物和纤溶酶原激活物抑制剂[6]。在活体动物模型的肾小球肾炎包括鼠狼疮模型中 TNF 高表达[8]。给予 TNF 可能造成 IgA 肾病、鼠狼疮模型和抗 GBM 抗体疾病的肾脏损害。TNF 基因位点插入到主要组织相容性复合体，这使得一些与主要组织相容性复合体相关的炎症疾病可能与 TNF 位点的遗传变异有关。在 308 位点的启动区域编码 TNFα 基因多态性以鸟苷酸为特征[9]，308 位点腺苷酸 TNFα 转录增加[10]，这使人类易患炎症疾病。携带 TNFα*2 等位基因与一些炎症疾病有关[11]。

我们的研究示内蒙古地区汉族 IgA 肾病患者 TNFβ*2/2 纯合子检出率与正常对照组比较有差异，TNFβ*2 等位基因频率也显著高于正常人群，说明 TNFβ*2 基因可能是 IgA 肾病发病的一个易感基因标记，可认为 TNFβ 基因多态性与 IgA 肾病的发病有关，与国内、外大部分学者报道相同；Lee EY 等[12]发现 TNFβ*2 等位基因与 IgA 肾病相关，我国蒋黎华等[13]研究发现 TNFβ 基因与 IgA 肾病发病易患性相关，倪红兵等[14]也同样得出 TNFβ 基因第 1069 位点的 TNFβ*2 等位基因频率与 IgA 肾病相关的结论，而 Medcraft J 等[15]却认为 TNFβ 基因多态性与 IgA 肾病的发病无关，且有报道认为不同基因型产生的 TNFβ 量不同[16]。国内、外学者及本研究结果提示 TNFβ 遗传多态性可能影响 IgA 肾病的易感性，HLA 与 IgA 肾病的相关性则可能是由于 TNF 等位基因的连锁不平衡所引起，但还不能排除另一种可能性，即 TNFβ*2 本身和 IgA 肾病无关，只是因为与 HLA 的连锁不平衡而显示出与 IgA 肾病相关。

Decaestecker 等学者根据 TNF 在染色体上的位置及其 TNF 在慢性炎症中的生物学效应，只是推测 TNF 与 IgA 肾病的发病机理及临床表现可能有关[17]，但并未做这方面具体深入的研究，Lee EY[3]等学者对 76 名 IgA 肾病患者和 100 名健康对照人群作研究发现 TNFα、β 基因型及等位基因频率与血压、胆固醇、24 小时尿蛋白定量、血肌酐、肌酐清除率无显著性差异，即 TNFα、β 基因多态性与 IgA 肾病的临床相关指标没关系。我们研究发现在不同 TNFα、β 基因型及等位基因频率的内蒙古地区汉族患者中，临床特征及相关指标无显著性差别，与 Lee EY[3]的报道相似。而国内目前没有这方面的报道。

IgA 肾病是一组具有相同免疫病理特征的临床症候群，不仅临床表现多样，进展和预后相差悬殊，而且在免疫病理上也存在多样性，国内外学者一致认为 IgA 肾病的病理改变是诊断及预后判断的金指标，鉴于 IgA 肾病的免疫病理的特殊地位，国内外学者探讨导致其免疫病理的多样性原因，除了和环境因素有关外，患者自身的遗传素质也可能起了很大作用，我们从基因水平上揭示了 IgA 肾病病理多样性的本质，但研究结果显示 TNFα、β 基因型及等位基因频率与内蒙古地区汉族 IgA 肾病的病理损害程度无关。目前国内、外学者没有关于 TNFα、β 基因多态性与 IgA 肾病的病理类型方面的报道。分析我们的实验结果，一方面可能受到样本量影响，另一方面从大多数的研究证实的确 TNFα、β 基因多态性仅仅与 IgA 肾病的发病有关并不反应 IgA 肾病病情的轻重。

我们研究发现内蒙古地区汉族 IgA 肾病患者中高血压病史、蛋白尿是除 TNFα 基因型、Haas 分级及发病时年龄外引起肾脏损害加重的独立危险因素。TNFβ 基因型是除高血压病史、蛋白尿及发病时年龄外引起肾脏损害加重的独立危险因素。IgA 肾病的临床过程非常易变，D'Amico G 等研究认为肾功能的损害、严重的蛋白尿和高血压，这些临床预测因素是 IgA 肾病的不利结果[18] 。目前国内、外学者没有关于 TNFα、β 基因多态性与 IgA 肾病肾功能的危险因素方面的研究，这是本研究一项很重要的发现。

找遗传标志像人类白细胞抗原-B35 或血管转紧张素换酶抑制剂的基因型，可能增加 IgA 肾病的研究进展。然而，没有证据表明 IgA 肾病的进展和人类白细胞抗原或血管转换酶抑制剂基因型有关[18]。在 IgA 肾病疾病的进展 TNFα 基因多态性预后的意义至今只有韩国的 Lee EY[12]等学者提到，TNFα*2/2 基因型是可能是影响 IgA 肾病慢性化进展的危险因子之一，认为 TNFα 与 IgA 肾病的预后有关，与我们的结论一致，只是基因型不同。我们研究的 33 名随访患者的 Kaplan-Meier 生存曲线显示，以肾穿为零点，各种 TNFα*1/2 基因型最快，TNFα*1/1 基因型次之，TNFα*2/2 最慢，TNFα1/2 基因型可能是影响 IgA 肾病慢性化进展的危险因子之一。由于我们所研究的对象是内蒙古汉族人群，因此，我们不能排除种族地域不同对结果的影响。

TNFβ 与 TNFα 基因紧密相联，串联在人体基因组，人类主要组织相容性符合物第一类和三类区域之间[20]，限内酶的 TNFβ 等位基因在结构和 TNFβ 诱导能力水平的不同可能与人类主要组织相容性符合物相关的免疫性遗传性疾病[19]有关。TNFβ 等位基因很强的改变了 TNFβ 的产物，并且，多态结构的易变可能有助于这种单倍体的疾病的易感性。T 淋巴细胞激活 TNFβ 导致等位基因的改变可能有助于自身免疫反应的炎症机制[18]。以前的报道表明，限内酶 TNFβ 多态性与包括膜性肾病和 IgA 肾病在内的免疫调节肾小球肾炎有关。

他们通过人类主要组织相容性复合物单倍体延伸的不平衡性解释相关性。

本研究首次发现内蒙古地区汉族 IgAN 患者 TNFβ 基因多态性影响 IgA 肾病的进展。将 33 名随访患者的 Kaplan-Meier 生存曲线显示，以肾穿为零点，各种 TNFβ 基因患者在肾穿后肾功能的下降倾向于 TNFβ*1/1 基因型最快，TNFβ*2/2 基因型次之，TNFβ*1/2 最慢。TNFβ*1/1 基因型可能是影响 IgA 肾病慢性化进展的危险因子之一。目前，国内外没有这方面的报道。

我们的研究有一些局限，第一，病人太少，随访例数更少；第二，这是一个横断面的研究，我们获得的数据是回顾性的，因此，对于病人的选择有一些偏倚；第三，所有的研究对象是内蒙古汉族人群，因此，我们不能排除种族地域不同。最后，我们不能分析不同地理的影响。

4. 结论

总之，内蒙古地区汉族 IgAN 患者 TNFα 和 TNFβ 基因多态性与 IgA 肾病的临床、病理特征无关。高血压病史、蛋白尿是除 TNFα 基因型、Haas 分级及发病时年龄外引起肾脏损害加重的独立危险因素。TNFα 不同基因型、发病时 CcR 水平是除蛋白尿、Haas 分级、高血压病史和肉眼血尿以外影响肾病患者预后的独立危险因素。TNFα*1/2 基因型可能是 IgA 肾病慢性化进展的危险因子之一。TNFβ*2 等位基因频率与 IgA 肾病发病易患性相关，可认为 TNFβ 基因多态性与 IgAN 的发病有关。TNFβ 基因型是除高血压病史、蛋白尿及发病时年龄外引起肾脏损害加重的独立危险因素，TNFβ*1/1 基因型可能是 IgA 肾病慢性化进展的危险因子之一。

【参考文献】

[1] Abboud HE.Growth factors in glomerulonephritis.Kidney Int，1993，43：252-267.

[2] Haas M. Histologic subclassification of IgA nephropathy：a clinicopathologic study of 224 cases. Am J Kidney Dis，1997，29：829-242.

[3] Levy M，Berger J .Worldwide perspective of IgA nephropathy. Am J Kidney Dis，1998，12：340-347.

[4] Alamartine E，Sabtier JC，Guerin C,et al. Prognostic factors in mesanginal IgA glomerulonephritis：an extensive study with univariate and multivariate analysis .Am J Kidney Dis，1991，18：12-19.

[5] Shu KH，Lee SH，Cheng CH，et al .Impact of interleukin-1receptor antagonist and tumor necrosis factor-alpha gene polymorphism on IgA nephropathy.Kidney Int，2000，58：783-789.

[6] Baud L，Fouqueray B，Philippe C，et al .Tumor necrosis factor alpha and mesangial cells.Kidney Int，1992，41：600-603.

[7]Diamond JR，Pesek I.Glomerular tumor necrosis factor and interleukin 1 during acute aminonucleoside nephrosis.An immumohisto chemical study.Lab Invest，1991，64：21-28.

[8] Boswell JM，YuiMA，Burt DW，et al.Increased tumor necrosis factor and IL-1 beta gene wxpreassion in the kidneys of mice with lupus nephritis.J Immunol，1988，141：3050-3054

[9] Wilson AG，di Giovine FS，Blakemore AI，et al .Single base polymorphism in the human tumour necrosis factor alpha（TNFalpha）gene detectable by NcoI restriction of PCR product.Hum Mol Genet，1992，1：353.

[10] Wilson AG，Symons JA，McDowellTL，et al .Effects of a polymorphism in the human tumor necrosis factor alpha promoter on transcriptional activation.Proc Natl Acad Sci USA，1997，94：3195-3199.

[11] DanisVA，Millington M，Hyland V，et al .Increased frequency of the uncommon allele of a rumour necrosis factor alpha gene polymorphism in rheumatoid arthritis and systemic lupus erythematosus.Dis Markers，1995，12：127-133.

[12] Lee EY，Yang DH，Hwang KY，et al. Is tumor necrosis factor genotype（TNFA2/TNFA2）a genetic prognostic factor of an unfavorable outcome in IgA nephropathy.J Korean Med Sci， 2001，16（6）：751-755.

[13] 蒋黎华，许玲娣，陈楠，等. IgA 肾病与肿瘤坏死因子 B 基因多态性研究. 中华肾脏病杂志，1999，15（1）：54.

[14] 倪红兵，张芹，鞠少卿，等. IgA 肾病与肿瘤坏死因子 β 基因多态性的关联性研究. 现代检验医学杂志，2004，19（5）：14-16.

[15] Medcraft J，Hitman GA，Sachs JA，et al. Autoimmune renal disease and tumour necrosis factor beta gene polymorphism. Clin Nephrol，1993，40（2）：63-68.

[16] Lee SH, Park SH, Min JK, et al. Decreased tumor necrosis factor beta production in TNF*2 homozygote: an important predisposing factor of lupus nephritis in Koreans. Lupus, 1997, 6 (7): 603-609.
[17] Decaestecker MP, Bottomly M, Telfer BA, et al. Detection of abnormal peripheral blood mononuclear cell cytokine networks in human IgA nephropathy.Kidney Int, 1993, 44: 1298-1308.
[18] D'Amico G.Natural history of idiopathic IgA nephropathy: role of clinical and histological prognostic factors.Am J Kidney Dis, 2000, 36: 227-237.
[19] Messer G, Spengler U, Jung MC, et al. Polymorphic structure of the tumor necrosis factor (TNF) locus: an NcoI polymorphism in the first intron of the human TNF-beta gene correlates with a variant amino acid in position 26 and a reduced level do TNF-beta production. J Exp Med, 1991, 173: 209-219.
[20] Carroll MC, Katzman P, Alicot EM, et al. Linkage map of the human major histocompatibility complex including the tumor necrosis factor genes.Proc Natl Acad SCi USA, 1987, 8535-8539.

第八节　慢性肾脏病患者非肌性肌球蛋白重链9基因多态性与高血压易感性的研究

刘丽萍　张艳辉　范俊英等

【摘要】 **目的**　探讨慢性肾脏病（CKD）患者非肌性肌球蛋白重链9（MYH9）基因多态性与高血压易感性的相关性。**方法**　收集本院301例CKD患者临床资料，采用PCR法检测MYH9基因Rs3752462、Rs4821480两位点基因多态性，294名体检健康者作为健康对照组。分析不同MYH9基因型CKD患者的发病年龄、性别、收缩压、舒张压、原发病分布频率、服用降压药频率上的差异，以及Rs3752462位点不同基因型与CKD患者高血压易感性的相关关系。**结果**　单因素分析结果显示，CT基因型患者的收缩压[（147.94±27.40）mmHg]高于CC基因型[（136.43± 19.09）mmHg，$P<0.05$]；CC基因型患者使用各种降压药的频率（7.4%）低于TT（43.9%）、CT（48.7%）基因型（$P<0.05$）；校正年龄因素后，多因素Logistic回归分析结果显示，Rs3752462位点CC基因型是CKD收缩压增高的保护因素，CT基因型CKD患者患高血压的概率是CC基因型的0.175倍。**结论**　携带MYH9基因Rs3752462位点CC基因型的CKD患者相对不易患高血压，CC基因型是CKD患者收缩压增高的保护因素，等位基因C突变为T可导致收缩压升高。基因检测可作为CKD患者高血压发生率的预测因子之一。

【关键词】 慢性肾脏病；高血压；MYH9；基因多态性

Association between Polymorphisms in Non-muscle Myosin Heavy Chain 9 Gene and Hypertension Susceptibility in Chronic Kidney Disease Patients

Liu Liping　Zhang Yanhui　Fan Junying　et al

【Abstract】 **Objective**　To explore the association between polymorphisms in non-muscle myosin heavy chain 9 gene (MYH9) and hypertension susceptibility in chronic kidney disease (CKD) patients. **Methods**　Five hundred and ninety-five persons, including 301 patients with CKD and 294 healthy controls, were enrolled in the study. Two single nucleotide polymorphisms（SNPs）（Rs3752462, Rs4821480）were genotyped by TaqMan assay or a restriction fragment length polymorphism assay for a further case-control study. The discrepancies of the patients quantitive traits（including age, sex, systolic and diastolic blood pressure, frequency of different primary diseases and using different kinds of antihypertensive drugs）among different genotypes of the two MYH9 SNPs were analyzed. Meanwhile, the association between polymorphisms in MYH9 and hypertension susceptibility in CKD patients were analyzed in the Rs3752462 site. **Results** The systolic blood pressure of CT genotype patients [（147.94 ±27.40）mm Hg] was significantly higher than that of CC genotype patients [（136.43 ± 19.09）mm Hg] by single factor analysis of variance（$P<0.05$）. The frequency of using all kinds of antihypertensive drugs for CC genotype patients（7.4%）was lower than that of TT（43.9%）and CT（48.7%）genotype patients（$P<0.05$）. After correcting the age factor, the result of Logistic regression analysis showed that CC genotype was a protective factor of systolic blood pressure increasing. The probability of high blood pressure for GT genotype patients with CKD was 0.175 times than that of CG genotype（95% CI 0.071～0.431）. **Conclusion** The CKD patients who carry the Rs3752462 site CC genotype of MYH9 gene are not prone to high blood pressure. Polymorphism of MYH9 gene Rs3752462 site is associated with systolic blood pressure in CKD patients. It may indicate that allele C mutation for T can lead to the increase in systolic blood pressure.

【**Key words**】 Chronic kidney disease; Hypertension; MYH9; Gene polymorphism

高血压既是慢性肾脏病（CKD）的病因，又是影响 CKD 进展的重要因素。国外研究初步证实非肌性肌球蛋白重链 9（MYH9）基因多态性与 CKD 高血压具有相关性，目前国内尚未见相关的研究报道。我们拟初步探讨 CKD 患者 MYH9 基因多态性与高血压易感性的相关关系。

1. 对象与方法

1.1　对象：收集 2009 年 5 月到 2010 年 11 月本院住院的 301 例 CKD 患者的血标本，诊断符合 NFK. UDOQI 标准，按照 MDRDⅢ及 EPI. CKD 公式估算患者肾小球滤过率（eGFR）并进行 CKD 分期。CKD 分期标准：1 期：eGFR≥90 ml·min（1.73 m^2）; 2 期：eGFR 60～89 ml·min（1.73 m^2）; 3 期：eGFR 30～59 m1·min（1.73 m^2）一; 4 期：eGFR 15～29 m1. min（1.73 m^2）; 5 期：eGFR＜15 ml·minC1.73 m^2）。健康对照组 294 例，为本院体检健康者。用 EDTA—K+管采集所有研究对象晨起空腹外周静脉血 2 ml，–40℃冰箱保存。记录 CKD 患者年龄、性别、现病史、既往史、血压、24h 尿蛋白量、血肌酐、降压药用药情况等资料。晨起空腹静息未服药状态下测量血压，取 3 次测量的平均值为实测值。所有研究对象均自愿参加，并签署知情同意书，该项目经本院伦理委员会批准。

1.2　方法：取 50μl 外周抗凝血至 EP 管，加人双蒸水至 1ml 混匀，低速离心 3min，弃上清；加入生理盐水至 1ml 混匀、低速离心 3min，弃上清；加入双蒸水至 1ml 混匀，低速离心 3min，弃上清；加裂解液 50μl 振荡 100s，煮沸 10min 后冷却 10min，振荡 100s，离心 4min，上清液即含 DNA。MYH9 基因总序列（chromosome：NCBI36：22：35006673；

35114558：-1）由 Primer 3 在线设计，引物由大连宝生物工程公司合成，DNAMAN 设计酶切位点，以基因组 DNA 为模板进行 PCR 扩增，见表 6-8-25。PCR 反应体系：DNA 模板 2μl，10xbuffer 1.25μl，上下游引物各 0.25μl，dNTP 0.25μl，Taq 酶 0.5μl（2.5U/μl），灭菌双蒸水 H_2O（80）加至 12.5μl。扩增条件：94℃预变性 180s，94℃变性 35s，55℃退火 45s，72℃延伸 55 s，共 30 个循环，最后 72℃终末延伸 10 min。酶切体系：PCR 产物 10μl，内切酶 0.5μl、缓冲液 2μl，双蒸水 7.5μl。用 2%琼脂糖 40g/L 溴乙啶凝胶方法电泳，在紫外透射自动成像分析仪上成像。PCR 产物送北京诺赛基因公司进行基因测序，见图 6-8-16。

1.3 统计学方法：应用 SPSS 16.0 软件包进行数据统计，基因频率进行 Hardy-Weinberg 平衡吻合度检验。计量资料用描述，符合正态分布、方差齐性的数据（如年龄、SBP、DBP、24h 尿蛋白定量等）采用完全随机设计资料的单因素方差分析比较组间差异，不符合的（如 eGFR 等）采用秩和检验。计数资料结果用频数和率来描述，组间比较采用；χ^2 检验，计量资料两两比较采用 LSD 法。危险因素分析采用 Logistic 回归分析。$P<0.05$ 视为差异有统计学意义。

2. 结果

2.1 基本资料：CKD 组患者男 148 例、女 153 例，平均年龄（54.5±16.2）岁；健康对照组男 180 例，女 114 例，平均年龄（35.5±15.2）岁。两组研究对象在年龄、性别构成上的差异均无统计学意义（$P>0.05$）。应用 Hardy-Weinberg 定律进行 Rs3752462、Rs4821480 位点群体符合遗传平衡检验（$P>0.05$）。CKD 组与健康对照组 Rs3752462 位点 RITI′、CC、CT 基因型分布频率以及 C、T 等位基因分布频率的差异均无统计学意义。CKD 1～5 期患者在年龄、血压、24h 尿蛋白量上的差异无统计学意义（$P>0.05$），CKD3～5 期患者收缩压高于正常值，舒张压正常，见表 6-8-26～表 6-8-28。

表 6-8-25 目的基因引物序列及内切酶、酶切位点

基因位点	引物序列（57）	产物大小（bp）	内切酶	酶切位点
Rs3752462	上游：GGCATCGAGTGGAACTTCATc 下游：GGTGGTCTTCTGGGACTG	367	Rsal	A、T
Rs4821480	上游：GCCACACAGAACAGAAAGC 下游：GGCTGGCATTTAGTGTTGG	440	Dral	A、T

表 6-8-26 Rs4821480 位点 3 组基因型患者临床资料

项目	GG（n=30）	GT（n=107）	TT（n=11）
年龄（岁）	29.67±7.43	34.43± 12.99	34.73±9.61^a
收缩压（mmHg）	116.00±13.03	124.76±18.71	124.55±20.67
舒张压（mmHg）	76.33±9.19	81.23±12.53	82.73±11.91
尿蛋白量（g/d）	2.59±2.03	2.80±2.98	2.45±2.36
血肌肝（μmol/L）	101.93±49.49	127.01±109.91	129.93±83.01
肌酐清除率（ml/min）	98.23±35.12	90.64±39.04	84.03±20.91
血浆 IgG（g/L）	9.10±2.95	9.30±3.20	10.34±4.86

续表

项目	GG（n=30）	GT（n=107）	TT（n=11）
血浆 IgM（g/L）	1.25±0.47	1.93±3.42	1.46±0.93
血浆 IgA（g/L）	3.12±1.46	2.61±1.67	2.39±1.86
血浆补体 C3（g/L）	1.47±0.85	1.58±2.39	0.99±0.57
血浆白蛋白（g/L）	38.60±5.90	37.21 ±8.02	35.88 ± 8.88
血红蛋白（g/L）	206.88±327.26	138.88±21.57	137.00±26.28

注：3 组间两两比较，a.P<0.05

表 6-8-27　Rs4821480 位点 GG 基因型与 TT+GT 基因型患者

临床资料	GG	GT+TT
收缩压（mmHg）	116.00±13.03	124.74±18.81[a]
舒张压（mmHg）	76.33±9.19	81.37±12.43[a]
年龄（岁）	29.67±7.43	34.46±12.68[a]

注：与 GG 基因型组比较，[a]P< 0.05

表 6-8-28　CKD 1～5 期患者临床指标比较

项目	1 期(n=45)	2 期(n=58)	3 期(n=61)	4 期(n=64)	5 期(n=73)
年龄（岁）[a]	50.69 ± 16.46	54.40 ± 18.04	55.76 ± 14.73	55.63 ± 15.70	54.13 ± 16.73
收缩压（mm Hg）[b]	131.08 ± 36.37	133.33 ± 17.59	141.73 ± 27.71	143.52 ± 27.81	149.17 ± 26.90
舒张压（mm Hg）[c]	76.23 ± 24.31	78.00 ± 8.62	84.53 ± 14.41	88.89 ± 21.18	88.38 ± 19.38
蛋白质（g/24h）[d]	2.55 ± 2.04	2.65 ± 3.24	2.26 ± 1.89	2.47 ± 2.00	2.07 ± 1.76

注：CKD 5 期间比较，a.P=0.787，b.P=0.66，c.P=0.192，d.P=0.807

2.2　原发病的比较：按 CKD 原发病的不同将其 分为高血压肾损害组（HPN）、糖尿病肾病组（DN）、间质性肾炎组（CIN）、慢性肾小球肾炎结（CGN）。各组间基因型及等位基因分布频率的比较差异均无统计学意义（P>0.05），见表 6-8-29。

表 6-8-29　不同 CKD 病因组 Rs3752462 位点基因型及等位基因分布频率的比较[n（%）]

组别	基因型				等位基因	
	例数	TT	CC	CT	T	C
高血压肾损害组	41	20（50.8）	4（9.3）	17（39.9）	57（70.8）	25（29.2）
糖尿病肾病组	61	28（45.9）	5（8.2）	28（45.9）	84（68.9）	38（31.1）
慢性肾小球肾炎组	59	27（45.8）	9（15.3）	23（39.0）	77（65.3）	41（34.7）
间质性肾炎组	32	20（62.5）	1（3.1）	11（34.4）	51（79.7）	13（20.3）
对照组	294	138（46.9）	34（11.6）	122（41.5）	398（67.7）	190（32.3）

注：TT、CC、CT 基因型频率组间比较，r=1.843，P=0.934；C、T 等位基因频率组间比较，P=0.520，P=0.771

2.3　血压的比较：CT 基因型的患者收缩压水平高于 CC 基因型的患者（P<0.05）；CC 基因型的患者肾小球滤过率水平高于 CT、TT 基因型的患者（P<0.05）；CC 基因型的患者年龄小于 CT 基因型的患者（P<0.05），见表 6-8-30。

表 6-8-30　Rs3752462 位点不同基因型患者临床资料比较

项目	TT（n=153）	CC（n=28）	CT（n=120）
年龄（岁）	55.19±15.60	51.21±15.97[a]	54.49±17.04
收缩压（mmHg）	146.50±26.12	136.43±19.09[b]	147.94±27.40
舒张压（mmHg）	87.79±19.26	85.00±12.91	87.51±17.85
eGFR	21.99±24.18	32.00±29.98[c]	21.62±23.67

注：eGFR 单位：ml/[min•（1.73 m^2）]；与 CT 基因型比较，a：P＝0.032，b：P＝0.036，c：P＝0.048

降压药使用：与 TT（43.9%）、CT（48.7%）基因型患者比较，CC 基因型患者使用各种降压药的频率（7.4%）较低，差异有统计学意义（P＜ 0.05），见表 6-8-31。

表 6-8-31　Rs3752462 位点不同基因型患者服用降压药的比较[例（%）]

降压药种类	TT	CC	CT	合计
Cf 拮抗剂	96（48.0）	7（35.0）	97（48.5）	200（42.2）
ACEI	24（46.2）[a]	9（17.3）	19（36.5）	52（11.0）
ARB	24（31.2）[a]	11（14.3）	42（54.5）	77（16.2）
P 受体拮抗剂	64（44.1）[a]	8（5.5）	73（50.3）	145（30.6）
合计	208（43.9）[a]	35（7.4）	231（48.7）	474（100.0）

注：与 CC 基因型比较，a：P＝0.000＞＝0.000

2.4　多因素分析：以 SBP 是否以 140mmHg 作为因变量，以性别、年龄、基因型、肾小球滤过率、发病时的 24h 尿蛋白量作为自变量，进行二分类多因素的 Logistic 回归。结果显示 7KCC 基因型患者的 SBP 显著低于 TT+CT 基因型的患者，CC 基因型是 CKD 收缩压增高的保护因素。女性收缩压显著低于男性，提示女性是 CKD 收缩压增高的保护因素。肾小球滤过率高也是 CKD 收缩压增高的保护因素。

3. 讨论

相关研究证实影响 CKD 患者合并高血压发生的机制包括容量因素、RAAS 系统、内皮素、激肽、一氧化氮、血管活性物质、肾酶等。张婧等[3]应用多因素回归的方法分析 CKD 患者高血压患病的危险因素，结果发现肥胖、CKD 3～5 期和糖尿病史是发生高血压的独立危险因素。但临床工作中我们发现尽管使用多种降压药及避免以上危险因素，患者的血压仍难以控制，或者患者尽管存在多种危险因素但其血压正常，提示遗传因素可能与 CKD 患者高血压的发病有关。

MYH9 基因位于 22ql2.3-13.2，全长 139kb，有 40 个外显子，编码相对分子量 224 000 的非肌性肌球蛋白重链 IIA（nonmuscle myosin heavy chainIlA，NMMHCnA）。该蛋白是非肌细胞骨架的重要组成部分[4]，MYH9 基因可表达在肾小球足细胞、毛细血管和肾小管[5]，MYH9 异常表达、定位或功能改变都会导致异常的肌球蛋白表达，使得足细胞和肾小管的细胞骨架受损，进一步导致蛋白尿、血尿，甚至肾衰竭[6]。

Freeman 等[7]在高血压遗传学（HyperGEN）的研究中检测 2903 例受试者（来自 895 个家庭的 1458 例非裔美国人和来自 859 个家庭的 1445 例欧裔美国人），结果发现，MYH9 基因突变与非裔美国人高血压引起的蛋白尿有关，MYH9 基因突变与局灶节段性肾小球硬

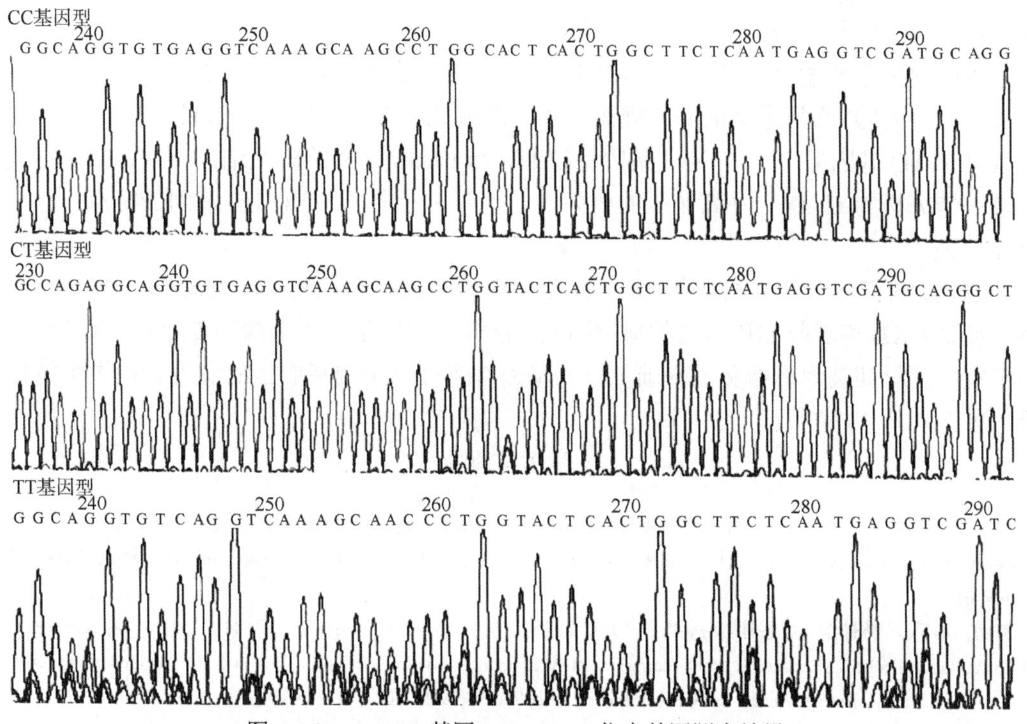

图 6-8-l6　MYH9 基因 RS3752462 位点基因测序结果

化（FSGS）所致的继发性高血压有关。一项 497 例患者参加的 AASK（African American Study of Kidney Disease and Hypertension）研究证实 MYH9 基因 Rs4821481 位点与高血压肾损害相关，进展性肾病与血肌酐＞265.23（Jimol/L 的 AASK 受试者有更高的相关性，其中 161 例血肌酐＞265.23 |xmol/L 的受试者，MYH9 基因 Rsl1912763 和 Rsl005570 与高血压肾损害有高度相关性（图 6-8-16）。

我国 CKD 的发病因素中高血压肾损害位列第 3 位，占 12.5%/本组资料高血压肾损害患者占 13.62%，我们发现原发性高血压组与继发性高血压组比较基因型分布差异无统计学意义，表明 MYH9 基因突变对原发性高血压、继发性高血压均有易感性。在对 MYH9 基因 Rs3752462 位点的研究中我们发现，CC 基因型患者的收缩压显著低于 TT+CT 基因型的患者，CC 基因型是 CKD 患者收缩压增高的保护因素，等位基因 C 突变为 T 可导致收缩压升高。从 CKD 原发病的角度来说，携带 CC 基因型的 CKD 患者原发病几乎没有高血压病，这也进一步证实了 CC 基因型是高血压的保护因素。结果还显示 CC 基因型患者服用降压药的频率小于其他两种基因型，患者服用对肾功能有保护作用的 ACEI、ARB 类药物比例也较高。从另一个角度证实携带 CC 基因型的 CKD 患者合并高血压的易感性低。考虑到年龄对 CKD 患者血压的影响，我们研究发现 CC 基因型患者的年龄小于 CT 基因型患者，但在多因素分析中，年龄并不是收缩压增高的保护因素或者危险因素，尚需进一步扩大样本量证实。本组资料多因素分析结果提示，基因型并不是 CKD 收缩压增高的独立保护因素，性别、肾小球滤过率也有一定的影响，具体该基因是直接影响血压进而影响 CKD 的进展，还是通过影响 CKD 的进展进而影响血压还有待于进一步研究。

张婧等[3]研究 763 例 CKD 患者证实，CKD3 期以后合并高血压显著增多，单纯收缩期高血压（ISH）是 CKD 患者最常见的高血压类型。本组资料中也显示随着肾功能的逐步下降，ISH 比例逐渐增加，同时发现 MYH9 对于 CKD 患者血压的影响也主要是影响收缩压水平，符合 CKD 血压增高的一般规律。我们发现 Rs4821480 位点 TT 基因型比例（99%）远远高于 TG 基因型（1%），GG 基因型缺如，与 Cheng 等[6]的研究结果一致，故未对此位点进一步分析与 CKD 合并高血压的相关性。这可能是中国人 MYH9 基因的特点，与种族差异有关。

总之，我们在国内首先研究 CKD 患者 MYH9 基因多态性与高血压的易感性，证实 CC 基因型是 CKD 患者收缩压增高的保护因素，从分子生物学水平上探讨 CKD 合并高血压的新机制，为早期基因诊断奠定基础。早期基因检测可以预测高血压的发生、提供个体化的治疗方案。

【参考文献】

[1] 全国 eGFR 课题协作组.MDRD 方程在我国慢性肾脏病患者中的改良和评估.中华肾脏病杂志，2006，22：589-559.

[2] Levey AS，Stevens LA，Schmid CH，et al. A new equation to estimate glomerular filtration rate. Ann Intern Med，2009，150：604-612.

[3] 张婧，张爱华，陈邵燕，等.慢性肾脏病患者合并高血压情况及相关因素分析，中华高血压杂志，2010，18：855-860.

[4] Christelle A，Nicolas V，Bertrand K，et al. Expression of the nonrauscle myosin heavy chain D A in the human kidney and screening for MYH9 mutations in epstein and fechtner syndromes. J Am Soc Nephrol，2002，13：65-74.

[5] Marini M，Bruschi M，Pecci A，et al. Non-muscle myosin heavy chain II A and II B interact and co-localize in living cells：relevance for MYH9-related disease. Int J Moi Med，2006，17：729-736.

[6] Cheng W，Zhou X，Zhu L，et al. Polymorphisms in the nonmuscle myosin heavy chain 9 gene（MYH9）are associated with the progression of IgA nephropathy in Chinese. Nephrol Dial Transplant，2011，26：2544-2549.

[7] Freedman BI，Kopp JB，Winkler CA，et al. Polymorphisms in the non-muscle myosin heavy chain 9 gene（MYH9）are strongly associated with end-stage renal disease historically attributed to hypertension in African. Kidney Int，2009，75：736 -745.

第九节 肿瘤坏死因子β基因多态性与慢性肾功能衰竭的关联性研究

黄 颖 睢天林 秦文斌

（包头医学院内蒙古基因诊断研究所）

【摘要】 **目的** 探讨内蒙古包头地区汉、蒙古族人群中肿瘤坏死因子-β（tumor necrosis factor beta，TNF-β）1069 位点等位基因多态性与慢性肾功能衰竭的关系。**方法** 采用聚合酶链反应—限制性片段长度多态性（PCR—RFLP）技术对慢性肾功能衰竭患者 58 例及正常对照 85 例 TNFβ 基因的单碱基突变多态性进行了分析。**结果** 慢性肾功能衰竭患者的 TNF-β*2 等位基因频率（71.6%）较正常人（55.8%）明显升高（$P<0.01$，RR=0.504）。**结论** TNFβ*2 等位基因频率与慢性肾功能衰竭发病易患性相关。

【关键词】 肿瘤坏死因子-β，基因多态性，慢性肾功能衰竭

Association of TNF-β –Polymorphism and Chronic Renal Failure

Huang Ying Ju Tianli Qin Wenbin
（Baotou Medical College，Gene Diagnosis Institute of Inner Mongolia）

【Abstract】 **Objective** To investigate the relationship between the polymorphism of TNF-β and chronic renal failure in the Inner Mongolia autonomous region Han and Mongol ethnic Chinese. **Methods** The single base change polymorphism in TNF-β gene were detected among 58 chronic renal failure patients and 85 controls by using polymerase chain reaction-restriction fragment length polymorphism（PCR-RFLP）. **Results** The gene frequency of the TNFβ*2 was higher significantly in chronic renal failure patient s than that in the normal controls 55.8%（P<0.01，RR=0.504）.**Conclusion** TNFβ*2 allelic frequency is associated with chronic renal failure.

【Key words】 tumor necrosis factor-β；gene polymorphism；chronic renal failure

慢性肾功能衰竭是各种慢性肾脏疾病未得到彻底治疗、病情持续进展、恶化的晚期综合征。影响慢性肾功能衰竭的因素较多，近年随着慢性肾功能衰竭及其并发症发生机制的研究不断深入，人们注意到炎症反应与肾功能衰竭之间存在诸多联系。目前研究表明慢性肾功能衰竭是一个以细胞因子驱动的，以促氧化过程为特征的慢性炎症状态。炎症反应常出现在大部分慢性肾功衰竭患者的病程中，是血液和透析患者致死的一个极危险因子[1]。TNF是细胞因子网络中的重要组成成分。TNF以其特有的生物活性影响着肾脏疾病的发生、发展及转归。已有研究证明TNF在慢性肾功能衰竭各期中随着肾功能损害加重有逐渐升高趋势，与血肌酐成正相关，提示参与慢性肾功能衰竭的发生、发展，并可作为病情监测、预后的重要指标[2]。肿瘤坏死因子是体内具有多种生物活性的细胞因子，具有抗肿瘤、抗病毒感染、诱发炎症反应、免疫调节以及刺激某些正常细胞的生长的作用。编码TNFβ的基位于人类染色体6p23-q12，HLA-B以及HLA-C位点之间的HLA-Ⅲ抗原决定簇内，3′末端在TNF-α基因转录起始点的上游1kb处，总长约3kb，含有4个外显子和3个内含子。近年来研究显示TNFβ基因多态性主要有5种，有文献报道第1内含子内，转录起始点下游第252位点（+252位点，也就是TNFβ基因第1069位点）处鸟嘌呤（G）-腺嘌呤（A）碱基变化与IgA肾病有关。TNFβ基因第1069位点为G称为TNFβ*1，具有Nco I限制性内切酶的识别位点，而第1069位点为A则称为TNFβ*2，没有Nco I限制性内切酶的识别位点。TNFβ基因鸟嘌呤（G）-腺嘌呤（A）突变可调节TNF转录水平[3]，与TNF水平特征性增高有密切关系[4]。TNFβ基因多态性是否与人类自身免疫性疾病、感染、肿瘤等许多疾病相关联，国外学者进行了探讨[5,6]，但结论各不相同。根据TNFβ基因在染色体上的位置及其在慢性炎症中的生物学效应，推测该基因可能与慢性肾功能衰竭的发病机理及临床表现有关。本文采用聚合酶链反应-限制性片段长度多态性（ploymerase chain reaction-restriction fragment length polymorphism，PCR-RFLP）方法探讨内蒙古包头地区汉、蒙族人群肿瘤坏死因子β（TNFβ）等位基因多态性与慢性肾功能衰竭的相关性。

1　对象与方法

1.1　研究对象　①患者组：58 例慢性肾功能衰竭患者，其中女性 31 例，男性 27 例，年龄 7～72 岁，平均年龄（32.09±12.13）岁，既往无恶性肿瘤病史，近期无手术创伤史及急慢性感染史，无使用免疫抑制剂史。以上患者符合第五版《内科学》（人民卫生出版社 2000 年）慢性肾功能不全诊断标准。②正常对照组：85 名健康体检者及献血员，其中女性 37 例，男性 48 例，年龄 14～71 岁，平均年龄（34.10±10.19）岁。患者及正常对照组人群均由包头医学院第一附属医院肾内科提供。

1.2　仪器和试剂

1.2.1　仪器：480 型 PCR 扩增仪（美国 PE 公司）；TGL-B16 型高速离心机（上海安亭厂）；电泳仪（北京若比邻公司）；紫外线灯（北京若比邻公司）；KH-UVⅢ紫外透射自动成像分析仪（上海康禾光电仪器有限公司）。

1.2.2　试剂：裂解液（包头医学院基因诊断研究所）；Taq DNA 聚合酶（上海生工生物工程有限公司）；限制性内切酶 NcoⅠ（上海生工生物工程有限公司）；DNA 分子量标准 Marker（包头医学院基因诊断研究所）。

1.3　方法

1.3.1　基因组 DNA 的抽提

（1）取静脉血 2ml，加入 EDTA-K^+或 3.8%枸橼酸钠 1/5 体积（400μl）抗凝，冻存。

（2）将冻存的血液解冻后，取 50μl 放入 1ml 的 EP 管中，加双蒸水至 1ml 左右，用微量移液器将 EP 管中的液体混匀。

（3）将 EP 管放在室温下 15min（严格），之后在转速 2000～3000r/min 的低速离心机，离心 1min，弃掉上清液留约 50μl 的沉淀（在沉淀上可以有少许液体）。

（4）再在 EP 管中加裂解液 60μl，置于振荡器上振荡 1min 后，将 EP 管放在温度为 56～60℃的水浴中 30～40min。

（5）再将 EP 管放在沸水锅中煮 10min，用纸擦干管帽后立即放在流水中冷却，再用纸擦干置于振荡器上振荡 1 min。

（6）最后将 EP 管放在转速 11 500r/min 的高速离心机，离心 4min，上清液中即含有 DNA 模板。

1.3.2　聚合酶链反应（PCR）

1.3.2.1　引物：TNFβ 基因第 1069 位点特异性引物（由上海生工生物工程有限公司合成）参照文献[4]的报道设计。正引物 pN（F）：5′−CCGTGCTTCGTGCTTTGGACTA−3′ 负引物 pN（R）：5′−AGACGTTCAGGTGGTGTCA−3′，对应产物为 TNFβ 基因第 1、2 外显子的 427bp 的基因片段。

1.3.2.2　反应体系　每个 PCR 扩增体系为 13μl。其中包括：10 × buffer 1.25μl；pN（F）0.175μl；pN（R）0.175μl；dNTP 0.25μl（浓度为 10μmol/l）；Taq 酶 SG 0.05μl（5U/μl）；注射用水 9.6μl；模板（基因组 DNA）1.5μl；石蜡 1 滴。

1.3.2.3　扩增条件（PCR 循环参数设置）预变性：93℃ 2min，变性：93℃ 30s，退火：64℃ 35s，延伸：72℃ 40s，共 35 个循环，继后终末延伸：72℃ 5min 终止扩增。

1.3.3　产物鉴定及分析

1.3.3.1　酶切（基础实验 RFLP 酶切系统）每个酶切体系为 22μl。其中包括：PCR 扩增反应产物 12μl；10 × Buffer 2μl；Nco I 0.5μl（10U/μl）；Acetyl BSA（乙酰化牛血清白蛋白）0.2μl；H_2O 7.3μl，混匀，37℃水浴 4h。

1.3.3.2　电泳（琼脂糖 3.0g/dl 凝胶电泳）

（1）制胶：取 0.3g 琼脂糖凝胶放在三角烧杯中，加 1×TEB 缓冲液至 20ml，混匀，置于电炉上加热，当胶完全溶解后加入溴化乙啶（0.5mg/L）10μl，混匀，趁热浇注在电泳板上。

（2）电泳：每管中加 4μl 溴酚蓝，取 13μl 扩增产物加入点样孔中，电泳 15～60min（U=100V）。

（3）观察结果：将整个电泳板置于紫外灯下观察，用自动成像分析仪记录分析结果。

1.3.4　数据处理　TNFβ 基因频率及基因型频率用直接记数法，采用 χ^2 检验进行 Hardy-Weinberg 平衡吻合度检验，组间比较 χ^2 检验。不同人种 TNFβ 基因频率的构成比用 χ^2 检验进行比较，用 Woolf 公式计算相对风险度（relative risk，RR）大小及 95%可信区间（95% confidence interval，95%CI），所有数据统计由 SPSS13.0 统计软件包完成。

2　结果

2.1　TNFβ 基因频率及等位基因频率　用 3′, 5′TNFβ 引物进行 PCR 扩增反应可获得第 1 外显子到第 2 外显子长度为 427bp 的一段基因片段扩增产物，经限制性内切酶 Nco I 作用后（酶切位点为 1064 与 1065 之间的碳碳三键），根据基因不同，产生 3 种酶切结果：①TNFβ*1/1 纯合子，扩增的基因片段含有 Nco I 的酶切位点，可被完全酶切为 231bp、196bp 两条带；②TNFβ*1/2 杂合子，产生不完全酶切，出现 427bp、231bp、196bp 三条带；③TNFβ*2/2 纯合子，扩增的基因片段没有 Nco I 的酶切位点，不能酶切，则只出现 427bp 一条带。其酶切结果见图 6-8-17。

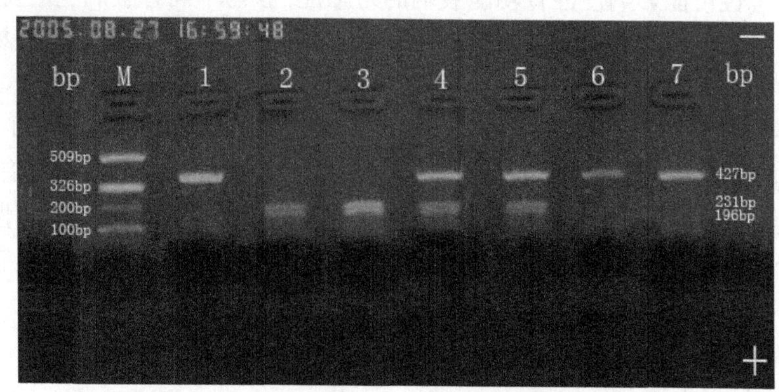

图 6-8-17　TNFβ 基因酶切产物 3%琼脂糖凝胶电泳结果

M：DNA 分子量标准 Marker（包头医学院基因诊断研究所）；1：未酶切的原产物；2、3：TNFβ*1/1 纯合子；4、5：TNFβ*1/2 杂合子；6、7：TNFβ*2/2 纯合子

2.2　慢性肾功能衰竭患者与正常对照组　TNF-β 等位基因频率及基因表型分布见表 6-8-32。应用 Hardy-Weinberg 定律进行检验，两个群体都达到了遗传平衡（$P>0.01$）。由表 6-8-32 可以看出，慢性肾功能衰竭 TNFβ*2 等位基因频率显著高于正常人群（$P<0.01$），提示 TNFβ*2 等位基因与慢性肾功能衰竭的发病有关。

表 6-8-32 TNFβ 基因型及等位基因频率在慢性肾功能衰竭及健康对照组中的比较研究

等位基因	慢性肾衰患者（n=58）例数（%）	健康对照（n=85）例数（%）	RR（95%CI）	χ^2值	P值
基因型频率					
TNFβ*1/1	9（15.5）	18（21.2）	0.317		
TNFβ*1/2	15（25.9）	39（45.9）	0.146～0.689	9.488	＜ 0.01
TNFβ*2/2	34（58.6）	28（32.9）			
基因频率					
TNFβ*1	33（28.4）	75（44.2）	0.504	7.203	＜ 0.01
TNFβ*2	83（71.6）	95（55.8）	0.304～0.843		

3 讨论

本研究结果显示：内蒙古包头市地区汉、蒙古族慢性肾功能衰竭患者的 TNFβ*2 等位基因频率显著高于正常人群，而 TNFβ*1 等位基因频率较正常人群低，提示 TNFβ*2 基因多态性与慢性肾功能衰竭的发病有关。免疫反应的肾脏损害在慢性肾功能衰竭的发生、发展中起很重要的作用。免疫反应激活炎症细胞，使之释放炎症介质造成肾小球损害。TNF-β是其中起主要作用的炎性细胞因子。TNF 与免疫炎症和免疫调节有关，有研究显示它可能参与 IgA 肾病发病[7]。Lee 等[8]曾经报道 TNFβ 两个等位基因之间不仅存在着结构上，还存在着功能上的差异，体外植物血凝素诱导外周血单个核细胞分泌 TNF-β，提示 TNFβ*1 纯合子产生 TNFβ 的水平高于 TNFβ*2 纯合子。鉴于 TNFβ 在免疫反应中所起的作用，结合本研究显示慢性肾功能衰竭患者中 TNF-β*2 纯合子的检出率显著高于正常对照，提示 TNF-β 基因多态性可能影响慢性肾功能衰竭的易患性，参与不同肾脏病变的发生发展过程，TNFβ*2 等位基因可作为内蒙古包头地区汉、蒙古族慢性肾功能衰竭的发病易患基因的一个标记。TNF-β 位于 MHCⅢ抗原基因簇内与 MHCⅠ、Ⅱ类抗原基因相邻，TNFβ 基因与 HLA 的某些单倍体有连锁不平衡，而MHC复合体具有高度多态性。故由 NcoⅠ定义的 TNFβ 等位基因，其结构和诱导水平上的差异，可能与 MHC 相关的疾病的易感性有关。

HLA 其他基因的基因多态性亦可影响 TNFβ 活性，因此 TNFβ 基因多态性在各种病因引起的慢性肾功能衰竭疾病中的地位还不明确，TNFβ 基因多态性在这些疾病的发生、发展中是起主要作用还是协同作用，有待于进一步讨论和研究。

【参考文献】

[1] Bergstrom J，Lindholm B. Nutrition and adequacy of dialysis How do hemodialysis and CAPD compare. Kindney Int，1993，34：S39-S350.

[2] 解汝娟，晋青，那士平. C-反应蛋白和肿瘤坏死因子与慢性肾功能衰竭. 中国临床康复杂志，2003，7：3023-3024.

[3] Kroeger KM，Carville KS，Abraham LJ，et al. The 308 tumor necrosis factor-alpha promoter polymorphism effects transcription. Mel-Immunel，1997，34：391-399.

[4] Pociof F，Briant L，Jongeneel C，et al. Association of tumor necrosis factor（TNF）and class Ⅱ major histocompatibility complex alleles with the secretion TNF-2 and TNF-β by human monomallear cells：a possible link to insulin-dependent diabetes mellintus. Eur J Immunol，1993，23：224.

[5] Ftsuro Y，Akihide I，Nobuguki H，et al. The gene polymorphism of tumor necrosis factor-B，but not that of tumor necrosis factor-B is associated with the prognosis of sarcoidosis. chest，2001，119：753-761.

[6] Matthias M，Sascha F，V do O，et al. Relation of a TNF gene polymorphism to severe sepsisin traum a patients. Annals of sugery，

1999，230：207-214.

[7] De Caestecker MP，Bottomly M，Telfer BA，etal.Deteetion of abnormal peripheral blood mononuclear cell cytokine networks in human IgA nephropathy.Kindney Int，1993，44：129-1308.

[8] Lee SH, Park SH, Min JK, et al. decreased tumor necrosis factor-beta production in TNFβ*2 homozygote: an important predisposing factor of lupus nephritis in Koreans. lupus，1997，6（7）：603-609.

第十节 内蒙古包头地区汉族人群肿瘤坏死因子α-308位点基因多态性与IgA肾病的相关性研究

于 玲

【摘要】 **目的** 了解内蒙古包头地区汉族人群IgA肾病患者肿瘤坏死因子α(TNFα)-308位点基因型的分布特点。**方法** 应用聚合酶链反应-限制性片段长度多态性（PCR-RFLP）技术检测97例IgA肾病患者和73例正常人的TNFα基因型。**结果** 正常对照组中，TNFα基因G/A多态GG、GA、AA基因型频率分别为91.8%、5.5%和2.7%，其中G和A等位基因频率分别为94.5%和5.5%。IgA肾病患者组中TNFα基因G/A多态GG、GA、AA基因型频率分别为85.6%、11.3%和3.1%，其中G和A等位基因频率分别为91.2%和8.8%。G/A多态分布符合Hardy-Weinberg平衡定律，达到遗传平衡，具有群体代性。IgA肾病患者组与正常对照组比较，基因型频率差异有显著性（χ^2=27.2，P<0.05），等位基因频率之间差异无显著性（χ^2=0.659，P>0.05）。**结论** TNFα-308位点基因多态性与内蒙古包头地区汉族人群IgA肾病的发病有相关性，但是A等位基因可能不是IgA肾病的危险因素之一。

【关键词】 IgA肾病；肿瘤坏死因子α；基因多态性

Association of Tumor Necrosis Factor a (TNF a)—308 Site Polymorphism and IgA Nephropathy in Inner Mongolia Baotou

【Abstract】 **Objective** To investigate the relationship between tumor necrosis factor α（TNFα）—308 site polymorphism and IgA nephropathy in Chinese. **Methods** The polymorphism of TNFα gene was screened by PCR-RFL P. We studied total of 170 cases，97 cases were diagnosed as IgA nephropathy according to the diagnostic standard of China Medical Association，73 cases were normal controls. **Results** The frequencies of TNFα genotypes GG、GA、AAwere91.8%、5.5% and 2.7% in normal controls. The frequencies of alleles G and A were 94.5% and 5.5%. The frequencies of TNFα genotypes GG、GA、AA were 85.6%、11.3%and3.1% in IgA nephropathy .The frequencies of alleles G and A were 91.2% and 8.8%. The distribution of G/A polymorphism of TNFα gene was in agreement with Hardy-Weinberg equilibrium. The frequencies of TNFα genotypes in IgA nephropathy were obviously different（χ^2=27.2，P<0.05）from the controls. The frequencies of alleles G and A were not obviously different（χ^2=0.659，P>0.05）from the controls. **Conclusion** TNFα-308 polymorphism is associated with IgA nephropathy，A allele may not be a risk factor in the processing of IgA nephropathy in Chinese.

【Key words】 IgA nephropathy；Tumor Necrosis factorα；Gene polymorphism

IgA 肾病（IgA nephropathy，IgAN）是一种临床表现多样化、预后相差悬殊的最常见的慢性肾小球肾炎[1]，是引起终末期肾功能衰竭的重要原因之一，迄今 IgAN 发病机制尚不完全清楚，目前认为感染、免疫反应、炎症介质、遗传与 IgAN 发病有关[2]，且越来越多的证据表明炎性细胞因子如肿瘤坏死因子（TNF）在 IgAN 的炎症损伤中起十分重要的作用[3]。TNFα 基因定位于人 6p 21.3，基因全长约 4kb，由 4 个外显子和 3 个内含子及 5′短非翻译区及 3′长非翻译区组成。TNF 是一种炎症促进因子，可以诱导单核巨噬细胞等分泌自身和其他细胞因子，促进 B、T 细胞增殖和免疫球蛋白的合成[2]。在正常肾内 TNFα 的浓度是很低的，但当肾组织有损伤时 TNFα 的浓度升高。一些研究发现，TNFα 基因多态性与 TNFα 的分泌相关联，那么，TNFα 基因多态性是否与人类某些疾病如 IgAN 相关联，国内外学者对此进行了研究，但意见不一致。因此，为了阐明 TNFα 基因多态性与 IgA 肾病临床表现之间可能存在的联系，本文对 IgA 肾病患者 TNFα 基因多态性进行了研究[1]。

1. 对象和方法

1.1 观察对象

1.1.1 IgA 肾病组：共 97 例，男性 52 例、女性 45 例，年龄 7～76 岁，平均年龄（33.6±12.4）岁，经肾穿刺免疫荧光证实为 IgA 肾病，临床排除 SLE、过敏性紫癜、慢性肝脏疾病等继发性 IgA 肾病，病理诊断符合肾活检病理诊断标准指导意见，病理分级符合 Hass 分级标准。

1.1.2 正常对照组：73 名年龄、性别与 IgA 肾病患者组匹配的健康体检者及献血员，男性 42 例、女性 31 例，年龄 14～71 岁，平均年龄（35.7±11.2）岁。以上患者及正常对照组群系内蒙古地区、无血缘关系的汉族人群。

1.2 方法

1.2.1 实验设备和仪器：PCR 仪（PE480 The Perkin-Elmer Corporation）；高速离心机（TGL—16B 上海安亭厂）；电泳仪（DF-D 北京六一仪器厂）；紫外线分析仪（KH-UVⅢ型上海康禾光电有限公司）；DNA 裂解液、载样缓冲液均由包头医学院基因诊断研究所提供；Taq 酶、10×buffer、引物、DNA 缓冲液（上海生物工程有限公司）。

1.2.2 试剂：TaqDNA 聚合酶（上海生工生物工程有限公司）；限制性内切酶 Nco Ⅰ（北京赛百盛生物工程有限公司）；裂解液和 DNA 分子量标准 Marker（包头医学院基因诊断研究所）。

1.2.3 基因组 DNA 的抽提：从 EDTA-K+抗凝外周血中提取有核细胞，加入裂解液静置 15min 后离心，弃上清液、振荡后 58℃水浴 45min，再离心后备用。

1.2.4 聚合酶链反应（PCR）

1.2.4.1 引物：引物[4]是由上海生物公司合成。

正引物：5′-AGG CAA TAG GTT TTG AGG GGC AT-3′

负引物：5′-TCC TCC CTG CTC CGA TTC CG-3′

1.2.4.2 PCR 反应体系：每个 PCR 扩增体系为 15.5μl。基因组 DNA 3μl；10×Buffer 1.25μl；正负引物各 0.175μl；dNTP 0.25μl（浓度为 10μmol/l）；Taq 酶 0.05μl（5U/μl）；H_2O 9.6μl；石蜡 1d。

1.2.4.3 PCR 扩增：94℃预变性 3min，94℃变性 30s，60℃退火 30s，72℃延伸 1min，共 30 个循环，继后 72℃终末延伸 5min。

1.2.5　产物鉴定与分析

1.2.5.1　扩增产物的限制性酶切：每个酶切体系为 22μl。PCR 扩增反应产物 12μl；10×Buffer 2μl；NcoI 酶　0.5μl（10U/μl）；Acetyl BSA（乙酰化牛血清白蛋白）0.2μl；H_2O 7.3μl。混匀，37℃水浴 5h。

1.2.5.2　电泳：应用 4%琼脂糖凝胶电泳方法，在紫外透射自动成像分析仪上进行成像，记录结果。

1.3　数据处理

采用直接计数法计算基因型和等位基因频率。TNFα 基因型频率和等位基因频率用卡方检验，$P<0.05$ 时有统计学意义。

2. 结果

2.1　基因型分析：TNFα-308 位点 PCR 扩增产物片段大小为 107bp，酶切产物有 TNFα1/1 型纯合子（87、20bp），TNFα1/2 型杂合子（107、87、20bp），TNFα2/2 型纯合子（107bp）（图 6-8-18）。

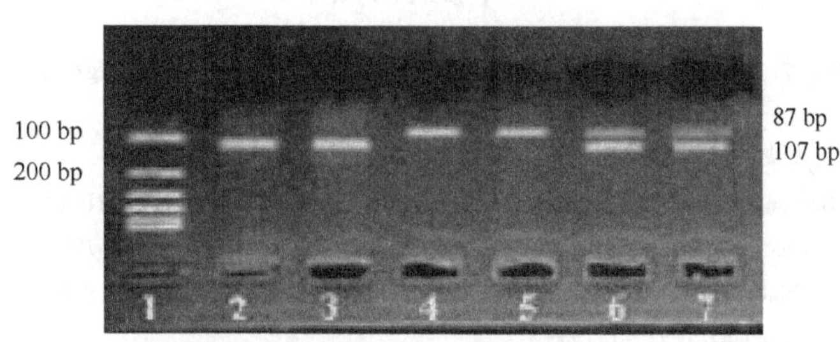

图 6-8-18　TNFα 基因多态性电泳图谱

1 为 Marker（100bp Ladder）；2、3 为 TNFα2/2 纯合子（只有 107bp 产物）；4、5 为 TNFα1/1 纯合子（只有 87bp 产物）；6、7 为 TNFα1/2 杂合子（只 107bp 和 87bp 产物）

2.2　两组 TNFα-308 位点基因多态性比较：两组基因型频率有显著性差异（χ^2=27.2，$P<0.05$），等位基因频率比较无显著性差异（χ^2=0.659，$P>0.05$）（表 6-8-33）。

表 6-8-33　两组 TNFα-308 位点基因多态性比较

组别	例数	TNFα 基因型频率			等位基因频率	
		GG（%）	GA	AA	G（%）	A
IgAN	97	83（85.6）	11（11.3）	3（3.1）	88.5（91.2）	8.5（8.8）
对照组	73	67（91.8）	4（5.5）	2（2.7）	69（94.5）	4（5.5）

3 讨论

TNFα 具有多种功能，包括诱导凋亡及限制淋巴细胞增生，通过与 TNF 受体（TNFR）结合而发挥作用[5]。在 IgAN 中，由于多种原因引起体内 IgA 过多，形成大分子的 IgA 或 IgA 免疫复合物，沉积于肾小球系膜区，激活炎症介质，如 TNFα、白细胞介素等，过多的 TNFα 与 TNFR 结合，以此通过对系膜细胞、血管内皮细胞、肾小球上皮细胞等的作用引起肾脏损伤。大多数的研究提示，TNFα 血清水平的升高除与炎症反应有关外，还可能与 TNFα 基因多态性位点的突变影响 TNF 的转录和产量有关[6]。在体外能直接影响 TNFα 表达的多态性位点，位于转录起始点上游 308 位（−308），其多态性表现为两种等位基因形式：TNF1、TNF2。国外有研究发现，具有 TNF1/2 的个体细胞，较携带 TNF1/1 型者产生更多的 TNFα，其 TNFα 增加程度约占总量的 20%～40%[7]，虽然 TNF2 对疾病具有更重要的意义，但是，–308 位点 G—A 突变发生率相当低。据报道，在新西兰，正常人群人 TNFα 基因该位点突变发生率为 5.3%[8]，在我国，李磊石等人的研究表明该位点基因突变发生率在正常人为 1%，在 IgAN 患者中为 3.9%[1]。我们采用 PCR-RFLP 对 TNFα 基因多态性进行分析发现－308 位点上，点突变的发生率在正常人为 5.5%，在 IgAN 患者中为 8.8%，且 TNF2 等位基因频率与对照组相比差异无显著性，这说明 TNF2 与 IgAN 易感性可能不相关，这一结果与在对韩国人、美国人进行的研究中所得结论相一致。

综上所述，我们认为在 IgAN 发病过程中，遗传和环境因素的作用都很重要，由于遗传背景差异，对于 TNFα-308 位点基因多态性与 IgAN 的相关性还有待今后进行大样本、多地域、多民族广泛深入的协同研究，此将为 IgAN 的风险预测、防治和治疗提供新的线索和途径[9]。

【参考文献】

[1] 刘志红，胡伟新，唐政，等. 黎磊石白细胞素-1 受体拮抗剂和肿瘤坏死因子基因多态性与 IgA 肾病. 肾脏病与透析肾移植杂志，1996，5（6）.

[2] 王朝晖，陈楠，周同. IgA 肾病易感基因研究进展. 中国微循环杂志. 2004，8（2）.

[3] Eun Young Lee，Dong Ho Yang，Kyu Yoon Hwang*，et al. Is tumor necrosis factor genotype（TNFA2/TNFA2）a genetic prognostic factor of an unfavorable outcome in IgA nephropathy. J Korean Med Sci，2001，16（6）：751-755.

[4] Wilson A，Di Giovine F，Blakemore A，et al. A single base polymorphism in the human TNF-a gene detectable by Nco1 restriction of PCR product，Hum Mol Genet，1992，1：353.

[5] Tartaglia LA，Weber RF，Figari IS，et al. The two different redeptors for tumor necrosis factor mediate distinct cellular responses. Proc Natl Acad Sci USA，1991，88：9292.

[6] Wilson A，Symons J，McDowell T，et al. Effects of a polymorphism in the human TNF-a promoter on transcriptional activation. Proc Natl Acad Sci USA，1997，94：3195-3199.

[7] Allen RD. Polymorphism of the human TNF-alpha promoter-random variation or functional diversity. Mol Immunol，1999，36（15-16）：1017-1027.

[8] Noronha IL，Niemir Z，Stein H，et al. Cytok ines and growth factors in renal disease. Nephrol Dial Trans—plant，1995，10：775.

[9] 向萍霞，李艳，张平安，等. 肿瘤坏死因子-α-863 位点基因多态性与心绞痛的相关性研究.山东医药，2004，（16）.

第九章　基因多态性与牙周炎的关系

第一节　CYP1A1 基因 MSPI 酶切位点多态性与慢性重度牙周炎易感性的关系

张巨峰　周立社　秦文斌　雎天林　彭志平[3]

【摘要】 **目的**　研究内蒙古地区汉族非吸烟人群和吸烟人群中，细胞色素 P450lA1（Cytochrome P450lA1，CYP1A1）基因 MsPI 酶切位点多态性与慢性重度牙周炎（chronic severe period on titis，CP）易感性的关系。**方法**　对 50 例 CP 患者和 51 例正常时照者按吸烟情况进行分组，用聚合酶链反应-限制性片段长度多态性技术（PCR-RFLP），检测研究人群中 CYPIAI 基因 3′端 MsPI 酶切位点的 3 种基因型（A，B，C）的分布频率。**结果**　不考虑吸烟情况下，MsPI 基因型 C 在病例组和对照组中各占 20%和 13.7%，基因型 A 在两组中分别占 42 %和 47.1%，基因型 B 在两组中分别占 38%和 39.2%，各基因型在两组间比较差异无显著性（$P>0.05$）。但在吸烟组 MsPI C 型者患慢性重度牙周炎的危险性（OR）是其他基因型的 5 倍（95 % 可信限：1.342～18.62）。**结论**　MsPlc 型可能是吸烟者慢性重度牙周炎易感性的遗传标志。

【关键词】 慢性重度牙周炎；细胞色素 P450lA1；基因多态性

Genetie Polymorphisms of Cytoehrome P4501A1 And Susee Ptibility of Chronie Severe Period on Titis

Zhang Jufeng　Zhou Lishe　Qin Wenbin　Ju Tianlin　Peng Zhiping

【**Abstract**】 **Objective**　To assess the relation between the MspI polymorphisms of cytochrome P4501A1（CYPIAI）and susceptibility of chronic servre periodontitis among Hans in the Inner Mongolia. **Methods**　Polymerase chain reaction-restriction fragment length polymorphisms（PCR-RFLP）method was used to analyze three genotypes A，B and C in 3′-flanking region of CYP1A1 in 51 patients with chronic severe periodontitis and 50 healthy controls. **Results**　The frequencies of genotypes A，B and C in the patients were 42%，38%，20%.while those in the control were 47.1%，39.2%，13.7%，repectively.No statistically significant different in the frequencies of the three genotypes was observed between the two groups.However，in the smoking group with genotype C，the risk of chronic sevre periodontitis was 5 times greater than that of the controls. **Conclusion**　In this study，it is suggested that the MspI genotype C of cytochrome P4501A1 may be one of the susceptibility genetic markers of chronic severe periodontitis in the smonking population.

【Key words】 Chronic severe periodontitis; Cytochrome P4501A1; Genetic polymorphism

牙周炎是一种多因素交互影响的疾病、在相似的暴露条件下（如吸烟），牙周炎的发病情况也不相同，说明个体易患因素在发病过程中起重要作用。前期研究表明 II 相代谢酶 GsTM1 和 GsTTl 等位基因缺失与牙周炎易患性具有相关性[1]。细胞色素 P4501A1（eytoehrome P450lA1，CYP1A1）是外源性化学物质在体内代谢的重要的 I 相代谢酶之一，它参与了烟草中一些化学物质的代谢。CYP1A1 基因定位于 15q22-q24，包含 7 个外显子和 6 个内含子[2-3]，其 3′端非翻译区存在 MsPI 酶切位点多态性。实验证明，CYP1A1 基因的这种多态性可引起其所表达产物 CYP1A1 活性发生明显变化，从而造成个体对化学毒物代谢能力的差异。我们利用聚合酶链反应-限制性片段长度多态性（polymerase chain reaction restriction fragment length polymorphism，PCR-RFLP）的方法，对 CYP1A1 基因 MSPI 酶切位点多态性与慢性重度牙周炎（cp）的关系作一分析。

1. 材料与方法

1.1 病例选择：50 例经门诊确诊的汉族慢性重度牙周炎患者，年龄 26～65 岁，平均年龄 43 岁，其中男 28 例、女 22 例，人选的患者均无全身系统性疾病，妇女未妊娠。慢性重度牙周炎的诊断标准：全口平均牙周探诊深度（probing depth，PD）＞ 4mm，附着丧失（Attachment loss，AL）＞5mm 超过 7 颗牙（不包括第二磨牙）。对照组为 51 例汉族牙周健康的成人，无遗传病家族史，无肿瘤，风湿病及神经系统疾病等，其中男 23 例、女 28 例。在所有研究对象中平均每天吸烟 10 支，且连续吸烟一年以上者分入吸烟组。不吸烟且至少一年内无吸烟史者分入不吸烟组。

1.2 主要试剂：TaqDNA Polymerase，dNTP，DNA Maker 购自上海生物工程公司，引物也是由上海生物工程公司合成，裂解液 A 和裂解液 B 由包头医学院基因诊断研究所秦文斌教授惠赠。

1.3 抽提 DNA：取混匀的全血 20μl 置于 1.5ml EP 管，向 EP 管中加入裂解液 A 20μl，上下颠倒振荡使红细胞破裂。离心 1200rpm 30s，吸弃上层红色液体，保留管底沉淀，再向沉淀中加入裂解液 A 400μl，充分振荡棍匀。再次离心 1200rpm 30s，吸弃上层红色液体，向留有白色沉淀的 EP 管中加人裂解液 B 50μl，弹松沉淀使其均匀分布于裂解液。95℃水浴 10min 后，离心 1000rpm 3min，上清液中即含有 DNA 模板。

1.4 CYP1A1 基因多态性分析：应用 PCR-RFLP 技术，检测和分析 CYP1A1 3′端非编码区 MsPI 酶切位点多态性。根据文献报道合成引物序列，扩增片段为 340bp、上游引物为 5′-CAGTGAAGAGGTGTAGCCGCT-3′、下游引物为 5′-TAGGAGTCTTGTCTCATGCCT-3′。反应体系为：反应总体积 25μl，dNTP100μmol/L，引物各 10pmol，DNA 0.4μg，5U Taq DNA 聚合酶。反应条件为：预变性 95℃ 3min，变性 95℃ 50s，延伸 72℃ 1min，30 个循环，最后延伸 72℃ 5min。PCR 产物中加入等体积的氯仿，混匀后 1200rpm 5min，吸取上层水相到另外一个 1.5mL EP 管中，加入 70%体积异丙醇后混匀，1200rpm 10min，EP 管倒扣于吸水纸上控干液体，沉淀用 200μl 70%乙醇洗，ddH_2O 溶解沉淀，紫外分光光度计定量 DNA 量。取 1μgPCR 产物，加入 10U MspI 限制性内切酶（上海生工），37℃水浴 4h，酶切产物经 2%的琼脂糖凝胶电泳后，凝胶成像仪分析。PCR 产物经酶切后分为 3 种基因型：基因型 A 为 340bp 1 个片段；基因型 B 为 340bp，200bp，140bp 3 个片段；基因型 C 为 200bp，140bp2 个片段。

1.5 统计方法：采用 SPSS 软件分析，用四格表的 χ^2 检验法比较患者组和对照组之间 MspI 酶切位点多态性等位基因频率的差异。

2. 结果

2.1 病例组与对照组 CYP1A1 基因 MspI 多态位点基因频率的比较（表 6-9-1）

CYP1A1 基因 MspI 多态位点各基因型的分布频率在病例组和对照组中分别为：基因型 A 为 42%和 47.1%；基因型 B 为 38%和 39.2%；基因型 C 为 20%和 13.7%。两组间各基因型分布的差异无显著性（$P>0.05$）。两组中各基因型分布均符合 Hardy-Weinberg 平衡定律。

表 6-9-1 部分吸烟状况病例组与对照组 CYP1A1 基因 MspI 多态位点基因频率的比较

分组	基因型（%）		
	A	B	C
病例组	21	19	10
对照组	24	20	7
χ^2	0.318	0.0157	0.71005
P	> 0.05	> 0.05	> 0.05

2.2 按吸烟状况分层分析结果（表 6-9-2）

在吸烟组，C 基因型患慢性重度牙周炎的 95%可信区间为 1.342～18.62，有统计学意义，C 基因型患慢性重度牙周炎的危险性是非 C 基因型的 5 倍。而在非吸烟组，C 基因型患慢性重度牙周炎的 95%可信限区间为 0.158～30.067，没有统计学意义，说明在没有吸烟这个暴露因素的作用下，CYP1A1 MspI 多态位点各基因型与患慢性重度牙周炎危险性没有相关性。

表 6-9-2 不同吸烟状况人群 CYP1A1 MspI C 型与慢性牙周炎的关系

非吸烟组				吸烟组			
基因型	病例	对照	合计	基因型	病例	对照	合计
C 型	15	3	18	C 型	4	4	8
非 C 型	20	20	40	非 C 型	11	24	35
合计	35	23	58	合计	15	28	43

注：χ^2=5.76，OR=5，95%可信限区间 1.342～18.62；χ^2=0.34，OR=2.18，95%可信限区间 0.158～30.067

3 讨论

在 CYP1A1 基因 3′端 polyA 下游 264T→C 处存在 MspI 内切酶识别序列的多态现象。野生型基因无 MspI 切点，称为基因型 A；突变型有 MspI 切点，称为基因型 C；杂合型为基因型 B。CYP1A1 酶作为机体解毒系统细胞色素 P450 家族中的重要一员，主要参与烟草中一些化学物质的代谢如多环芳烃（PAH）。突变纯合型 C 可使 CYP1A1 酶代谢活性降低，因此机体对烟草中有害物质的解毒能力下降，更易引起由吸烟所致疾病。目前 CYP1A1 基因在由吸烟所致肿瘤中研究较多，如肺癌、口腔癌。但对 CYP1A1 基因 3 ' 端 MspI 多态性与慢性重度牙周炎研究迄今未见国内外的报道。

本研究表明，包头汉族人群中 CYP1A1 基因型 A 频率为 47.1%，这一频率大于国内其他学者的研究结果（约 35%），基因型 B 所占比例为 39.2%，小于目前报道（约 52%），基因型 C 所占的比例为 13.7%，与目前报道（13.4%）相似[3-9]。这可能与不同地区，不同民族，不同群体间存在着基因频率的差异造成，也可能与样本统计量偏小有关。

不考虑吸烟的影响时，我们在包头汉族慢性重度牙周炎患者中未发现 C 基因型频率与正常对照差异有显著性。但是，按是否吸烟进行分组后，发现吸烟组 C 型患慢性重度牙周炎的危险性是非 C 型的 5 倍。而非吸烟组 C 型患慢性重度牙周炎的危险性与非 C 型无差别。说明吸烟与 C 型对慢性重度牙周炎的发病是一个交互因素，如基因型为 C 型的人群，在吸烟这种外因的影响下，患慢性重度牙周炎的危险性增加。因此我们提出 CYP1A1 MspI 酶切位点 C 基因型可能是包头汉族人群中吸烟者慢性重度牙周炎的遗传标志。

由于样本偏小，不能细分吸烟不同计量组。另外种族间 CYP1A1 基因型频率有很大差异，且酶的活性不完全取决于基因结构，基因转录调控以及底物对酶的诱导性均对酶的活性有影响，因此确定慢性重度牙周炎易感基因型尚需进一步研究。

【参考文献】

[1] 张巨峰，周立社，彭志平，等. GSTT1、GSTM1 基因多态性与重度慢性牙周炎易感性关系的研究. 现代生物医学进展，2006，(8)：28-30.

[2] Imai Y，Shichijo S，Yamada A，et al.Sequence analysis of the MAGE gene family encoding human tumor-rejection antigens. Gene，1995，160（2）：287-290.

[3] Nakachi K，Imai K，Hayashi S，et al.Genetic susceptibility to squamous cell carcinoma of the lung in relation to cigarette smoking dose. Cancer Research，1991，51（19）5117-5180.

[4] Taioli E，Trachman J，Chen X，et al. A CYP1AI restriction fragment length polymorphism is associated with breast cancer in African-American women. Cancer Research，1995，55（17）：3757-3758.

[5] Yengi L，Inskip A，Gilford J，et al.Polymorphism at the glutathionc S-transferase locus GSTM3：interactions with cytochrome P450 and glutathione S-transferase genotypes as risk factors for multiple cutaneous basal cell carcinoma. Cancer Research，1996，56（9）：1974-1977.

[6] Hayashi S，Watanabe J，Kawajiri K.Genetic polymorphisms in the 5-flanking region change transcriptional regulation of the human cytochrome P450ⅡE1 gene. J Biochem（tpkyo），1991，110（4）：559-565.

[7] Crofts F，Cosma GN，Currie D，et al. A novel CYP1A1 genepolymorphism in African-Americans. Carcinogcnesis，1993，14（9）：1720-1731.

[8] Taioli E，Crofts F，Trachman J，et al. A specific African-American CYP1A1 polymorphism is associated with adenocarcinoma of the lung. Cancer Research，1995，55（3）：472-473.

[9] Yasar U，Eliasson E，Dahl ML，et al.Validation of methods for CYP2C9 genotyping：frequencies of mutant alleles in a Swedish population. Biochemical and Biophysical Research Communications，1999，254（3）：628-631.

第二节 内蒙古地区慢性牙周炎与 ACE 基因插入/缺失多态性关系的研究

周俊红　周立社　秦文斌　睢天林

【摘要】 **目的** 探讨内蒙古地区汉族人群中慢性重度牙周炎与血管紧张素转换酶（Angiotensin-Ⅰ converting enzyme，ACE）基因插入/缺失（Insertion/Deletion，I/D）多态性的关系。**方法**　应用聚合酶链反应（Polymerase chain reaction PCR）技术检测50例慢性重度牙周炎患者和51例正常对照者的ACE基因型，对普通PCR初检为DD型及部分DI型的样本附加插入特异PCR法核对校正。比较各基因型检出率的差别。**结果**　内蒙古地区汉族慢性重度牙周炎患者与对照组ACE基因型频率比较差异无显著性，等位基因频率比较差异也无显著性。**结论**　本研究提示内蒙古地区ACE基因多态性与慢性重度牙周炎的遗传易感性可能不相关。

【关键词】　慢性牙周炎；血管紧张素转换酶；基因多态性

Study on the Association of an Chronic Periodontitis and Insertion/deletion Polymorphism in Angiotensin– Ⅰ Converting Enzyme Gene in Inner Mongolia

Zhou Junhong　Zhou Lishe　Qin Wenbin　Ju Tianlin

【Abstract】　**Objective**　To study on the association of an insertion/deletion（I/D）polymorphism of angiotensin- Ⅰ converting enzyme（ACE） genotype and chronic periodontitis（CP）in Inner Mongolia Hans . **Methods**　Polymerase chain reaction（PCR）method was used to analyse the distribution of an I/D polymorphism of the ACE gene among 50 patients with CP and 51 healthy controls. Then the difference in distribution of each genotypes　was compared. **Results** No statistical difference in the frequencies of ACE genotypes and the frequencies of the allele gene between the group of patients and healthy controls. **Conclusion**　These results suggest the polymorphism of the ACE genotype is unlikely to be a risk indicator for chronic periodontitis.

【Key words】　chronic periodontitis; angiotensin- Ⅰ converting enzyme, gene polymorphism

慢性牙周炎（Chronic Periodontitis，CP）是一种侵犯牙周组织的慢性炎症性疾病。其发病是由多因素决定的。有研究表明，个体对牙周炎的易感程度主要是由遗传因素决定的[1, 2]。血管紧张素转换酶（Angiotensin– Ⅰ converting enzyme，ACE）是肾素-血管紧张素系统（Renin-angiotensin system，RAS）的关键酶，它可使血管紧张素Ⅰ（Angiotensin Ⅰ，AngⅠ）转化为血管紧张素 Ⅱ（Angiotensin Ⅱ，AngⅡ），而且ACE还可以降解缓激肽（Bradykinin，BK）及其他重要多肽。近年国外学者提出AngⅡ有致炎症作用[3, 4]。现已证实，血浆ACE水平与ACE基因多态性有很强的相关性。ACE基因位于17号染色体长臂的2区3带（17q 23），第16内含子（intron）的一段287bp插入（Insertion，I）与缺失（Deletion，D）多态性可以影响ACE基因的表达。中国人群中ACE基因多态性与牙周炎易感性的研究目前尚无公开报道。本文利用PCR技术进行ACE基因I/D分型，意在探讨内蒙古地区汉族人群ACE基因多态性与慢性重度牙周炎的关系。

1　对象与方法

1.1　研究对象：50例汉族重度CP患者选自内蒙古包头口腔门诊，年龄26～65岁，平均年龄43.1+/–9.4，男28例、女22例。入选的患者均符合：全身无系统性疾病及已知的可以影响牙周状况的疾病，1 年内未做过牙周系统治疗，3 个月内未服用抗生素，妇女未妊娠。慢性牙周炎的诊断标准参照牙周疾病分类标准[5]。通过牙周检查及拍摄全口曲面断层 X 线片来确诊：包括使用牙周探针探诊每颗牙齿 6 个位点（颊舌侧各 3 个位点）的牙周袋深度（probing depth，PD）和临床附着丧失（clinical attachment loss，CAL）。病例组临床纳入标准如下：1）口内至少有 10 颗牙齿可以进行牙周检查；2）至少存留有 4 颗磨牙，不包括第三磨牙；3）至少 3 个象限内有一个位点或多个位点 PD≥6 mm，CAL≥5 mm；4）X 线片显示牙槽骨吸收≥1/2，所有研究对象均知情同意。另从口腔门诊选择 51 例汉族牙周健康者作为对照组，年龄 20～59 岁，平均年龄 39.2+/−11.2 岁，男 23 例、女 28 例。要求全身健康，无系统性疾病，口腔卫生情况良好，牙龈无异常，平均 CAL≤0.5mm，PD＜3 mm，全口牙平均 CAL＜3mm，牙齿无松动，缺失牙不超过 3 颗（第三磨牙、正畸拔牙、外伤性失牙、大面积龋坏失牙及先天性缺失牙除外），X 线片显示无牙槽骨吸收。

1.2　主要实验设备和仪器：PCR 仪（PE480）、高速离心机（上海安亭厂）、电泳仪（北京若比邻公司）、紫外线分析仪（北京若比邻公司）。

1.3　主要试剂配制：裂解液 A、裂解液 B、PCR 反应液、1×TEB 缓冲液及载样缓冲液均由包头医学院基因诊断研究所提供。

1.4　DNA 的提取：（1）取冷藏保存的抗凝全血，充分混合使血细胞均匀分布于血液中。（2）取混匀的全血 200μl 置于 1.5ml EP 管，向 EP 管中加入裂解液 A200μl，上下颠倒振荡约 20 次，使红细胞破裂。（3）离心 12 000rpm 30s，吸弃上层红色液体，保留管底沉淀，再向沉淀中加入裂解液 A400μl 充分振荡混匀。（4）离心 12 000rpm 30s 后，吸弃上层红色液体，向留有白色沉淀的 Ep 管中加入裂解液 B50μl，振荡器振荡使沉淀均匀分布于裂解液。（5）沸水浴 10min 后，离心 10 000rpm 3min，上清液中即含有 DNA 模板。

1.5　PCR 引物设计与合成：（1）普通 PCR：5′-CTGGAGACCACTCCCATCCTTTCT-3′，5′-GATGTGGCCATCACATTCGTCAGAT-3′。（2）插入特异 PCR：5′-TGGGACCACAGCG-CCCGCCACTAC-3′，5′-TCGCCAGCCCTCCCATGCCCATAA-3′。

1.6　PCR 反应体系：总体积 10μl，其中：DNA 模板 1.5μl；10×Buffer 1μl（各组分终浓度 Tris-HCl 10 mmol/L KCl 30mmol/L MgCl 21.5mmol/L）；4×dNTP 2.5mmol/L 1 μl；Primer 3.75pmol/L 1μl；Taq Polymerase 0.35U；双蒸水至 10μl；无菌石蜡油 20μL。

1.7　普通 PCR 循环参数设置：预变性 94℃ 180s，变性 93℃ 45s，退火 58℃ 45s 延伸 72℃ 60s，最后延伸 72℃ 300s，35 个循环。

1.8　插入特异 PCR 循环参数设置：预变性 94℃ 180s，变性 94℃ 60s，退火 78℃ 60s 延伸 78℃ 60s，35 个循环。

1.9　PCR 产物观察：取 PCR 产物 10μl 加入 2μl 载样缓冲液，2%琼脂糖凝胶电泳，电压为 100V，约 20min，紫外分析仪观察结果。

1.10　数据处理：计算各基因型频率，计算其是否符合 Hardy-Weinberg 平衡。由其基因型计算等位基因频率，组间比较用卡方检验。

2　结果

2.1　ACE 基因 D/I 多态性的电泳结果

经 PCR 反应，得到三种基因型：DD 型（缺失纯合型，只可见 190bp DNA 区带），DI 型（缺失/插入杂合型，可见 190bp 和 490bp 两种 DNA 区带），II 型（插入纯合型，只可见 490bp DNA 区带），如图 6-9-1。其中对于普通 PCR 检测为 DD 型及部分 DI、II 型的样本进行插入特异 PCR，结果可见 DI 型和 II 型样本可以扩增出一条 335bp 的区带，而 DD 型样本则无任何区带，如图 6-9-2。

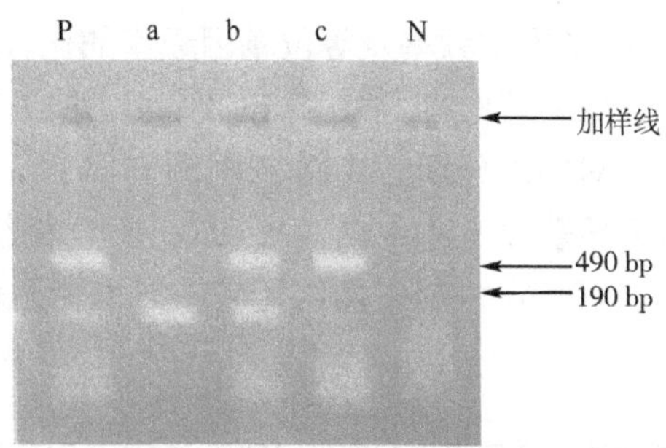

图 6-9-1　ACE 基因多态性普通 PCR 电泳结果

P 为阳性对照，靠阴极侧为 190bp 区带，靠阳极侧为 490bp 区带，N 为阴性对照，a- c 为检测的标本：a 为 DD 型，b 为 DI 型，c 为 II 型

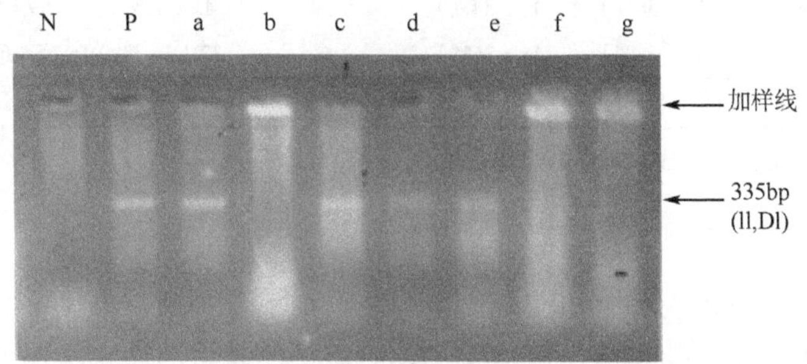

图 6-9-2　ACE 基因多态性插入特异 PCR 电泳结果

N 为阴性对照，P 为阳性对照（插入特异性基因片段），a、c、d、e 为阳性标本：其中 a 为 II，c、d、e 为 DI；b、f、g 为阴性标本：全部来自 DD 型 ACE 基因

2.2　Hardy-Weinberg 平衡检验

对重度 CP 患者组及正常对照组的基因型频率及等位基因频率进行适合度检验，确认符合 Hardy-Weinberg 平衡。CP 组 χ^2=0.02，P<0.05（见表 6-9-3），对照组 χ^2=1.43，P<0.05（表 6-9-4）。说明两者皆具有群体代表性。

表 6-9-3　内蒙古地区汉族慢性牙周炎患者 ACE 基因多态性 Hardy-Weinberg 平衡检验表

基因型	实际数	期望数
DD	8	8.4
DI	25	24.2
II	17	17.4

注：χ^2=0.02，P<0.05（符合 Hardy-Weinberg 平衡）

表 6-9-4　对照组 ACE 基因多态性 Hardy-Weinberg 平衡检验表

基因型	实际数	期望数
DD	4	6.7
DI	29	23.6
II	18	20.7
合计	51	51

注：χ^2=1.43，P<0.05（符合 Hardy-Weinberg 平衡）

2.3　重度 CP 组与对照组基因型频率及等位基因频率的比较结果

在病例组 50 例样本中，DD 型 8 例，DI 型 25 例，II 型 17 例，DD、DI、II 基因型频率分别为 0.16、0.50、0.34，对照组分别为 4 例、29 例、18 例，基因型频率分别为 0.07、0.57、0.36，两组比较差异无显著性（χ^2=1.65，P<0.05）；病例组 D、I 两种等位基因分别为 0.41、0.59，对照组分别为 0.36、0.64，两组比较差异也无显著性（χ^2=0.47，P<0.05）。（表 6-9-5）。

表 6-9-5　内蒙古地区汉族慢性牙周炎组与正常对照组 ACE 基因型及等位基因频率比较表

组别	基因型（频率）			合计	等位基因（频率）		合计
	DD	DI	II		D	I	
病人组	8（16%）	25（50%）	17（34%）	50	41（41%）	59（59%）	100
对照组	4（7%）	29（57%）	18（36%）	51	37（36.3%）	65（63.7%）	101
合计	12	54	35	101	78	124	201

注：基因型频率 χ^2=1.65，P<0.05，等位基因频率 χ^2=0.47，P<0.05

3　讨论

慢性牙周炎发病是由多因素决定的。虽细菌被认为是牙周炎的始动因素，但相同环境下，不同个体牙周组织破坏程度差异很大，表明遗传因素可能影响牙周炎的严重程度。目前牙周炎易感性相关基因的研究得到普遍重视[6-9]。

ACE 基因位于 17q23，全长 21kb，由 26 个外显子（Exon）和 25 个内含子（Intron）组成。Soubrier F 等在 1988 年完整的克隆了 ACE 基因[10]，之后的研究发现 ACE 基因在 16 内含子存在一段 287bpDNA 的插入缺失序列，构成 ACE 基因 I/D 多态性。进一步的研究证明这种多态性与 ACE 水平密切相关，即血浆和组织 ACE 浓度和 I/D 多态性的 D 等位基因一致，DD 型 ACE 浓度最高，DI 型其次，II 型最低。ACE 作为调节人体生理活动的关键酶，可以使来源于血管紧张素原的血管紧张素 I 转化为血管紧张素 II，而且还有其他更为广泛的功能，如它可以降解缓激肽及催化其他重要多肽的代谢，包括一些神经递质（Neurotransmitters），甚至参与调节淋巴细胞功能[11]和灭活影响变态反应性疾病（Atopic disease）病理的一些感染性肽（Inflammatory peptides）[12]。由于扩增 ACE 基因时，D 区带因为其较短的碱基数而优先于 I 区带得到扩增，从而使一些 DI 型被误分型为 DD 型，错配率为 8%～10%。所以本实验采用插入特异性 PCR 对 DD 型及部分 DI 型结果进行验证，以准确的确定 ACE 基因 I/D 多态性的分型。由于选取的样本量偏小，所以实验结果可能与实际有偏差。为了进一步探讨 ACE 基因多态性与慢性牙周炎的相关关系，可以扩大样本量，并且尽量选取具有家族史的患者,或选取多个患重度慢性牙周炎的家系进行研究,测定ACE基因型的同时进一步测定血浆中ACE水平。本文研究结果表明,内蒙古地区包头地区ACE基因多态性与重度慢性牙周炎可能没有相关关系，与Holla[13]等对成人牙周炎与ACE基因多态性的研究结果一致。通过研究ACE基因多态性与慢性牙周炎的相关关系，可补充国内寻找牙周炎易感性的遗传标志的研究。

【参考文献】

[1] Newman M .Gecetic environmental and behavioral influences on periodontal infections. Conpendium of cmtinuing education, 1998, 19：25.

[2] Dichl SR, Wang Y, Brooks CN, et al . Linkage discquilibrium of interleukin -1 genetic polymorphisms with early–onset periodontitis. J Periodontol，1998，70：418-430.

[3] Grafe M，Auch-schwelk W，Zakrzewicz A，et al. Angiotensin II-induced leukocyte adhesion on human coronary endothelial cells is mediated by E-selection.Circ res，1997，81：804-811.

[4] Kranzhofer R，Schmidt J，Pfeiffer CAH，et al. Angiotensin induces inflammatory activation of human vascular smooth muscle cells.Arterioscier Thromb Vasc Biol，1999，19：1623-1629.

[5] Annitage GC. Development of a classification system for periodontaldiseases and conditions. Ann Periodontal，1999，4：1-6.

[6] 伏雅莉，曹采方，王申五，等. FcrR 基因在成人牙周炎中的分布. 现代口腔医学杂志，1999，13：257-260.

[7] 伍雪丽，黄萍，周学东. 白细胞介素-1B-511 基因多态性与牙周炎进展的关系.华西口腔医学杂志，2006，24：523-526.

[8] 李灵敏，曹志中，沈霖德.基于连接酶检测反应的 CGRP 和 IL-1A 基因多态与重度牙周炎的相关性研究.牙体牙髓牙周病学杂志，2008，18：241-246.

[9] 彭文军，轩东英，赵红宇，等. 基质金属蛋白酶组织抑制因子-1 基因多态性与慢性牙周炎相关性研究.实用口腔医学杂志，2009，25：531-535.

[10] Soubrier F，Alhenc GF，Hubert C，et al.Two putative active centers in human ACE revealed by molecular cloning.Proc Natl Acad Sci USA，1988，85：9386-9390.

[11] Costerousse O，Allegrini J，Lopez M，et al.Angiotensin I-converting enzyme in human circulating mononuclear cells：genetic polymorphisms of expression in T-lymphocytes.Biochem J，1993，29：33-40.

[12] Holl L，Vask A，Znojil V，et al.Association of 3 gene polymorphisms with atopic diseases.J Alergy Clin Immunol，1999，103：702-708.

[13] Holla LI，Fassmann A，Vasku A，et al . Interactive of lymphotoxin alpha（TNF-β），aniotensin-converting enzyme（ACE）and endothelin-1（ET-1）gene polymorphisms in adult periodontitis. J Periodontol，2001，72：85-89.

第三节　GSTT1、GSTM1 基因多态性与重度慢性牙周炎易感性关系的研究

张巨峰[1]　周立社[2]　彭志平[3]　秦文斌[2]　雎天林[2]

（1. 上海交通大学附属第一人民医院；2. 包头医学院；3 包头市中心医院）

【摘要】 目的 研究 GSTT1+/0 和 GSTM1 +/0 基因型及其联合基因型与重度慢性牙周炎（chronic periodontitis，CP）易感性的关系。**方法** 用聚合酶链反应检测 50 例重度慢性牙周炎患者和 51 例正常对照者的 GSTT1+/ 0、GSTM1+/0 的基因型。**结果** GSTM1（0/0）和 GSTT1（0/ 0）基因型及 GSTM1（0/0）与 GSTT1（0/ 0）联合基因型对重度慢性牙周炎相对危险度（OR）分别为 9.56（95% CI，3.88～23.59），8.68（95% CI，3.50～21.51），36.83（95%CI，10.42～130.13）。**结论** 在内蒙古汉族人群中，基因型 GSTT1（0/0）和 GSTM1

（0/0）增加了个体对重度慢性牙周炎易感性，且上述两种基因型间存在协同作用。

【关键词】 慢性牙周炎；基因多态性；GSTT1 基因；GSTM1 基因；易感性

Study on Relationship between Polymorphisms of GSTT1 and GSTM1 Genes and Susceptibility to Severe Chronic Periodontitis

Zhang Jufeng[1] Zhou Lishe[2] Peng Zhiping[3] Qin Wenbin2 Ju Tianlin2

（1. Affiliated 1st People,s Hospital，Jiaotong University；2. Baotou Medical College；3. Baotou Central Hospital）

【**Abstract**】 **Objective** To investigate the polymorphisms of GSTT1 and GSTM1 genes as well as their separate and combined effects onsusceptibility to severe chronic periodontitis. **Methods** In the 50 patients with chronic severe periodontitis and 51 healthy controls，the genotypesof GSTT1+/0 and GSTM1+/ 0 polymorphisms were detected by PCR. **Results** Individuals with genotype（0/ 0）of GSTM1，genotype（0/ 0）of GSTT1，combined genotypes GSTM1（0/ 0）and GSTT1（0/ 0）had more relative risks than those with the corresponding common genotypes，whoseratios were 9.56（95%CI 3.88～23.59），8.68（95% CI 3.50～21.51），36.83（95%CI 10.42～130.13）. **Conclusion** There is a synergy of susceptible genotypes GSTM1（0/0）and GSTT1（0/0）to enhance the individual susceptibility to chronic severe periodontitis .

【**Key words**】 Gene polymorphisms；GSTT1 gene；GSTM1 gene；Susceptibility；Chronic periodontitis

牙周炎（chronic periodontitis，CP）是一个复杂的、多因素的慢性炎症性疾病，遗传因素与环境因素[1]（如吸烟、细菌）在 CP 的发病机制中起着重要的作用。谷胱甘肽 S 转移酶家族（glutathiones -tranferase，GSTs）为二聚蛋白酶，是人体重要的Ⅱ相代谢酶系，催化谷胱甘肽与外源有毒物结合，从而促进有毒物排泄。GSTs 基因家族定位于人类染色体 1p13 上，在 GSTs 基因家族中，GSTT1、GSTM1 基因表现出缺失多态性。GSTM1 的缺失纯合子称 GSTM1 null（0/0）型，可造成 GSTs 酶类失活。GSTM1 主要对一些有毒物如多环芳烃（PAH）、乙烯环氧化合物、苯乙烯等进行代谢。GSTT1 为 GSTM1 的同工酶，与 GSTM1 一样，其等位基因 GSTT1 的缺失纯合子称 GSTT1 null（0/0）型。由于其代谢底物主要为甲基卤化物和乙烯环氧化物，GSTT1（0/0）基因型对吸烟和饮酒所致疾病有易感性。这些外源物代谢酶的遗传多态性由相关的基因多态性决定，并对个体的环境易感性起了关键作用[2]。是否由于 GSTT1 酶和 GSTM1 酶功能的失活与 CP 易感性存在着相关性呢？我们通过检测比较汉族人群中重度 CP 患者和牙周健康对照者 GSTM1、GSTT1 的基因型分布和等位基因频率的差异，探讨 GSTM1、GSTT1 基因多态性与重度 CP 易感性的关系，为慢性牙周炎的易感基因的筛选提供一些相关的资料。

1 材料与方法

1.1 研究对象

50 例经门诊确诊的汉族 CP 患者，年龄 26～65 岁，平均年龄 43 岁，其中男 28 例、女 22 例，入选的患者均符合：全身无系统性疾病，一年内未做过牙周系统治疗，妇女未妊娠。CP 的诊断标准：全口平均牙周探诊深度（probing depth，PD）＞4mm，附着丧失（Attachment loss，AL）＞5mm 超过 7 颗牙（不包括第二磨牙）。对照为 51 例汉族牙周健康的成人，无遗传病家族史，无肿瘤、风湿病及神经系统疾病等，其中男 23 例、女 28 例。

1.2 主要试剂

TaqDNA polymerase，dNTP，DNA Maker 和引物购自上海生物工程公司。裂解液 A 和裂解液 B 由包头医学院基因诊断研究所秦文斌教授惠赠。

1.3 抽提 DNA

取混匀的全血 200μl 置于 1.5ml EP 管，向 EP 管中加入裂解液 A200μl，上下颠倒振荡使红细胞破裂。离心 12 000rpm30s，吸弃上层红色液体，保留管底沉淀，再向沉淀中加入裂解液 A 400μl，充分振荡混匀。再次离心 12 000rpm 30s，吸弃上层红色液体，向留有白色沉淀的 EP 管中加入裂解液 B 50μl，剧烈振荡使沉淀均匀分布于裂解液。沸水浴 10min 后离心 10 000rpm 3min，上清液中即含有 DNA 模板。

1 .4 基因型测定

设计引物[2]，GSTM1 基因间 exon6、exon7 扩增片段长度为 215bp。GSTT1 基因扩增片段长度为 480bp。管家基因 β-actin 作为内对照，扩增片断长度是 268bp。引物序列分别为：GSTM1 上游 5′-GAA CTC CCT GAA AAG CTA AAGC-3′，GSTM1 下游 5′-GTT GGG CTC AAA TAT ACG GTG G-3′。GSTT1 上游 5′-TTC CTT ACT GGT CCT CAC ATC TC -3′，GSTT1 下游 5′-TCA CCG GAT CAT GGC CAG CA-3′。β-actin 上游 5′-CAA CTT CAT CCA CGT TCA CC-3′，β-actin 下游 5′-GAA GAG CCA AGG ACA GGT AC -3′。PCR 反应体系为 20μl，其中 DNA 模板 0.1μg，10×Buffer 2μl，MgCl 22.0mmol/ L，dNTP 0 .2mmoL/ L，上下游引物终浓度各 0.4μmol/L，Taq Polymerase 0.5U，ddH$_2$O 13.84μl。PCR 反应条件：预变性 94℃ 3min，变性 94℃ 30s，退火 53℃ 1min，延伸 72℃ 1min，35 个循环，最后 72℃延伸 5min。1.5 统计学处理用统计分析软件包 SPSS 10.0 进行数据处理，并用计算机会比（odds ratio，OR），判断等位基因型与牙周炎易感性的关系。

2 结果

2.1 成功的提取了样品中的 DNA 和进行了 PCR 扩增。基因型测定的典型电泳结果见图 6-9-3。

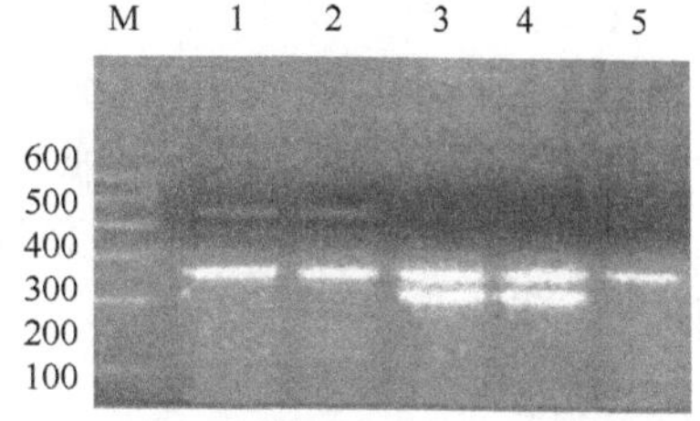

图 6-9-3 GSTM1 基因和 GSTT1 基因 PCR 扩增产物在 2.0 %的琼脂糖凝胶中电泳

M：DNA Marker（100 -600bp fragments）；Lanes1 -5：amplified PCR Products；Lane1、2：GSTT1 +/ + or GSTT1 +/ 0 genotypes；Lane 3、4：GSTM1 +/+ or GSTM1 +/0 genotypes；Lane5：GSTM10/0 or GSTT10/ 0 genotypes

2.2 GSTM1 各基因型在病例组和对照组中的频率分布（表 6-9-6）。若以 GSTM1 +（+/+，+/0）基因型个体的 OR 值为 1，GSTM1 基因纯合缺失个体的OR 值为 9.56（95%CI，3.88～23.59）。本结果显示，GSTM1 基因缺失纯合子显著增加了患重度慢性牙周炎的相对危险度。

表 6-9-6 GSTM1+/0 遗传多态性与慢性重度牙周炎的相对危险度

组别	例数	GSTM1（+/+，+/0）	GSTM1（0/0）
病例组	50	18	32
对照组	51	43	8
OR（95％CI）		1.00	9.56（3.88～23.59）
P 值			＜0.05

2.3 GSTT1 各基因型在病例组和对照组中的频率分布（表 6-9-7）

若以 GSTT1+(+/+, +/0)基因型个体的 OR 值为 1，GSTT1 基因纯合缺失个体的 OR 值为 8.68（95%CI，3.50～21.51）。本结果显示，GSTT1 基因缺失纯合子显著增加了患慢性重度牙周炎的相对危险度。

表 6-9-7 GSTT1 +/ 0 遗传多态性与慢性重度牙周炎的相对危险度

组别	例数	GSTM1（+/+，+/0）	GSTM1（0/0）
例组	50	21	29
对照组	51	44	7
OR（95％CI）		1.00	8.68（3.50～21.51）
P 值			＜0.05

2.4 GSTM1 基因和 GSTT1 基因联合基因型对慢性重度牙周炎易感性的影响（表 6-9-8）。

表 6-9-8 GSTT1 和 GSTM1 联合基因型与慢性重度牙周炎的相对危险度

组别	例数	（GSTT1）+/+，+/0		（GSTT1）0/0	
		（GSTM1）+	0	（GSTM1）+	0
病例组	50	6	15	12	17
对照组	51	39	5	4	3
OR（95％CI）	1.00	19.5（5.96～63.79）	19.5（5.57～68.30）	36.83（10.42～130.13）	
P 值			＜0.05	＜0.05	＜0.05

若以 GSTT1+（+/ +，+/0）和 GSTM1 +（+/ +，+/0）联合基因型个体的 OR 值为 1，联合基因型 GSTT1 和 GSTM1 纯合缺失个体的 OR 值为 8.68（95%CI，3.50～21.51）。结果显示联合基因型 GSTT1 和 GSTM11 纯合缺失个体对重度慢性牙周炎易感性存在着协同作用。

3 讨论

慢性牙周炎（CP）发病是由多种因素决定的，如宿主、环境等。有证据表明，在同样的局部刺激因素下，不同个体牙周组织破坏程度差异很大。最近很多研究（尤其是对双胞胎的研究）证明，牙周炎的易感性是由基因位点多态性决定的[3-7]。然而确切的牙周炎的标志基因并未确定。在有关白细胞介素-1（interleukin -1，IL-1）基因型与牙周炎关系的研究中，Kornman[3]等发现，非吸烟人群中慢性牙周炎的严重程度与 IL-1A（-889 位点）等位基因2和IL-1B（+3953位点）等位基因Ⅱ的同时存在高度相关，带有这两个等位基因的个体在40岁后发生重度牙周炎的可能性高出阴性者18.9倍。但也有不同结论，如：Armitage GC[8]等对300名中国人进行了的牙周炎与IL-1基因型关系的研究，并没有发现IL-1A 和IL-1B复合基因型多态性与牙周炎易感性的联系。肿瘤坏死因子（tumornecrosis factor，TNF）与牙周炎的关系也有报道，在Galbraith[9] 等。

研究中观察到晚期慢性牙周炎患者与TNF 基因型及其产量增加有关，提示TNF 基因型是慢性牙周炎的一个危险因素。在Holla I[10]等的研究中也发现TNF 基因型与慢性牙周炎的易感性有关。还有一些学者[11-18]对IgG Fc段受体FcrR基因型、HLA基因型、维生素D 受体（VDR）基因型、甲硫氨酸-亮氨酸-苯丙氨酸受体基因型、糖化末端产物受体基因型与慢性牙周炎的关系研究表明这些基因型与慢性牙周炎的发病有一定关系。

吸烟在慢性牙周炎的发病中，也受到很大关注，最近研究表明吸烟者发展为牙周炎的几率比不吸烟者高2.5～6.0倍[19]而且吸烟在一定程度上增加了牙周炎的严重度。由于外来化合物在体内进行生物转化是经多酶体系催化的连续过程，因此近年来生物转化酶基因多态性的联合作用与疾病的易感性研究显得尤为重要。由吸烟所致的肿瘤，如肺癌、口腔癌，与生物转化酶类基因多态性研究较多，但生物转化酶类基因多态性与牙周炎易感性关系的研究还未见报道。

本文研究了GSTM1 基因型（+/+，+/0）、（0/0）和GSTT1基因型（+/+，+/0）、（0/0）与重度慢性牙周炎易感性的关系，结果显示，基因型GSTM1（0/0）和GSTT1（0/0）都显著增加了患慢性重度牙周炎危险度，而且两种基因型存在协同效应。这为牙周病的遗传机理提供了新的依据，基因型GSTM1（0/0）和GSTT1（0/0）可作为重度慢性牙周炎易感性标志基因。当然这一结论得出仅在一个小样本和一个地区单一民族中，为了更好地反映GSTT1、GSTM1 基因型多态性与重度慢性牙周炎的关系，还需扩大样本量，并在不同民族，不同地区人群中进行比较分析。

【参考文献】

[1] Michalowicz BS，Diehl SR，Gunsolley JC，et al.Evidence of a substantial genetic basis for risk of adultperiodonti tis[J] .Journal of Clinical Periodontology，2000，71：1699-1707.

[2] Stacy AG，Andrew FO .GSTM1，GSTT1 and risk of squamous cell carcinoma of the head and neck[J] .AM J Epidemiol，2001，154：95 -105.

[3] Kornman KS，Crane A，Wang HY，et al.The interleukin -1 genotype as a severify factor in adult periodontal disease[J] .J Clin Periodontol，1997，24：72 -77.

[4] Gorc EA，Sander JJ，Pandcy JP，et al.interleukin -1 bcta +3953 allele 2：Association with disease status in adult periodontitis[J] .J Clin Period-Ontol，1998，25：781-785.

[5] Kobayashi T，Westerdaol NA，Migazaki A，et al.Relevance of immunoglobulin G Fc receptor polymorphism to recurrente of adult periodontitis in Japanese patients[J] .Infect Immun，1997，65：3556-3560.

[6] Takashiba S，Noji S，Ni shimura F，et al.Unigue introni c variations of HLA-DQ befa gene in early -onset periodontitis[J] .J Periodontol，1994，65：379-386.

[7] Bonfil JJ，Dillier FL，Mereier P，et al.A case controls study on the role of HLA DR4 in severe periodontitis and rapidly progressive periodon -titis.Identification of types and subtypes using molecular biology（PCR.SSO）[J] .J Clin Periodontol，1999，26：77 -84.

[8]Armitage GC，Wu Y，Wang HY，et al.Low prevalence of a periodontitis-associated interleukin-1 composite genotype in individuals of Chinese heritage[J]. J Periodontol，2000，71（2）：164-171.

[9] Galbraith GM，Sreed RB，Sanders JJ，et al.tumor necrosis factor alpha production by oral leukocytes：influence of tumor necrosis

factor genotypes[J]. J Periodontol，1998，69：428 -433.

[10] Holla LI，Fassmann A，Vasku A，et al.Interactive of lymphotoxin alpha（TNF-β），aniotensin-converting enzyme（ACE）andendothelin -1（ET-1）gene polymorphisms in adult periodontitis[J] .J Periodontol，2001，72：85-89.

[11] Kobayashi T，Yamamoto K，Sugita N，et al.The Fcr receptor genotype as a severity factor for chronic periodontiti s in Japanese patients[J]. J Periodontol，2001，72：1324-1331.

[12] Yamamoto K，Kobayashi T，Grossi S，et al. Association of Fcgamma receptor IIa genotype with chronic periodontitis in Caucasians[J]. J Periodontol，2004，75（4）：517-522.

[13] 伏雅莉，曹采方，王申五.FcrR 基因型与早发性牙周炎易感性的研究[J] .中华口腔医学杂志，1999，34：361 -366.

[14] 伏雅莉，曹采方，王申五，等.FcrR 基因在成人牙周炎中的分布[J] .现代口腔医学杂志，1999，13：257-260.

[15] Hodge PJ，Riggio MP，Kinane DF，et al .No association with HLA -DQB1 in European Caucasians with early -onset periodontitis .Ti ssue[J] .Antigens，1999，54：205-207.

[16] Soga Y，Nishimura F，Ohyama H，Tumor necrosis factor -alpha gene（TNF -alpha）-1031/ -863，-857 single -nucleotide polymorphisms（SNPs）are associated with severe adult periodontitis in Japanese[J]. J Clin Periodontol，2003，30（6）：524 -531

[17] Hennig BJ，Parkhill JM，Chapple IL，et al.Association of a vitmin D receptorgene Polymorphism with locali zed early-onset periodontal disease[J] .J Periodontol，1999，70：1032-1038.

[18] GwinnMR，Sharma A，Nardin ED.Single nucleotide polymorphi sms of the N -formy1 peptide receptor in locali zed juvenile periodontitis[J] .J Periodontol，1999，70：1194 -1201.

[19] Natto S，Baljoon M，Bergstrom J .Tobacco smoking and periodont alhealth in a Saudi Arabian population[J]. J Periodontol，2005，76（11）：1919-1926.

第十章　妊高征孕妇血管紧张素转换酶基因多态性研究

刘　芬　秦文斌　雎天林　周立社

【摘要】 **目的**　探讨血管紧张素转换酶（ACE）基因第16内含子插入/缺失多态性与妊高征的关系。**方法**　应用聚合酶链反应技术，检测51例妊高征患者（观察组）及56例正常非孕妇女（对照组）的ACE基因中第16内含子是否有Alu重复结构存在。**结果**　观察组的ACE基因DD基因型频率和D等位基因频率与对照组无差异。**结论**　提示ACE基因的I/D多态性可能与包头地区汉族女性妊高征的发病无关联。

【关键词】 妊高征；血管紧张素转换酶；基因多态性

A Study on a Deletion Polymorphism of the Angiotensin Converting Enzyme Gene in Pregnancy Induced Hypertension

Liu Fen　Qin Wenbin　Ju Tianlin　Zhou Lishe

【**Abstract**】 **Objective**　To study a polymorphism and allele frequency of the angiotensin converting enzyme（ACE）gene in pregnancy induced hypertension（PIH）. **Methods** Polymerase chain reaction（PCR）for detection of ACE gene polymorphism was performed to show the deletion /insertion（D/I）polymorphism in intron 16 of ACE gene. **Results**　The frequency of D allele gene（0.48）and the percentage of ACE DD genotype（23.5%）in PIH patients were compared with the frequencey（0.366）and the percentage（10.7%）in the control population.These difference were not significant by χ^2analysis（$P>0.05$）. **Conclusion**　D allele of ACE gene is not associated with PIH population from Baotou.

【**Key words**】 pregnancy induced hypertension syndrome；angiotensin-converting enzyme；gene polymorphism

妊娠高血压综合征（简称妊高征，PIH）是严重危害母婴健康的并发症，其病因学说众多，至今尚无定论。众多研究发现PIH有较强的遗传倾向[1, 2]。肾素-血管紧张素系统（RAS）与机体心血管的调节、盐和体液容量及内环境自稳态的维持有关。血管紧张素转换酶（ACE）是该系统的关键酶，其主要生理功能是将血管紧张素Ⅰ转变成效应肽血管紧张素Ⅱ，并能使血管舒张剂——缓激肽灭活。20世纪90年代初ACE基因被克隆出来后[3]，其第16内含子中存在一段287bp的插入/缺失（I/D）多态性与心血管疾病的遗传易感性引起了人们的广泛兴趣。我们用聚合酶链反应检测出该多态性，旨在探讨包头地区汉族女性ACE基因插入

/缺失多态性与妊高征发病的关系。

1. 材料与方法

1.1 研究对象：于 2001 年 8 月至 2002 年 3 月，从包头市区各医院按妇产科学制定的 PIH 标准[4]选择的 PIH 孕妇 51 例（观察组）。其中子痫、先兆子痫 8 例，重度 PIH 13 例，中度 PIH 14 例及轻度 PIH 16 例。产前未行抗血压治疗。对照组选自包头市健康献血女性 56 例[5]。两组既往均无心、脑血管疾病和糖尿病等。汉族，年龄分布差异无显著性。

取静脉血 2～3ml，3.8%枸橼酸钠抗凝，冷藏保存，以备提取 DNA。

1.2 主要实验设备和仪器

（1）PCR 仪（PE480）。

（2）高速离心机（上海安亭厂）。

（3）电泳仪（北京若比邻公司）。

（4）紫外分析仪（北京若比邻公司）。

1.3 主要试剂配制：裂解液、PCR 反应液、1×TEB 缓冲液及载样缓冲液均由包头医学院基因诊断研究所提供。

1.4 DNA 的提取

（1）取全血 200μl 置于 1.5mlEP 管，加入裂解液 A 200μl，上下颠倒混匀。离心 12 000rpm 30s，吸弃上层红色液体，保留管底粉红色沉淀备用。

（2）向留有粉红色沉淀的 EP 管中加入裂解液 A 400μl，振荡悬浮沉淀。离心 12 000rpm 30s，吸弃上层红色液体，保留管底白色沉淀（白细胞）备用。

（3）向留有白色沉淀的 EP 管中加入裂解液 B 50μl，振荡器振荡使沉淀均匀分布于裂解液 B 中。沸水浴 10 min 后，离心 10 000 rpm 3min，上清液中即含有 DNA。

1.5 PCR 引物设计与合成

（1）普通 PCR[3]

5′-CTGGAGACCACTCCCATCCTTTCT-3′

5′-GATGTGCCATCACATTCGTCGTCAGAT-3′

（2）插入特异 PCR[6]

5′-TGGGACCACAGCGCCCGCCACTAC-3′

5′-TCGCCAGCCCTCCCATGCCCATAA-3′

1.6 PCR 反应液：总体积 10μl，其中 DNA 模板 1.5μl，10×Buffer 1μl（各组分终浓度 Tris-HCL 10mmol/L，KCl 30mmol/L，$MgCl_2$ 1.5mmol/L），4×dNTP 2.5mM 1μl，Primer 3.75 pM 1μl，Taq Polymerase 0.35U，双蒸水至 10μl，无菌石蜡油 20μl。

1.7 普通 PCR 循环参数设置：预变性 94ºC 180s，变性 93ºC 45s，退火 58ºC 45s，延伸 72ºC 60s，最后延伸 72ºC 300s，35 个循环。

1.8 插入特异 PCR 循环参数设置：预变性 94ºC 180s，变性 94ºC 60s，退火 78ºC 60s，延伸 78ºC 60s，35 个循环。

1.9 PCR 产物观察：取 PCR 产物 10μl 加 2μl 载样缓冲液，2%琼脂糖凝胶电泳，电势梯度为 100V，约 20min，紫外分析仪观察结果。

1.10 数据处理：计算基因型频率和等位基因频率；检验 Hardy-Weinberg 平衡；用 χ^2 test 作组间比较。

2. 结果

2.1　电泳结果

经 PCR 反应，得到三种基因型：DD 型（缺失纯合型，只可见 190bpDNA 区带），DI 型（缺失/插入杂合型，可见 190bp 和 490bp 两种 DNA 区带），II 型（插入纯合型，只可见 490bpDNA 区带），其电泳照片见图 6-10-1。

对于插入特异 PCR，II 型和 DI 型样本可以扩增出一条 335bp 的区带，而 DD 型的样本则无任何区带。其电泳照片见图 6-10-2。

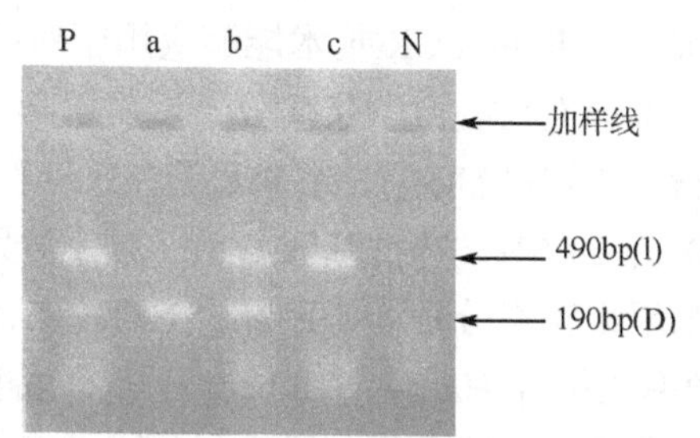

图 6-10-1　ACE 基因多态性普通 PCR 电泳结果

P 为阳性对照，为 190bp 与 490bp 片段混合物 N 为阴性对照；a～c 为检测的标本：a 为 DD 型，b 为 DI 型，c 为 II 型

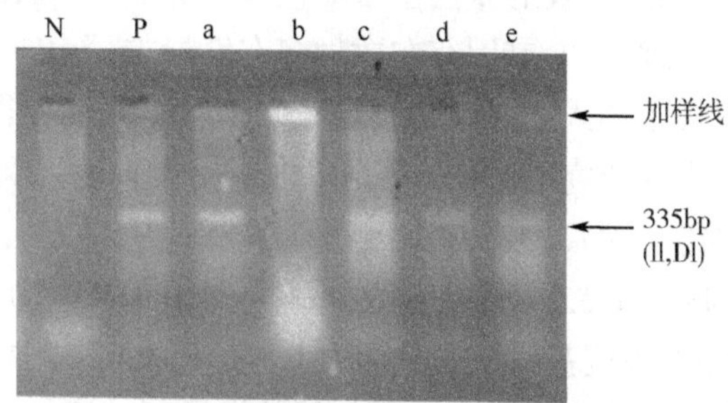

图 6-10-2　ACE 基因多态性插入特异 PCR 电泳结果

N 为阴性对照，P 为阳性对照（插入特异性基因片段）；a、c、d、e 为阳性标本：其中 a 为 II，c、d、e 为 DI；b 为阴性标本：全部来自 DD 型 ACE 基因

2.2　基因型分析

观察组与对照组 ACE 基因型频率经统计学比较无显著差异（$P>0.05$），见表 6-10-1。

表 6-10-1　妊高征组和健康对照组中 ACE 基因 D/I 多态性基因型分布

基因型	病例组 n=51	对照组 n=56	χ^2 值	P 值
DD	12	6	3.47	0.176
DI	25	29		
II	14	21		

2.3　等位基因频率分布

观察组与对照组等位基因频率经统计学比较无显著差异（$P>0.05$），见表 6-10-2。

表 6-10-2　妊高征组和健康对照组中 ACE 基因 D/I 多态性基因型分布

等位基因	病例组	对照组	χ^2 值	P 值
D	49（0.48）	41（0.37）	2.86	0.09
I	53（0.52）	71（0.63）		

2.4　基因适合度的检验

观察组与对照组的基因型频率进行适合度检验，发现两者皆达到 Hardy-Weinberg 平衡，见表 6-10-3。

表 6-10-3　妊高征组和健康对照组 ACE 基因 D/I 多态性基因型 Hardy-Weinberg 平衡检验

基因型	病例组 n=51	χ^2值	P值	对照组 n=56	χ^2值	P值
DD	12	0.02	0.90	6	0.75	0.39
DI	25			29		
II	14			21		

3. 讨论

人类 ACE 基因位于染色体 17q23，长 21kb，由 26 个外显子和 25 个内含子组成。近年已发现 ACE 基因存在数种多态性标志，由于方法简便省时的 PCR 技术能够应用于对第 16 内含子插入/缺失（I/D）多态性检测，因而使得这一多态性在心血管疾病分子发病机理中得到广泛研究[3]。本资料是以内蒙古包头地区汉族女性作为研究对象，结果显示 PIH 组（观察组）DD、DI、II 基因型频率分别为 23.5%、49.0%、27.5%，等位基因 D 和 I 频率分别为 0.48 和 0.52。正常非孕女性（对照组）DD、DI、II 基因型频率分别为 10.7%、51.8%、37.5%，D、I 等位基因频率分别为 0.366 和 0.634。基因频率均符合 Hardy-Weinberg 平衡，说明我们的样本来自同一人群，其结果具有一定的群体代表性。二组之间基因型与基因频率无显著差异（P>0.05）。提示 ACE 基因 I/D 多态性与 PIH 的发生无关。这一点与 Tamura，等[7]的报道一致。他们对美国黑人孕妇研究发现：ACE 基因多态性对妊娠孕妇血压无影响。然而在国内，朱铭伟等[8]对上海地区、周宁等[9]对山东地区及洪卫等[10]对浙江地区的 PIH 孕妇的调查均认为 DD 基因型与 PIH 显著相关。将本文所做实验结果与上述资料进行比较发现，包头地区 PIH 患者与上海地区的正常孕妇的 ACE 基因型分布差异无显著性（P>0.05）和山东地区的正常孕妇的 ACE 基因型分布差异有显著性（P<0.05）。

正常人群 ACE 基因的群体遗传学特点认为，各种族 I、D 等位基因频率在男女之间的分布无显著差异[11-13]，本研究资料也证实了这一点。Barly，等[14]研究 ACE 基因多态性在不同种族正常人分布规律时发现，欧美白种人 D 等位基因频率较高于 I，而日本和非洲、美洲人群等位基因 D 频率较 I 低，中国汉族人群 I、D 等位基因频率分布与后者相似[15, 16]。我们研究结果，正常汉族女性 ACE 基因型中 I、D 等位基因频率与日本人[17]相近。进一步证明了 ACE 基因插入/缺失（I/D）等位基因频率分布的种族差异性[13, 18, 19]。

必须指出的是，按常规 PCR 技术检验 ACE 基因型 I/D 多态性时，常常高估 DD 基因型频率[20]，即由于较短的序列可被优先扩增，因而 DI 基因型可被错配为 DD 型。文献报道错配率为 8%～11%[20-23]，本研究为 14.3%。而国内同类资料都未提到对 DD 型样本进行插入特异 PCR 检测，我们认为这可能也是造成研究结果不同的原因之一。

综上所述，我们的研究初步表明，ACE 基因 I/D 多态性可能与包头地区汉族女性 PIH 的发生无关联。妊高征的发生、发展有着极其复杂的机理，其分子遗传学研究还有待深入。但 PCR 法检测上述 3 种基因型快速、准确，无疑为检测 ACE 基因 I/D 多态性提供了一条捷径。总之，研究 ACE 基因多态性的目的是了解其究竟有无作用，在低危人群中的作用如何，作用强度多大，这都需要我们做进一步研究以明确。

【参考文献】

[1] Cooper DW, Hiu JA, Chesley LC, et al. Genetic control of susceptibility to eclampsia and miscarriage. Br J Obstet Gynecol, 1988,

95：644-653.

[2] Arngrimsson R，Bjornsson S，Geirsson R，et al. Genetic and familial predisposition to eclampsia and pre-eclampsia in a defined populasion. Br J Obstet Gynecol，1990，97：762-769.

[3] Rigat B，Hubert C，Corvol P，et al. PCR detection of the insertion/deletion polymorphism of the human angiotensin- coverting enzyme gene .Nueleic Acid Res，1992，20（6）：1433.

[4] 乐杰. 妇产科学. 第四版. 北京：人民卫生出版社，1996，115-116.

[5] 折志刚 雎天林 秦文斌.内蒙古包头地区汉族血管紧张素转化酶（ACE）基因的多态分布. 2001 届研究生毕业论文.

[6] Yoshida H，Mitarai Y，kowamura T，et al. Role of the deletion polymorphism of the angiotensin converting enzyme gene in the progression and therapeutic respensiveness of IgA hephropathy. J Clin Invest，1995，11：962162-962169.

[7] Tamura T，Johanning GL，Goldenberg RL，et al. Effect of Agiotensin-converting enzyme gene polymorphism on pregnancy outcome，enzyme activity，and zinc concentration. Obstet Gyneol，1996，88：497-502.

[8] 朱铭伟，夏燕萍，程蔚蔚，等. 妊高征孕妇血管紧张素转换基因的缺失多态性研究 .中华妇产科杂志，1998，33（2）：83-85.

[9] 周宁，于萍，陈君，等. 妊娠高血压综合征患者血浆血管紧张素转化酶基因多态性研究. 中华医学遗传学杂志，1999，16（1）：29-31.

[10] 洪伟，林向阳，徐玉兰，等. 妊高征患者与 ACE 基因多态性研究. 温州医学院学报，2000，30（1）：37-38.

[11] 廖宝平，孙莜放，潘倩莹，等. 广东汉族人群血管紧张素转换酶基因（ACE）多态性研究. 中国优生与遗传杂志，1999，7（4）10-11.

[12] 徐瑾，翁青，龙昌敏，等. 上海地区不同年龄人群 ACE 基因多态性的变化. 上海第二医科大学学报，1999，19（5）：432-434.

[13] Hung J，Mcquillan B，Nidorf M，et al. Angiotensin converting enzyme gene polymorphism and carotid wall thikening in a community population. Arterioscler Thromb Vasc Biol，1999，19：1969-1974.

[14] Barley J，Blackwood A，Carter ND，et al. ACE insertion/deletion polymorphism：association with ethnic origin. J Hypertens，1994；12：955.

[15] 胡爱华，周文郁，刘怡雯，等. 中国汉族人血管紧张素转换酶基因 I/D 多态性与原发性高血压的关系. 高血压杂志，1998，6：163-165.

[16] 侯淑琴，郑华清，周文郁，等. 高血压患者血管紧张素转换酶基因多态性分析 .医学基础与临床，1999，19：25-28.

[17] Takenaka K，Kee F，Poirier O，et al. Deletion polymorphism in the gene for angiotensin-converting enzyme is a potent risk factor for myocardial infarction . Nature，1992，359：641-644.

[18] Tiret L，Kee F，Poirier O，et al. Deletion polymorphism in the gene for angiotensin converting enzyme gene associated with parental history of myocardial infarction. The Lancet，1993，341：991-992.

[19] Rutledge D，Browe C，Ross E. Frequences of the angiotensinogen gene and angiotensin I converting enzyme（ACE）gene polymorphism in African American. Biochem Mol Biol Int，1994，34：1271-1275.

[20] Shanmugam V，Sell KW，Saha BK，et al. Mistyping ACE heterozygotes. PCR Meth Appl，1993，3：120-121.

[21] 李大庆，张运，马玉燕，等. 山东籍汉族血管紧张素转化酶基因多态性与高血压左室肥厚相关研究.高血压杂志，1999，7：35-39.

[22] Lindpamtner K M A，Pfeffer R，Kreutz MJ，et al. A polymorphism and the risk of ischemic heart disease. N Engl J Med，1995，332：706-711.

[23] Bedir A，Arik N，. Adam B，et al. Angiotensin converting enzyme gene polymorphism and activity in Turkish patients with essential hypertension. Am J Hypertens，1999，12：1038-1043.

第十一章 肿瘤基因研究

第一节 C-erbB-2在贲门癌中的扩增及其临床意义

杨文杰 王学智 岳秀兰 白晓荃

【摘要】 **目的** 探讨贲门癌C-erbB-2癌基因扩增情况及其临床意义。**方法** 应用差别PCR技术检测32例贲门癌C-erbB-2癌基因扩增。**结果** 贲门腺癌C-erbB-2扩增率为50%；贲门癌C-erbB-2基因扩增与组织学分化程度、浸润程度均无关（$P>0.05$），与淋巴结转移有关（$P<0.05$）。**结论** C-erbB-2癌基因扩增与贲门癌发生有密切关系，原癌基因C-erbB-2扩增可作为贲门癌淋巴结转移的生物学标志。

【关键词】 贲门癌；C-erbB-2；差别PCR；癌基因扩增

Amplification of Oncogene C-erbB-2 in Gastric Cardia Adenocarcinoma and its Clinical Significance

Yang Wenjie Wang Xuezhi Yue Xiulan Bai Xiaoquan

【Abstract】 **Objective** Toexplorethe amplication of C-erbB-2 oncogene in Gastric cardiaadeno carcinoma（GCA）and its clinical significance. **Methods** OncogeneC-erbB-2 amplification was examined by differential polymerase chain reaction in 32 cases of GCA. **Results** 16 out of 32 cases of GCA were found to have C-erbB-2 amplification.C-erbB-2 amplificationin GCA was not correlated to histology differentiation and invasion degrees，but to lymphnode metastasis. **Conclusion** These results suggest that there is a close relationship between amplification of C-erbB-2 and GCA，and amplification of C-erbB-2 maybe a biological marker for lymphatic mata stasis in the patients with GCA.

【Key words】 Gastriccardiaadenocarcinoma；C-erbB-2；Differentialpolymerasechainreaction；Oncogeneamplification

贲门癌（gastriccardiaadenocarcinoma，GCA）是我国常见的恶性肿瘤之一，是指发生在胃贲门部，也就是食管胃交界线下约2cm范围内的腺癌。它是胃癌的特殊类型，但它又与其他部位的胃癌不同，具有自己的解剖组织学、病理学特性、临床表现、独特的诊断和治疗方法。GCA预后极差，中晚期患者5年生存率仅10%，侵袭和转移是GCA患者死亡的主要原因。现有研究表明，胃癌、结直肠癌、乳腺癌、卵巢癌、食管癌均伴有不同程度的C-erbB-2扩增，并与肿瘤的发生发展、转移、预后有关。贲门癌与C-erbB-2扩增关系的研究在国内外未见相关报道。为了明确贲门癌与 C -erbB-2 扩增及临床病理关系，为临床诊断、治疗提供依据，我们进行了本次研究。

1 材料与方法

1.1 材料 收集包头市第七医院、赤峰市医院、内蒙古医学院第一附属医院手术切除并经病理诊断为贲门癌的新鲜组织 32 例作为研究对象。其中男 24 例、女 8 例；年龄 51 ～ 76 岁。取手术切除末端正常黏膜组织作为对照。所有标本均迅速剔除血块及脂肪组织，置于−20℃冰箱中冷冻保存。

1.2 方法

1.2.1 主要试剂 TaqDNApolymerase、PCRReaction Buffer、dNTP 均为北京鼎国生物技术发展中心产品；引物由上海生工生物工程公司合成；DNA 抽提试剂盒、Marker 购自上海生工生物工程公司。

1.2.2 PCR 模板制备 采用上海生工生物工程公司生产的 UNIQ-10 柱式临床样品基因组抽提试剂盒提取组织中 DNA，作为 PCR 反应的模板。

1.2.3 差别 PCR 检测 引物：扩增 C-erbB-2 原癌基因的引物序列为 A：5′-CCTCTGACG TCCATC ATCTC-3′，B：5′-ATCTTCTGCTGCCGTCGCTT -3′，扩增产物为 98bp；扩增 β-actin 的引物序列为 A：5′-ATCTTCTGCTGCCGTCGCTT-3′，B：5′-CCT CTGACG TCCATCA TCTC-3′，扩增产物为 318bp。PCR 反应体系：总反应体系 25μl，其中 Mg^{2+}浓度为 2mM，dNTPs 浓度为 0.32mM，C-erbB-2 及 β -actin 上下游引物终浓度 0.33 μM，TaqDNA polymerase（2U/μl）1μl，DNA 模板液 5μl，灭菌双蒸水补足体积至 25μl。PCR 循环参数设置：预变性：95℃，2min；变性：94℃，1min；退火：55℃，1min；延伸：72℃，50s；最后延伸 72℃，5min，共 35 个循环。PCR 产物鉴定：取 PCR 产物 15μl 及 5μl Maker，加入 2μl 载样缓冲液，2%琼脂糖凝胶电泳，溴乙啶染色，电压 100V，25min。紫外灯下观察，摄片。与 Maker100bp 相对应的区带为 C-erbB-2（98bp），与 300bp 相对应的区带为 β-actin（318bp）。

1.2.4 C-erbB-2 原癌基因扩增的判定 电泳结果应用 KH-UVIII型紫外透射反射分析仪扫描，江苏省捷达科技有限公司的凝胶分析软件测定各区带的光密度值（IOD）。C-erbB-2 基因相对拷贝数=C-erbB-2 电泳区带光密度值/β-actin 电泳区带光密度值，该比值×318/98 为校正拷贝数。计算正常组织的校正拷贝数及其单侧 99%正常值范围。计算肿瘤组织校正拷贝数，大于正常值范围上限者判定为扩增。

1.2.5 统计分析 应用 χ^2 检验分析实验数据。

2 结果

2.1 校正拷贝数正常值范围及 C-erbB-2 原癌基因扩增的判定 测定 32 例正常组织 C-erbB-2、β-actin 光密度值并计算其比值、校正，C-erbB-2/β-actin 电泳区带光密度比值为 1.1 ±0.21，单侧 99%正常值范围上限为 1.58。凡贲门癌组织 C-erbB-2/β-actin 校正拷贝数＞1.58 者即为扩增。

2.2 食管癌组织中 C-erbB-2 原癌基因扩增情况 32 例贲门癌组织中有 16 例存在 C-erbB-2 扩增，扩增率为 50%。

2.3 贲门癌中 C-erbB-2 基因扩增与临床病理的关系 C-erbB-2 基因扩增与组织学分化程度、浸润程度差异均无显著性（$P>0.05$），而与淋巴结转移有关（$P<0.05$），见表 6-11-1。

表 6-11-1　C-erbB-2 基因扩增与贲门癌临床病理的关系临床病理资料

临床病理资料	c—e		rbB-2 基因扩增（%）		χ^2	*P* 值
	阳性	%	阴性	%		
浸润深度						
肌层	2	33. 3	4	66.7		
浆膜层	10	50.0	10	50.0	0.54	>0.05
外膜层	2	50.0	2	50.0		
组织学分化						
高分化	1	100.0	0	0		
中分化	12	66.7	6	33.3	0.56	>0.05
低分化	3	75. 0	1	25.0		
淋巴结转移						
有	14	63.6	8	36.4	6.13	<0.05

3　讨论

C-erbB-2 原癌基因（又称 neu/HER-2 基因）定位于 17 号染色体 q11.2-12.1 上，编码分子量为 185kD 的跨膜磷酸糖蛋白，该蛋白具有酪氨酸蛋白激酶活性，能够使受体本身和胞浆的酪氨酸残基磷酸化，提供给细胞进行分裂的信号，引起细胞增殖分化。C-erbB-2 原癌基因主要通过基因扩增的方式激活成为癌基因[1]。C-erbB-2 扩增与 mRNA 及蛋白产物的高表达存在一致的关系[2]。

应用差别 PCR 技术检测贲门癌原癌基因 C-erbB-2 扩增率为 50.0%，说明贲门癌与 C-erbB-2 扩增密切相关。C-erbB-2 扩增率与乳腺癌（44.0%）、结直肠癌（48.1%）、胃癌（47.1%）扩增率相近[3-4]，而与食管鳞癌（36%）相差较远[5]，可能是由于 C-erbB -2 参与了恶性肿瘤的发生过程，但在腺癌和鳞癌中所起的作用不同。

贲门癌中 C-erbB-2 扩增与浸润程度、分化程度无关（*P* 值均大于 0.05）。在胃癌、食管癌研究中也有 C-erbB-2 扩增与浸润程度、分化程度无关的相关报道[4-5]。提示 C-erbB-2 扩增未参与贲门癌的侵袭及细胞分化过程。贲门癌中 C-erbB-2 扩增与淋巴结转移相关，淋巴结转移者扩增率为 63.6%，而无淋巴结转移者扩增率为 36.4%，且两者差异具有显著性（$P<0.05$）。在以往的报道中，乳腺癌、胃癌、卵巢癌、结直肠癌中 C-erbB-2 扩增与淋巴结转移有关[3-4,6]，有淋巴结转移者，C-erbB-2 扩增率高。而食管鳞癌 C-erbB-2 扩增与淋巴结转移无关[5]。这些实验结果提示：C-erbB-2 可能是参与了腺癌的转移；腺癌与鳞癌转移机制不同。所以，C-erbB-2 扩增提示贲门癌预后不良，可以作为贲门癌淋巴结转移的生物学标志。

目前，贲门癌 C-erbB-2 的研究主要是利用免疫组化的方法检测 C-erbB-2 的表达。有学者研究结果显示贲门癌中 C-erbB-2 的表达与淋巴结转移、浸润程度相关而与分化程度无关。与本次研究结果得出的结论不同。免疫组化法不需特殊的仪器设备，容易获取样本，但费时费力、灵敏度低，重复性差、实验结果跨度大，这可能也是文献报道中研究结果有争议的原因之一。差别 PCR（differential PCR）是新近发展的技术，具有简便、客观、灵敏度高、重复性好等优点，在临床上有推广价值。

【参考文献】

[1] Fajac A，Benard J，Lhomme C，et al.C-erbB-2 gene amplification and protein expression in ovarian epithelialtumors evaluation of the irrespective progenostic significance by multivariate analysis[J] .Int J Cancer，1995，64：146.

[2] Lemoine NR，Staddon S，Dickson C，et al. Absence of activating transmembrane mutations in the c-erbB-2 proto-on –onco protein in human breast cancer[J] .Oncogene，2002，5（2）：237-239.

[3] 苏丽娅，曹虹然，白雪峰，等.差别 PCR 技术检测乳腺癌 C -erbB-2 癌基因扩增的研究[J] .包头医学院学报，2006，22（2）：119 -121.

[4] 王建勋，岳秀兰，曹虹然，等.应用差别 PCR 技术研究胃癌中 C-erbB-2 原癌基因扩增与胃癌的关系[J] .实用肿瘤学杂志，2005，19（5）：14.

[5] 杨文杰，岳秀兰，秦文斌，等.差别 PCR 技术检测食管癌 C -erbB-2 原癌基因扩增的研究[J] .包头医学院学报，2005，21（2）：103 -105.

[6] 张竹强，岳秀兰，曹虹然，等.差别 PCR 技术检测卵巢癌 C -erbB-2 癌基因扩增的研究[J] .包头医学院学报，2007，23（3）：229 -232.

第二节 差别 PCR 技术检测食管癌 C-erbB -2 原癌基因的研究

杨文杰 岳秀兰 秦文斌 曹虹然 白雪峰

【**摘要**】 **目的** 了解食管癌 C-erbB-2 原癌基因扩增情况及与临床病理的关系。**方法** 应用差别 PCR 技术检测 41 例食管癌 C-erbB-2 癌基因扩增。**结果** 食管腺癌 C-erbB-2 扩增率为 20.0%，食管鳞癌 C-erbB-2 扩增率为 38. 9%，两者差异无统计学意义。食管鳞癌 C-erbB-2 原癌基因扩增与组织学分化程度、淋巴结转移、浸润程度差异均无统计学意义。**结论** C-erbB-2 癌基因扩增与食管癌发生有一定关系，但可能与食管鳞癌预后无关。

【**关键词**】 食管癌；C-erbB-2；差别 PCR；癌基因扩增

Study on Differential Polym Erase Chain Reaction of C-erbB-2 Oncogene Amplification in The Esophageal Carcinoma

Yang Wenjie Yue Xiulan Qin Wenbin Cao Hongran Bai Xuefeng

【**Abstract**】 **Objective** To explore the amplication of C-erbB-2 oncogene in esophageal carcinoma and its association with clinical pathology. **Methods** C-erbB-2 oncogene amplification was examined by diffrential polymerase chain reaction in 41 cases of esophageal carcinoma. **Results** In 14 out of 36（38. 9%）patients with esophageal squamouscel carcinoma and in 1 out of 5（20. 0%）patients with esophageal adeno carcinomas，the carcinoma was found to be amplificated. No significant difference was noticed between the two groups in amplification of C-erbB-2. There is also no significant difference between the amplicntion of C -erbB-2 of ESC and hisllogica l differentiation，lymphnodemetastasis and invasion. **Conclusion** These results suggest that there is a certa in relationship between amplification of C-erbB-2 and the occurrence of esophageal carcinoma，but amplification of C-erbB-2 may have no relationship with the prognosis of patients with esophageal squamous cell carcinoma.

【Key words】 Esophagea l carcinoma；C-erbB-2；Oncogeneamp lification；Differential polymerase chain reaction

人类 C-erbB-2 基因是一种 V-erbB 相关基因，DNA 序列分析表明其与表皮生长因子受体 EGFR 基因具有高度同源性。该基因的扩增和过度表达见于人类多种肿瘤，与肿瘤分化、肿瘤转移和生存期相关，具有预后价值[1-2]。在乳腺癌，扩增或过度表达是预后不良的标志，抗 C-erbB-2 的治疗方案已进入临床试验阶段[3]。因此，C-erbB-2 能否作为食管癌判断预后的分子标记及基因治疗的靶基因受到普遍关注。目前，食管癌 C-erbB-2 基因扩增的研究较少，尤其食管鳞癌 C-erbB-2 扩增情况及与预后的关系未见报道。本研究采用新近发展的差别 PCR 定量技术检测食管癌标本 C-erbB-2 原癌基因扩增，并结合病例的临床病理特点，探讨食管癌 C-erbB-2 扩增的应用价值和临床意义。

1 材料与方法

1.1 材料收集包头市第七医院、赤峰市医院、内蒙古医学院第一附属医院手术切除并经病理诊断为食管癌的新鲜组织 41 例作为研究对象，其中男 33 例、女 8 例；年龄 40 ～ 72 岁。随机取其中 24 例患者手术切除末端正常黏膜组织作为对照。所有标本均迅速剔除血块及脂肪组织，置于–20℃冰箱中冷冻保存。

1.2 方法

1.2.1 主要试剂和仪器 TaqDNA polymerase、10 × PCR Reaction Buffer、dNTP 为北京鼎国生物技术发展中心产品；DNA 提取的各试剂为上海生工生物工程公司产品；Marker 为北京大学医学部王占黎博士惠赠。PCR 仪（PE480）；高速离心机 TGL-16B（上海安亭科学仪器厂）；电泳仪（北京若比邻公司）；紫外透射反射分析仪 KH -UVⅢ（上海康禾光电仪器有限公司）。

1.2.2 PCR 模板制备采用上海生工生物工程公司生产的 UN IQ-10 柱式临床样品基因组抽提试剂盒提取组织中 DNA。

1.2.3 差别 PCR 检测 引物：C-erbB-2 原癌基因和内参照基因 β-actin 扩增引物由上海生工生物工程公司合成。C-erbB-2 引物扩增产物为 98bp，引物序列为 A：5′-CCT CTG ACG TCC ATC ATC TC-3′，B：5′ -ATC TTC TGC TGC CGT CGC TT-3′；β-actin 引物扩增产物为 318bp，引物序列为 A：5′-ATC TTC TGC TGC CGT CGC TT-3′，B：5′- CCT CTG ACG TCC ATC ATC TC -3′。反应体系：总反应体系 25μl，其中 Mg^{2+}浓度为 2mM，dNTPs 浓度为 0.32mM，C-erbB-2 及 β-actin 上下游引物终浓度 0. 33μM，TaqDNA po lymerase（2u /μl）1μl，DNA 模板液 5μl，灭菌双蒸水补足体积至 25μl。PCR 循环参数设置：预变性 95℃，2 分钟；变性 94℃，1 分钟；退火 55℃，1 分钟；延伸 72℃，50 秒；最后延伸 72℃，5 分钟，共 35 个循环。PCR 产物鉴定：取 PCR 产物 15μl 及 5μlMaker，加入 2μl 载样缓冲液，2% 琼脂糖凝胶电泳，溴乙啶染色，电压 100V，25 分钟。紫外灯下观察、摄片。与 Marker 100bp 相对应的区带为 C-erbB -2（98bp），与 300bp 相对应的区带为 β-actin（318bp）。

1.2.4 C-erbB -2 原癌基因扩增的判定电泳结果应用 KH -UVⅢ型紫外透射反射分析仪扫描，江苏省捷达科技有限公司的凝胶分析软件测定各区带的光密度值（IOD）。C-erbB -2

基因相对拷贝数=C-erbB -2 电泳区带光密度值/β-actin 电泳区带光密度值，该比值×318 /98 为校正拷贝数。计算正常组织的校正拷贝数及其单侧 99%正常值范围。计算肿瘤组织校正拷贝数，大于正常值范围上限者判定为扩增。

1.2.5　统计分析应用 SPSS11. 5 统计软件分析实验数据。

2　结果

2.1　校正拷贝数正常值范围及 C-erbB-2 原癌基因扩增的判定测定 24 例正常组织 C-erbB-2、β-actin 光密度值并计算 C-erbB-2 基因校正拷贝数。校正后，C-erbB-2 /β-actin 电泳带光密度比值为 1. 1 ± 0. 21，单侧 99%正常值范围上限为 1. 59。凡食管癌组织校正拷贝数＞1.59 者即为扩增。

2.2　食管癌组织中 C-erbB-2 原癌基因扩增情况紫外灯下观察结果见图 6-11-1。41 例食管癌组织中有 15 例存在 C-erbB-2 扩增，其中食管腺癌扩增率为 20.0%（1/5），食管鳞癌扩增率为 38. 9%(14 /36)。两者 C-erbB-2 扩增率经统计学分析差异无统计学意义(χ^2=0.477，P＞0.05)。

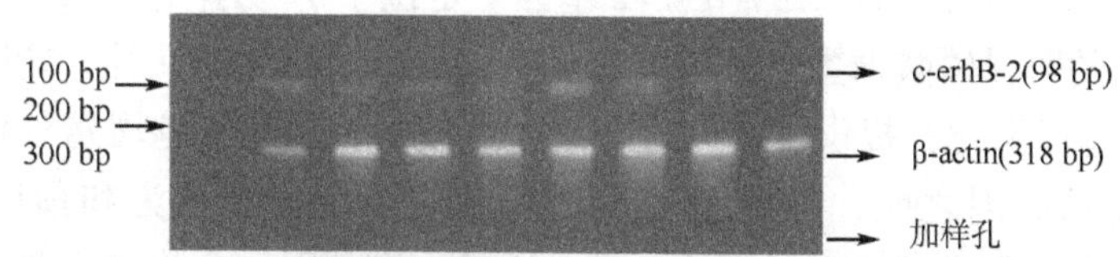

图 6-11-1　食管癌组织中 C-erbB-2 基因差别 PCR 检测电泳结果

C1～C4 为食管癌标本，N1～N4 为癌旁正常对照，M 为 DNA 标志（Marker）。其中 C1 和 C3 存在 C-erbB-2 基因扩增，C2 和 C4 未扩增

2.3　食管鳞癌中 C-erbB-2 原癌基因扩增与临床病理的关系　C-erbB-2 原癌基因扩增与性别、年龄、大体类型、淋巴转移、组织学分化程度、浸润程度差异无统计学意义，详见表 6-11-2。

表 6-11-2　C-erbB -2 原癌基因扩增与食管鳞癌临床病理的关系临床资料

临床资料	C-eibB -2 原癌基因扩增（%）		χ^2	P 值
	阳性	阴性		
患者性别				
男	10（35 7）	18（64 3）	0 683	＞0.05
女	4（50 0）	4（50 0）		
患者年龄				
＜60 岁	6（31 6）	13（68 4）	0 495	＞0.05
＞60 岁	8（47 1）	9（52 9）		
大体类型				
隆起型	1（50 0）	1（50 0）	0 823	＞0.05
溃疡型	10（37 0）	17（63 0）		
髓质型	1（25. 0）	3（75 0）		
浸润深度				

续表

临床资料	C-eibB -2 原癌基因扩增（%）		χ^2	P 值
	阳性	阴性		
浅肌层	2（50 0）	2（50 0）	0 773	＞0.05
深肌层	5（33 3）	10（66 7）		
外膜层	4（30 8）	9（69 2）		
组织学分化				
高中分化	11（36 7）	19（63 3）	0 773	＞0.05
低分化	3（50 0）	3（50 0）		
淋巴结转移				
有	7（38 9）	11（61 1）	1 00	＞0.05
无	7（38 9）	11（61 1）		

3 讨论

C -erbB-2 原癌基因（又称 neu /HER -2 基因）定位于 17 号染色体 q11.2-12.1 上，编码分子量为 185kD 的跨膜磷酸糖蛋白，该蛋白具有酪氨酸蛋白激酶活性，能够使受体本身和胞浆的酪氨酸残基磷酸化，提供给细胞进行分裂的信号，引起细胞增殖分化。原癌基因的扩增是细胞癌变的原因之一，一些基因扩增与肿瘤的生物学行为和预后有密切关系。C-erbB-2 原癌基因主要通过基因扩增的方式激活成为癌基因。食管癌主要有两种类型，食管腺癌和食管鳞癌。在过去的二十年里欧洲食管腺癌发病率急剧上升，但从全球来看，仍以食管鳞癌为主。C-erbB-2 基因前人研究较多的是食管腺癌，且多集中于表达的研究。本次研究中食管腺癌扩增率为 20.0%，食管鳞癌扩增率为 38. 9%，由此可见 C-erbB-2 扩增与食管癌密切相关。Brien[4]等利用 FISH（the fluorescence in situ hybridisation）方法检测食管腺癌有 19%病例存在扩增，Southern blot 方法有 15%病例扩增。A l-Kasspoo les[5]利用 Southern blot 方法检测食管腺癌中有近 20%的病例扩增。本次实验扩增率略高于上述结果，可能与实验方法有关。有研究报道，差别 PCR 检测 C-erbB -2 的敏感性高于 Southern blot [2, 6]。食管鳞癌 C-erbB-2 原癌基因扩增与性别、年龄、大体类型、淋巴转移、组织学分化程度、浸润程度差异均无显著性。C-erbB-2 扩增可能与食管鳞癌预后无关。在以往报道中，C-erbB-2 扩增与乳腺癌、胃癌有关[2, 7]。我们研究组也有研究表明 C-erbB-2 扩增与结肠癌、直肠癌预后有关。从组织类型上看，这些肿瘤均以腺癌为主。由此推测，C-erbB-2 扩增与腺癌预后相关，而与鳞癌预后相关性较差，这需进一步研究证实。现有检测 C-erbB-2 扩增的方法有 Southernblot、原位杂交、PCR 等技术。Southernblot 需大量的 DNA，原位杂交要求完整的细胞，而且需用放射性同位素标记 DNA，操作步骤繁琐费时。差别 PCR（differential PCR）是新近发展的技术。其原理是将靶基因与内参照基因的单拷贝基因在同一反应体系中进行 PCR 扩增，同时扩增出二个光密度不同的 DNA 片段，再通过电泳分开两片段，分别测定光密度，定量或半定量原癌基因扩增水平。由于在同一反应体系中同时扩增靶基因与内参照基因，并通过两者的光密度比值来判断是否扩增，消除了 DNA 模板质量、数量、反应物浓度及不可预测的各反应管之间的差异，保证同批及不同批样品具有可比性，结果可靠稳定。我们选择 β-actin 作为内参照基因，不但因为 β-actin 作为管家基因能在细胞恒定表达，而且 GC 含量与靶基因 C-erbB-2 GC 含量相似，保证了两个基因产物有大致相似的扩增效率。差别 PCR 是一种操作简便、结果可靠的定量方法。食管癌是多基因参与，多步骤、多阶段的复杂发生发展过程。我们的研究发现 C-erbB-2 原癌基因扩增与食管癌密切相关，但该基因在食管癌发生、发展中扮演怎样的角色，与其他癌基因有什么关系，均有待于进一步研究。

【参考文献】

[1] Oka K，Nakano T，Arai T. C-erbB-2 oncoprotein expression is associated with poor prognosis in squamous cell carcinom a of the cervix[J] . Cancer，1994，73（3）：664.

[2] 季峰，彭清璧，詹金彪，等. 差别 PCR 技术检测胃癌 C-erbB-2 癌基因扩增的临床意义[J] . 中华消化杂志，1998，18（3）：142.

[3] Baselga J，Tripathy D，Mendelsohn J，et al. Phase II Study of Weekly Intravenous Recombinant Humanized Anti p185 Her-2Monoclonal Antibody in Patients with Her-2 /neu Ove rexpressing Metastatic Breast Cance r[J] . Semin，1999，26（4 supp l12）：78.

[4] Brien TP，Odze RD，Sheehan CE，et al. HER-2 /neu Gene Amplification by FISH Predicts Poor Surviva l in Barrett's Esophagus-Associated Adenocarcinom a [J] . Mod Pathol，1999，12（1）：72.

[5] A l -Kasspoo les M，Moore JH，Orringer MB，et al. Amplification and overexpression of the EGFR and C-erbB-2 genes in human esophageal adenocarcinom as[J] . Int J Cancer，1993，54（2）：213.

[6] 郭文斌，张嘉庆，张庆广，等. 差异 PCR 技术检测乳腺癌 C-erbB-2 癌基因扩增的研究[J] . 中华医学遗传学杂志，1996，13（6）：344.

[7] Slamon DJ，Clark GM，Wong SG，et al. Human breast cancer：correlation o f relapse and survival with amplification o f the HER-2 /neuoncogene[J] . Science，1987，235（4785）：177.

第三节　差别 PCR 技术检测乳腺癌 C-erbB-2 癌基因扩增的研究

苏丽娅　曹虹然　白雪峰　秦文斌　岳秀兰

【摘要】　目的　探讨乳腺癌 C-erbB-2 癌基因扩增的临床意义。**方法**　应用差别 PCR 技术检测 50 例原发性乳腺癌 C-erbB-2 癌基因的扩增情况。**结果**　乳腺癌组织中 C-erbB-2 癌基因的扩增率为 44.0%（22 /50），33 例有腋淋巴结转移者乳腺癌组织 C-erbB-2 阳性表达率（54.5%）高于 17 例无腋淋巴结转移者（23.5%），乳腺癌组织中 C-erbB-2 癌基因扩增与患者年龄、肿块大小、分化程度、病理类型、ER 及 PR 无显著相关性。**结论**　C-erbB-2 癌基因扩增对乳腺癌的治疗、预后判断具有重要的临床应用意义。

【关键词】　乳腺癌；C-erbB- 2；差别 PCR；癌基因扩增

The Study on the Detection of C-erbB- 2 Oncogene in Breast Cancer Amplification with Differential Polym Erase Chain Reaction

Su Liya　Cao Hongran　Bai Xuefeng　Qin Wenbin　Yue Xiulan

【Abstract】　Objective　To explore the clinical significance of C-erbB-2 oncogene amplification in breast cancer. **Methods**　C-erbB-2 oncogene amplification was examined by using differential polymerase chain reation in 50 cases o f breast cancer. **Results** C-erbB-2 oncogene ampification w as found in 44.0%（22 /50）of breast cancer patients，the positive expression rate of cerbB-2 was 54.5% in 33 cases o f breast cancer with axillarylymph node metastasis and 23. 5% in 17 cases o f breast cancer without metastasis（$P<0.05$）, C-erbB-2 oncogene amplification was not correlated to age，tumor size and histologic gradepathotogical types. **Conclusion** The results suggest that C-erbB-2 amplification plays a role in the treatment of breast cancer and maybe one of those significant prognostic factors for therapy，predicting prognosis for breast cancer.

【**Key words**】 Breast cancer; C-erbB- 2; Differentia l polymerase chain reation; Oncogene amplification

乳腺癌是女性最常见的恶性肿瘤之一，其发病率呈逐年上升趋势，在欧美国家其死亡率居癌症死亡的第二位。在我国尤其是经济发达地区发病率也逐年增高，严重威胁着妇女的健康。乳腺癌相关基因的深入研究和基因检测技术的发展对于判断乳腺癌的生物学行为、预后及指导治疗具有重要意义。C-erbB-2 癌基因的扩增和过度表达见于人类多种肿瘤，临床研究不断显示 C-erbB-2 的扩增或过度表达对人类乳腺癌细胞具有重要作用。因此，C-erbB-2 作为判断预后的分子标记及作为基因治疗的靶基因受到普遍关注。近年来有关 C-erbB-2 过度表达与乳腺癌的关系研究较多，而对于 C-erbB-2 癌基因在乳腺癌中的扩增情况及其临床意义，国内研究较少，且报道结果不一，存在一定争议。本文应用差别 PCR（differential PCR）技术检测 50 例乳腺癌中 C-erbB-2 癌基因的扩增情况，探讨 C-erbB-2 基因扩增的临床意义。

1. 对象与方法

1.1　对象 50 例乳腺癌新鲜组织标本取自 2004 年 6 月至 2005 年 6 月间在包头市第七医院、包钢医院及内蒙古医学院第一附属医院住院手术的患者，均经病理确诊为乳腺癌。标本立即剔除血块及脂肪组织，置于–20℃冰箱中冷冻保存。患者均为女性，年龄 34～72 岁，平均年龄 51.5 岁。取其中 36 例自身癌旁正常乳腺组织作对照。

1.2　检测方法

1.2.1　DNA 提取　采用上海生工生物工程公司生产的 SK341 临床样品基因组 DNA 小量提取试剂盒提取组织中 DNA，提取出的样品置于–20℃保存。

1.2.2　引物设计和合成设计用于差别 PCR 扩增的两对引物序列[1]，由上海生工生物工程公司合成。第一对引物用于特异性地扩增 C-erbB-2 基因序列第 2122～2219 位的 98 个碱基，引物序列为：A：5-CCTCTGACGTCCATCATCTC-3；B：5-ATCTTCTGCT GCCGTCGCTT-3 。第二对引物用于特异性地扩增 β- actin 基因序列第 405～722 位的 318 个碱基：A：5-ATCATGTTTGAGACCTTCAACA-3；B：5-CATCTCTTGCTC GAAGTCCA-3。

1.2.3　反应体系及条件　总反应体系 25μl 内含 DNA 样品 0.1μg，10mmol/L dNTP 0.8μl 10×PCR 缓冲液（含 Mg^{2+}）2. 5μl Taq DNA 聚合酶 2U，C-erbB-2 及 β- actin 上下游引物终浓度 0. 33μM，双蒸水补足反应体积（采用的 DNA 多聚酶链式反应，试剂购自北京鼎国生物技术有限责任公司）。PCR 循环参数：95℃ 预变性 2 分钟；94℃ 变性 1 分钟，55℃ 退火 1 分钟，72℃延伸 50 秒，共 35 个循环，最后 72℃ 延伸 5 分钟。

1.2.4　PCR 产物鉴定　在 PCR 反应物中加入 1..1 溴酚蓝载样液，取该反应物 15μl 在含 0. 5μg /ml 溴乙啶的 2%琼脂糖凝胶中电泳，电压 100V，电势梯度 8V / cm，约 25 分钟。紫外灯下观察、摄片（图 6-11-2）。

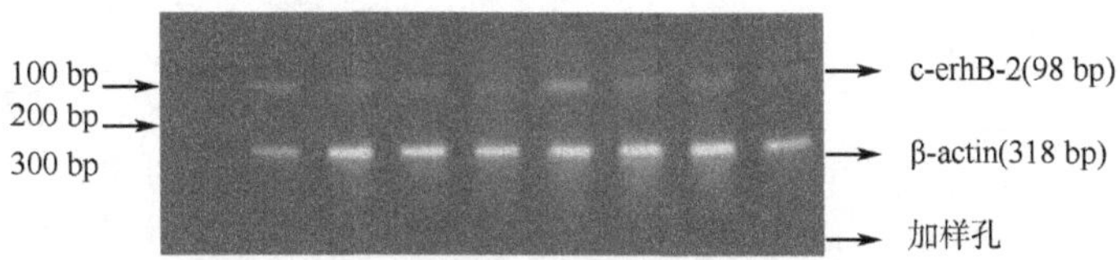

图 6-11-2　乳腺癌组织中 C- erbB- 2 基因差别 PCR 检测电泳结果

C1-C4 为乳腺癌标本，N1- N4 为癌旁正常对照，Marker 为 DNA 标志。其中 C1 和 C3 存在 C- erbB- 2 基因扩增，C2 和 C4 未扩增

1.2.5　C-erbB-2 癌基因扩增的判定　电泳结果应用凝胶 KH- VV 型紫外透射反射分析仪扫描记录，Gel- proanalyzer 3.1 凝胶分析软件（Media Cybernetics 公司产品）测定 C-erbB-2 及 β-actin 区带光密度值(IOD 值)。C-erbB-2 基因相对拷贝数由 C-erbB-2 电泳区带光密度值/β- actin 电泳带光密度值确定。该比值 318 /98 为校正拷贝数。这是由于 β-actin 扩增片段为 318bp，而 C-erbB-2 扩增片段为 98bp，β-actin 吸附的溴乙啶较多，光密度值较大，故需要校正。

1.3　统计分析　应用 SPSS11. 5 统计软件，采用四格表卡方检验分析实验数据。

2　结果

2.1　C-erbB-2 校正拷贝数正常值范围及扩增的判定标准　36 例乳腺癌自身癌旁正常乳腺组织为对照，校正后 C-erbB-2 /β- actin 电泳带光密度比值为：单侧 99%正常值范围上限为 1. 51，凡乳腺癌旁组织 C-erbB-2/β- actin 校正相对拷贝值＞1.51 即为扩增。

2.2　C-erbB-2 基因扩增与乳腺癌临床病理的关系　50 例乳腺癌组织中，22 例存在 C-erbB-2 癌基因的扩增，占 44.0%（22 /50）。C-erbB-2 癌基因扩增与患者年龄、肿块大小、临床分期、病理类型、ER 及 PR 无显著相关性，而与淋巴结转移有显著相关性，有腋淋巴结转移者 C-erbB-2 癌基因扩增率显著高于无转移者（表 6-11-3）。

表 6-11-3　C-erbB-2 基因扩增与乳腺癌临床病理的关系

临床资料	C-erbB-2 原癌基因扩增（%）		χ^2	P 值
	阳性	阴性		
患者性别				
男	10（35 7）	18（64 3）	0.683	＞0.05
女	4（50 0）	4（50 0）		
患者年龄				
＜ 60 岁	6（31 6）	13（68 4）	0.495	＞0.05
＞60 岁	8（47 1）	9（52 9）		
大体类型				
隆起型	1（50 0）	1（50 0）	0.823	＞0.05
溃疡型	10（37 0）	17（63 0）		
髓质型	1（25.0）	3（75 0）		
浸润深度				
浅肌层	2（50 0）	2（50 0）	0.773	＞0.05

续表

临床资料	C-erbB -2 原癌基因扩增（%）		χ^2	P 值
	阳性	阴性		
深肌层	5（33 3）	10（66 7）		
外膜层	4（30 8）	9（69 2）		
组织学分化				
高中分化	11（36 7）	19（63 3）	0.773	>0.05
低分化	3（50 0）	3（50 0）		
淋巴结转移				
有	7（38 9）	11（61 1）	1.00	>0.05
无	7（38 9）	11（61 1）		

3 讨论

C-erbB-2 又称 neu 或 HER-2 基因，由 Shih 等首次从乙基亚硝脲诱导的大鼠神经胶质纤维瘤中分离得到，Padhy 等进一步证实该癌基因与编码表皮生长因子受体（EGFR）的基因一样与病毒癌基因 V-erbB-2 具有同源序列，因此将其命名为 C-erbB-2，属于 EGFR 家族成员（包括 erbB-1、erbB-2、erbB-3 和 erbB-4）。C-erbB- 2 原癌基因定位于第 17 号染色体长臂 q11.2-12 位，编码 185kD 具有跨膜酪氨酸激酶活性的生长因子受体，与 EGFR 具有惊人的结构相似性。C-erbB-2 在 EGFR 家族中发挥关键作用，它与其他表皮生长因子受体一起，通过复杂的信号网络调节细胞生长、分化。现有的研究表明，在 30%以上的人类肿瘤组织中，如乳腺癌、胃癌、卵巢癌、子宫内膜癌、输卵管癌、舌癌、头颈部鳞癌、非小细胞性肺癌等，均伴有 C-erbB-2 基因的扩增及 P185 蛋白的过度表达，并与肿瘤的复发、进展、转移及预后因素相关。在小鼠，C-erbB-2 主要通过跨膜部位的点突变而被激活；而人类肿瘤细胞的 C-erbB-2 的激活主要通过基因的扩增或过量表达来实现[2]。在 C-erbB-2 基因激活的研究中表明，其在人类乳腺癌中的激活是较常见的，发生率为 20%～40% [3]。西班牙学者 Valeron[4]等应用差别 PCR 方法检测 415 例乳腺癌标本，扩增率为 15%；Soomro[5]等用免疫组化法检测 C-erbB-2 在乳腺癌的表达阳性率在 56.5%～80.0%。本实验中我们应用差别 PCR 检测了 50 例原发性乳腺癌组织中 C-erbB-2 的扩增情况，扩增率为 44.0%（22/50），与郭文斌[6] 等报道的 34.7%（26/75）接近。之所以与 Valeron 报道的 15%有较大的差异可能是因为人种、环境等因素造成的乳腺癌发病机制不同，而与 Soomro 报道的差异可能与实验方法不同有关。本次研究结果显示 C-erbB-2 癌基因扩增与淋巴结转移密切相关，有腋淋巴结转移的乳腺癌组织中 C-erbB-2 扩增率为 54.5%，无腋淋巴结转移的乳腺癌组织中扩增率为 23.5%，两者有显著差异，但与患者年龄、肿瘤大小、临床分期、ER、PR 无相关性，与郑维[7]等报道一致，表明 C-erbB-2 可能参与乳腺癌的转移机制，提示 C-erbB-2 癌基因的扩增有更强的侵袭力和转移能力。Potter[8]等研究表明，C-erbB-2 蛋白产物 P185 定位于细胞微绒毛及伪足，能加速细胞运动，因而推测 C-erbB-2 基因参与细胞浸润和转移的调节。本次研究还显示 C-erbB-2 癌基因扩增在浸润性导管癌中扩增率为 51.2%，在浸润性小叶癌中扩增率为 16.7%，统计学检验两者虽无显著性差异，但在浸润性导管癌中其扩增率有明显上升趋势，有文献[9,10]报道，C-erbB-2 表达阳性率在浸润性导管癌最高，这表明 C-erbB-2 可望成为识别乳腺癌一个特殊亚群的标志物。大量临床研究显示：C-erbB-2 可以预测乳腺癌对不同治疗方案的疗效和预后，这样在分子水平上对 C-erbB-2 基因做出个体扩增情况的分析用来指导临床治疗显得尤其重要。综上所述，在人类乳腺癌中 C-erbB-2 基因扩增或过度表达具有重要理论和临床意义。它对乳腺癌的恶性程度、癌细胞的侵袭、淋巴转移及患者预后的判断具有重要价值，并且 C-erbB-2 还有希望作为基因治疗和药物作用的靶点。在本实验中，我们应用差别 PCR 技术检测 C-erbB -2 癌基因扩增，与传统的 Southern blot 等核酸分子杂交技术相比有以下优点：DNA 用量小，利于对早期肿瘤及癌前病变研究；由于 PCR 扩增 DNA 片段仅几十至几百碱基，故对模板 DNA 质量要求不高；通过内参照基因及目的基因在同一体系中扩增，可减少操作过程中造成的误差，结果较可靠；技术简单、快速，无放射性污染。

【参考文献】

[1] 王建勋，岳秀兰，曹虹然，等. 应用差别 PCR 技术研究胃癌中 C-erbB-2 原癌基因的扩增与胃癌的关系[J]．实用肿瘤学杂志，2005，19（5）：14.

[2] Lemoine NR，Staddon S，Pickson C，et al Absence o f activating transmembrane mutations in the C-erbB-2 proto-oncog ene in hum an breast cancer[J]. Oncog ene，1990，5（2）：237.

[3] Beak JP，Chin D，van Diest PJ，et al. Comparative long term prognostic value o f quantitative HER 2 /neu prote in inex. pression，DNA ploidy and morphom etric and dinical features in paraffin-embedded invasive breast cancer [J]. Lab In vest，1999，64（2）：215.

[4] Valeron PF，Chirino R，Fernandez L，et al. Validation of a differentia l PCR and ELISA procedure in studying HER- 2 / neu status in breast cancer[J]. Int J Cancer，1996，65（2）：129.

[5] SoomroS，Shousha S，Taylor P，et al. C-erbB-2 express ion in different histological types of invasive breast carcinoma [J]. Clin Pathol，1991，44（3）：211.

[6] 郭文斌，张嘉庆，张庆广，等. 差异 PCR 技术检测乳腺癌 C- erbB-2 癌基因扩增的研究[J]. 中华医学遗传学杂志，1996，13（6）：344.

[7] 郑维，文明星，康红. 原发性乳腺癌中 P16 和 C-erbB-2 蛋白表达的意义[J]. 中国现代医学杂志，2000，10（2）：11.

[8] De Potter CR，Quatacker J. The P185 C-erB-2 prote in is local ized on cell o rganelles invo lved in ce llm otility[J]. C lin Exp M etastasis，1993，11（6）：453.

[9] Slamon. Human breast cancer：corre lation o f relapse and survial with amplification of the HER-2 oncogene [J]. Science，1987，235：177.

[10] Winstanley J. The long term prognostic significant of C-erbB-2 in prim ary breast cancer[J]. BrJ Cancer，1991，63：447.

第四节　BRCA1 抑癌基因遗传不稳定性与大肠癌关系的研究

董立慧[1]　杨文杰[1]　岳秀兰[1]　曹洪然[2]　白雪峰[2]

（1. 包头医学院生物化学教研室，　2. 包头市第七医院）

【摘要】 **目的**　研究 BRCA1 抑癌基因的微卫星不稳定（micr osatellite instability，MSI）和杂合性缺失（loss of hetero zygosity，LOH）与散发性大肠癌临床病理特性的相关性，阐明 BRCA1 基因遗传不稳定性与大肠癌发生、发展的关系。**方法**　采用聚合酶链反应-单链构象多态性分析（PC R-SSCP），对 41 例大肠癌标本及对应的正常组织进行 BRCA1 基因 D17S579 位点 MSI、LOH 检测。**结果**　41 例大肠癌 D17S579 位点 MSI、LOH 检出率分别为 21.95%、17.07 %；在肿瘤 TNM 分期中，D17S579 位点 MSI 检出率在 TNM Ⅰ+Ⅱ期为 36.36%，高于Ⅲ+Ⅳ期的 5.26%，二者差异有统计学意义（$P<0.05$）；在 D17S579 位点，LOH 与大肠癌的 TNM 分期有关，在大肠癌 TNM Ⅲ+Ⅳ期为 36.84%，高于Ⅰ+Ⅱ期的 0.00%，二者差异有统计学意义（$P<0.05$）。**结论** 散发性大肠癌 BRCA1 抑癌基因 D17S579 位点存在 MSI 和 LOH，MSI 和 LOH 通过不同的途径调控大肠癌的进展，BRCA1 抑癌基因 MSI 可能在中国人散发性大肠癌早期阶段起作用，而 LOH 多发生在大肠癌晚期。

【关键词】 大肠癌；BRCA1 基因；微卫星不稳定性；杂合性缺失

大肠癌包括直肠癌和结肠癌，是常见的恶性肿瘤，在西方发达国家其发病率居恶性肿瘤第 2 位。每年全球大约有 100 万的新发病例，有 50 万人死于结直肠癌。近年来，我国结直肠癌的发病率也日渐增高，居恶性肿瘤发病第 4 位，而在经济发展快的地区，结直肠癌的发病率上升更为迅速，目前在北京、上海地区居恶性肿瘤第 3 位[1]。大肠癌的发生是一个多因素、多步骤的过程，是机体的内因与环境的外因交互作用的结果。从分子水平研究恶性肿瘤发病机制是近十几年研究的热点之一。研究表明，恶性肿瘤的发生、发展与原癌基因的激活和抑癌基因的失活有密切关系，以后者更为重要[2]。而抑癌基因的遗传不稳定性，如基因的微卫星不稳定（microsatellite instability，MSI）和杂合性缺失（lo ssofhete ro zyg osi ty，LOH）则可能导致基因突变，则是影响肿瘤临床特性的重要因素[3]。国内对大肠癌 BRCA1 基因的 MSI 和 LOH 研究较少，本文采用 PCR-SSCP 结合银染的方法，检测了 41 例中国人散发性大肠癌中 17q21 区域 D17S579 位点的 MSI 和 LOH，揭示了其与大肠癌发生、发展等临床病理特性的关系，为结直肠癌临床治疗及分析预后提供实验研究依据，从而探讨大肠癌遗传不稳定的分子机制。

1 材料与方法

1.1 材料

1.1.1 标本来源 41 例大肠癌组织取自包头市第七医院 2006 年 10 月至 2008 年 10 月期间手术切除的标本，均经病理检查诊断为大肠癌，其中男 21 例、女 20 例，年龄 30～81 岁，平均年龄 61.8 岁。41 例均取其癌旁正常大肠组织（距癌灶边缘为 5cm 左右）为对照，肿瘤组织和邻近正常组织均于术中快速切取，所有标本立即剔除血块及脂肪组织，置–20℃冰箱中冷冻保存。病理学分型：管状腺癌 34 例，黏液腺癌 7 例。

1.1.2 试剂与仪器 PCR 扩增反应体系试剂购自大连宝生物工程有限公司，丙烯酰胺、甲叉双丙烯酰胺购自北京鼎国生物技术有限责任公司，引物合成由大连宝生物工程有限公司完成，提取 DNA 的试剂盒为上海生工生物工程公司产品。主要仪器：基因扩增仪（TC-96/T/H，杭州博日科技有限公司），紫外透射反射分析仪（上海康禾光电仪器有限公司），DYCZ-24D 型垂直电泳槽（北京六一仪器厂），TS -1 脱色摇床（金坛市华峰仪器有限公司）。

1.2 方法

1.2.1 DNA 提取 采用上海生工公司生产的 SK1342 临床样品基因组 DNA 小量抽提试剂盒提取组织中 DNA，作为 PCR 反应的模板。具体步骤如下：（1）样品准备：称取 25～30mg 组织样品，用手术刀切成碎末，并收集到 1.5ml 离心管中，用 200μl TE 悬浮；（2）加入 400 μl Digestion Buffer 混匀；（3）加入 3μl Proteinase K，混匀，55℃保温 3 h，直至组织完全降解，即完全透明，不粘稠。（4）加入 260μl 无水乙醇，混匀，然后将样品全部转移到套放于 2ml 收集管内的 UNIQ-10 柱中；（5）室温离心 10 000 rpm 1 min；（6）取下 UNIQ-10

柱，弃去收集管中的废液，将柱放回收集管中，加入 500 μl Wash solution，室温离心 10 000rpm 1min；（7）重复步骤（6）1 次；（8）取下 UNIQ-10 柱，弃去收集管中的全部废液，将柱放回收集管中，10 000rpm，室温离心 30s，以彻底除去残留的 Wash Solution；（9）将柱放入新的洁净的 1.5ml 离心管中，在柱中央加入 50μl Elution Buffer，室温放置 2min；（10）10 000rpm，室温离心 1min，离心管中的液体即为基因组 DNA。样品置于–20℃保存。

1.2.2 引物序列 根据文献报道[4]，选择该基因 D17S579 位点合成一对引物，由大连宝生物工程有限公司合成。D17S579 引物序列为：上游引物：5′-AGTCCTGTAGACAAAACCTG-3′，下游引物：5′-CAGTTTCATACCAAGTTCCT-3′，扩增产物为 111 个碱基。

1.2.3 D17S579 位点的 PCR 扩增 总反应体系 25μl，内含 DNA 样品 0.1μg，10mmol/L dNTP 0.8μl，10×PCR 缓冲液（含 Mg^{2+}）2.5μl，TaqDNA 聚合酶 2U，加入 D17S579 位点的上、下游引物终浓度为 0.33μM，双蒸水补足反应体积至 25μl。再加入无菌液体石蜡 1 滴。PCR 循环参数：D17S579 预变性 95℃，5min；变性 94℃，40s；退火 62℃，50s；延伸 72℃，1min，共 35 个循环。末轮循环 72℃延伸 10min。PCR 产物鉴定：取 6μl PCR 扩增产物并加入 1μl 溴酚蓝载样液，经 2.0%含有 EB 的琼脂糖凝胶电泳鉴定，经紫外灯下观察，证实 PCR 扩增成功，其余的置于–20℃保存备用。

1.2.4 变性聚丙烯酰胺凝胶电泳 取 D17S579 的 PCR 扩增产物 3μl，加 3μl 上样液（95%去离子酰胺，4.9%EDTA，0.05%二甲苯氰，0.05%溴酚蓝）混匀后，沸水中变性 10min，冰上骤冷 5min，然后上样于 8%非变性聚丙烯酰胺凝胶电泳（acry lamide：bis=29：1），在 1×TBE 缓冲体系中连续电泳，电压 75～80V，电泳 1～1.5h，电泳至二甲苯氰适当位置，停止电泳，取出凝胶进行银染。

1.2.5 变性聚丙烯酰胺凝胶电泳银染观察 凝胶用硝酸银[5]染色，并加以改进，主要步骤如下：用双蒸水漂洗 1min，在摇床上于 0.2%$AgNO_3$ 染色液中轻摇 8min，再用双蒸水漂洗 1min，加少量预冷的显影液，轻摇 10s，弃去反应液，加入 200ml 显影液（2%NaOH，0.04%$NaCO_3$，0.4%甲醛）轻摇，直至背景呈淡黄色，用双蒸水漂洗至条带清晰。

1.2.6 判断标准 正常大肠组织基因组 DNA：D17S579 位点 PCR-SSCP 电泳凝胶图中，只出现一条主带代表一个等位基因片段，为纯合子，如出现两条主带则为杂合子，后者用于 LOH 分析。肿瘤组织条带较正常组织相应等位基因条带减少，为 LOH。肿瘤组织较正常组织等位基因条带增多或移位，为 MSI。

1.2.7 统计学分析 数据用 SPSS15.0 进行统计学处理，MSI、LOH 与临床病理因素的关系采用卡方检验进行分析，以 $P<0.05$ 为差异有统计学意义。

2 结果

2.1 大肠癌临床病理特性与 MSI、LOH 的关系 实验组和对照组 D17S579 位点微卫星片段均扩增成功，见图 6-11-3。与正常组织比较，MSI 表现为肿瘤组织等位基因条带增加或移位，LOH 则出现肿瘤组织等位基因条带减少，见图 6-11-4。

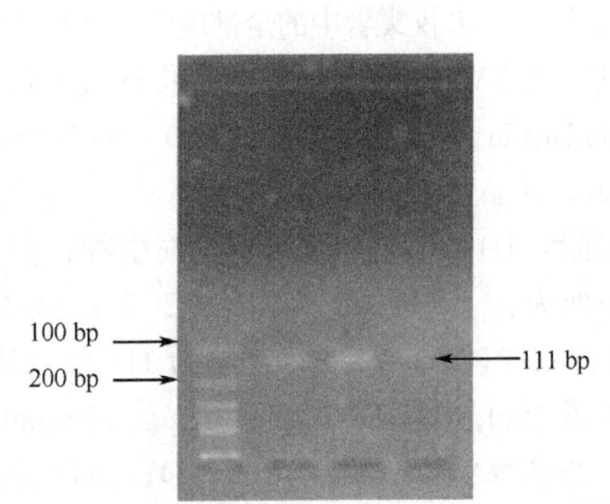

图 6-11-3 BRCA1 基因 D17S579 位点 PCR 扩增琼脂糖凝胶电泳图

M：为 100bp marker N1：癌旁正常大肠组织，C1：大肠癌组织标本

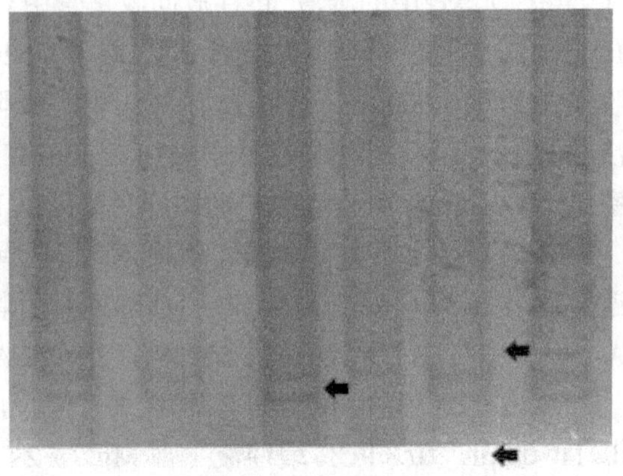

图 6-11-4 大肠癌 BRCA1 基因 D17S579 位点聚丙烯酰胺凝胶电泳图

正常组织（N1）和肿瘤组织（C1）条带无明显异常，肿瘤组织（C2）比正常组织（N2）少一条等位基因条带，为 LOH 阳性；肿瘤组织（C3）比正常组织（N3）多一条等位基因条带，为 MSI 阳性

在本实验中，D17S579 位点 MSI 检出率为 21.95%（9/41），在肿瘤 TNM 分期中，D17S579 位点 MSI 检出率在Ⅰ+Ⅱ期（36.36%）高于Ⅲ+Ⅳ期（5.26%），二者比较差异有统计学意义（$P<0.05$）；在肿瘤 TNM 分期中，D17S579 位点 LOH 检出率在Ⅰ+Ⅱ期（0.00%）低于Ⅲ+Ⅳ期（36.84%），二者比较差异有统计学意义（$P<0.05$）。见表 6-11-4。

表 6-11-4 大肠癌 D17S579 位点遗传不稳定性与临床病理参数之间的关系

临床病理参数	例数	MSI		LOH 阳性率	
		阳性数	阳性率（%）	阳性数	阳性率（%）
组织学类型	41	9	21.95	7	17.07
管状腺癌	34	8	23.53	5	14.71
高分化	10	5	50.00	1	10.00
中分化	16	3	18.75	3	18.75
低分化	8	0	0.00	1	12.50
黏液腺癌	7	1	14.29	2	28.75
淋巴结转移					
有	20	2	10.00	6	30.00
无	21	7	33.33	1	4.76
TNM 分期					
Ⅰ+Ⅱ期	22	8	36.36	0	0.00
Ⅲ+Ⅳ期	19	1	5.26*	7	36.84*

*与Ⅰ+Ⅱ期比较 $P<0.053$

3 讨论

微卫星 DNA 指广泛存在于真核细胞基因组中的一类短的、简单的、串联的重复序列，又称为短小串联重复序列。微卫星 DNA 是在研究 DNA 多态性标记过程中发现的，1981

年 Miesfeldd 等首次发现微卫星 DNA，其重复单位长度一般为 2～6 个核苷酸，常见的有 2、3、4 核苷酸重复序列，尤以二核苷酸的重复序列（CA/GT）最为常见。每个特定位点的微卫星 DNA 均由两部分构成：中心的核心区和外围的侧翼区。核心区含有一个以上称为"重复"的短序列，一般该重复单位的碱基对数目不变，而串连在一起的重复单位数目是随机改变的[6]。微卫星不稳定性是指在一些恶性肿瘤中，微卫星的串联序列的重复数目常与正常微卫星 DNA 不同，这一现象称为微卫星不稳定性。MSI 的发生系由于错配修复基因突变引起基因组 DNA 复制精确度降低所致。MSI 是由于复制差错引起的重复序列缺失、扩增或插入改变使细胞不能正常地发挥调控作用，使细胞的增殖及分化发生异常，由此导致了肿瘤的发生[6]。Jackson 等[7]研究认为，微卫星序列长度的改变是与复制过程中"滑链（miss-chain）"有关。在酵母等非肿瘤细胞中，这种"滑链（miss-chain）"由错配修复系统修复，而在肿瘤细胞中，这种修复不能进行，所以他们强调，错配修复系统异常是导致 MSI 产生的原因。错配修复基因缺陷是肿瘤发生的早期事件，本身并不引起肿瘤，但它使 DNA 复制的忠实性降低，抑癌基因或原癌基因的突变增多，最终导致肿瘤的发生。LOH 是由于杂合性位点的等位基因丢失所致，肿瘤抑制基因的失活是结直肠癌进展的遗传机制之一。根据 Knudson[4]的抑癌基因（tumor suppressor gene，TSG）失活的"二次打击"学说，发生 LOH 的染色体区域存在 TSG，因此，LOH 是发现抑癌基因有效的分子遗传标志。1990 年，Hall 等[8]首次利用 PCMM86 探针，通过基因连锁分析发现了早发家族性乳腺癌与第 17 号染色体长臂（17qD17S74 位点）的连锁；1994 年由美国科学家 MikiY 等组成的 Skolnick 研究小组成功地完成了 BRCA1 克隆，BRCA1 基因位于 17 号染色体长臂（17q21D17S1321-D17S1325），是世界上第一个被发现的家族性乳腺癌抑癌基因。目前，BRCA1 基因与卵巢癌、乳腺癌的关系已得到证实，而且 Elena 等认为 BRCA1 基因也可能与结肠癌的发生、发展相关，并发现在 BRCA1 基因各位点中，D17S579 位点是检测抑癌基因的很好候选位点[9]。国内的研究，徐宁等对遗传性非息肉病性结直肠癌与微卫星不稳定性关系的研究，结论是微卫星不稳定是遗传性非息肉病性结直肠癌常见的分子学事件，遗传性非息肉病性结直肠癌有其特有的生物学特性。而对散发性结直肠癌研究的较少，因此，本实验选择 D17S579 位点的 MSI 与 LOH 来检测在散发性大肠癌中是否也存在相关性。本实验中，在大肠癌 TNM Ⅰ+Ⅱ期，D17S579 位点的 MSI 检出率高于 TNM Ⅲ+Ⅳ期，差异有统计学意义，提示 MSI 与判断肿瘤进展的 TNM 临床分期有关，并发现随着大肠癌进展，MSI 发生趋于减少，即散发性大肠癌早期 MSI 检出率较高。所以，我们认为 MSI 可作为散发性大肠癌的早期分子学诊断指标。Berney 等[4]研究认为 MSI 可以作为结直肠癌良好预后的一个标志，我们的实验结果也支持这一观点。Candusso 等[10]的研究发现 LOH 多发生在肿瘤的晚期，与本实验结果相符，在 TNM Ⅰ+Ⅱ期，D17S579 位点 LOH 检出率明显低于 TNM Ⅲ+Ⅳ期。结果表明，LOH 多发生于大肠癌晚期，可作为大肠癌恶性程度、预后转归的判断指标。目前，微卫星 DNA 不稳定性作为肿瘤细胞的基因标志物，在肿瘤研究中越来越被人们重视。由于微卫星重复单位较小，检测困难，因此限制了其多态性的应用。由于 PCR-SSCP 技术的建立和应用，使微卫星标记在遗传病连锁分析、肿瘤等领域的应用成为可能。随着分子生物学技术的飞速发展，已认识到癌基因及癌抑制基因的异常改变在人类恶性肿瘤的发生、发展中起着重要作用，尤其是癌抑制基因的功能丧失越来越受到人们的重视。利用微卫星标记位点进行 LOH 分析技术，已成为癌抑制基因重要的筛选手段之一，加上 PCR 银染法灵敏度高、安全、经济，大肠癌早期即可出现遗传学方面的改变，以微卫星不稳定性及杂合性缺失为指标，可指导进一步进行这些位点附近的高密度图谱分析，寻找此位点附近的最小缺失片段，为寻找新的抑癌基因奠定了基础。这种检测将有可能作为一种具有早期诊断的筛选检测方法以及预后判断的无创伤性检测技术而广泛应用于临床。

【参考文献】

[1] 刘慧龙. EGFR 单抗治疗结直肠癌研究进展[J].临床肿瘤学杂志，2008，13（10）：849 -853.

[2] Chaubert P，Burri N，Cousin P.Anovel highly informative poly A microsatellite on the telomeric side of the INK4a/ ARF locus[J].Mol Cell Probes，2001，15（3）：183 -185.

[3] 宿志弘，李继承.中国人结肠癌 nm23H 1 基因遗传不稳定性的研究[J]. 实验生物学报，2003，36（5）：325-329.

[4] Berney CR，Fisher RJ，Yang J，et al. Genomic alteration（LOH，MI）on chromo some 17q21 -23 and prognosis of sporadic colorectal cancer[J].Int J Cancer，2000，89（1）：1 -7.

[5] 苏丽娅，岳秀兰，曹洪然，等.散发性乳腺癌中 BRCA1 基因突变的研究[J].中国肿瘤临床杂志，2007，34（5）：289 -290.

[6] 周玮，盛志勇.DNA 错配修复系统和微卫星不稳定性与结直肠癌[J].江西医学院学报，2005，45（3）：173-175.

[7] Jackson AL，Loeb LA.Microsatellite instability by hydrogen peroxide in Escherichia coli[J].Mutat Res，2000，447（2）：187-198.

[8] Hall JM，Lee MK，Newman B，et al. Linkage of early-onset familial breast cancer to chromosome17q21[J].Science，1990，250：1684 -1689.

[9] Patino EG，Gomendio B，Lleonart M，et al. Loss of hete rozygosity in the regionincluding the BRCA1 gene on 17q in colon cancer[J].Cancer Genet Cyt，1998，104：119 -123.

[10] Candusso ME，Luinetti O，Villani L，et al. Loss of heterozygosity at 18q21 regioning astric cancer involves a number of cancer -related genes and correlates with stage and histology，but lacks independent prognostic value [J].J Pathol，2002，197（1）：44-50.